리포머 필라테스

파트 1

리포머에 대한 소개와
안전하게 운동하는법, 전통적인 방법들

김항진 외 옮김

The Pilates Reformer

Part I - The Traditional Exercises

Reiner Grootenhuis
assisted by
Felicitas Ruthe, Murielle Pickard-Dellis and Suus Wilms

Foreword by Kathy Corey

Contributions by
Clare Dunphy Hemani and I.C. Rapoport

영 문 출 판 사

■ **대표역자**

김항진 대한 카이로프랙틱 협회 국제이사
MPI 모던필라테스 대표이사

■ **공동역자**(가나다 순)

김가원 독일 뒤셀도르프 Wonfit 필라테스 대표
백형진 가천대학교 특수치료대학원 겸임교수
이지현 대한운동전문가협회 이사

The Pilates Reformer Part I - The Traditional Exercises
by **Reiner Grootenhuis** assisted by **Felicitas Ruthe, Murielle Pickard-Dellis and Suus Wilms**

리포머 필라테스 파트 1

2023년 5월 12일 초판 인쇄
2023년 5월 19일 초판 발행

지 은 이 : Reiner Grootenhuis
옮 긴 이 : 김 항 진 외
발 행 인 : 박 병 조
발 행 처 : 도서출판 영문출판사
등 록 : 1987년 12월 21일 제2-419호
주 소 : 서울시 강남구 삼성동 69-2
전 화 : (02) 514-5590, 776-5590
팩 스 : (02) 756-8943
E-mail : yeongmunsa@empal.com
홈페이지 : www.ymsbook.net
정 가 : 35,000원
ISBN 978-89-7224-551-3 93510

※ 파본은 교환해 드립니다.

리포머 필라테스 :
파트 1 - 리포머에 대한 소개와 안전하게 운동하는법, 전통적인 방법들

The Pilates Reformer : Part I – The Traditional Exercises

리포머 필라테스 파트 1에 보내는 찬사

Praise for The Pilates Reformer Part Ⅰ

라이너의 리포머 매뉴얼은 그의 다른 매뉴얼과 마찬가지로 많은 정보를 담고 있으며 운동의 가장 기본적인 부분부터 좀 더 완성도 높은 상급 운동에 이르기까지 모든 단계를 설명하는 사진을 제공하여 매우 쉽게 이해할 수 있는 책이다. 정말 사진이 많다!

이 책은 운동의 구성 내용, 목표, 금기 사항, 문제 및 부상에 대한 변형 및 수정, 운동 준비시 어디서부터 시작할지, 일반적인 실수로부터 알아야 할 사항이 무엇인지 설명한다.

그는 정말이지 늘 역사를 새롭게 보는 눈이 있다. 그의 글은 당신을 끌어들여 소설을 읽듯이 이 책을 읽을 수 있다. 잘 읽어질 뿐 아니라 과학을 포함하여 접근 가능한 여러 문헌에서 다양한 내용을 인용하고 연구하여 정리해 두어 흥미를 갖고 지루하지 않게 예술적으로 정보를 전달하고 있다. 저자의 탁월한 능력이 돋보인다.

이 책은 라이너 식의 매뉴얼은 아니다. 그는 산처럼 많은 정보를 추리고 이해하기 쉽게 잘 정리했다.

이 책은 앵무새처럼 무작정 따라하는 식이 아니라 '왜' 이런지를 이해하면서 배울 수 있다는 장점이 있다.

라이너는 전통적인 운동과 현대적인 운동을 차별하지 않고 다양한 브랜드의 기구를 다루는 방법을 보여준다.

그는 또한 시작 부분에 정말 멋진 내용을 넣었는데 중국 남부 쿵푸의 개념과 이 쿵푸가 필라테스를 쉽고 분명하게 가르치고 배우는 일과 어떤 연관이 있는지 설명하는 것이다.

내가 인증 프로그램을 가르치고 있다면 라이너의 매뉴얼은 내 프로그램에 필요한 읽기/학습 가이드가 될 것이고 이 책은 상세하고 친절하게 당신이 더 많이 배울 수 있도록 이끌 것이다.

수니 알몬드
필라테스 S 스튜디오 원장, 필라테스 강사,
포럼 및 리소스 지침 "Going More Joe" 창립자

리포머 필라테스 파트 1에 보내는 찬사

Praise for The Pilates Reformer Part Ⅰ

라이너 그루텐후이스는 종합적인 리포머 매뉴얼을 필요로 하는 사람들을 위해 세부적인 추가 사항과 함께 고전적인 필라테스 매뉴얼을 사용하기 용이하게 만들었다. 다양한 측면을 고려하여 운동 순서를 배열했고 뒤로 갈수록 난이도가 높아진다. 사진마다 번호가 매겨져 있어 운동 순서를 쉽게 파악할 수 있다. 동작을 따라하는 사람이 현재 동작을 쉽게 관찰할 수 있도록 원거리와 근거리 사진이 조합되어 있다. 운동 정보를 담고 있는 각 페이지는 명확하고 간결하게 배치되어 있다.

이 책은 해당 자료에 대한 실무 지식이 있고 추가 세부 정보를 활용할 수 있는 사람들을 대상으로 한다. 저는 특히 캐롤라 트리어의 이름과 현재 동작 이름 옆에 조셉 필라테스가 명명한 원래 명칭을 볼 수 있어 좋았다. 또한 책 전반에 걸쳐 조셉 필라테스의 기법에 대한 통찰력을 제공하는 역사적 또는 교육적 세부 사항을 다루고 있다.

라이너는 필라테스를 배우는 사람들에게 조셉 필라테스의 광범위한 동작들을 보여주는 매뉴얼을 제공했다. 이 책에 나오는 동작을 잘 아는 사람들 뿐 아니라 각 동작이 어떻게 진행되는지 아직 숙지가 덜 된 사람들에게도 이 책은 매우 유용하다. 각 동작을 정확하게 묘사하는 사진들과 상세한 설명을 포함하고 있어 매우 귀중한 자원이라고 할 수 있다.
라이너의 리포머 책은 당신의 필라테스 참고 도서 목록에 꼭 있어야 하는 책이다.

노라 고메즈 디어즈 Nora Gomez-Dears
나폴리 플로리다 아텔리어 필라테스 LLC 대표,
Pilates Standard® 및 Buff Bones® 교사 트라이너

저는 라이너를 오랫동안 알고 지냈으며 그의 지식에 대한 갈증, 업계에 대한 헌신, 강한 직업 윤리에 항상 깊은 인상을 받았다. 이러한 자질은 필라테스 유니버설 리포머에 대한 그의 저술과 문서에 반영되어 있다.

라이너의 책은 매우 철저하며 잘 정리되어 있다. 저는 이 책이 운동에 대한 책임있는 조직인 필라테스 커뮤니티의 다양한 교육 배경과 신념에 호소할 만한 공정성을 유지하면서 수준 높은 세부 사항을 제공하고 있는 것에 깊은 인상을 받았다. 라이너는 일반적 합의를 이루는데 도움을 주기 위해 다양한 가르침에 대한 연구와 동료 검토 그리고 비교 대조 작업이라는 세 개의 축을 잘 활용했다고 생각한다.

이 책은 그가 막대한 관심과 주의를 기울인 결과이다.

브레트 하워드 Brett Howard
미국 필라테스 협회® LLC 교육 원장
한국 고전필라테스 교육원장
필라테스 하우스 PMA® - CPT 이사

리포머 필라테스 파트 1에 보내는 찬사

Praise for The Pilates Reformer Part Ⅰ

라이너를 내 친구이자 동료라고 부를 수 있어 자랑스럽다. 고품질 필라테스에 대한 그의 헌신은 수천 명의 사람들에게 영감을 준다.

이 종합적인 리포머 매뉴얼에는 그와 그의 공동 저자들의 훌륭하고 지칠 줄 모르는 헌신이 반영되어 있다. 이 책에는 100가지 이상의 운동을 소개하고 있고 각 운동마다 정확한 설명과 함께 멋진 사진을 포함하고 있어 동작에 대해 잘 이해할 수 있도록 도와준다.

이 뛰어난 매뉴얼을 만들어낸 재능, 지성 및 노력에 대해서는 아무리 칭찬해도 지나치지 않는다. 그러므로 이 리포머 매뉴얼은 진지하게 필라테스를 배우는 사람이라면 반드시 읽어야 할 책이라고 생각한다. 이 책은 앞으로 몇 년 동안은 읽을 때마다 지혜와 통찰을 제공할 것이다.

필라테스 공동체에 이토록 귀한 공헌을 해 준 라이너와 공저자들에게 감사를 드린다.

브레트 밀러 Brett Miller
필라테스 강사, 온라인 필라테스 매거진 필라테스 인텔 창업자

라이너 그루텐후이스의 리포머 매뉴얼은 뛰어난 구성에 철저하고 상세한 내용으로 되어 있다. 이 매뉴얼은 사용자 친화적이며 필라테스 교사나 필라테스를 능숙하게 하는 사람들이 각 동작을 연습할 때 스스로 방향을 잡는데 도움을 준다.

또한 각 동작에 대한 풍부한 사진을 제공하고 이 사진들은 앞의 설명을 더 생생하게 이해할 수 있게 한다. 라이너는 매뉴얼 마지막 부분에 조셉 필라테스와 함께한 하루에 대한 라포포트의 이야기를 수록했다.

이 글은 오늘날 우리 시대에 새로운 의미와 긴급성을 갖게 된 필라테스에서 종종 무시되고 있는 이점에 대해 조명한다. 필라테스는 단순히 신체를 강화하고 스트레칭하는 것이 아니라 해독작용과 면역 기능 향상에도 도움이 된다.

이는 우리 몸의 회복에 대한 가장 심오한 차원에 관한 것이다.

라이너는 필라테스에서 이러한 작업의 중요성을 이해하고 있다. 이러한 이해를 구현하는 것이 라이너와 공동저자들이 한 일이다. 독자들에게 각 방법에 대한 활력과 열정을 주는 것이 바로 이것이다.

내가 봤던 매뉴얼 중의 최고의 리포머 매뉴얼인 이 책을 강력히 추천한다.

커크 제임스 스미스 Kirk James Smith
영국 매클레스필드 고전 필라테스 센터 대표

리포머 필라테스 파트 1에 보내는 찬사

Praise for The Pilates Reformer Part Ⅰ

라이너와 오랫동안 알고 지내며 그의 책을 구입하는 기쁨을 누렸던 나에게 이 리포머 매뉴얼은 내 컬렉션에 추가할 절대적인 보물이다. 뉴 필라테스 강사이자 필라테스 업계에서 27년 이상 일해 온 나에게 있어 이 책은 내가 본 최고의 리포머 매뉴얼 중 하나이다.

서론, 필라테스 개념에 대한 논의, 리포머 구성요소의 세부사항(사용 가능한 다양한 리포머에 대한 언급), 리포머의 역사, 안전 측면, 운동 설정 및 실행, 놀랍도록 상세한 사진에 이르기까지 이 책은 완전하고도 철저한 매뉴얼이다.
저는 이 책에서 쿵푸의 개념에 대한 설명이 좋았다(궁금하면 책을 읽어보면 된다).

리포머 운동(전통 및 변형)을 많은 세부사항과 함께 주의 깊게 설명한 부분이 매우 훌륭한 점이다. 각 동작에 대해 필라테스 노장 캐롤라 트리어가 붙인 이름과 조셉 필라테스가 붙인 이름을 비교했을 뿐만 아니라 전통적인 초급 운동(traditional basic)에서 전통적인 최상급 운동(traditional super advanced)까지의 과정을 보는 것도 좋았다.

책 마지막에는 I.C 라포포트가 촬영한 커버 사진에 대한 에피소드도 있다. 라이너는 진정 열정적인 교사이자 컨트롤로지를 계속 공부하고 있는 학생으로 그의 매뉴얼은 필라테스 작업에 대한 그의 지속적인 연구와 묘사를 깊이 반영한다.

이것은 조셉 필라테스의 동작을 공부하는 모든 사람이 반드시 읽어야 하는 책이며 내가 훈련하는 모든 필라테스 강사에게 적극 권장하는 책이 될 것이다.

패트리샤 매시 웰터 Patricia Massey Welter
밸런스드 바디 필라테스 주강사, 선코스트 필라테스 대표

2020년 초판 1쇄

모든 글은 펠리시타스 루스, 뮤리엘 피카드 델리스 및 수스 윌름스의 도움을 받아 라이너 그루텐후이스가 작성했다.

사진모델: 헬레나 클림토바, 니나 하이네만, 캐트린 카일라우트

번역: 니콜라 그란데

감수: 시몬 피카드

ISBN: 9798688121827.

저자에게 연락하기:

라이너 그루텐후이스(Reiner Grootenhuis)

이메일: info@pilates-powers.de

전화: +49 157 / 340 340 40

웹사이트: http://www.pilates-powers.de

역자 서문
Translator Preface

작년 독일 필라테스 헤리티지 만난 라이너 그루텐후이스 선생님을 만나서 한국어 출판에 대해 소식을 듣고 도움을 주고자 동참을 하게 되었습니다. 라이너 선생님은 다양한 학문과 다양한 운동의 경험이 사고방식을 열려있게 한 것 같았습니다. 필라테스에 대한 열정과 사랑이 느껴졌고 여러 사람들에게 필라테스 알리는데 노력을 하는 모습이 멋있었습니다. 열린 중립적 생각, 조셉 필라테스의 철학을 알리고 다양한 필라테스 우수성을 발전시키고 있었습니다. 저 또한 20여년 동안 필라테스를 사랑하고 우수성을 가르치고 있었습니다. 독일과 한국에서 서로가 사랑하는 필라테스를 가르치고 발전시키고 도움을 주는 일을 멈출 수 없다고 느꼈습니다.

전통과 현대 필라테스에 대한 타당성 그리고 우리는 모두가 필라테스를 하고 있으며 진정한 필라테스인은 끝없는 자기 발전을 하고 지식과 경험을 쌓아 가야 한다는 것에 동의하였습니다.

짧은 만남 속에서 친구가 되고 도와주기로 한 약속을 지키기 위해서 이렇게 나섰습니다. 리포머 파트 1은 전통 필라테스 시퀀스 그리고 리포머 파트 2는 여러 사람들에게 도움을 줄 수 있는 Modified된 리포머 필라테스의 교재로서 번역 작업을 하고 있습니다.

저를 필라테스로 이끌어 주신 모던 필라테스 명예회장이신 임규돈 명장님께 감사드립니다. 무한한 지지와 도움을 주는 모던 필라테스 식구분들과 이 책의 번역에 도움을 주신 여러분들에게 감사를 드립니다.

이 책을 출판할 수 있도록 도와주신 영문출판사 모든 분들께 감사드립니다.

대표 역자 **김 항 진**

목록 1/4

목록 1/4

목록 1/4

목록 1/4

감사의 말 Acknowledgments

우선 제 아내와 아이들에게 감사 인사를 전하고 싶습니다.

그리고 나의 처음 필라테스 선생님인 Miriam Friedrich Honorio에게 감사를 전합니다. 움직임에 대한 깊은 이해와 특히 움직임의 질에 대한 깊은 이해는 처음 필라테스를 시작할때 조금 더 쉽게 접근할 수 있게 만들어주었다.

Kathy Corey의 필라테스 본질의 대한 멘토 프로그램을 전수해준 것에 대하여 또 감사를 표한다.

그리고 나는 Felicitas Ruthe에게도 감사하고 싶다. 그녀의 필라테스 움직임과 대체할 수 없는 조언은 이 매뉴얼을 한번 더 업그레이드 시켰다.

그리고 나의 책 모델로서 리포머 동작들을 잘 표현해준 Helena Klimtova, Nina Heinemann, 그리고 Katrin Caillault에게 또 감사를 전한다. 그녀들의 긍정적인 에너지가 모든 운동에 표현이 잘 되었다.

그리고 우리의 스타들을 딱 맞은 조명아래 멋진 사진을 찍어준 Miriam Abels에게 특별한 감사를 표한다.

이 책을 처음 사용하고, 잘못된 점과 내가 보지 못했던 관점에서 책을 봐주었던 Tina Brunke와 Gianfranco Brogna, 그리고 Gudrun Hornig-Herrmann에게도 큰 감사를 표한다.

나의 책의 문법과 맞춤법을 고쳐준 Mandy Erbs에게도 정말 큰 감사를 전한다. 그녀의 일은 누구와도 비교할 수 없다.

이 책의 조셉 필라테스의 사진들을 사용할 수 있게 해준 Chuck Rapoport에게도 정말 큰 감사 인사를 전합니다.

마지막으로, 필라테스-파워의 회원들, 교육생들과 강사들에게 감사하고 싶다. 감사합니다!

2020년 1월, 토니스보스트, Reiner Grootenhuis

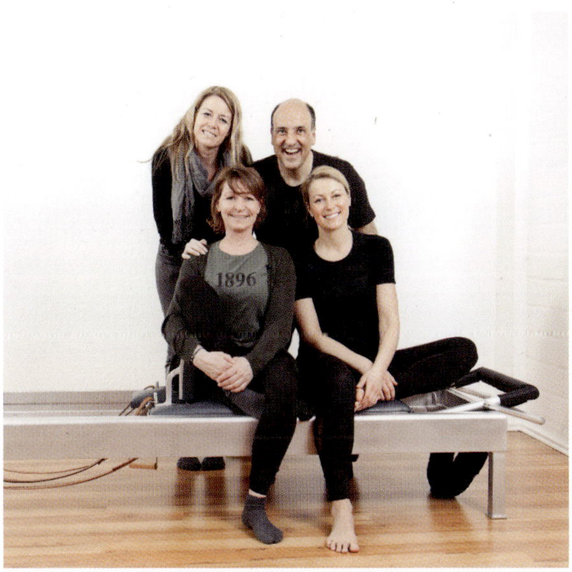

두 번째 사진 촬영 후..
위 사진 왼쪽부터: Miriam Abels, Reiner Grootenhuis
왼쪽 하단: Felicitas Ruthe, Helena Klimtova

추천의 글 Foreword by Kathy Corey

필라테스 유니버설 리포머는 아마도 지금까지 설계된 운동 기구 중 가장 다재다능한 기구일 것이다. 이에 대한 미국 특허는 1925년에, 독일 특허는 1924년에 출원되었지만 거의 100년이 지난 2020년에도 전 세계의 물리 치료사, 엘리트 운동 선수 및 운동을 즐기는 사람들이 사용하는 중요한 장치로 사용되고 있다. 리포머로 할 수 있는 운동의 범위는 매우 넓어서 전신을 젊게 유지하기 위해 모든 근육을 사용하여 모든 움직임을 수행할 수 있다.

필라테스 장비와 전통적인 이름으로 가득 찬 나의 스튜디오를 보면 발 교정기, 척추 교정기, 운다체어와 같은 이름으로 많은 제품을 알아 볼 수 있지만 유독 유니버설 리포머에 대해서는 이름이 무엇이냐는 질문을 많이 받는다. 이 단어의 정의를 연구하면서 이 기구에 대한 조셉 필라테스의 의도와 그의 운동 체계에 대해 생각해 볼 수 있었다. 유니버설은 모두가 사용하고 경험했다는 뜻이고 리포머는 어떤 것을 개선하기 위해 변화를 만드는 사람이라는 뜻이다. 조셉 필라테스는 사람들의 건강, 행복, 웰빙을 증진하기 위해 모든 사람들이 변화를 만들어 내기를 바랬다.

나는 1979년 처음 리포머를 경험했다. 대부분의 사람들과 마찬가지로 필라테스 장비에 대한 나의 첫인상은 경외심과 두려움이었다. 캐딜락부터 척추 교정기, 페드아이풀에 이르기까지 여러 기구가 있지만 리포머만이 나의 유일한 친구라고 느껴졌다. 스프링은 내가 움직일 때 나와 함께 작동하는 것처럼 보였고, 내가 제대로 정렬되지 않고 모든 움직임을 통해 내 몸 전체가 통합되기 시작하면 캐리지가 피드백을 주었다. 리포머를 더 자주 사용할수록 다른 기구는 덜 사용하게 되었고, 운동과 유기적 움직임의 관계가 보이기 시작했다.

조셉 필라테스는 전신의 균일한 발달을 돕기 위해 모든 근육을 꾸준히 운동해야 한다고 믿었다. 그의 운동은 작은 근육이 주요 근육의 강화를 돕도록 하고 있다. 각 리포머 운동은 필라테스 방법론의 기본 원리를 사용한다. 이 책에 설명된 거의 100가지나 되는 독창적인 운동과 뛰어난 요소들은 우리 몸이 모든 범위의 신체 움직임을 통해 얼마나 자연스럽게 움직이는가에 관한 것이다.

라이너 그루텐후이스는 우리에게 오리지널 리포머에 대한 심도있는 관점을 제공한다. 조셉 필라테스는 자신의 스튜디오에서 사용하기 위해 리포머 운동의 이름과 사진으로 간단한 차트를 만들었다. 이 매뉴얼은 원래의 운동 차트를 검토해 각 운동의 설정, 지시, 목적 및 실행 내용을 추가한 것이다. 여기에는 차트의 이름과 함께 수년에 걸쳐 일상적인 용어로 발전한 이름들이 포함되어 있다. 조셉 필라테스 자신의 작업을 종합적으로 통합한 것으로 리포머 프로그램에 대한 참조 가이드이다. 유니버설 리포머는 필라테스 장비 중 가장 유명하고 상징적인 제품이다. 그 인기는 모든 수준의 피트니스에서 모든 신체에 대한 다양성과 실용성에서 비롯된다. 라이너의 매뉴얼은 누구든지 리포머로 다양한 운동을 시도해 볼 수 있도록 최신의 형식으로 독창적인 운동 방법을 제시한다.

여러 자료를 편집하고 이 가이드북을 구성하기 위해 세부 사항에 관심을 갖고 심도 있는 연구를 하고 셀 수 없이 많은 시간을 할애한 라이너에게 감사의 말을 전한다. 이 책의 동작들을 처음 보든, 그것을 배웠던 때를 회상하든, 이러한 방법들을 모아 놓음으로써 우리에게 중요한 경험과 우리의 역사가 연결되는 중요한 가치를 얻게 되었다고 생각한다.

Kathy Corey

머리말 Preface by Reiner Grootenhuis

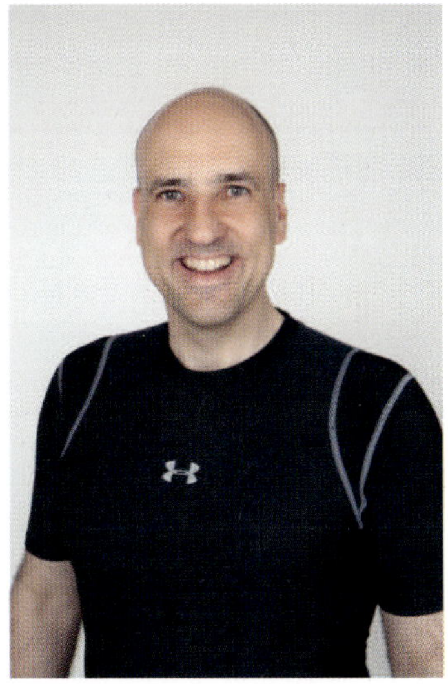

제가 처음 필라테스를 배웠던 스튜디오에서 리포머는 항상 신성한 것으로 취급 받았다. 이 스튜디오에 리포머는 목재로 되어진 다소 구시대적으로 보이는 베이지 가죽을 입힌 리포머였다. 매트 수업의 공간이 부족하였지만, 추가로 매트를 깔아준 덕분에 운동을 할 수 있었다. 리포머 운동을 할 때는 저는 항상 개방적이였다. 그 후에 리포머 운동의 복사본이 우리집으로 배송되었을때, 나는 축제 분위기로 이 책을 맞이했다. 작은 집으로 이사를 갔기 때문에, 이 리포머는 제 필라테스 선생님 스튜디오로 가져갔다. 그리고 나서 접힐 수 있는 실용적인 알루미늄 리포머로 대체 했다. 그후에 저는 리포머 운동을 적게 하게 되었고, 왜냐하면 사용하기가 어려웠다. 제가 스튜디오를 열었을 때, 전통적인 리포머들을 구입을 하였고, 그후에 리포머 운동을 다시 시작하게 되었다. 리포머와 저의 관계가 다시 깊어지기 시작했다. 어떤 리포머로 운동을 진행하는 것에 따라서 운동의 큰 차이를 만든다는 것을 알게 되었다.

저는 이것들이 정말 흥미로웠다. 어떻게 이런 작은 변화들이 훈련에 대한 느낌을 그렇게 많이 바꿀 수 있는지에 대해서 신기했다. 저는 모든 유형의 리포머 종류를 찾아봤고, 회전 롤러의 최적의 위치, 로프가 가죽 스트랩만큼 좋은지 여부, 그리고 전통적인 더 무거운 글라이딩의 역할이 어떻게 다른지 고민했다. 이 모든 것을 통해 저는 제 고객들이 최적의 수업을 받을 수 있도록 노력했다. 제 스튜디오에서는 같은 제조사에서 만든 리포머 모델들의 볼 베어링과 글라이딩 베어링을 시험해 볼 수 있다. 같은 스프링이라도 그 차이는 매우 크며, 전통적인 부품이 필라테스 수업에 많은 장점을 불러가져 올 수 있다는 것을 느꼈다.

어떻게 이런 변화가 일어날 수 있을까요? 물리치료에 리포머 수업을 도입하는 것이 정말 큰 영향을 미쳤다. 리포머 제조자들은 몸이 약한 사람들도 운동을 시킬 수 있도록 리포머를 변형시켰다. 풋바의 안정성을 확보했고, 환자 또는 필라테스에 관심이 있는 학생들의 부상 위험을 줄여줄 수 있도록 만들었다. 훨씬 가벼운 스프링들을 장착하고, 회전 롤러를 위로 올려주었으며, 150kg의 몸무게를 가진 사람이 40kg의 사람이 움직이듯 쉽게 운동을 진행할 수 있게 만들었다. 한 팔만 이용해서 운동을 할 수 있는 동작도 생겨났으며, 필라테스 암체어 또는 캐딜락에서 진행할 수 밖에 없었던 운동들도 진행할 수 있게 되었다. 그러나 이러한 장치들은 모든 물리치료사가 가지고 있지 않으며, 슬프게도 필라테스 암 체어는 오늘날에도 많은 필라테스 스튜디오에서 사용되고 있지 않고 있다.

그래서 전통적인 운동들을 없애고, 전통적인 장치에서는 할 수 없는 새로운 운동들을 만들어 냈다. 이러한 현대식 필라테스가 얼마나 훌륭하고, 중요한지, 또 의료형식 운동분야에서 필라테스를 사용하는 것이 얼마나 중요한지에 대해 알아야 한다. 조셉 필라테스의 고객들은 리포머 사용으로 인해 절반 이상 건강해졌다.

전통적인 리포머 운동들은 보통 전통적인 리포머 운동 컨셉을 가지고 있는 사람들만 진행을 한다. 제 생각으로는 전통적인 운동들은 저는 조셉 필라테스가 건강한 사람들을 훈련하기 위한 것이라고 생각한다.

보통 조셉 필라테스의 리포머 운동 중 몇가지만 배우고, 나머지는 오랜 연습과 이에 상응하는 단계에 배우게 된다. 제가 왜 이런말을 하는지 궁금하죠?

왜냐하면 요즘 필라테스 교육과정에서는 전통적인 운동이 보통 제외되기 때문이다! 또한, 필라테스 강사들이 수년간의 연습과 공부를 한 후에도 이러한 동작에 대해 아무것도 알지 못한다는 것을 의미한다.

이 매뉴얼은 현재 시장에 있는 매뉴얼과 상당히 다르다고 할 수 있다. "클래스" 훈련 매뉴얼은 "전통" 연습 중에 중간 수준까지의 연습만을 보여준다. "현대" 작가들은 전통적인, 수정된 전통과 현대 훈련을 단순히 나란히 보여주며, 어떤 표식도 사용하지 않아서 어려움을 가진다.

Joseph Pilates의 뜻을 따라 먼저 리포머 매뉴얼의 파트 1에서는 필라테스 강사들이 사용할 만한 전통적인 운동을 단계적으로 소개하겠다. 점프 보드를 사용한 연습과 같은 현대 운동들은 파트 2에 별도로 자세하게 나와 있다. 전통적인 운동은 조셉 필라테스의 어떤 제자 선생님들에게 배웠는지에 따라 약간씩 다르게 가르쳤다. 이 경우에는 저는 주로 가장 자주 사용하는 버전을 이용했다.

이제 이 트레이닝 매뉴얼을 즐기시길 바란다. 그리고 여러분의 피드백을 기다리고 있겠다.

토니스보스트, 2020년 1월 라이너 그루텐후이스

필라테스 컨셉 Pilates Concepts

필라테스는 뭔가 특별하다. 필라테스처럼 비슷한 방식으로 움직임과 집중을 함께 하는 운동 형태는 별로 없다. 일생 동안 Joseph Pilates는 기구와 운동을 발전시켰으며 항상 고객의 요구에 부응했다. 필라테스는 자신의 운동을 어떻게 수행해야 하는지에 대한 명확한 철학을 가지고 있었으며, 공동 저자의 도움을 받아 그가 "조절학"이라고 부르는 운동 시스템의 넓은 맥락을 3권의 책을 통해 설명하려고 했다. 불행히도, 필라테스는 자신의 시스템을 광고하는 수준에 머물렀다. 그는 스튜디오에서도 과묵할 때가 많았고[1] 운동의 수행을 향상시키는 방법을 설명하지 않고 그냥 "아니오"라고 말하는 사람이었다. Joseph Pilates의 제자들을 위하여 그의 통찰력을 글로 표현하여 남겼다.

Joseph Pilates는 "원칙(Principles)"이라는 용어를 사용하지 않았는데, 소위 말하는 "필라테스 원칙(Pilates principles)"은 나중에 필라테스 방법에서 추가되었거나 발췌된 것임을 의미한다. 이 용어는 Philip Friedman과 Gail Eisen에 의해 처음 사용되었다. 둘 다 Romana Kryzanowska의 제자였다. 1980년 그들은 필라테스에 관한 첫 번째 저서인 "신체와 정신 컨디셔닝의 필라테스 방법(The pilates method of physical and mental conditioning)"을 출판했다. Romana Kryzanowska에 따르면, 그녀가 Friedman과 Gail에게 이 책에 대해 조언을 아끼지 않았다고 하였다. Sean P.Gallagher와 Romana Kryzanowska(1999)는 "바디 컨디셔닝의 필라테스 방법(The pilates method of body conditioning)"에 똑같은 6대원칙을 넣어 책을 출판하였다. 6대 원칙은 다음과 같다:

1. 집중(Concentration)
2. 중심화(Centering)
3. 조절(Control)
4. 호흡(Breathing)
5. 정확성(Precision)
6. 흐름(Flowing Movement)

6대 원칙에 대한 나의 해석은 다음과 같다:

집중 Concentration

Joseph Pilates는 *"조절학은 육체, 마음 그리고 정신의 완전한 조화"* 라고 말했다.[2] 이것을 이루기 위해서는 집중이 필수적이다. 필라테스에서는 동작이 자동으로나 무의식적으로 나오지 않으며, 텔레비전이나 대화나 음악을 통해 자신의 주의를 산만하게 하지 않는다. 여러분이 무엇을 하고 어떻게 하는지에 집중함으로써, 동작을 하는 동안 머릿속에 움직임과 순서를 깨닫게 된다.

중심화 Centering

중심화는 집중을 통해 얻은 의식을 지속시킨다. 따라서 중심화는 몸을 움직이기 전에 정신을 가다듬는 것을 말한다.

---

1) http://www.pilatesanytime.com/workshop-view/2503/video/Pilates-John-Steel-by-John-Steel

2) Joseph Pilates: "Return to Life through Contrology", (1945), chapter "Contrology restores physical fitness"; "Contrology is complete coordination of body, mind, and spirit."

"내적이완"과 "자신에 대한 집중"이 그것이다. 필라테스는 경쟁이 아니다. 동시에 중심화는 예를 들어, 코어를 활성화하여 수행할 동작에 대한 몸의 준비이다.

이렇게 하면 모든 동작은 중심에서 시작에서 양쪽사지로 수행할 수 있다. 특히 필라테스가 전형적인 매트에서 하는 "배, 엉덩이 그리고 허벅지" 운동에서 유사한 동작과 구별되는 것이 바로 이 중심화이다.

조절 Control

Joseph Pilates가 그의 움직임 행위를 "조절학"이라 불렀기 때문에 필수적인 용어이다. 필라테스 운동을 수행할 때 운에 맡기는 것은 없다. 여러분은 어떤 환경 안에서 어떤 운동을 할지 결정하고 그리고 나서 그 운동을 수행한다. 그리고 해당하는 반복 횟수만큼 그렇게 운동을 한다. 그 동안에 여러분은 끊임없이 자신의 몸과 필라테스 기구와 스프링을 조절해야 한다. Romana Kryzanowska는 이렇게 말했다:

"필라테스가 무엇인지 이러한 단어로 표현할 수 있다: 근력과 조절을 동반한 스트레칭이다.
조절은 여러분의 마음을 동원하여 몸과 마음을 일치시켜(집중시켜서)
정확한 동작을 할 수 있게끔 하기에 가장 중요하다." [1)]

호흡 Breathing

Joseph Pilates는 매트 운동에 관한 그의 저서에서 각 운동에 대한 정확한 호흡 패턴을 제시하였지만, 그는 운동에서 전체적인 호흡 경향을 추론할 수 있는 호흡의 주제에 대해 충분히 언급하지 않았다. 그의 스튜디오에 있던 강사와 고객들은 그가 보통 "공기를 빼세요."로 설명했다고 전하고 있다.[2)] 그는 가끔 이렇게 말하기도 했는데:

"이것은 수건을 짜서 말리는 것처럼 여러분의 폐를 짜내라." [3)]

그래서 그의 주된 생각은 폐를 완전히 비우고 신선한 공기로 다시 채우는 것이었다. 이런 과정이 그에게는 너무나 중요했기에 호흡을 훈련할 수 있는 자신의 도구인 Breath-a-cizer을 개발하였다.

Philip Friedman과 Gail Eisen가 쓴 책에서 필라테스의 제자인 Romana Kryzanowska가 제시한 일반적인 호흡규칙을 인용하는데:

"들이쉬며 힘을 줘서 시행하고, 내쉬며 시작자세로 돌아오거나 이완하라."

변형도 마찬가지로:

"여러분의 몸을 긴장시키기 위해 짜내는 어떤 행동을 하고 있다면,
여러분의 폐에서 공기를 짜내면서 동작을 수행한 다음 시작자세로 돌아올 때 들이쉰다."

그녀의 DVD 시리즈인 "Romana on Pilates: The Legacy Edition"에서 그녀는 특정 "호흡 운동", 즉, 특정한 호흡 패턴을 사용해야 하는 호흡에 중점을 둔 운동과 호흡이 쉽게 되는 운동을 구분했다.

---

1) Brooke Siler: "The Women'sHealth Big Book of PILATES",(2013)
2) http://web.archive.org/web/20160307033018/http://robertwernick.com/articles/pilates.htm; last accessed: 25.11.2020
3) Karon Karter: "The Complete Idiot's Guide to the Pilates Method", (2000), in "chapter 3 Take your Breath"

확실한 것은 필라테스를 하는 동안 호흡을 참지 말아야 하는데 이는 횡격막의 압력이 배를 바깥쪽으로 불룩하게 나오는 것을 막기 위한 것이다.

호흡은 심장 박동의 규칙성 그리고 뇌의 능력과 이해력에 영향을 미친다는 것이 입증되었다. 중요: 호흡이 불규칙하면, 공황은 몸과 뇌에 퍼지는 경향이 있다. '내가 호흡 곤란에 빠진 이유가 있을 거야.'라는 논리에 부합한다. 여러분이 집중적으로 운동하고 싶을 때, 동시에 신중하게 운동을 하고 싶다면 고르게 호흡하는 리듬을 찾는 것이 바람직하다. 이러한 리듬은 움직임 패턴에 적용하여 조화로운 연결을 만들어 낼 수 있다. 그런데 얼마나 들이쉬거나 내쉬는지는 중요하지 않고, 들이쉬기와 내쉬기 시간이 반드시 같아야 하는 것도 아니다. 그러나 호흡은 매끄럽고 부드럽게 유지하는 것이 중요하다.[1)]

사람들은 각자의 속도로 숨을 쉬고 움직인다. 이는 호흡과 움직임의 적응도 어느 정도는 개인적이라는 것이다. 그러므로 나는 이 책에서 각 운동에 숨을 마시고 내쉬는 정확한 지시를 내리는 것을 자제했다. 하지만, 나는 일단 각 운동의 동작 순서를 내면화하면 여러분 자신과 고객을 위해 위의 정보를 바탕으로 다른 호흡 패턴을 시도해보는 것을 제안한다. 이것들이 도움이 된다고 생각되면, 나는 이것을 논리에 얽매이지 말고 사용할 것을 추천하고 싶다.

코로 호흡해야 할까? 아니면 입으로 호흡을 해야 할까? 클래식 필라테스에서는 코로 하는 호흡을 선호한다.
위에 인용한 Romana Kryzanowska는 다음과 같이 말했다:

"코는 숨을 쉬기 위한 곳이고, 입은 키스를 위한 곳이다." [2)]

코를 통한 호흡은 코의 이중 "안전 시스템"(기계적 및 면역학적)으로 인해 유리하다. 이 기계적 시스템은 혈액 공급이 잘 되는 코 안쪽의 섬모 상피를 사용한다. 섬모의 움직임은 원치 않는 이물질을 목 쪽으로 옮겨 기침, 재채기로 내보내거나 산으로 소독하기 위해 위장으로 넘길지를 결정한다. 면역 방어는 백혈구를 포함하는 비점막 아래 조직의 집합이다.[3)] 그러므로 코로 호흡하는 것이 가장 바람직하다.

모던 필라테스 스타일에서는 코로 들이쉬고, 입으로 내쉬는 것을 권장한다.

정확성 Precision

정확한 움직임은 집중, 중심화, 조절 그리고 침착한 호흡의 결과이다. 모든 몸은 다르며, 같은 체중이라도 다른 뼈대를 가질 수 있다. 따라서 다른 사람에게 하는 것처럼 따라 하지 말아야 한다. 정확성은 개개인의 수행능력과 관계가 있다. 필라테스에서 부정확하게 움직인다면 운동의 실제 목표가 될 근육 그룹의 특정한 상호 작용을 얻지 못한다. 그러므로 운동을 어떻게 수행하고 목표가 무엇인지 정확하게 아는 것이 중요하다. 다음 단계에서는 여러분도 이것을 느끼려고 노력할 것이다. 이러한 실행 방식으로 운동을 정확하게 수행할 수 있다.

1) Alan Watkins: "Being Brilliant Every Single Day" – TEDx Portsmouth https://youtu.be/fRItG9G1rb4 last accessed: 12.10.2019
2) "The nose is for breathing and the mouth for kissing"
3) Strunz, Ulrich. "Die 15 besten Tipps für ein starkes Immunsystem: Bleiben Sie gesund!" (German Edition) (p .34). Heyne Verlag. Kindle–Version

호흡 Flowing Movement

필라테스 운동은 흐름이 있다. 필라테스는 동작에 흐름을 가지고 있어야 하고 가능하다면 한 동작에서 다른 동작으로 전환할 때도 흐름을 가져야 있다. 이러한 방식은 운동 내내 그리고 전체 운동 시간 동안 집중을 유지할 수 있다. 집중을 할 수 없으면 흐름을 잃어버리고 운동을 계속하기 위해서는 다시 중심으로 모아야만 한다. 기구나 기구 사이에서 흐름을 유지하는 문제는 매트보다 더 어렵다. 따라서 매트 운동은 운동 사이에 깔끔한 전환을 통해 동작 흐름의 유지를 연습하는 데 매우 적합하다.

추가적인 필라테스 개념 Additional Pilates Concepts

박스 Box

박스는 몸을 정렬하는 데 도움을 주는 개념이다. 어깨에서 다른 쪽 어깨까지, 엉덩이에서 다른 쪽 엉덩이까지 상상의 선을 그린다. 두 선은 서로 평행하다. 동시에 양쪽 엉덩이와 어깨까지 가상선을 그릴 수 있는데 이것 역시 평행하다. 네 개의 선이 박스를 이룬다. 박스 안에는 또 다른 작은 박스가 있는데, 갈비뼈 아래에서 엉덩뼈 능선까지를 말한다.

C 커브 C-Curve

필라테스의 반복적인 기본자세는 측면에서 보았을 때 골반, 척추, 머리가 커다란 "C"를 형성하는 것이다. 이 모양은 골반이 뒤기울임 되어 있고 배가로근이 배벽 안쪽으로 움푹 매여 있고, 갈비뼈는 서로 가까워져 있으며, 가슴뼈는 약간 움푹 들어가 있고, 머리는 척추 선을 따라 기울어져 있게 된다. 동시에 등은 늘어나야 한다.

양방향 스트레치 2 way stretch

기본적인 필라테스 원칙에서는 중심에서 적어도 양방향으로 몸을 신장시키려고 한다. 한쪽 방향의 움직임은 다른 방향 움직임에 필요한 준비이다. 어떤 외적인 움직임도 보이지 않아야 한다.

추가적인 컨셉 Additional Kung Fu Concepts

남소림사의 무예인 영춘권은 소림사 승려들에게 내부적인 싸움 원칙을 가르친다.[1] 이 원칙들은 필라테스를 배우고 가르치는 데도 도움이 될 수 있다. 이런 개인적인 원칙은 지켜야 할 4가지 요소와 피해야 할 3가지 요소로 나뉜다. 특히 필라테스에서 관심을 가지는 것은 피해야 할 3가지 요소이다.

탐욕 피하기 Avoid TAM-Greed

필라테스는 과정이고 여정이다. 필라테스는 운동에 관한 것이 아니라 여정에 관계된 것이다. 아직 나에게 맞지 않는 너무 빠른 어떤 것을 하려고 하면, 나는 스스로 해를 입을 수 있고 나의 필라테스 여정이 퇴보될 수도 있다. 기대하는 결과도 마찬가지로 적용된다. 몸은 하루아침에 달리지는 것이 아니라 매일 조금씩 변한다. 하루 만에 10kg의 몸무게가 늘거나 줄지 않는 것처럼 몸은 즉시 바뀌지 않고 작은 단계로만 바뀐다. 너무 많은 것을 원한다면 자신을 좌절시킬 뿐이다.

두려움 피하기 Avoid PA-Fear

살면서 통증을 오랫동안 겪고 있는 사람들은 이런 통증과 관련된 무력감을 다시 경험하는 것을 두려워한다. 그들이 움직일 때 걱정스럽게 반응하는 경우가 많으며, 약간 늘어남이나 아픔이나 불쾌한 감정은 통증이 재발되는 징조로 간주한다. 하지만 긴장되고 영양 공급이 되지 않는 근육군에 움직임을 주는 것은 통증 완화와 예방의 장기적 효과가 있다.

두려움은 통증 환자에게만 흔한 것은 아니다. 필라테스 운동의 상급 단계로 갈수록 서커스 공연을 하는 것처럼 보인다. 이런 이유로 사람들은 금방 불안해질 수 있다. 너무 많은 것을 동시에 원하지 않고 두려움에 끊임없이 맞서면서 필라테스를 시행한다면 많은 이점이 있다는 것을 알아야 한다.

혼동 피하기 Avoid MONG-Confusion

필라테스를 시행할 때, 어떤 사람들은 더 복잡한 운동 순서를 기억하는 데 어려움을 겪는다. 이 순간 혼동이 일어나고 운동 흐름이 깨진다. 이런 경우에는 가능한 한 빨리 혼란을 극복하기 위해 운동을 보다 간단한 하위 동작으로 내려가는 것이 중요하다.

필라테스를 배우고 연습할 때 사람들은 수많은 운동과 많은 조작이 가능한 기구에 압도당하는 느낌을 가질 수 있다. 시스템을 더 많이 이해하면 할수록 모든 운동이 서로 밀접하게 연관되어 있고, 운동은 몇몇 양상이나 느낌을 연마할 수 있는 또 다른 가능성이라는 것이 더 명확해진다. 이 새로운 관점을 통해 다음 동작을 보다 쉽게 수행할 수 있게 한다.

한 가지 덧붙이고 싶은 말은 영춘권 마스터인 Andreas Hoffiman이 훈련을 할 때 반복적으로 사용하는 단어이다:

1) Andreas Hoffmann: "Weng Chun Kung Fu - Die weiche Kraft von Shaolin", (2002), p. 41

"Wohlspannung"–균형 잡힌 긴장 "Wohlspannung" – balanced tension

근육에 많은 긴장이 있다면, 여러분은 다른 방향으로 동작을 만들기 위해 먼저 근육을 이완시켜야 한다. 특히 근육의 많은 긴장은 싸움을 할 때 매우 비실용적이며 싸우는 사람을 너무 느리게 만든다. 많은 사람들은 신체의 나머지 부분을 잊어버리고 움직이는 신체 부위에 너무 집중하는 경향이 있다. 균형 잡힌 긴장감이라는 개념은 우리에게 전신을 의식하고, 비록 이것이 동작을 하는데 필요 없어 보일지라도 계속 운동에 관여하도록 한다. Joseph Pilates는 "조절학을 통한 삶의 회귀"에서는 다음과 같이 말하고 있다:

"그러나 모든 근육을 지속적으로 운동시키는 또 다른 중요한 이유가 있다: 즉,
각 근육이 전체 근육의 균일한 발달에 협력적이고 충실하게 도움을 줄 수 있다.
작은 근육을 발달시키는 것은 자연스레 주요 근육 강화에 도움이 된다.
작은 벽돌이 큰 건물을 짓기 위해 사용되는 것처럼
작은 근육의 발달도 큰 근육의 발달에 도움이 된다.
그러므로 모든 근육이 적절하게 발달하면 최소한의
노력과 최대의 즐거움으로 동작을 수행하게 될 것이다." [1)]

1) Andreas Hoffmann: "Weng Chun Kung Fu – Die weiche Kraft von Shaolin", (2002), p. 41

리포머의 구성 The Reformer´s Components

1. 리포머 - 박스
2. 가죽 스트랩/로프
3. 스트랩 연결 고리
4. 리포머 프레임
5. 헤드 레스트
6. 숄더레스트
7. 캐리지
8. 점프 보드
9. 풋 스트랩
10. 풋바 패드

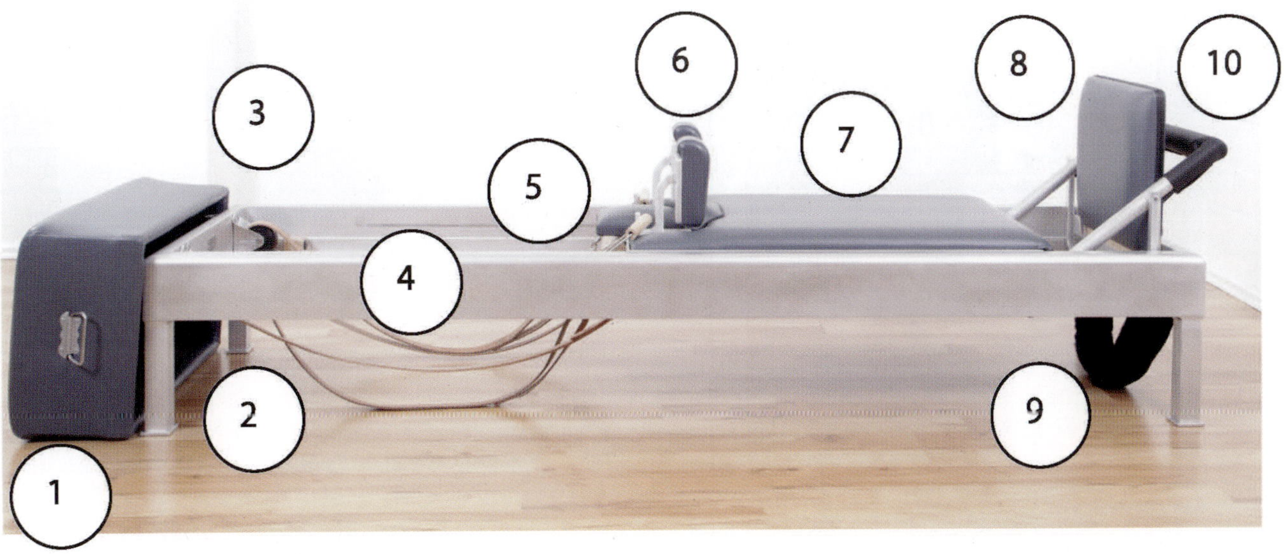

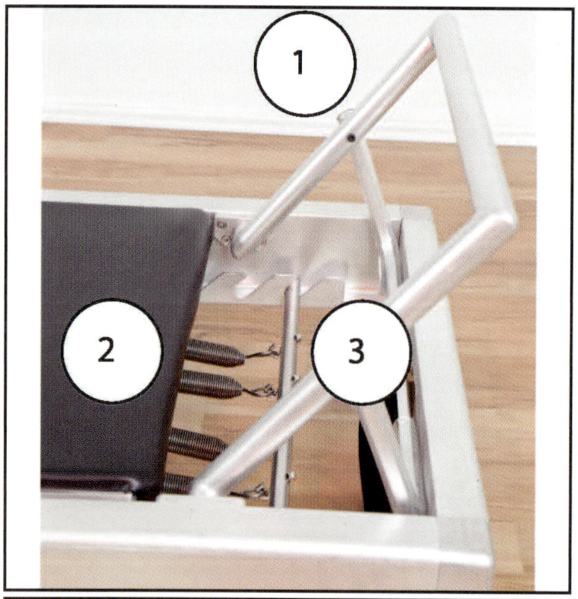

1. 패드가 없는 풋바
2. 리포머 스프링
3. 기어가 있는 스프링 바

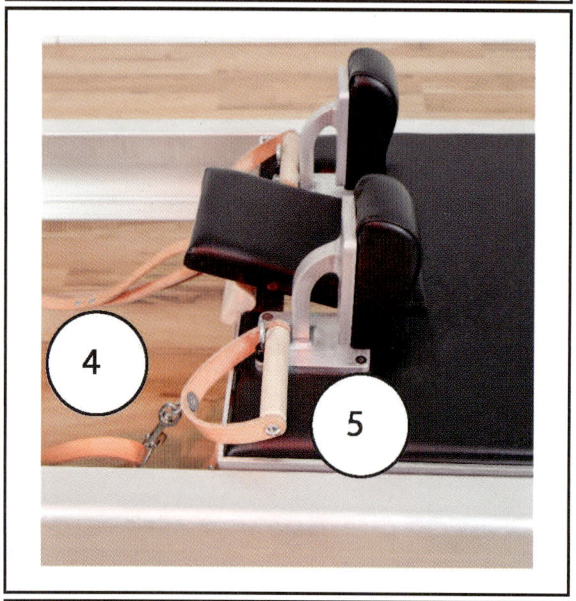

4. 쇼트 스파인 로프
5. 레더 또는 우드 핸들

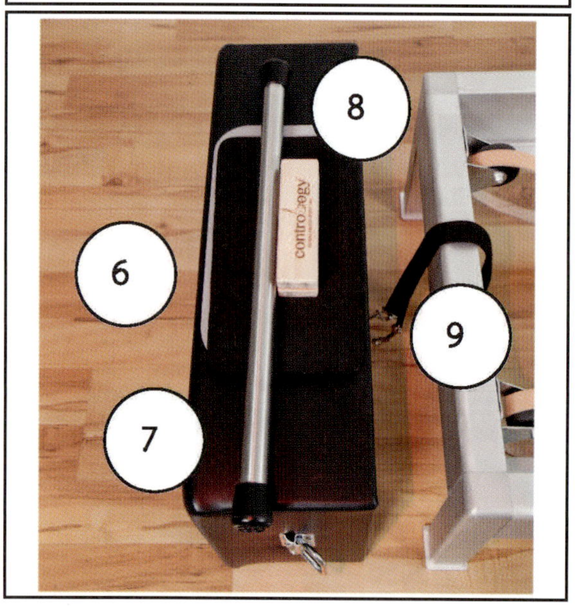

6. 2개의 미끄럼 방지 패드
7. 바
8. 익스탠드 스토퍼
9. 롱 스타인과 레그 워크를 위한 익스텐션 스트랩

리포머의 역사 The History of the Reformer

리포머는 조셉 필라테스의 기초 트레이닝 기구이다. 이 기구로 제일 많은 운동을 발굴했으며, 주요 트레이닝을 이 기구를 사용해서 고객들을 가르쳤다. 조셉 필라테스 스튜디오에 한 가지의 기구가 여러 개 있었던 것은 리포머뿐이였다.

1924년 8월에 조셉 필라테스는 이 기구를 특허 등록을 진행하였다. 그의 2번째 특허였다. 그의 첫 번째 특허는 1922년에 등록한 고객들의 발의 문제를 개선시킬 수 있었던 풋 코렉터이다.

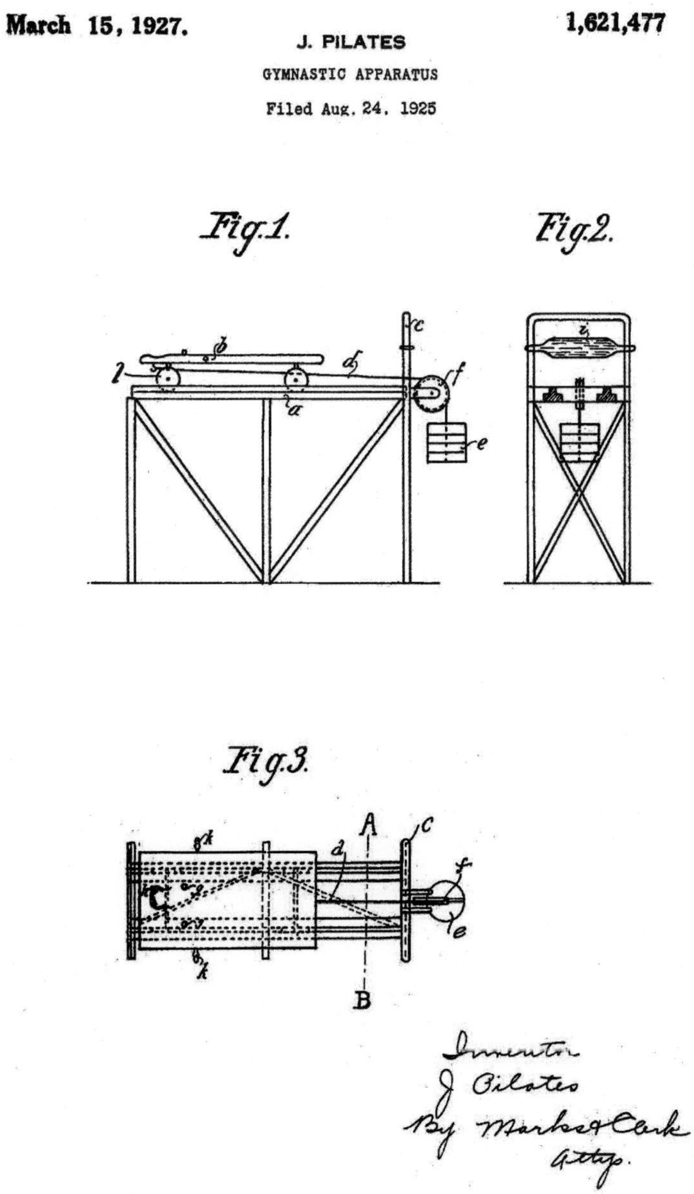

자료 : United States Patent and Trademark Office, www.uspto.gov

미국 특허청 United states patent office

독일 함부르크, 조 필라테스
체조 기구

신청일 1925.08.24, Serial No. 52,205, 독일 1924.08.27

신체 운동을 위한 체조 및 의료 기구는 잘 알려져 있고 널리 쓰인다. 그러한 기구들은 주로 사용자들이 조정, 사이클링 등 다양한 스포츠에 참여함으로써 얻을 수 있는 효과를 자극함으로써 특정한 근육을 발달시키게 하거나 특정한 결함을 교정하게 하도록 고안된다. 그러나, 보통 이러한 성격의 기구들에 대해 거실과 같은 제한된 공간에서 사용하기에는 매우 적합하지는 않다는 반론이 가능한데, 왜냐하면 그러한 기구를 사용하기 위해서는 상당한 공간이 별도로 마련되어야 하기 때문이다. 이러한 기구들에 대한 추가적인 반론은 누운 자세를 유지해야 하거나 다리에 힘이 빠지게 되는 특정한 질환이나 장애를 가진 사람들이 사용할 수 있도록 개조되지는 않는다는 것이다. 예를 들어, 발의 아치가 약하다든지, 평발, 또는 다리가 하나뿐이거나 주로 사용할 수 있는 다리가 하나뿐인 사람들이다.

이 발명은 건강한 사람들뿐 아니라 이러한 환자들도 사용할 수 있게 특별히 고안된 것으로, 이러한 목적을 위해 기구는 누워 있는 자세에서 사용자를 받칠 수 있는 지지대(supporting member) 또는 운반대(carriage)로 구성된다. 이 기구는 또한 아치가 약한 환자들이 사용할 수 있는 받침대 또는 압력 바를 갖추고 있다. 이 기구는 또한 튼튼한 다리를 한 개만 가진 사람들도 사용할 수 있다.

첨부 도면에 해당 발명이 단순화된 도식으로 묘사되어 있다.

그림 1은 한 형태의 기구의 측면 상승도이다.

그림 2는 그림 3의 선 A−B의 단면도이다.

그림 3은 그림 1에 묘사된 기구의 평면도이다. 도면은 예시를 위한 것이며 첨부된 청구에 규정된 발명의 범위를 제한적으로 구현하려는 의도가 전혀 없음을 이해해야 한다.

나의 발명 기구는 사용자를 누운 자세에서 받쳐낼 수 있도록, 그리고 적절한 저항 지지대들(any suitable resistance members)에 의해 행사되는 힘에 반대되는 방향으로 이동하도록 가장 넓은 측면에서 이동 가능한 지지대 또는 운반대 b로 구성된다. 이는 하중(weight) e가 줄 d와 도르래 f를 통과하여 연결되어 운반대 b에 부착된 것으로 구성되어 있으며 도면에 나타나 있다. 운반대 b는 가급적이면 트랙 a를 달리는 바퀴와 같은 적절한 성질의 마찰 방지 수단으로 제공되지만, 바퀴가 달린 운반대도 물론 이러한 트랙 없이 사용될 수 있다. 나는 매우 편리한 형태의 기구를 발견했는데, 이것은 그림에 나타나 있듯이 b는 누운 자세에서 사용자를 받칠 수 있도록 조절된 길이의 슬라이딩 운반대를 나타내며, 또한 해당 운반대에는 저항 하중(resistance weight) e의 수직 이동을 가능하게 하기 위해 지면에서 충분한 거리로 올려져 있는 트랙 f 위에서 굴러가는 바퀴들 I이 주어진다. 접합부 받침대 i는 수직부 c에 의해 지지되고 여행용 받침대에는 어깨 피스 g와 머리 받침 h가 제공된다. 접합부 받침대 또는 스러스트 바(thrust bar) i는 가급적 수직부 c와 발 가운데 부분만 반대 방향으로 견딜 수 있는 폭의 조절이 가능하고, 따라서 아치가 약한 환자들이 이 기구를 사용할 수 있게 하였다. 물론 기구가 다양한 방식으로 제작될 수 있다는 점은 명백하다. 예를 들어, 소파의 일반적인 특성, 사이드 지지대에서 움직이는 슬라이딩 운반대, 해당 운반대나 프레임의 끝 부분 사이에 배열된 스프링이나 기타 탄성력을 가진 부재가 제공하는 필수적인 저항 등이다.

해당 기구를 사용하는 방법은 쉽게 이해할 수 있을 것으로 생각된다. 사용자는 기구를 그의 키에 맞게 조절한 후에, 하중 e를 원하는 저항 정도에 맞추어 둔 뒤 피스 g에 어깨를 기댄 채로 이동식 운반대 b 위에 누운 자세를 취한다. 다리를 풀 수 있도록, 운반대는 하중에 의해 프레임의 한쪽 끝으로 내려가게 되고, 다리를 곧게 펴면 운반대는 프레임의 반대쪽 끝으로 가게 된다. 이러한 동작들은 허벅지, 몸통, 어깨, 목의 근육을 강하게 운동시키지만 허리 근육이나 아치에 과도한 부담을 주지 않는다.

특히 격렬한 운동의 경우, 그림 3에 표시된 손잡이 또는 홀드 k를 제공하는 것이 바람직할 수 있지만, 그래도 일반적으로는 내 기구가 제공하는 운동은 특히 부드럽지만 매우 유익한 특성을 가진다.

나는 (아래와 같이 특허를) 청구하는 바이다:

1. 누운 자세에서 사용자의 허리와 어깨를 지지하기에 충분한 길이를 갖추고, 직선 방향으로 이동할 수 있도록 장착된 넓은(substantially) 수평 운반대로 구성된 체조 기구. 해당 운반대는 직선 방향으로 이동하기 위해 장착된다. 또한 운반대 상단 표면의 한쪽 끝을 향해 위치한 받침대는, 그것으로부터 사용자의 어깨와 저항 수단을 끌어당길 수 있을 만큼 충분히 돌출되어 있다. 저항 수단은 해당 운반대와 고정 지점 사이에 배치되어 해당 운반대의 이동과 반대 방향으로 움직이도록 작동한다.

2. 누운 자세에서 사용자의 허리와 어깨를 지지하기에 충분한 길이를 갖춘 넓은 수평 운반대로 구성된 체조 기구. 해당 운반대는 직선 방향으로 이동하기 위해 장착된다. 마찰 방지 수단은 해당 운반대와 해당 운반대가 놓여 있는 표면 사이에 놓여져 있다. 또한 운반대 상단 표면의 한쪽 끝을 향해 위치한 받침대는, 그것으로부터 사용자의 어깨와 저항 수단을 끌어당길 수 있을 만큼 충분히 돌출되어 있다. 저항 수단은 해당 운반대와 고정 지점 사이에 배치되어 해당 운반대의 이동과 반대 방향으로 움직이도록 작동한다.

3. 누운 자세에서 사용자의 허리와 어깨를 지지하기에 충분한 길이의 운반대 또는 지지대로 구성된 체조 기구. 해당 운반대는 직선 방향으로 이동할 수 있도록 장착되었다. 해당 운반대를 직선 방향 운동으로 이끄는 트랙 또는 런웨이. 그리고 운반대 상단 표면의 한쪽 끝을 향해 위치한 받침대는, 그것으로부터 사용자의 어깨와 저항 수단을 끌어당길 수 있을 만큼 충분히 돌출되어 있다. 저항 수단은 해당 운반대와 고정 지점 사이에 배치되어 해당 운반대의 이동과 반대 방향으로 움직이도록 작동한다.

4. 누운 자세에서 사용자의 허리와 어깨를 지지하기에 충분한 길이의 운반대 또는 지지대로 구성된 체조 기구. 해당 운반대는 직선 방향으로 이동할 수 있도록 장착되었다. 또한 저항 수단은 해당 운반대와 고정 지점 사이에 배치되어 해당 운반대의 이동과 반대 방향으로 움직이도록 작동된다. 그리고 운반대 상단 표면의 한쪽 끝을 향해 위치한 받침대는, 그것으로부터 사용자의 어깨를 끌어당길 수 있을 만큼 충분히 돌출되어 있다. 그리고 사용자가 다리를 구부렸다가 곧게 펴서 압력을 가하여 해당 받침대로부터 해당 운반대를 멀리 움직일 수 있는 발판 또는 받침대가 있다.

5. 5번 청구에 명시된 체조 기구. 받침대의 폭은 사용자의 발의 중간 부분만, 또는 발가락이나 발꿈치만 받침대가 견딜 수 있는 너비이다 .

6. 누운 자세에서 사용자의 허리와 어깨를 지지하기에 충분한 길이의 운반대 또는 지지대로 구성된 체조 기구. 해당 운반대는 직선 방향으로 이동할 수 있도록 장착되었다. 저항 수단은 해당 운반대와 고정 지점 사이에 배치되어 해당 운반대의 이동과 반대 방향으로 움직이도록 작동한다. 그리고 운반대 상단 표면의 한쪽 끝을 향해 위치한 받침대는, 그것으로부터 사용자의 어깨와 저항 수단을 끌어당길 수 있을 만큼 충분히 돌출되어 있다. 마찰 방지 수단은 해당 운반대와 해당 운반대가 놓여 있는 표면 사이에 놓여져 있다. 해당 운반대를 직선 방향 운동으로 이끄는 트랙 또는 런웨이. 그리고 사용자가 다리를 구부렸다가 곧게 펴서 압력을 가하여 해당 받침대로부터 해당 운반대를 밀리 움직일 수 있는 발판 또는 받침대가 있다.

이에 대한 증언으로 나는 이 명세에 내 이름을 서명했다.

조 필라테스

자료 : United States Patent and Trademark Office, www.uspto.gov

조셉 필라테스의 특허 출원서 주요 중점을 요약해 보겠다.

- 기존 기구들은 상대적으로 건강한 사람만 사용할 수 있었다.
- 자전거나 루더보트들은 아파트 또는 집에 쉽게 장치할 수 없지만, 리포머는 가능하다.
- 앉거나 걸을 수 없는 사람은 기존 운동장비를 사용할 수 없었다.
- 상체, 하체, 목, 어깨 근육 강화할 수 있는 운동을 할 수 있다.
- 평발을 개선시킬 수 있다.
- 건강한 다리가 하나만 있는 사람도 리포머로 운동을 시킬 수 있다.

특허 출원서에서는 흥미롭게도 조셉 필라테스는 집에서 운동을 할 수 있다는 것과 몸이 불편한 사람들에게만 초점을 맞추었다. 나중에 그의 뉴욕 스튜디오에서 이런 관점은 다소 바뀐 것 같다. 왜냐하면 움직임의 제한이 있는 사람들은 캐딜락에서 전신운동을 하였으며, 다시 건강이 회복된 후에 리포머에서 운동을 하였기 때문이다.

또한 특허 출원서에 있는 리포머에 대한 묘사와 표현과 그가 후에 작성한 리포머 마케팅 책과 비교를 해보는 것도 재미가 있다.

유감스럽게도 그가 언제 리포머 마케팅 책을 작성했는지, 또 그리고 이것이 어떤 목적으로 사용되었는지 정확하게 나와있지 않다. 그렇지만 이 텍스트는 많은 사진과 함께 나이가 조금 더 많은 조셉 필라테스의 리포머 연습을 보여주는 것과 같이 나왔다. 이 글은 조셉 필라테스의 모든 사진이 65세의 나이로 찍혔다고 한다. 우리는 조셉 필라테스가 자신의 나이보다 3살이 더 많게 살아왔다고 했으며, 1880년에 태어났다고 알고 있기 때문에, 그때 당시 나이는 아마도 62세였을 것이다. 어쩌면 사진들과 텍스트는 1945년에 출판되었을 것이라고 생각한다.

특허 출원서 시기와 마케팅 팜플렛이 나온 시기는 20년 정도 차이가 난다.

이것은 저의 조셉 필라테스의 원문에 대한 번역이다.

보편적인 개혁자

하나의 완벽한 피트니스 스튜디오 같으며, 40년 동안 조셉 필라테스의 연구와 연습으로 통해 완성되었다. 이것은 단순한 훈련기구 이상이고, 이것들은 질문에 대한 답이다.

어떻게 살아있다는 걸 느낄 수 있나요…

"백만 달러처럼 느껴라" 는 (이 속담은 자신의 감정을 잘 느끼고, 아름답게 보이며, 값 비싼 것으로 치장한다는 뜻이라고 번역자는 생각한다.) 가장 평범한 표현일 수 있지만, 이멋진 느낌은 유니버셜 필라테스 리포머의 진정성과 성실함을 느낄 수 있다. 이것은 자신뿐만 아니라 당신의 친구나 지인들에게도 느낄 수 있다. 1주일 동안 이 시스템을 주의 깊게 따르다 보면, 당신은 이것에 장점에 반하게 될 것이고, 다시는 포기하지 않을 것 이라고 확신한다.

어떻게 몸을 날씬하게 만드는지…

살을 빼세요. 날씬해지는 것은 많은 사람들의 가장 깊은 소망이다. 이것이 당신 소원이라면 용기를 내세요. 필라테스 유니버셜 리포머는 이것을 해낼 수 있게 한다. 그리고 원치 않는 몇 키로를 빼는 것 이상을 보여준다. 이 운동을 정확히 따라가는 사람들은 과도한 체중을 줄일 뿐만 아니라, 신체 구조의 올바른 부분에 제대로 된 근육을 발달시키게 될 것이다. 테드 숀과 루스 스트 데니스는 세계적으로 유명한 댄서이고, 유니버셜 리포머를 이용해 몸무게를 조절

할 뿐만이 아니라, 동시에 최상의 체력 상태를 유지하게 만들어주고, 무대 위에서 빛나게 해준다. 다른 어떤 시스템도 이러한 장점을 제공할 수 없으며, 이를 이렇게 증명해 보일 수 있다.

건강해 보이는 방법…

컨디셔닝 장치로서, 다른 어떤 스포츠 장치도 이렇게 많은 운동을 지원할 수 없으며, 어떤 운동 선수도 건강을 유지하는 데도 적은 비용이 든다. 지금 현재 프로 또는 미래의 유망주가 될 고등학생까지 훈련실이나 가정에서도 필라테스 기구가 최고 보조 기구라고 생각한다. 책에 있는 설명을 따라가는 선수들은 몸 안에 있는 모든 근육을 제대로 사용해 볼 수 있고, 또 전신 운동을 할 수 있다. 이것은 스포츠 감독 또는 선생님, 무용 강사들에게 설명할 필요가 없다. 이 운동 그림들을 보면 한번에 이해할 것이다.

체육 코치님들 주의해 주세요!

필라테스 유니버설 리포머는 가장 간단하면서도 동시에 가장 유용한 도구 중 하나로, 모든 운동을 할 수 있고, 약한 부분을 강화시킬 수 있다. 다음 사항들은 무엇을 해야하는지 알려준다.:

1. 몸의 컨디셔닝과 근육 조직의 구성

a. 근육 그룹의 강화 및 공급
b. 모든 신체 부분의 힘줄 스트레칭 및 강화: 모든 근육 움직임의 전체 운동 반경
c. 혈액순환 촉진
d. 내부 기관 자극
e. 리듬과 균형을 느낀다.

2. 살을 빼기 위한 방법

a. 모든 근육을 자연적으로 활성화
b. 골반, 허리 및 다리의 사이즈를 줄이기 위한 특수 운동을 진행

3. 운동 교정을 위해

a. 자세 교정을 진행한다. 등이 둥근 경우, 과전만증, 척추측만증, 등이 평평한 경우
b. 닭가슴, O-다리, 위장병, 평발(하강된 발바닥)
c. 닭가슴, O-다리, 복부의 쳐짐, 평발, 피가 잘 통하지 않는 것, 휠체어를 탄 경우

4. 트레이닝 룸에서 진행하는 것

a. 약해진 근육의 스트레칭
b. 접착제 파손
c. 무릎, 골반, 허리, 발목 교정
d. 힘줄과 인대의 스트레칭
e. 부상을 당한 관절의 훈련
f. 예술가들 훈련

근육통증을 완화시키는 방법

근육통증을 완화시키는 것은 유니버설 리포머 필라테스의 제일 큰 특징일 것이다. 리포머는 기계치료기계로, 천식, 편두통, 관절염, 골수 통증를 완화하는데 사용되었다. 가장 주목할 만한 사례들은 소아 마비의 치료와 사고가 난 후에 재활, 그리고 몇가지 질병들을 개선시켰다. 이러한 주장들은 매우 보수적이고 우리는 매우 신중하다. 이 예시들은 저희가 보증할 수 있다. 유니버설 리포머 필라테스에서 운동을 열심히 따라 했던 사람들의 실제 결과는 놀라웠다. 지금까지 일어난 많은 사례들과 역사를 알려드리겠다.

하지만 조셉 필라테스는 25년 이상 스포츠 교육용 장치와 시스템을 시험 및 개발해 왔지만, 현재까지는 관심이 있는 사람들과 환자를 위해 특허화된 가정용 기기 중 어느 것도 제공하지 않고 있다.

마케팅 팜플렛의 텍스트는 조셉 필라테스가 그의 트레이닝용 기구를 어떻게 생각하고 이용했는지 알 수 있다. 비록 이 언어는 부분적으로 구식이고 과장된 것처럼 보이지만, 필라테스 트레이너로서 리포머가 필라테스 훈련의 많은 긍정적인 효과를 고객들에게 적용되는지 잘 이해할 수 있다.

조셉 필라테스는 단지 글만 쓰고 사진을 찍은 것이 아니라, 간단한 접이식 홈 트레이닝 버전을 개발했고, 토요일 뉴욕의 매키 백화점에서 접이식 리포머를 홍보했다. 쇼핑 채널에서 리포머를 만든 것처럼 보였지만, 이것은 조셉 필라테스의 연구 결과였다.

마케팅 팜플렛의 마지막 문장은 *"현재까지 관심있는 사람들과 환자를 위해 특허화된 가정용 기구는 없다."* 라고 써져 있으며, 이것을 통해 그의 접이식 리포머가 이 홍보와 함께 판매되었다는 것을 보여준다.

조셉 필라테스가 자신이 만든 이 기구가 제일 많이 알려진 필라테스 기구라는 것을 볼 수 없다는 것이 안타깝다.

스프링 사용 시 일반적인 위험 요소
General risks while working with springs

리포머로 트레이닝을 하는 것은 스프링을 이용한 운동이 제일 많다. 스프링은 오래되고 잘못된 사용의 결과로 파손될 수 있다. 구식의 스프링을 사용하거나 이미 피로 징후를 보이는 경우 상당한 안전상의 위험이 발생한다. 따라서 매일 스프링을 점검하고 안전성의 위험이 있을 경우, 가능한 빨리 교체하는 것이 중요하다.

여기에 손상 정도가 다른 두 개의 밸런스 바디 회사의 스프링을 예로 들 수 있다. 이 경우에는 스프링 코일 사이의 거리가 달라져 어느 순간 스프링이 부서질 수 있다.

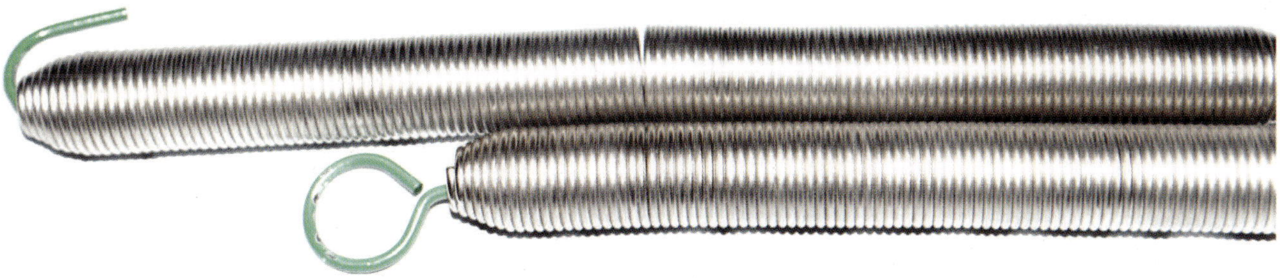

Top Gun Pilates Engineering의 Regina Arras는 스프링 교체시기를 보여주는 표를 개발하였다. 기구사용량은 주당 사용시간(HRS/WK)으로 측정한다. 주당 스프링을 사용하는 시간을 줄일수록 스프링의 수명은 오래간다.

물론 위의 자료와 관계없이 기구의 사용, 유지보수, 부품 교체에 대해 제조업체의 지침을 준수하는 것이 당연하다.

그라츠/바질 교체 계획(Gratz/Basil Replacement Plan)						
주당 사용시간 Usage in HRS/WK	5	10	15	20	30	40
년 Years	5	4	2	2	1	1
피크 교체 계획(Peak Replacement Plan)						
주당 사용시간 Usage in HRS/WK	5	10	15	20	30	40
년 Years	5	5	4	3	2	1
밸런스드 바디 교체 계획(Balanced Body Replacement Plan)						
주당 사용시간 Usage in HRS/WK	5	10	15	20	30	40
년 Years	5	5	4	3	2	1

자료: Regina Arras, Top Gun Pilates Engineering[1)]

스프링은 과도한 늘어남으로 인해 원래 수명보다 짧은 시간에 망가지거나 손상될 수 있다. 예를 들어, 타워에 너무 멀리 떨어진 곳에 스프링을 과도하게 스트레치 시키면 이런 일이 발생할 수 있다.

또한, 스프링이 반복적으로 갑자기 줄어드는 경우도 그렇다. 예를 들어. 월 유닛에 레그 스프링을 이용한 사이클 동작을 할 때 시간이 지남에 따라 스프링이 손상될 수 있다.

또한 사용하는 스프링 수에 따라 캐리지의 동작이 근본적으로 다르다는 사실도 알아야 한다. 이는 스프링 두 개나 한 개, 또는 스프링 없이 롱 스트레칭을 해본 사람은 누구나 알 것이다. 즉, 하나의 스프링에 문제가 생기면 리포머에서 일어날 수 있는 사고 위험이 상당해진다. 그러므로 주 단위로 스프링 이상 유무를 확인하는 것이 매우 중요하다.

1) This table is for reference only and may not be copied or quoted without written permission from Regina Arras, Top Gun Pilates Engineering

리포머 사용 시 유의사항 Specific Risks of the Reformer

안타깝게도 리포머는 경험이 부족한 사용자에게는 다양한 위험을 내포하고 있다. 그러므로 처음 리포머에서 운동을 수행하기 전, 특히 처음 사용하는 사람들에게는 반드시 전반적인 위험에 대해 설명해 줘야 한다.

다음은 필라테스 강사가 상황에 따라 사용할 수 있는 위험 요인들에 대한 목록이다.

- 제조사 또는 제품 모델에 따라 리포머 구성품이 헐거워질 수 있다. 최근 나온 리포머 제품들을 보면 발판과 나사 등을 정기적으로 점검하도록 하고 있다. 스프링에 대해서는 이미 언급했듯이, 리포머의 구성품이 느슨해지지 않았는지 주 단위로 점검할 것을 권장한다.

- 일어서서 하는 운동이나 무릎을 꿇고 하는 동작, 일어나는 동작 등을 수행할 때 발판을 당길 수 있다. 요즘 나오는 필라테스 리포머에서는 수정된 문제이지만 고전 리포머에는 여전히 문제가 있다. 따라서 고객에게 이 위험에 대해 미리 알려줄 필요가 있다. 추가로 할 수 있는 예방 조치는 손을 발판 위에 놓는 운동 중에 엄지손가락을 다른 손가락과 나란히 두고 발판을 잡지 않도록 하는 것이다.

- 최신 발판의 경우 유형에 따라 추가적인 안전 위험이 있을 수 있다. 발판을 잠그는 핀이 의도한 위치로 들어가지 않을 수 있다. 발판의 한쪽 핀이 고정되지 않으면 사용중에 갑자기 옆으로 밀려날 수 있다. 운동 방식에 따라서 이는 고객에게 중대한 위험이 될 수 있다.

- 고전 리포머에서는 캐리지가 확실하게 고정되지 않아 넘어질 수 있다. 새로운 리포머에서 훈련을 시작할 때 이는 상대적으로 쉽게 테스트 해 볼 수 있다. 트랙에서 캐리지 전체를 수직으로 들어 올릴 수 있다면(무겁기 때문에 주의해야 한다!), 캐리지가 고정되지 않아 무게가 캐리지의 한쪽으로 이동되는 운동을 하는 중에 넘어질 수 있다. 시작할 때 두 발을 캐리지의 가장자리에 두고 하는 힘줄 스트레칭, 세미서클, 사이드스플릿 같은 운동이 그런 경우이다.

- 캐리지 위에 일어설 때, 균형을 유지하여 넘어지지 않도록 주의해야 한다. 스프링을 사용하여 서서하는 운동을 할 때 균형 유지가 쉽지 않을 수 있다. 극단적인 경우, 상급 사용자들은 스프링을 사용하지 않고 운동을 할 수도 있다. 참가자 간의 역량의 차이가 날 수 있는 그룹 세션을 처음으로 수행하는 경우라면 이를 연습시키는 것은 바람직하지 않다. 그러므로 초급자들은 서서하는 운동을 연습할 때 적어도 두 개의 스프링을 사용해야 한다. 몸무게가 100kg 이상인 사람의 경우 스프링의 절반 이상을 추가로 사용하는 것이 좋다. 140kg 이상인 경우 초급자라면 서서하는 운동을 해서는 안된다. 개인 레슨의 경우 안전 사고에 대비해서 고객의 균형 유지를 돕기 위해서 가까이에서 지도하는 것이 권장된다.

- 서서 운동을 한 후 캐리지에서 내려올 때는 앞으로 내리는 것이 뒤로 내리는 것보다 움직임의 스윙을 추정하기가 더 어렵기 때문에 앞으루 내리는 것은 피해야 한다. 리푸머의 앞쪽(발판이 있는 쪽) 위로 내리는 것도 발판에 걸릴 수 있으므로 권장하지 않는다.

- 캐리지에서 무릎을 꿇고 하는 운동을 할 때도 서서할 때와 같이 균형을 잃는 등 유사한 위험이 있다. 특히 팔 운동을 할 때, 예를 들어, 가슴을 폈다가 팔을 제자리로 할 때 또는 팔을 돌릴 때 몸에서 팔이 아래로 내려가고 몸에서 멀어지는 것과 같은 움직임에서 발생할 수 있다. 따라서 고객에게 이에 대한 주의를 줄 필요가 있다.
- 롱박스에서 '호올스백' 운동을 할 때, 움직이는 캐리지에서 균형 잡기는 잠재적 위험을 내포하고 있다. 특히, 팔 운동을 하는 도중 앞으로 넘어질 위험이 있다.
- 연습실에 흩어져 있는 헐렁한 물건이 걸려 넘어지거나 미끄러질 수 있는 위험도 있다. 따라서, 캐리지 뒤쪽에 손잡이와 고리를 배치하고 되도록이면 캐리지 뒤쪽에 있지 않도록 한다. 연장 스트랩은 후면 프레임 위에 놓는다. 리포머 상자를 리포머 뒤에 십자형으로 놓고 앞부분이 리포머를 향하도록 한다. 막대는 상자에 넣거나 너무 길면 상자를 사용하여 리포머에 고정한다.
- 스프링이 제대로 끼워져 있지 않을 수 있다. 기어와 스프링의 조합에 따라 스프링이 반만 걸려 있어서 리포머 사용 중 풀릴 수 있다. 특히 하나의 스프링만을 사용하는 경우가 위험하다. 고객에게 이에 대해서 자주 주의를 주는 것이 필요하다.
- 핸들이 움직이다가 사용자의 얼굴에 부딪힐 수 있다. 특히 리포머에 누워서 루프를 재정렬할 때 주의해야 한다.
- 손이 발판에 걸릴 수 있다. 스튜디오 리포머의 경우 일반적으로 발판을 여러 위치로 조정할 수 있으며 그동안 손가락이 끼일 수 있다. 리포머 유형에 따라 발판이 다양하기 때문에 여기에서 일반화하기는 어렵다. 특히 초급 사용자를 대상으로 수업을 할 때는 이 위험에 대해 자주 알려주는 것이 좋다.
- 특히 '리버스 무릎 스트레칭' 중에 손이 캐리지에 걸릴 수 있다. 따라서, 운동을 수행하는 고객이 손가락을 프레임의 바깥으로 두도록 지도해야 한다.
- 발판 방향으로 운동을 수행하는 중에 스프링에 머리카락이 걸릴 수 있다. 이 경우 고무패드를 스프링 위에 둔다. 유사하게 머리 두는 곳에도 머리카락이 끼일 수 있다. 따라서 이러한 위험에 대해 알려주고 운동 시 머리를 묶고 할 것을 권장하는 것이 좋다.

- 숄더블록에 손을 올려둘 때, 리포머 유형에 따라(예: 스코트 SPX 리포머) 더 고정되지 않으면 위쪽으로 당겨질 수 있다. 이 경우 '틱 톡' 운동 중에 통제력을 잃을 수 있다.

- 몸의 무게가 숄더블록으로 치우치는 운동(예: 균형 조절 푸쉬업)을 하는 경우, 미끄러질 위험이 있다. 손에 땀이 많은 사람은 손을 잘 닦은 후 운동하는 것이 좋다.

- 리포머의 안전 스트랩을 사용한다. 쇼트 박스 시리즈의 경우 발이나 발목은 리포머 전면의 안전 스트랩에 고정된다. 고전 리포머 모델에는 보통 두 개의 스트랩이 있는데 안전상의 이유로 동시에 사용되어야 한다. 한쪽 스트랩만 사용하다가 스트랩이 끊어지고 부상을 당했다는 보고도 있다. 최신 리포머는 보통 하나의 스트랩만 지원한다. 운동을 시작하기 전에 카라비너가 정확한 위치에 있는지 살펴보는 등 스트랩을 확인하는 것이 좋다.

- 리포머에서 이미 운동하는 사람이 있는 상태에서 스프링을 교체하려는 경우 캐리지, 풋바, 리포머 프레임 사이에 닫힌 사슬 운동이 없는지 확인해야 한다. 즉, 운동하는 사람은 완전히 캐리지 위에 위치해야 하며 신체의 어떤 부분도 리포머의 발판이나 프레임에 닿지 않아야 한다. 그룹 세션 중 스프링을 교체하려는 경우 발 공간이 비어 있는 운동 중에만 수행하는 것이 좋다.

- 헤드레스트 뒤에 서서 오버헤드나 숏스파인 운동을 도와주는 경우 캐리지에 닿지 않도록 위치를 조정해야 한다.

- 숏스파인 같은 운동을 하는 동안 필라테스 강사가 리포머 캐리지 위에 서서 가르치는 경우가 있을 수 있다. 이는 고객이 움직이는 속도를 알기 쉽지 않아 잠재적으로 매우 위험하다.

- 최근에 나온 어떤 리포머에서는 롱박스의 길이가 길어 어깨 받침대 위에 놓을 수 없다. Stott SPX 리포머가 그런 경우이다. 이 경우 리포머 상자를 세로로 배치하면 리포머 캐리지 위로 많이 나올 수 있다. 무게가 앞쪽 가장자리에 가해지는 백스트로크와 같은 운동을 하는 동안(풋바의 관점에서) 리포머 상자가 기어 쪽으로 앞으로 기울어질 수 있다. 넘어질 가능성을 줄이려면 상자를 롱박스 위치에서 숄더레스트 위에 놓는 것이 좋다.

이 책 사용법 Using this Manual

운동의 이름은 내가 영어에서 접한 가장 일반적인 사용법에 근거한다. 다른 용어들이 똑같이 자주 사용되는 경우, 나는 그것들을 "대체"로 포함시켰다. 추가적으로, 나는 조셉 필라테스의 원래 이름을 그의 사진 캡션에서 알 수 있는 것들을 언급했다. Joseph Pilates의 원래 제목은 때때로 예상치 못한 것이다. 예를 들어, 오늘날 우리가 이 운동을 'Rowing From the Chest' 또는 'Rowing Front 1'이라고 부르는 반면, 그 자신은 그것을 'Rowing-Back'라고 불렀다.

게다가 나는 Leo Baeck Institute Center of Jewish History의 문서를 기반으로 사용 가능한 운동을 위해 캐롤라 트리어의 이름을 추가했다.[1)]

설명은 사진과 더불어 운동을 위한 통찰력과 지침을 제공한다. 다음과 같은 요소가 기술되어 있다.

1. 시작자세
2. 운동 목적
3. 운동 실행
4. 흔한 실수
5. 변형 또는 응용 동작
6. 금기증/주의점

원칙적으로, 나는 자주 반복되더라도 각 운동의 모든 단계를 설명해왔기 때문에 각 운동의 모든 단계를 서술했다. 운동을 스크롤하여 철저한 설명을 찾을 수 있을 것이다. 아래는 운동 설명의 개별적인 구성 요소에 대한 언급이다.

1. 시작자세 Setup

여기서는 운동의 시작자세를 설명한다. 운동의 시작자세가 잘 선택되어야만 운동을 성공적으로 시행할 수 있다. 시작자세에서는 편안함을 느끼고 다음 동작을 위해 스스로가 마음으로 준비하는 것이 중요하다. 편안한 자세를 만들 수 없다면 응용동작을 취해보는 것이 가치가 있을 수 있다. 응용 자세를 취해서도 좋은 시작자세를 달성하지 못한다면 일단 그 동작은 뛰어넘는 것이 좋다.

몇 개의 스프링을 사용할지는 개인에 선택에 달려있다. 하지만 스프링 선택에 따라 운동이 어떻게 변하는지에 대한 아이디어를 얻으려면 때때로 운동의 스프링 설정을 변경해야 한다. 운동의 성공은 시작점에 달려있다. 따라서 운동 초기에 편안한 자세로 준비하여 이어지는 다음 동작에 대비하는 것이 중요하다. 편안한 자세를 찾는 데 어려움이 있다면 "변형들(variations)"을 살펴보는 것이 도움이 될 것이다. 여러 자세를 테스트해 봐도 좋은 시작자세를 찾지 못하면 당분간 이 운동은 하지 않는 것이 좋다.

---

1) R. Grootenhuis: Carola Trier: The first woman ever to open a Pilates studio–Portrait of an extraordinary journey–Plus: Photos of her Mat and Reformer Exercises(2020), p. 130 and the following pages.

2. 운동 목적 A Purpose of the exercise

Joseph Pilates는 스스로 항상 개별 동작의 의미에 대한 질문을 피하는 것으로 알려져 있었고 종종 "몸에 좋다"라는 짤막한 대답만 했다.[1] 현재의 근막 연구에서는 몸이 내부적으로 너무 네트워크와 되어 있기 때문에 가능한 한 전인적 관점에서 훈련되어야 한다는 그의 의견에 동의한다. 필라테스와 근막의 연관성을 탐구하고 하는 사람들을 위해 Marie-José Blom의 "필라테스와 근막: 내부에서 작용하는 '기술'"편을 강력 추천한다.[2]

Joseph Pilates가 운동의 목적을 밝히지 않았을 때도, 그는 촉각적 지시를 통해 동작에서 원하는 의도에 대한 피드백을 주는 것이 매우 명확했다. 불행히도 촉각적 전달은 책을 통해 가능하지 않기 때문에 우리는 여러분이 사용하고 느끼는 근육 그룹을 설명한다. 또한 운동이 어떤 영향을 미치거나 강화하는지를 규정하려 한다. 운동 목적은 이 운동이 이 순간에 적합한지 여부에 대한 방향성을 제공할 수 있다.

게다가 동작의 시퀀스는 보통 다른 방법으로 수행될 수 있다. 우리 몸은 생소하거나 어려운 동작을 직감적으로 피하는 데 달인이다. 동시에 회피적인 동작을 만들고 이미 강한 근육계를 사용함으로써 유사한 일련의 움직임을 직관적으로 연출할 수 있다. 운동의 목적을 시각화함으로써 이러한 회피 경향을 더 잘 인식하려고 노력할 수 있다.

3. 운동 실행 Execution

여기서 우리는 먼저 반복 횟수를 제안한다. 전통적으로 필라테스 운동은 더 적은 반복으로 시행한다. 불행히도 일부 운동에서는 시작자세와 운동 실행에 사용된 시간이 균형이 맞지 않는다. 따라서 때때로 4~5회 반복을 더 권장한다. 반복에 대한 사양은 고객의 운동 능력 향상을 위해 하향과 상향을 모두 벗어나야 한다는 것을 의미한다. 근육 그룹이 눈에 띄게 약한 경우에는 세트로 시행하는 것이 좋다. 예를 들어, 운동을 시행할 때 5회 반복을 하고 아주 짧은 휴식 후에 두 세트를 더 수행한다. 그러나 반복을 시행할 때 집중할 수 없거나 산만한 상태가 되기 때문에 반복 횟수를 너무 높게 설정하지 않는다.

운동에 대한 서술은 올바른 운동 실행을 위해 필요한 단계를 설명하려고 한다. 언어는 항상 어느 정도는 모호할 수 있고, 우리는 다른 필라테스 단체에서 사용하는 용어와 다른 용어를 사용할 수도 있다. 가능한 한 우리가 사용하는 각 용어를 여러분의 운동 상황에 넣고 그것을 완전히 이해하도록 노력하라.

운동 사진과 운동 묘사 사이에 명백한 모순이 있다면, 예를 들어, 텍스트에서 뒤로 스트레칭 되는 상황을 언급했지만, 해당 사진에서는 뒤로 뻗은 부분이 완벽하게 펴져 있지 않은 경우에는 텍스트가 더욱 적절한 참조 및 올바른 방향으로 안내를 제시한다.

1) Ph. D. Peter Fiasca: "Discovering Pure Classical Pilates", (2009), p. 47
2) R. Schleip, T.W. Findley, L. Chaitow, P.A. Huijing: The Tensional Network of the Human Body - The science and clinical applications in manual and movement therapy, (2012), p. 449 and the following pages

4. 흔한 실수 Common Mistakes

흔한 실수는 연습의 목적과는 정반대되는 이야기이다. 여기서 나는 일하는 동안 자주 관찰되는 회피 패턴을 설명한다. 물론 이것은 작은 지적일 뿐이고, 매 순간 고객이 왜 움직임을 회피하는지를 관찰하는 것이 합리적이다. 여기에 언급되지 않은 운동을 가르칠 때 다른 흔한 실수가 있다면, 이 책 개정판에 의견을 보내주었으면 좋겠다.

5. 변형 또는 응용 동작 Modifications or Variations

Kathy Grant 이렇게 말한 적이 있다:

"나는 응용을 하지 않는다. 나는 적용을 한다."

이런 의미에서 응용은 다가오는 지루함을 해결하는 것이 아니라, 필요할 때와 응용할 때마다 필라테스를 수행하는 사람의 필요에 맞춰 운동을 적응시키는 것이다. 때로는 운동을 좀 더 쉽게 또는 더 어렵게 만들기도 한다.

내가 Kathy Corey로부터 채택한 일반적 규칙은 다음과 같다 :

"사람들에게 맞게 운동을 바꾼다. 몸에 맞는 동작을 찾는다."

6. 금기증/주의점 Contraindications / Risks

일반적으로 모든 운동이 모든 사람에게 적합한 것은 아니다. 올바른 운동을 선택하고 이것을 고객에게 적용시키는 것이 필라테스를 기술로 만드는 것이다. 운동이 어떤 주의점을 가지고 있다면, 우리는 가능한 한 철저하게 이것에 대해 말할 것이다. 하지만, 운동을 수행하거나 가르치는 것은 여러분 자신의 책임이다.

통증은 몸이 아플 때 의학적으로 검사해야 하는 신체로부터의 경고이다. 의학적으로 검사가 끝나지 않는 한 통증이 있는 한 운동하지 마라. 긴장을 느끼는 것은 괜찮다. 그러나 통증은 훈련의 유용성을 방해할 수 있는 방어적인 긴장을 만든다.

책은 개인적인 가르침을 대신할 수 없다. 만약 여러분이 운동하는 동안 의심스럽다면 모든 필라테스 기구에 대해 충분히 훈련된 필라테스 강사에게 물어보라.

운동 설명은 아주 꼼꼼히 기술했다. 하지만 저자들조차도 실수를 저지르는 것에 면책이 되지 않는다. 따라서 우리가 제공하는 지침의 정확성을 확인하고 이에 따라 사용하는 것은 독자와 사용자의 책임이다.

리포머를 보다 전통적으로 만드는 방법
How to make your Reformer more traditional

이 매뉴얼은 전통적인 리포머에서의 작업에 중점을 두고 있다. 최신의 리포머를 사용하는 경우 아래의 지침을 참고하여 현 리포머로 전통적인 작업을 수행할 수 있다.

발판 Footbar

발운동 시작자세에서 무릎이 수직으로 엉덩이 위에 있을 때 발이 무릎보다 약간 낮은 위치에 있도록 풋바의 위치를 설정한다.

풀리 Pulleys

조셉 필라테스의 풀리는 프레임 내부에 있었기 때문에 캐리지에서 풀리까지의 끈은 지면과 평행했었다. 그러므로,

- 리포머의 풀리가 높다면 최대한 낮춘다.
- Stott SPX나 Balanced Body Allegro 1 같이 풀리 높이가 리포머에 고정되어 있다면 기구 전문가에게 의뢰하여 높이를 낮추거나 가능한 한 가장 낮은 위치에 추가 풀리 쌍을 설치하도록 할 수 있다.

루프와 손잡이 Loops & Handles

'손잡이'용 추가 D-링이 있는 단일 루프를 사용하여 루프가 스프링을 열지 않고 숄더 블록에 맞도록 로프의 길이를 조정한다. 스트랩과 루프의 길이를 정확하게 측정하는 방법 중 하나로 숄더 블록 위로 루프가 두 손가락(검지, 중지) 위에 위치하는지 확인하면 된다.

D-링에 걸어서 루프에 '핸들'을 추가한다.

프로그나 롱스파인 같은 운동을 위해 확장 스트랩이나 롱스파인 스트랩을 이용한다.

현대 리포머에 있는 '더블 루프'의 경우 위에 설명되어 있는대로 숄더 블록을 사용하여 짧은 루프의 거리를 측정한다. 손과 "프로그" 또는 "롱스파인"같은 운동은 긴 루프를 사용한다.

밸런스드 바디 제품은 단일 루프와 '확장 스트랩', 그리고 손잡이 부착용 D링을 결합한 소위 "트리플 D-링 코튼 루프"를 제공한다.

일반 베어링 휠 Plain bearing wheels

예전 리포머는 일반 베어링 휠을 사용하는 반면에 현대 리포머는 볼 베어링 휠을 사용한다. 주요 차이점은 볼 베어링 휠의 경우 가볍게 밀어주기만 해도 캐리지가 트랙을 따라 미끄러질 수 있다는 것이다. 일반 베어링 휠은 움직임이 시작될 때 더 큰 저항을 제공하고 리포머를 사용하는 사람의 체중에 따라 변화하는 추가 저항을 제공한다. 그러므로, a) 캐리지를 뒤로 하는 것이 더 어렵다. b) 체중이 무거운 사람은 캐리지를 움직이기 어려울 수 있다. 캐리지는 가볍게 건드려 주는 힘으로만 움직일 수 있다.

롱박스 위에서 "티저"와 같은 운동을 할 때 볼 베어링 휠이 있는 최신 리포머는 약간 롤러코스터와 같을 수 있으므로 캐리지를 제어하기가 더 어렵다. 저항이 있는 일반 베어링 휠이 장착된 전통 리포머는 움직임이 더 부드럽다.

픽(Peak) 리포머를 가지고 있다면, 표준 볼 베어링 휠을 쉽게 대체할 수 있는 "스튜디오 저항 상승 휠"이라는 기능을 제공하므로 좋은 점이 있다. 하지만 현재까지는 픽 제품만 이를 제공하고 있다.

리포머 휠의 베어링 변경은 단순하지 않아 전문가가 필요하다.

스프링 Springs

전통 리포머는 일반적으로 같은 강도를 가진 스프링 4개로 작업한다.

스프링을 늘리는 힘의 강도나 과정에 대해 필라테스 산업에서는 표준화된 내용이 없다. 게다가, 처음에 스프링을 늘릴 때 늘리는 것이 쉬워야 한다거나 아니면 어려워야 한다는 등 스프링에 대한 여러 다른 관점이 존재한다.

스프링은 위에서 언급한 휠 베어링과도 관련이 되어 있다. 내 경험에서 생각해 보면 드보라 레슨이 제공하는 것과 같이 시작 강도가 높은 스프링은 현대의 리포머에 적합하지만, 보다 전통적인 필라테스 제조업체의 리포머에 있는 스프링은 바퀴의 더 큰 저항에 맞게 더 부드럽게 시작할 수 있다.

리포머에서 수행하는 전환 Transitions on the Reformer

클래어 던피 해마니[1)] Clare Dunphy Hemani

전환이 필라테스 작업에 얼마나 강력하게 영향을 미치는지 이해하는 데 많은 시간이 걸렸다. 실무자와 교사인 우리의 발전에 있어서 전환의 목적과 중요성은 아무리 강조해도 지나치지 않다. 이를 세분화하여 전환의 이유와 방법에 대해 자세히 살펴본 다음 일부 전환이 작동하는 모습을 살펴보려고 한다.

로마나(Romana)는 전환이 운동의 일부이며 때로는 운동보다 더 힘들게 느껴진다고 가르쳤다. 전환은 의상 고정, 작은 움직임 또는 불필요한 모든 것을 포함하여 불필요한 움직임을 최소화하여 각 운동을 다음 운동과 연결하여 운동의 흐름을 계속 유지하는 것이다. 이 아이디어는 체력, 집중력, 그리고 가장 중요한 훈련 습관을 형성하기 위해 모든 순간 몸의 움직임을 제어해야 한다는 생각에서 나왔다.

전환 시에는 뇌와 기억의 사용이 증대된다. 신경계는 새로운 움직임이 습관이 되면 우리의 신경계도 활성화된다. 우리의 기억력은 움직임의 세부 사항뿐만 아니라 다음에 오는 동작을 기억하고 그 동작을 가장 잘 하는 방법을 선택하는 과정을 통해 향상된다. 이는 내가 필라테스에서 가장 마음에 들어하는 부분이다. 그렇다 우리는 생각을 하고 있고, 우리가 생각하는 것보다 훨씬 더 많은 일이 일어나고 있으며 이에 따라 우리의 생체 지능도 발전하고 있다. 몸과 마음은 운동을 하면서 항상 배우고 있으며 의식적으로 잘 움직여야 무의식적으로도 잘 움직이게 된다.

한 운동에서 다음 운동으로 효율적으로 전환하면 더 많은 운동을 하기 위해 더 많은 시간을 할애할 수 있으며, 이는 진행 상황을 보는 한 가지 방법이다. 효율성은 또한 우리의 운동이 어설프게 되는 것을 막아주고 1차 시도에서 쉽게 지치지 않도록 훈련시켜준다. 이는 쉬운 일이 아니다. 이것이 우리 일상의 활동으로 전환되고 우리 신경계가 그렇게 움직이도록 훈련되어 있기 때문에 의식하지 않아도 운동을 더 잘하는 사람이 된다. 우리는 습관을 인식하여 습관을 바꿀 수 있다. 우리 동작의 성격이 형성되고 우리의 움직임, 우아함, 자신감, 침착함에서 눈에 띄는 차이가 나타난다.

리포머에서 전환에 관한 조언 Transition Tips on the Reformer

깔끔한 전환에서 중요한 원칙은 다음 운동으로 넘어가기 위한 움직임을 최소화하는 것이다. 다음은 내가 즐겨 사용하는 전환에 관한 조언이다:

가능하면 스프링을 계속 움직인다. 예를 들어, 발 동작을 하던 중 발의 위치를 변경할 때, 두 발을 동시에 움직여 발가락에서 아치, 발뒤꿈치 등으로 빠르게 변경하여 동일한 리듬과 스프링을 유지한다. 이는 풀 스트랩, 롱 스트레칭 시리즈, 배 마사지 시리즈, 무릎 스트레칭 시리즈에서도 동일하다.

1) First published in Pilates Intel Issue #317 – Wednesday, November 11, 2020

반복 또는 운동 사이에 주저함이 없어야 한다. 다음 반복으로 바로 이동하기 위해 캐리지를 세게 치고 싶어하는 사람은 없다. 의도적인 휴식을 취하지 않는 한 운동 사이에도 마찬가지이다. 즉, 머리를 위로 하고 있으면 머리를 아래로 내렸다가 다시 올리는 대신 2번의 추가 움직임이 필요한 상태를 유지하고 전환한다. 운동이 끝나서 리포머에서 내려와야 한다면 쉬지말고 내려오면 된다. 이 작은 습관들이 얼마나 시간을 절약하고 자신을 더 강하게 하고 집중력을 향상시키는지 알면 놀랄 것이다.

너무 한편에만 치우치지 않도록 리포머에 오르거나 내리는 전환을 교대로 수행한다. 그리고 스프링을 교체할 때는 손잡이를 한 손으로 잡고 양 다리를 같은 쪽으로 돌리면 좋다. 또한 스트랩을 다시 들어 올리기 위해 스트랩을 걸 필요가 없다. 발이 바닥에 닿지 않도록 스프링을 교체하고 충분히 강도를 유지하면 스프링을 변경하기 위해 티저 자세로 있을 수 있다.

더 알려주고 싶은 것은 전환을 완료하기 위해 최대 2회의 호흡을 하라는 것이다. 특히 예를 들어, 리포머에서 내려서 롱박스에 닿는 경우가 그런 경우이다. 또는 이동할 곳까지 8부터 1까지 카운트 다운을 하면서 갈 수도 있다. 이렇게 하면 재미도 있고 어떻게 하면 더 효율적으로 전환할지에 대해서도 알게 된다.

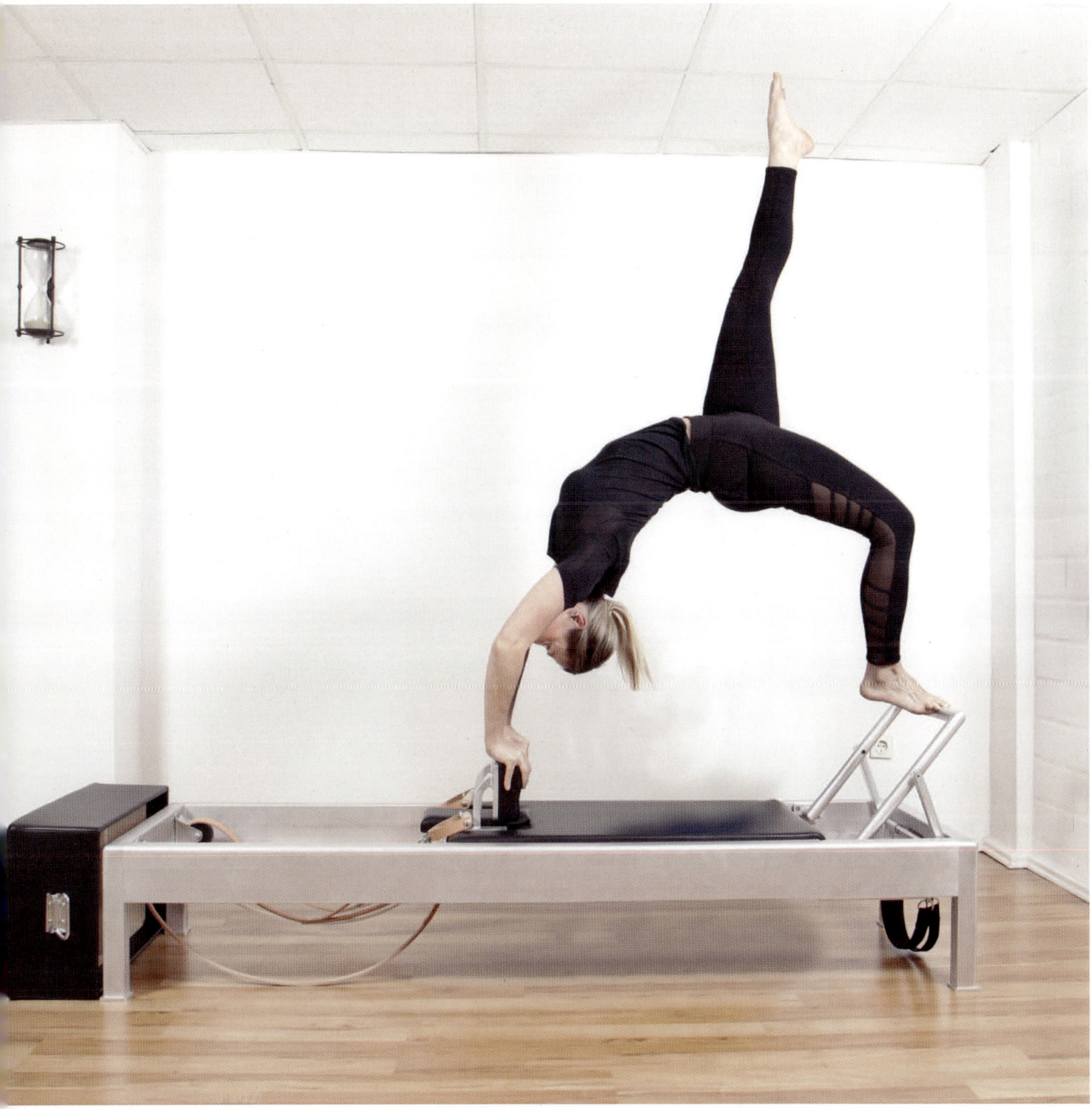

전통적인 운동의 순서
Traditional Exercise Sequences

전통적인 초급 운동 Sequence Traditional Basic (20 exercises)

1. 풋워크 : 스몰 브이(p. 44)
2. 풋워크 : 아치스(p. 46)
3. 풋워크 : 힐(p. 48)
4. 풋워크 : 텐던 스트레치(p. 50)
5. 헌드레드(p. 52)
6. 프로그(p. 273)
7. 레그써클(p. 275)
8. 스토머크 마사지 : 라운드(p. 145)
9. 스토머크 마사지 : 핸드 백(p. 152)
10. 스토머크 마사지 : 리치 업(p. 155)
11. 쇼트박스 시리즈 : 라운드(p. 166)
12. 쇼트박스 시리즈 : 플랫(p. 170)
13. 쇼트박스 시리즈 : 사이드 투 사이드(p. 172)
14. 쇼트박스 시리즈 : 트위스트(p. 174)
15. 쇼트박스 시리즈 : 클라임 어 트리(첫 번째 운동)(p. 183)
16. 엘레펀트(p. 127)
17. 니 스트레치 시리즈 : 라운드(p. 287)
18. 니 스트레치 시리즈 : 아치드(p. 289)
19. 러닝(p. 297)
20. 펠빅 리프트(p. 299)

전통적인 중급 운동 Sequence Traditional Intermediate (40 exercises) 1/2

1. 풋워크 : 스몰 브이(p. 44)
2. 풋워크 : 아치스(p. 46)
3. 풋워크 : 힐즈(p. 48)
4. 풋워크 : 텐던 스트레치(p. 50)
5. 헌드레드(p. 52)
6. 쇼트 스파인 마사지(p. 191)
7. 코디네이션(p. 60)
8. 롱 박스 시리즈 : 풀 스트랩(p. 87)
9. 롱 박스 시리즈 : T-풀(p. 90)
10. 롱 박스 시리즈 : 백스트로크(p. 92)
11. 롱 박스 시리즈 : 티저(p. 96)
12. 쇼트 박스 시리즈 : 라운드(p. 166)
13. 쇼트 박스 시리즈 : 플랫(p. 170)
14. 쇼트 박스 시리즈 : 사이드 투 사이드(p. 172)
15. 쇼트 박스 시리즈 : 트위스트(p. 174)
16. 쇼트 박스 시리즈 : 클라임 어 트리(p. 183)
17. 롱 스트레치 시리즈 : 롱 스트레치(p. 118)
18. 롱 스트레치 시리즈 : 다운 스트레치(p. 120)
19. 롱 스트레치 시리즈 : 업 스트레치(p. 124)
20. 롱 스트레치 시리즈 : 엘레펀트(p. 127)
21. 스토머크 마사지 : 라운드(p. 145)
22. 스토머크 마사지 : 핸드 백(p. 152)
23. 스토머크 마사지 : 리치 업(p. 155)
24. 스토머크 마사지 : 트위스트(p. 157)
25. 텐던 스트레치(스몰 V)(p. 160)
26. 세미 서클 풋바 다운(p. 203)
27. 체스트 익스팬션 핏 픽시드(p. 215)

전통적인 중급 운동 Sequence Traditional Intermediate (40 exercises) 2/2

28. 넓적다리 스트레치(p. 223)
29. 닐링 암 서클(p. 245)
30. 롱 스파인 마사지(p. 268)
31. 프로그(p. 273)
32. 레그 서클(p. 275)
33. 니 스트레치 시리즈 : 라운드(p. 287)
34. 니 스트레치 시리즈 : 아치드(p. 289)
35. 니 스트레치 시리즈 : 팅커벨 (p. 293)
36. 러닝(p. 297)
37. 펠빅 리프트(p. 299)
38. 사이드 스플릿(p. 315)
39. 프론트 스플릿(p. 323)
40. 러시안 스플릿 핸드 온 블록(p. 327)

전통적인 상급 운동 Sequence Traditional Advanced (73 exercises) 1/3

1. 풋워크 : 스몰 브이(p. 44)
2. 풋워크 : 아치스(p. 46)
3. 풋워크 : 힐즈(p. 48)
4. 풋워크 : 텐던 스트레치(p. 50)
5. 헌드레드(p. 52)
6. 오버헤드(p. 54)
7. 코디네이션(p. 60)
8. 로잉 시리즈 : 인투 더 스테어넘(p. 63)
9. 로잉 시리즈 : 90° 디그리즈(p. 67)
10. 로잉 시리즈 : 프롬 더 체스트(p. 71)
11. 로잉 시리즈 : 프롬 더 힙(p. 74)
12. 로잉 시리즈 : 세이빙(p. 80)
13. 로잉 시리즈 : 허그(p. 82)
14. 롱 박스 시리즈 : 스완(p. 84)
15. 롱 박스 시리즈 : 풀 스트랩(p. 87)
16. 롱 박스 시리즈 : T-풀(p. 90)
17. 롱 박스 시리즈 : 백스트로크(p. 92)
18. 롱 박스 시리즈 : 티져(p. 96)
19. 롱 박스 시리즈 : 브레스트스트로크(p. 101)
20. 레그 컬(p. 105)
21. 록킹(p. 107)
22. 그레스호퍼(p. 109)
23. 호스백 페이싱 프론트(p. 113)
24. 롱 스트레치 시리즈 : 롱 스트레치(p. 118)
25. 롱 스트레치 시리즈 : 다운 스트레치(p. 120)
26. 롱 스트레치 시리즈 : 업 스트레치(p. 124)
27. 롱 스트레치 시리즈 : 엘레펀트(p. 127)

전통적인 상급 운동 Sequence Traditional Advanced (73 exercises) 2/3

28. 롱 스트레치 시리즈 : 엘레펀트 원 레그(p. 129)
29. 롱 스트레치 시리즈 : 아라베스크(p. 133)
30. 롱 스트레치 시리즈 : 롱 백 스트레치 딥(p. 139)
31. 스토머크 마사지 : 라운드(p. 145)
32. 스토머크 마사지 : 핸드 백(p. 152)
33. 스토머크 마사지 : 리치 업(p. 155)
34. 스토머크 마사지 : 트위스트(p. 157)
35. 텐던 스트레치(스몰 브이)(p. 160)
36. 텐던 스트레치(사이드 & 백)(p. 162)
37. 쇼트 박스 시리즈 : 라운드(p. 166)
38. 쇼트 박스 시리즈 : 플랫(p. 170)
39. 쇼트 박스 시리즈 : 사이드 투 사이드(p. 172)
40. 쇼트 박스 시리즈 : 트위스트 & 리치(p. 176)
41. 쇼트 박스 시리즈 : 어라운드 더 월드(p. 179)
42. 쇼트 박스 시리즈 : 클라임 어 트리(p. 183)
43. 사이드 싯 업(p. 188)
44. 쇼트 스파인 마사지(p. 191)
45. 세미써클 풋바 업(p. 206)
46. 헤드스탠드 프론트(p. 210)
47. 헤드스탠드 백(p. 213)
48. 체스트 익스팬션 니즈 앳 숄더레스트(p. 219)
49. 넓적다리 스트레치(p. 223)
50. 백 벤드(p. 229)
51. 닐링 암 서클(p. 245)
52. 스네이크(p. 248)
53. 트위스트(p. 251)
54. 콕스크류(p. 256)

전통적인 상급 운동 Sequence Traditional Advanced (73 exercises) 3/3

55. 틱 톡(p. 260)
56. 롱 스파인 마사지(p. 268)
57. 프로그(p. 273)
58. 레그 서클(p. 275)
59. 멀메이드(p. 282)
60. 니 스트레치 시리즈 : 라운드(p. 287)
61. 니 스트레치 시리즈 : 아치드(p. 289)
62. 니 스트레치 시리즈 : 니즈 오프(p. 291)
63. 니 스트레치 시리즈 : 팅커벨(p. 293)
64. 러닝(p. 297)
65. 펠빅 리프트(p. 299)
66. 푸쉬업 프론트(p. 301)
67. 푸쉬업 백(p. 307)
68. 푸쉬업 백 킥스(p. 308)
69. 사이드 스플릿(p. 315)
70. 프론트 스플릿 핸드 온 풋바(p. 323)
71. 더 사이드 웨이 싯팅 스트레치(p. 330)
72. 러시안 스플릿 핸드 온 블록(p. 327)
73. 러시안 스쿼트(p. 332)

전통적인 최상급 운동 Sequence Traditional Super Advanced (93 exercises) 1/4

1. 풋워크 : 스몰 브이(p. 44)
2. 풋워크 : 아치스(p. 46)
3. 풋워크 : 힐즈(p. 48)
4. 풋워크 : 텐던 스트레치(p. 50)
5. 헌드레드(p. 52)
6. 오버헤드(p. 57)
7. 코디네이션(p. 60)
8. 로잉 시리즈 : 인투 더 스테어넘(p. 63)
9. 로잉 시리즈 : 90도 디그리즈(p. 67)
10. 로잉 시리즈 : 프롬 더 체스트(p. 71)
11. 로잉 시리즈 : 프롬 더 힙(p. 77)
12. 로잉 시리즈 : 세이빙(p. 80)
13. 로잉 시리즈 : 허그(p. 82)
14. 롱 박스 시리즈 : 스완(p. 84)
15. 롱 박스 시리즈 : 풀 스트랩(p. 87)
16. 롱 박스 시리즈 : T-풀(p. 90)
17. 롱 박스 시리즈 : 백스트로크(p. 92)
18. 롱 박스 시리즈 : 티져(p. 96)
19. 롱 박스 시리즈 : 브레스트스트로크(p. 101)
20. 레그 컬(p. 105)
21. 락킹(p. 107)
22. 그레스호퍼(p. 109)
23. 호스백 페이싱 백(p. 111)
24. 호스백 페이싱 프론트(p. 113)
25. 롱 스트레치 시리즈 : 롱 스트레치(p. 118)
26. 롱 스트레치 시리즈 : 다운 스트레치(p. 120)
27. 롱 스트레치 시리즈 : 업 스트레치(p. 124)

전통적인 최상급 운동 Sequence Traditional Super Advanced (93 exercises) 2/4

28. 롱 스트레치 시리즈 : 엘레펀트(p. 127)
29. 롱 스트레치 시리즈 : 엘레펀트 원 레그(p. 129)
30. 롱 스트레치 시리즈 : 아라베스크(p. 133)
31. 롱 스트레치 시리즈 : 롱 백 스트레치 딥(p. 139)
32. 롱 스트레치 시리즈 : 롱 백 스트레치 스트레이트 암(p. 142)
33. 스토머크 마사지 : 라운드(p. 145)
34. 스토머크 마사지 : 핸드 백(p. 152)
35. 스토머크 마사지 : 리치 업(p. 155)
36. 스토머크 마사지 : 트위스트(p. 157)
37. 텐던 스트레치(스몰 브이) (p. 160)
38. 텐던 스트레치(사이드 & 백) (p. 162)
39. 쇼트 박스 시리즈 : 라운드(p. 166)
40. 쇼트 박스 시리즈 : 플랫(p. 170)
41. 쇼트 박스 시리즈 : 사이드 투 사이드(p. 172)
42. 쇼트 박스 시리즈 : 트위스트 & 리치(p. 176)
43. 쇼트 박스 시리즈 : 어라운드 더 월드(p. 179)
44. 쇼트 박스 시리즈 : 클라임 어 트리(p. 183)
45. 사이드 싯 업(p. 188)
46. 쇼트 스파인 마사지(p. 191)
47. 하이 프로그(p. 195)
48. 세미써클 풋바 업(p. 206)
49. 헤드스탠드 프론트(p. 210)
50. 헤드스탠드 백(p. 213)
51. 체스트 익스팬션 니즈 앳 숄더레스트(p. 219)
52. 넓적다리 스트레치 조오 버전(p. 225)
53. 넓적다리 스트레치 위드 아치(p. 227)
54. 백 벤드(p. 229)

전통적인 최상급 운동 Sequence Traditional Super Advanced (93 exercises) 3/4

55. 사이드 암 시리즈 : 크로스 암 풀(p. 232)
56. 사이드 암 시리즈 : 세이빙 업 더 사이드 오브 더 헤드(p. 234)
57. 사이드 암 시리즈 : 콤비네이션(p. 236)
58. 사이드 암 시리즈 : 프로필(p. 238)
59. 사이드 암 시리즈 : 프로필 서클(p. 240)
60. 사이드 암 시리즈 : 로터스 플라워(p. 243)
61. 닐링 암 서클(p. 245)
62. 스네이크(p. 248)
63. 트위스트(p. 251)
64. 웨슬러의 브릿지(p. 254)
65. 코르크스크루(p. 256)
66. 틱 톡(p. 260)
67. 밸런스 컨트롤 스탭 오프(p. 262)
68. 롱 스파인 마사지(p. 268)
69. 프로그(p. 273)
70. 레그 서클(p. 275)
71. 빅 레그 서클(p. 279)
72. 멀메이드(p. 282)
73. 하이 브릿지(p. 285)
74. 니 스트레치 시리즈 : 라운드(p. 287)
75. 니 스트레치 시리즈 : 아치드(p. 289)
76. 니 스트레치 시리즈 : 니즈 오프(p. 291)
77. 니 스트레치 시리즈 : 팅커벨(p. 293)
78. 니 스트레치 시리즈 : 니즈 오프 싱글레그(p. 295)
79. 러닝(p. 297)
80. 펠빅 리프트(p. 299)
81. 푸쉬업 프론트(p. 301)

전통적인 최상급 운동 Sequence Traditional Super Advanced (93 exercises) 4/4

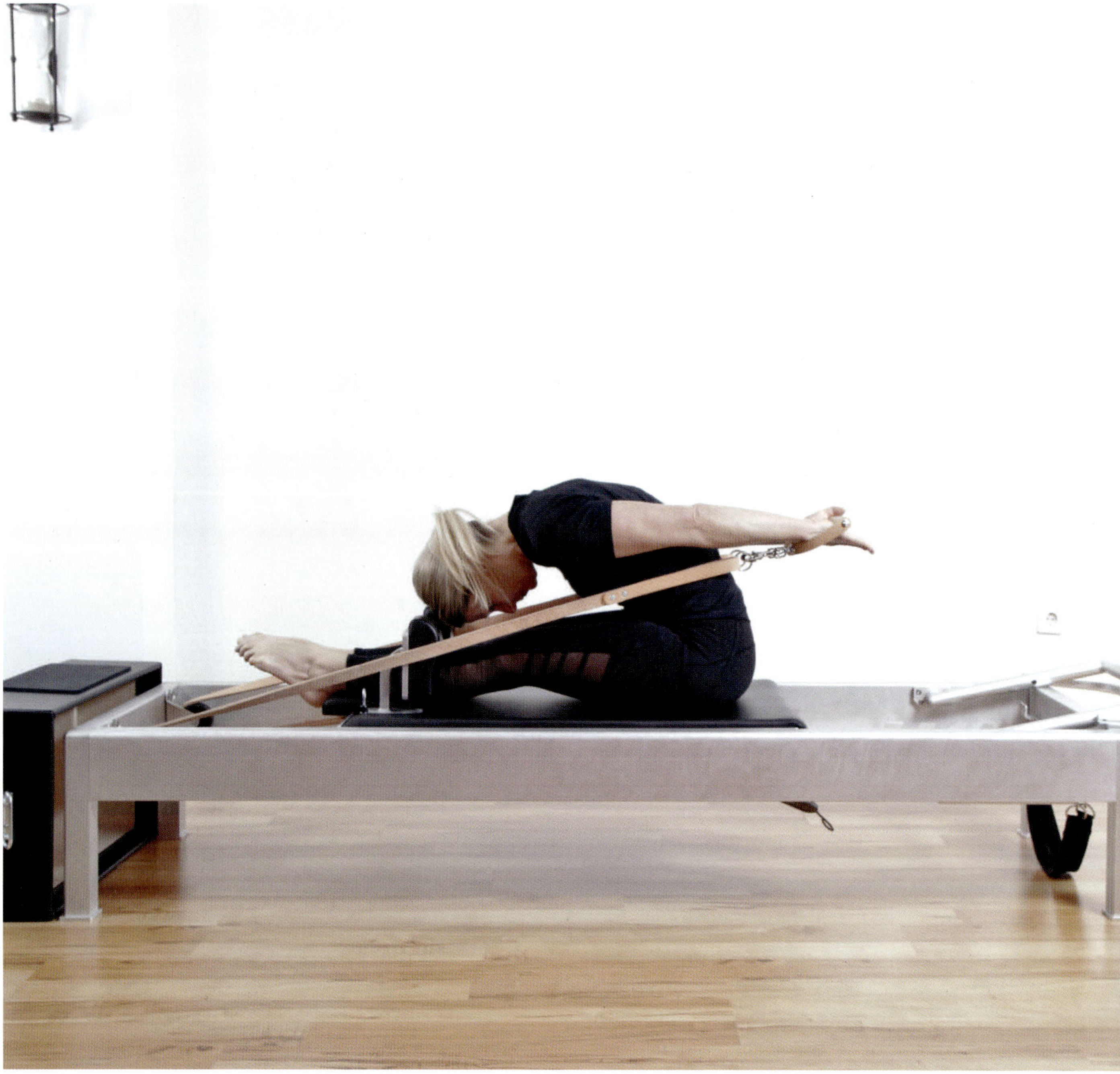

전통적인 운동들

Traditional Exercises

풋워크에 대한 사전 설명 General Setup for Footwork

개별 풋워크 운동을 짧고 명확하게 설명하기 위해 여기에서는 일반 설정에 대해 한 번만 설명하고 이어지는 풋워크 운동에서는 일반 설정에 대한 설명은 생략한다.

일반적인 시작자세: 스몰 브이, 아치스, 힐, 텐던 스트레치

- 몸의 중심을 잡는다; 꼬리뼈는 중간 스프링(5개가 있는 경우)과 같은 선상에 위치시키거나 손으로 캐리지 가장자리와 엉덩이 사이에서 동일한 지점을 측정한 위치에 놓는다.
- 캐리지에 바로 누운 자세로 시작한다.
- 어깨는 숄더레스트에 대고 눕는다.
- 팔은 몸 가까이 대고 누운 후에 캐리지를 동시에 아래로 누른다. 손가락 또한 펴준다.
- 헤드레스트는 기본적으로 살짝 올려주거나 작은 쿠션을 머리 밑으로 둬서 배에 자극이 살짝 갈 수 있도록 만든다. 전체의 몸이 살짝 들어진 머리와 살짝 들어져 있는 다리로 인해서 조금의 굽힘이 있다.
- 경추(목 척추뼈)는 살짝 들어진 헤드레스트 또는 쿠션에 의해서 살짝 올려두고 턱은 살짝 당겨 가슴 쪽으로 당기고 목은 길게 만들어준다.
- 캐리지는 움직이지 않아야 하며 스프링은 열려 있거나 꽉 껴져 있지 않아야 한다. 풋바는 다리를 올렸을 때 무릎이 90°가 될 수 있도록 만들어준다. 리포머에 올라탈 때나 내려갈 때는 풋바를 건드리지 않게 해준다.

운동 목적: 스몰 브이, 아치, 힐

- 몸을 데워주고 몸을 곧게 만들어준다.
- 발의 자극을 준다.
- 허벅지 근육(햄스트링 근육)을 사용한다.
- 골반 근육, 다리 안쪽 근육, 무릎, 발목, 발등 근육을 강화한다.
- 워밍업을 하고 발목/무릎/엉덩이 관절을 잘 살핀다.
- 골반 정렬을 살짝 맞춰준다.
- 골반과 상체의 반대편에서 다리의 움직임을 분리시킨다.
- 호흡 패턴을 시작한다.
- 클라이언트의 몸이 잘 정렬된 상태인지 확인하고 성향을 파악한다.

흔한 실수: 스몰 브이, 아치, 힐

- 다리 대신 발로 밀어낸다(뒷면).
- 다리 전체가 완전히 펴지지 않는다.
- 캐리지(Carriage)가 끝까지 돌아오지 않거나 제대로 조절되지 않는 상태로 들어오지 않는다.
- 발이 내전되거나 외전된다.
- 골반이 앞 또는 뒤로 기울어져 있거나 돌아가 있다.

변형 또는 응용 동작: 스몰 브이, 아치, 힐, 텐던 스트레치

- 스프링바를 키가 큰 사람이나, 작은 사람도 골반이 중립을 유지할 수 있도록 스토퍼나 블록을 사용해서 풋바를 고정한다.
- 템포를 다섯번 반복한 후에 바꾼다(예: 다섯 번은 빠르게, 다섯 번은 천천히).
- 스프링의 저항을 변화시켜 다양한 트레이닝을 경험해 본다.
- 한쪽 다리가 다른 쪽 다리보다 짧은 경우 접힌 고무 패드를 사용하여 균형을 맞춘다.

금기증/주의점:

- 발 수술을 받은 적이 있다면(특히 스크류 시술) 발허리뼈를 사용하는 운동이나 스프링을 많이 필요로 하는 운동은 어려울 수 있다. 캐딜락의 퍼지 커버까지 추가 패딩을 더할 수 있다.

1. 풋워크 스몰 브이 Footwork Small V

1/2 (조셉 필라테스: 발 & 무릎 / 캐롤라 트리어: Footwork Heels Closed, Toes & Knees Apart)

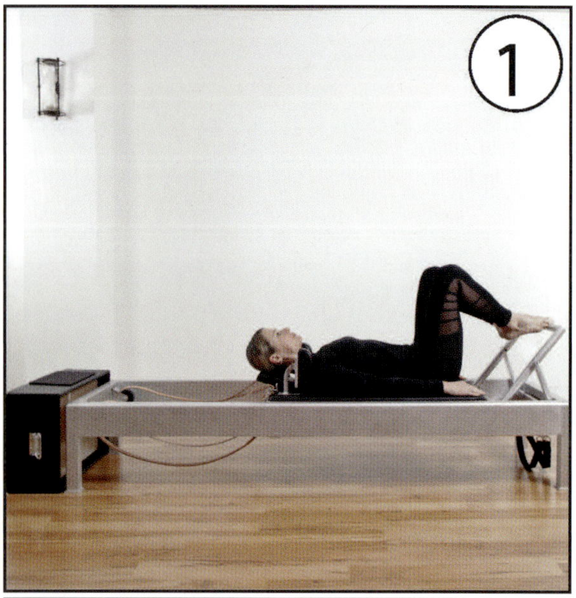

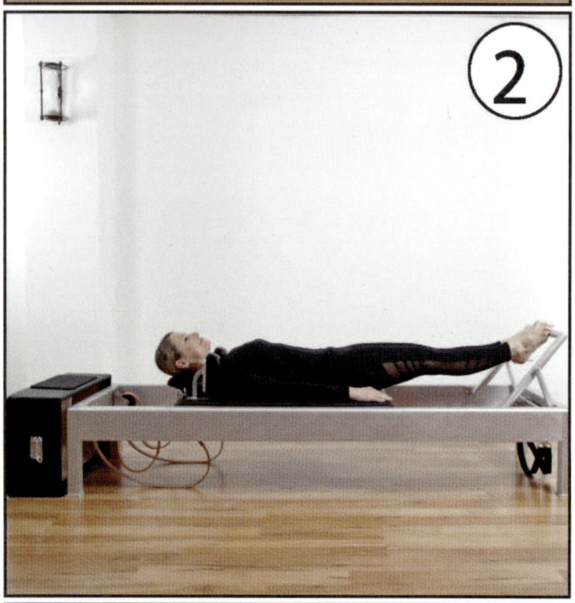

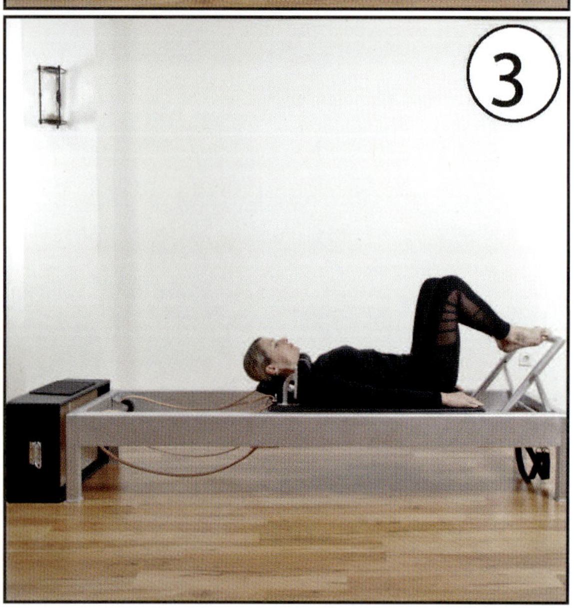

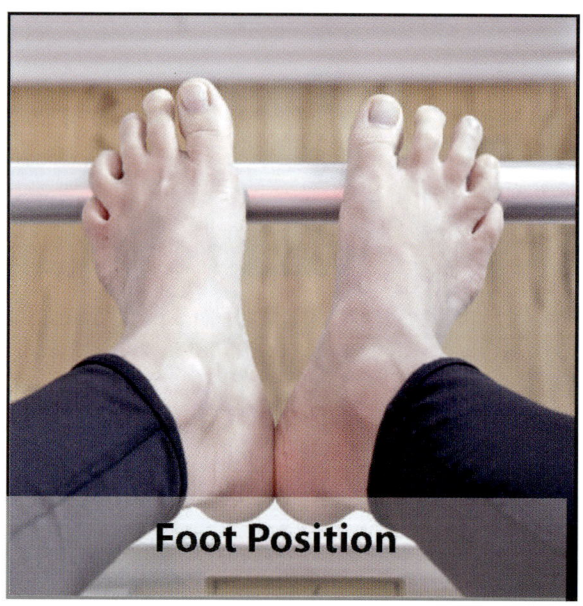

1. 풋워크 스몰 브이 Footwork Small V

2/2 (조셉 필라테스: 발 & 무릎 / 캐롤라 트리어: Footwork Heels Closed, Toes & Knees Apart)

일반적인 시작자세: 1-4 스프링 장치, 풋바는 위로, 헤드레스트는 위로

- 풋바에 발을 올려 스몰 'V'자를 만든다.
- 무릎은 구부린 채로 어깨너비만큼 벌린다.
- 발꿈치는 서로 붙여서 들어 올린다.
- 서있을 때의 'V'자보다 살짝 크게 스몰 'V'자를 만든다. 접근 방법: 풋바 위의 양 엄지발가락 사이에 손가락 4개가 들어갈 수 있는 공간을 만든다.
- 발의 볼과 가능한 모든 발가락을 풋바에 놓는다.
- 풋바의 주 중량은 두 번째 발가락의 볼에서 엄지발가락 볼의 안쪽에 위치하게 한다.

운동 목적:

- 풋워크의 일반적인 시작자세

운동 실행: 10회

캐리지(Carriage)를 일정한 속도로 밀어낸 후 스프링의 저항을 느끼며 다시 돌아온다. 속도는 양쪽이 가능한 같도록 유지한다. 스프링 설정에 따라 되돌아올 때 스프링에서 느껴지는 느낌이 다르다. 발은 최대한 발바닥 굽힘을 계속적으로 유지한다. 즉, 발목관절이 의도적으로 발가락이 바닥을 향하는 상태(plantarflexion)를 유지한다. 따라서 동작 중 발목은 움직이지 않은 채로 무릎과 엉덩이에서만 움직임을 진행한다. 무릎은 어깨너비만큼만 벌린다.

흔한 실수:

- 캐리지(Carriage)를 아래로 밀어낼 때 뒤꿈치가 내려앉는데, 이는 뒤꿈치의 위치가 너무 높음을 의미한다.
- 발바닥을 심하게 꺾는 것. 따라서 발목이 최대 위치에서 고정된다.
- 무릎이 캐리지(Carriage)를 밀어낼 때 안쪽으로 말아 들어오는 것
- 되돌아올 때 무릎이 너무 넓게 벌어져, 코어 근육의 힘이 빠지는 것

변형 또는 응용 동작:

- 운동 중간에 작은 반동을 줬다가 다시 뻗는다.

금기증/주의점: -

2. 풋워크 아치 Footwork Arches

1/2 (조셉 필라테스: 아치 / 캐롤라 트리어: 풋워크 아치, Legs Closed / 대체: 버드 온 어 퍼치)

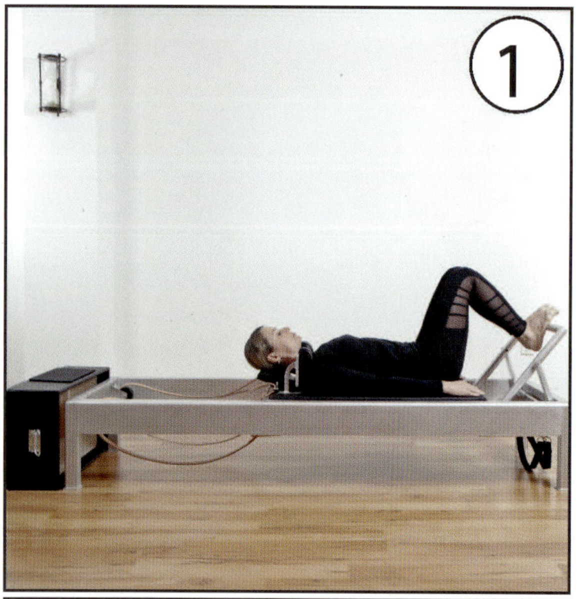

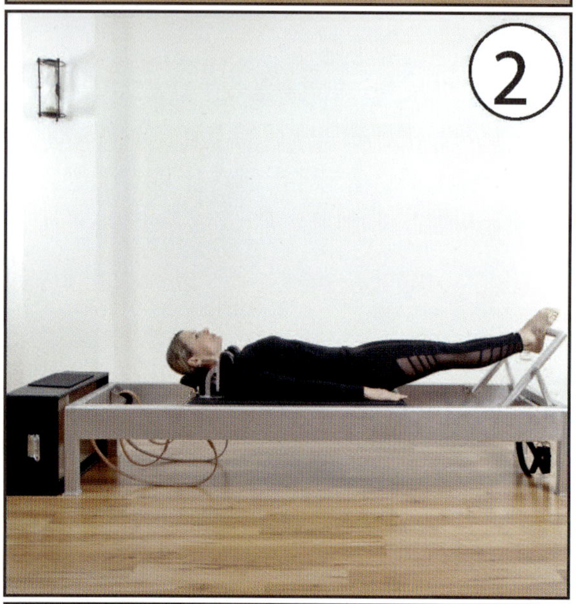

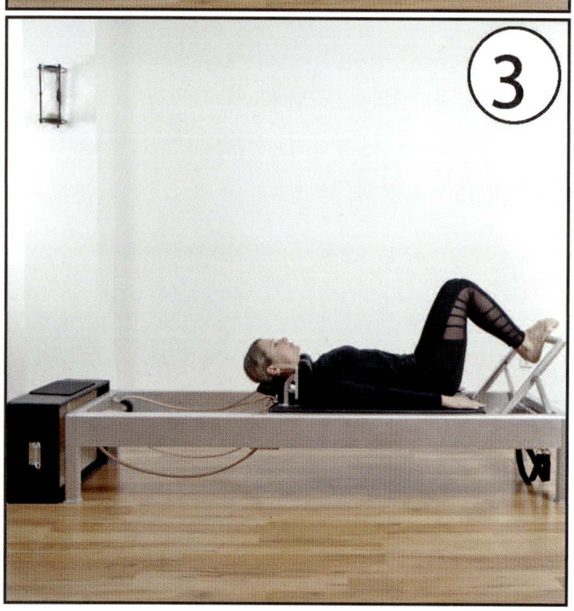

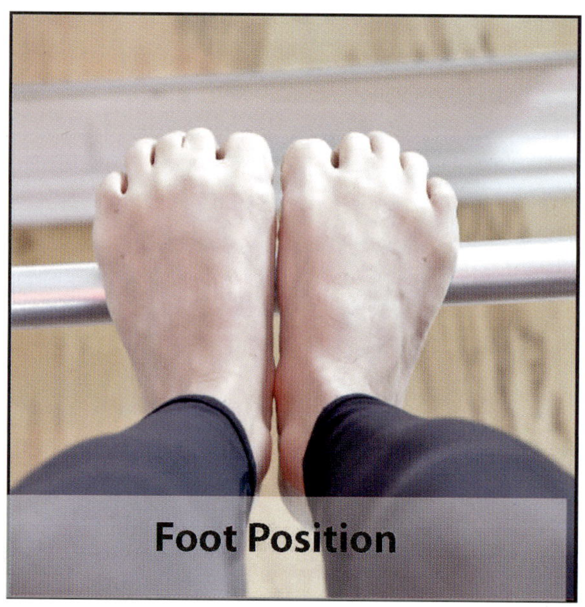

2. 풋워크 아치 Footwork Arches

1/2 (조셉 필라테스: 아치 / 캐롤라 트리어: 풋워크 아치, Legs Closed / 대체: 버드 온 어 퍼치)

일반적인 시작자세: 1-4 스프링, 풋바는 위로, 헤드레스트는 위로

- 발을 붙인 채로 발 아치를 풋바 위에 올린다.
- 무릎을 구부린 상태에서 일반적으로 다리를 붙인다. 발 사이 간격은 다리부터 무릎, 발 끝까지 일자로 유지할 수 있도록 만든다.
- 이 자세는 종종 버드 온 더 퍼치라고 불린다. 발을 바 위에서 새 모양처럼 구부린다.
- 유연성이 부족한 사람들은 풋바 위에 발 아치가 올라가야 한다.
- 발가락을 몸 쪽으로 당겨서 풋바 위에 올리고 발꿈치가 풋바 아래에 위치하도록 한다. 풋바에 닿지 않은 발의 나머지 부분은 발을 몸 쪽으로 당겨서 발의 유연성 정도에 따라 풋바에 발을 올린다.

운동 목적:

- 풋워크의 일반적인 시작자세

운동 실행: 10회

캐리지(Carriage)를 같은 속도로 밀었다가 스프링을 조절하여 다시 돌아온다.

속도는 양쪽이 가능한 같도록 유지한다. 스프링 설정에 따라 되돌아올 때 스프링에서 느껴지는 느낌이 다르다.
발가락은 몸 쪽으로 당긴 상태를 유지한다.

흔한 실수:

- 발이 꺾인 상태를 잘 유지하지 못하는 것
- 무릎이 평행을 유지하지 못한 채로 안쪽 또는 바깥쪽으로 움직이는 것

변형 또는 응용 동작:

- 운동 중간에 작은 반동을 줬다가 다시 뻗는다.

금기증/주의점:

- 발근육에 쥐가 날 수 있다.

3. 풋워크 힐즈 Footwork Heels

1/2 (조셉 필라테스 & 캐롤라 트리어: 힐즈)

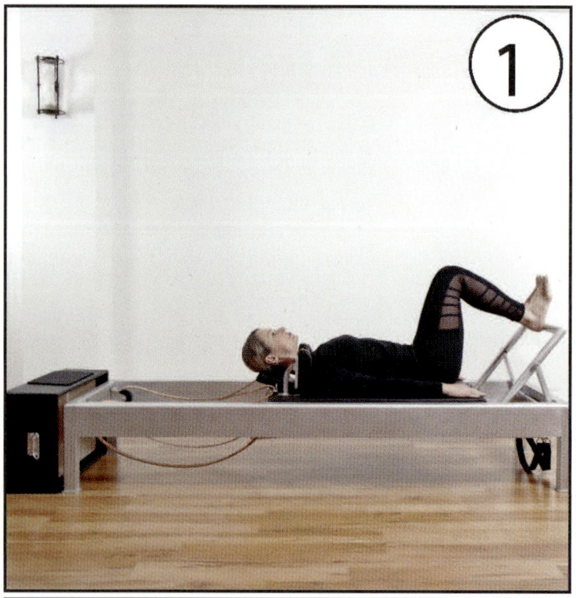

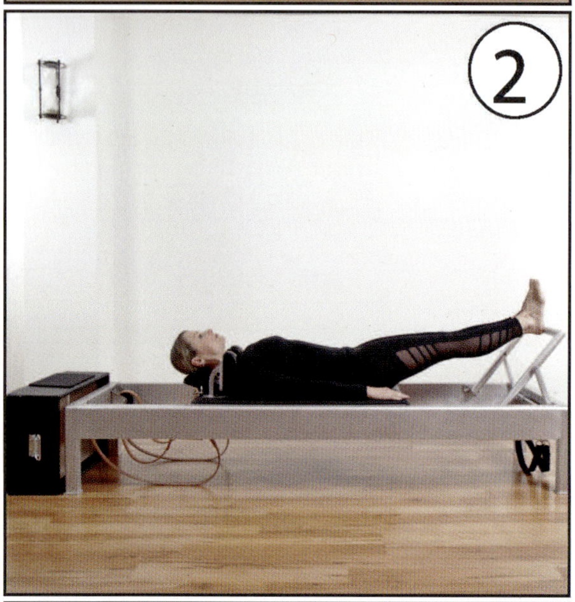

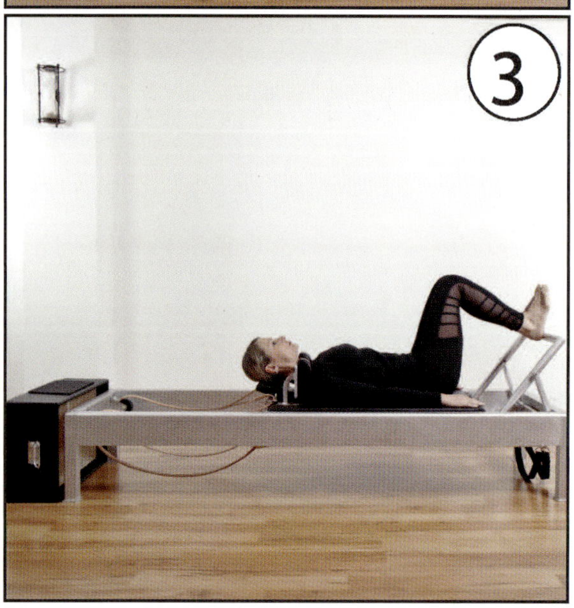

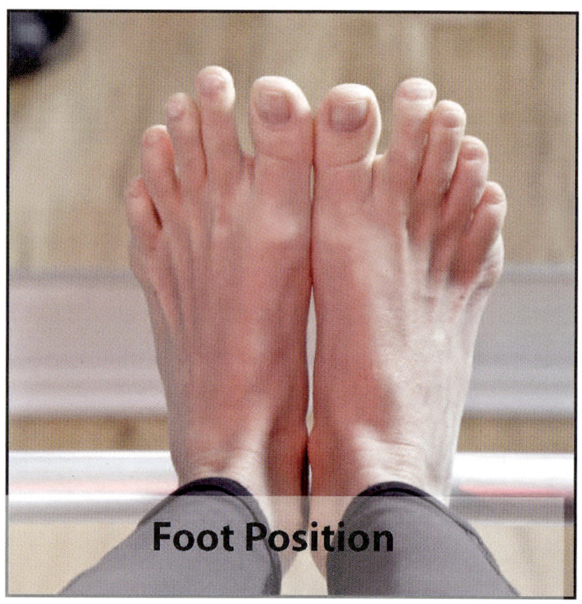

3. 풋워크 힐즈 Footwork Heels

2/2 (조셉 필라테스 & 캐롤라 트리어: 힐즈)

일반적인 시작자세: 1-4 스프링, 풋바는 위로, 헤드레스트는 위로

- 발을 붙인 채로 발바닥을 풋바 위에 올린다.
- 무릎을 구부린 상태에서 일반적으로 다리를 붙인다. 발 사이 간격은 다리부터 무릎, 발 끝까지 일자로 유지할 수 있도록 만든다.
- 발은 위로 향하며 발을 벽에 대 놓은 것처럼 평편하게 만든다.

운동 목적:

- 풋워크의 일반적인 시작자세

운동 실행: 10회

캐리지(Carriage)를 같은 속도로 밀었다가 스프링을 조절하여 다시 돌아온다.

나갔다가 들어오는 속도는 양쪽이 가능한 같도록 유지한다.

스프링 설정에 따라 되돌아올 때 스프링에서 느껴지는 느낌이 다르다.

발의 모양은 처음과 동일하게 유지한다.

흔한 실수:

- 발의 위치가 움직일 때 변경되는 것
- 발이 외전 되는 것
- 무릎이 평행을 유지하지 못한 채로 안쪽 또는 바깥쪽으로 움직이는 것

변형 또는 응용 동작:

- 운동 중간에 작은 반동을 줬다가 다시 뻗는다.
- 조셉 필라테스 사진들에 의하면, 발 움직임에 최대한 굴곡(flexion)을 주며 운동을 하였다.

금기증/주의점: -

4. 풋워크 텐던 스트레치 Footwork Tendon Stretch

1/2 (조셉 필라테스: 토우즈)

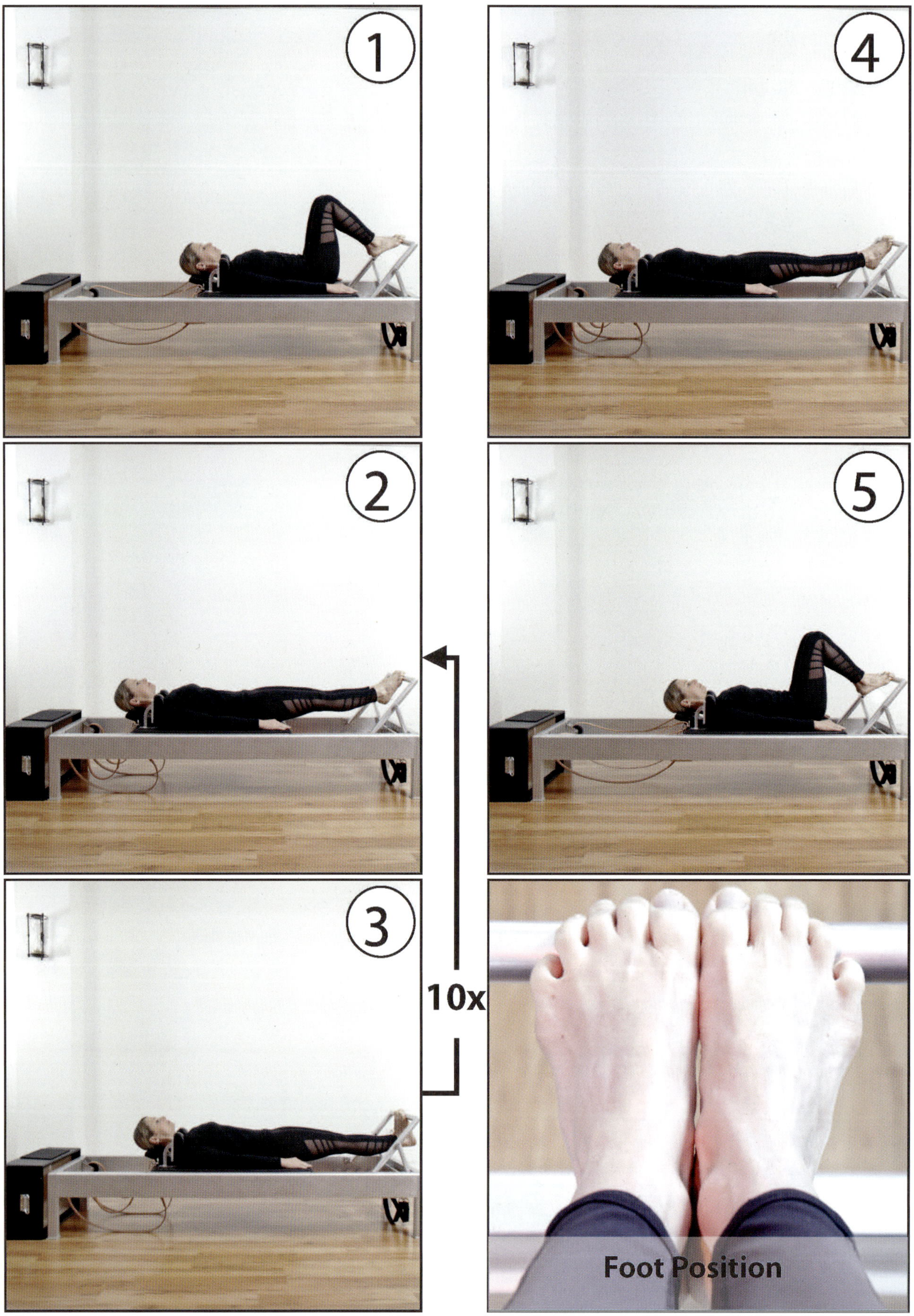

4. 풋워크 텐던 스트레치 Footwork Tendon Stretch

2/2 (조셉 필라테스: 토우즈)

일반적인 시작자세: 1-4 스프링, 풋바는 위로, 헤드레스트는 위로

- 발은 평행으로 유지하고 풋바 위에 발가락과 발의 볼 중간에 발을 발바닥 쪽을 편안하게 굽힌 상태를 유지한다(족저굴, Plantar flexion).
- 발가락은 살짝 구부려 펼쳐준다.
- 무릎을 구부린 상태에서 일반적으로 다리를 붙인다. 발 사이 간격은 다리부터 무릎, 발 끝까지 일자로 유지할 수 있도록 만든다.

운동 목적:

- 발목 강화
- 종아리를 늘린다. 특히 장딴지근 스트레칭을 한다.
- 근육이 많이 짧아진 경우에는 다리 후면 전체를 늘릴 수 있다.

운동 실행: 10회

캐리지(Carriage)를 같은 속도로 밀었다가 스프링을 조절하여 다시 돌아온다.

발은 천천히 유지한다. 마음속으로 1-2-3을 세며 발을 구부렸다가 편다.

다리는 계속 펴져 있어야 한다.

흔한 실수:

- 마음이 급해져서 움직임의 속도가 빨라진다.

변형 또는 응용 동작:

- 텐던 스트레치를 발을 'V' 모양으로 만들어 움직인다.
- 종아리(calf) 스트레치와 풋워크 토우를 결합한다. 다리를 먼저 편 후에 펴져 있는 채로 발에 굴곡(flexion)과 신전(extension)을 준다. 다리를 구부리며 다시 캐리지와 돌아온다. 똑같이 다시 다리를 펴고 이번에는 두 번 발에 굴곡과 신전을 하고 돌아온다. 이것을 7회 정도 반복한다.

금기증/주의점: -

5. 헌드레드

1/2 (조셉 필라테스: 스트레치-풀 / 캐롤라 트리어: 헌드레드)

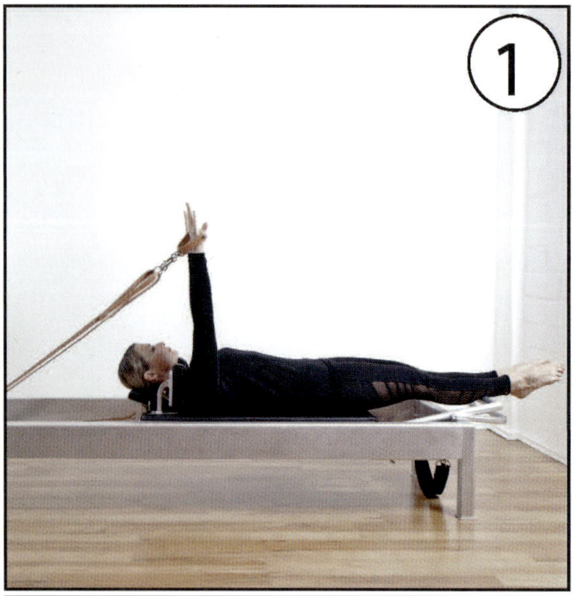

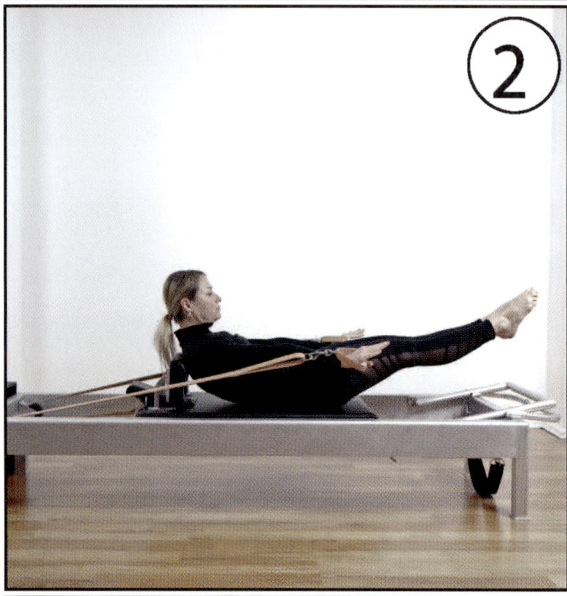

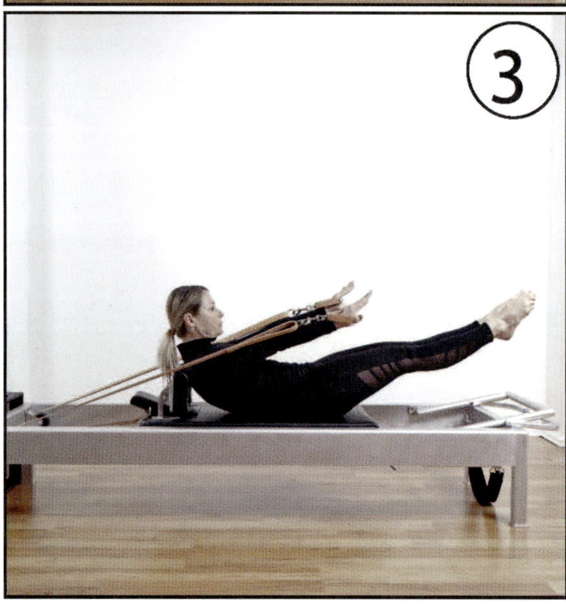

100x

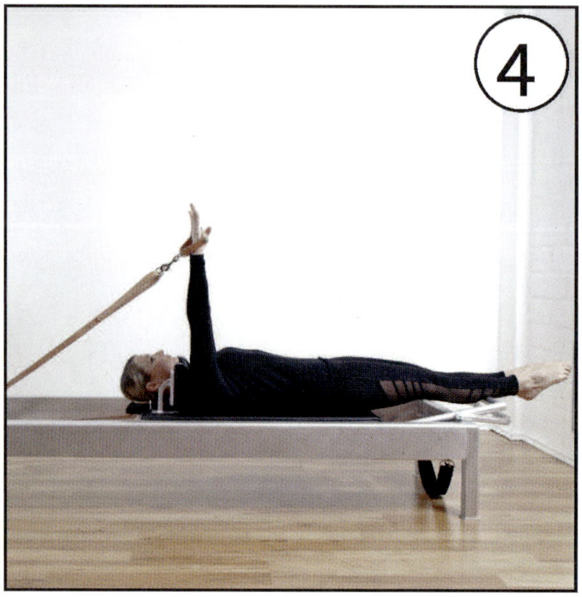

참고: 조셉 필라테스 운동 스트레칭 - 당김 자세는 헌드레드 프렙의 특정 펌핑 운동 없이 진행한다. 양쪽 팔은 쭉 뻗어 스프링 위로 가져온다.

일반적인 시작자세: 2-4 스프링, 풋바는 아래로

- 캐리지 위에 눕는다.
- 양쪽 어깨는 숄더레스트를 향해 또는 살짝 멀어진 상태로 놓는다.
- 다리는 다 뻗은 채로 편다.
- 넓적다리 안쪽(내전근)은 긴장을 유지한 채 발은 작은 'V'자를 만든다.
- 스트랩을 양쪽 손으로 붙잡고 손가락을 뻗는다.
- 팔을 위를 향해 뻗는다.
- 스트랩은 팽팽해지지만 스프링은 움직이지 않게 한다.

운동 목적:

- 워밍업 및 몸의 자세 정렬
- 배곧은근, 깊은 고관절굴곡근의 강화

5. 헌드레드

2/2 (조셉 필라테스: 스트레치-풀 / 캐롤라 트리어: 헌드레드)

운동 실행: 100회

배근육을 안쪽과 위쪽으로 당긴다. 머리를 들어 올리고 가슴은 견갑골의 끝부분까지 말아 올리는데, 이때 어깨를 숄더레스트에서 멀리 내린다. 다리를 경추가 캐리지 위에 평편해질 때까지 동시에 올린다. 규칙상 양쪽 발은 최소한 눈 위치보다 위에 있게 한다. 이 자세에서 계속해서 팔을 뻗은 채, 다리 위 대략 15~20cm 범위 내에서 고르고 규칙적으로 호흡한다. 캐리지는 움직이지 않게 한다. 머릿속으로 5까지 세는 동안 숨을 천천히 들이쉬면서 팔로 5회 펌핑한다.
머릿속으로 5까지 세는 동안 숨을 천천히 내쉬면서 팔로 5회 펌핑한다. 전체적으로 100회의 펌핑 동작이 수행될 때까지 반복한다. 다리와 상체를 동시에 내려놓는다.

흔한 실수:

- 운동이 진행되는 동안 상체가 느리게 내려 앉는 것
- 다리 안쪽 근육의 긴장이 없어지거나 / 바깥쪽으로의 회전 / 스몰 'V'자를 유지하지 못하는 것
- 가슴을 말아 올리거나 머리를 비교적 곧게 유지하지 못하고, 상체 굽힘의 부재가 강한 머리 굽힘에 의해 보상된다. 이것은 턱이 거의 가슴에 닿아 있는 것처럼 보일 수 있다. 이 자세는 앞쪽 목뼈를 지나치게 압박하고 부분적으로 기도를 막는다.
- 골반이 뒤쪽으로 기울어지고 체중은 엉치뼈에서 허리로 이동된다.
- 머리가 너무 앞쪽으로 밀리는 것
- 팔을 뻗은 채 펌핑하지 못하고 팔이 반복적으로 굽혀지는 것
- 어깨가 붙어있지 않아서 가슴근육을 과도하게 사용한다.
- 운동 시 손목이 충분히 안정되지 못해 불필요하게 등이 펴지는 것
- 팔 펌핑의 움직임이 작거나 다리 아래에서 진행하는 것
- 캐리지가 앞뒤로 계속 움직이는 것
- 너무 성급한 호흡 – 헐떡거림

변형 또는 응용 동작:

- 먼저 다리를 테이블 윗면 안에 올리고 90°까지 위쪽으로 뻗는다. 거기에서 캐리지에 허리 밑부분이 닿아 있는 상태에서 다리를 조절하면서 내린다.
- 다른 호흡 방법. 펌핑 동작 3회 동안 숨을 들이마시고 다음 7회 동안 숨을 내쉰다.
- 배곧은근이 숄더레스트에서 상체를 밀어낼 힘이 충분하지 않으면, 이게 일어난 상태를 유지하도록 도와줄 수 있다.
- 만약 배 근육이 상체를 숄더레스트에서 떨어뜨릴 만큼의 힘이 없다면, 도움을 줄 수 있는 도구를 사용한다.
- 첫 50회는 팔로 펌핑 운동을 한다. 두 번째 50회는 다리를 빠른 속도로 펌핑하거나 빠른 "체인지먼트"로 움직인다.
- 펌핑 동작 20회마다 다리 위치를 바꾼다. 예시) 다리를 가슴 쪽으로 들어 올리기, 위로 뻗기, 한쪽 다리는 위로 다른 한쪽은 가라앉히기, 다리를 45°로, 등등

금기증/주의점:

- 목뼈에 문제가 있는 사람에게 지속적인 굽힘은 문제를 더 악화할 수 있다.
- 목뼈가 충분히 굽혀지지 않거나 머리가 너무 과하게 앞으로 밀려올 경우 흉쇄유돌근에 과부하가 올 수 있다.
- 허리 들림 위험, 무조건 다리를 충분히 위로 들어 올려야 한다.
- 요추가 캐리지 위에 놓인 상태를 유지할 수 없을 때 요추에 과부하가 올 위험이 있다.
- 다리를 내려놓은 상태에서 들어 올릴 때 요추에 무리가 올 수 있다.

6. 오버헤드 (두 단계에 걸쳐서) Overhead (in 2 steps)

1/3 (조셉 필라테스: 오버헤드 / 캐롤라 트리어: 잭나이프)

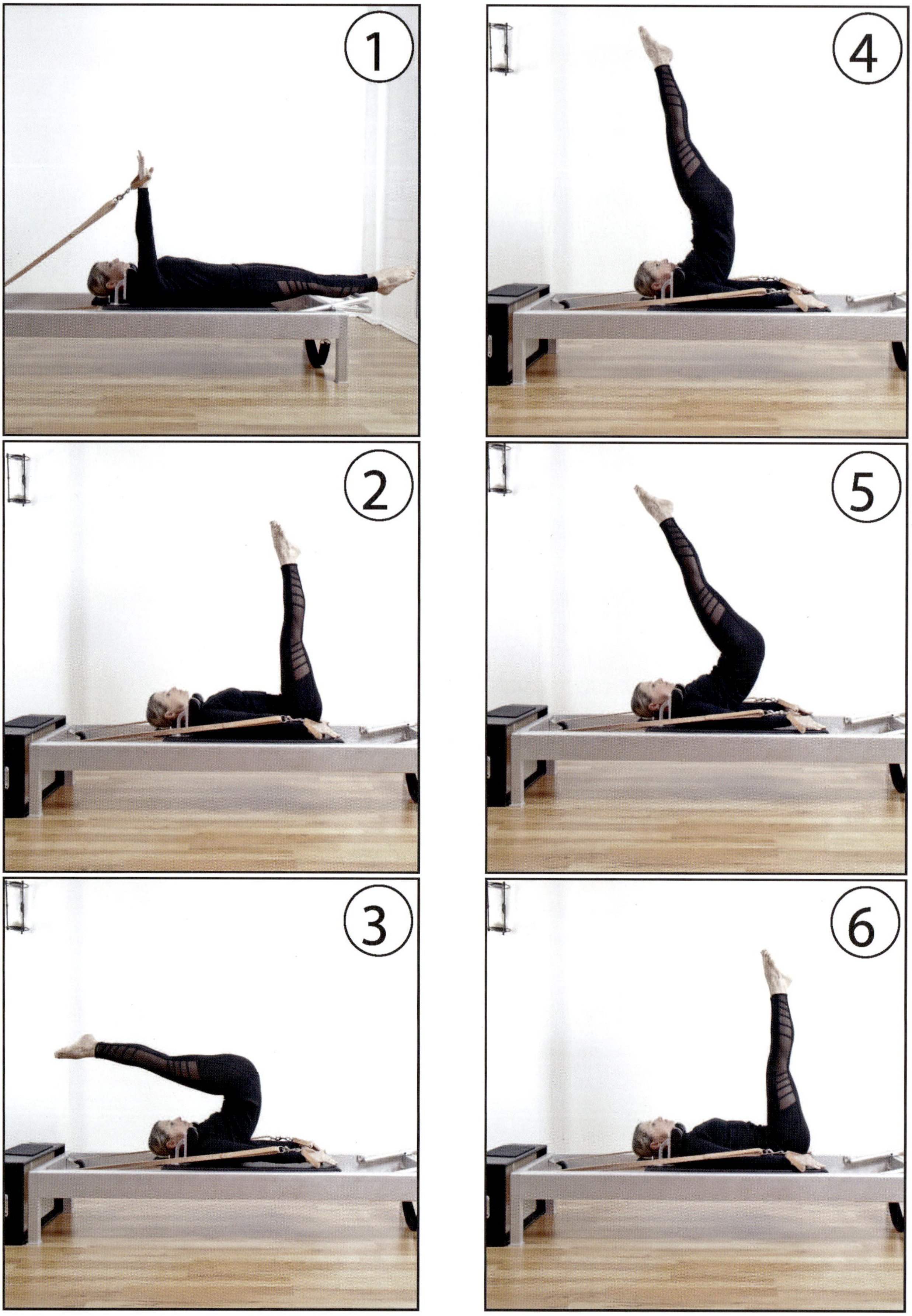

6. 오버헤드 (두 단계에 걸쳐서) Overhead (in 2 steps)

2/3 (조셉 필라테스: 오버헤드 / 캐롤라 트리어: 잭나이프)

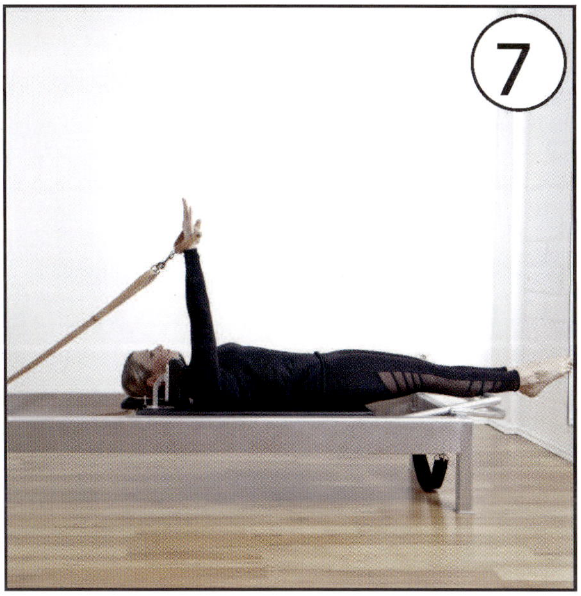

일반적인 시작자세: 1-2 스프링, 풋바는 아래로, 헤드레스트는 아래로

- 캐리지 위에 눕는다.
- 양쪽 어깨는 숄더레스트를 향하거나 살짝 멀어진 상태로 놓는다.
- 다리는 뻗은 채로 편다.
- 발은 뻗은 채로 스몰 'V'자를 만든다.
- 다리 안쪽 근육에서 느껴지는 긴장을 유지한다.
- 스트랩을 양쪽 손으로 붙잡고 손가락을 편다.
- 손가락을 뻗는다.
- 스트랩은 팽팽해지지만 스프링의 움직임은 없게 한다.

운동 목적:

- 복부 근육, 견갑골 안정근 및 삼두근 강화
- 경추/흉추의 가동성
- 상체 뒷면의 신장

6. 오버헤드 (두 단계에 걸쳐서) Overhead (in 2 steps)

3/3 (조셉 필라테스: 오버헤드 / 캐롤라 트리어: 잭나이프)

운동 실행: 3-5회

배근육을 안쪽과 위쪽으로 당기고, 다리를 위쪽으로 90° 각도로 들어 올리고 동시에 팔을 캐리지의 아래쪽으로 가져온다.

팔은 아래로 필요한 만큼 누르고 골반은 위로 들어 올린다.

배와 다리 사이에 형성된 90° 각도는 가능한 꼿꼿하게 유지한다.

다리는 "팬케이크"처럼 갈비뼈 (흉곽) 쪽으로 내리지 않는다.

경추에서 견딜 수 있을 정도의 롤오버 위치를 선택한다.

마무리 자세는 전체적인 유연성에 따라 달라지고 사진에서 보여지는 바닥을 향하는 다리의 평행 자세는 모든 사람에게는 적절하지 않다.

다리를 위에서 붙이고 몸을 잭나이프 포지션을 취한다. 몸의 무게는 가능한 만큼 어깨와 팔에서 쉬게 하고 머리로 무게가 적게 쏠리게 한다.

목을 길게 유지하고 턱을 위로 향하게 하고 눈은 천장을 바라본다.

몸통과 다리는 가능한 수직이 되게 한다.

골반이 다시 중립을 유지하고 척추가 완전히 내려올 때까지 다리를 아래쪽으로 가능한 수직을 유지한 채 말아 내린다.

다리를 다시 닫아서 내려놓고 팔은 동시에 위쪽으로 가져와서 다리가 풋바에 올려질 때 캐리지를 완전히 돌려보낼 수 있게 한다.

흔한 실수:

- 다리가 상체를 향해 접히는 것
- 헤드레스트가 위쪽에 있는 것
- 다리 안쪽 근육의 긴장의 부족과 이로 인해 복근의 힘 전달 또한 부족해지는 것
- 목에 너무 많은 힘이 가해지고 목이 펴진다.
- 팔과 어깨를 과도하게 사용한다.

변형 및 응용 동작:

- 리포머 위의 롤오버가 불가능한 이유는 여러가지가 있다.:
  - 수축된 가슴 근육은 팔이 동시에 분리되어 내려가지 않은 채 삼두근에 압박이 가해지지 못하게 한다.
  - 짧아진 다리 뒤쪽과 / 또는 허리근육
  - 깊은 배곧은근의 부족한 힘

  이러한 경우에는 다리가 수직으로 들어 올려지고 골반의 약간의 들림과 함께 롤오버의 시작이 있을 때까지만 운동한다.
- 다리를 내려놓은 상태에서 들어 올리는 것은 요추에 무리가 올 수 있다. 이러한 경우에는 다리를 먼저 가져온 후 약 45° 정도로 뻗는다. 거기부터 시작한다.

금기증/주의점:

- 경추 문제
- 다리를 내려놓은 상태에서 들어 올리는 것은 요추에 무리가 올 수 있다.
- 골다공증이 있는 사람은 이 운동을 하지 않는다.

7. 오버헤드 (한 번에 하기) Overhead (in one go)

1/3 (조셉 필라테스: 오버헤드 / 캐롤라 트리어: 잭나이프)

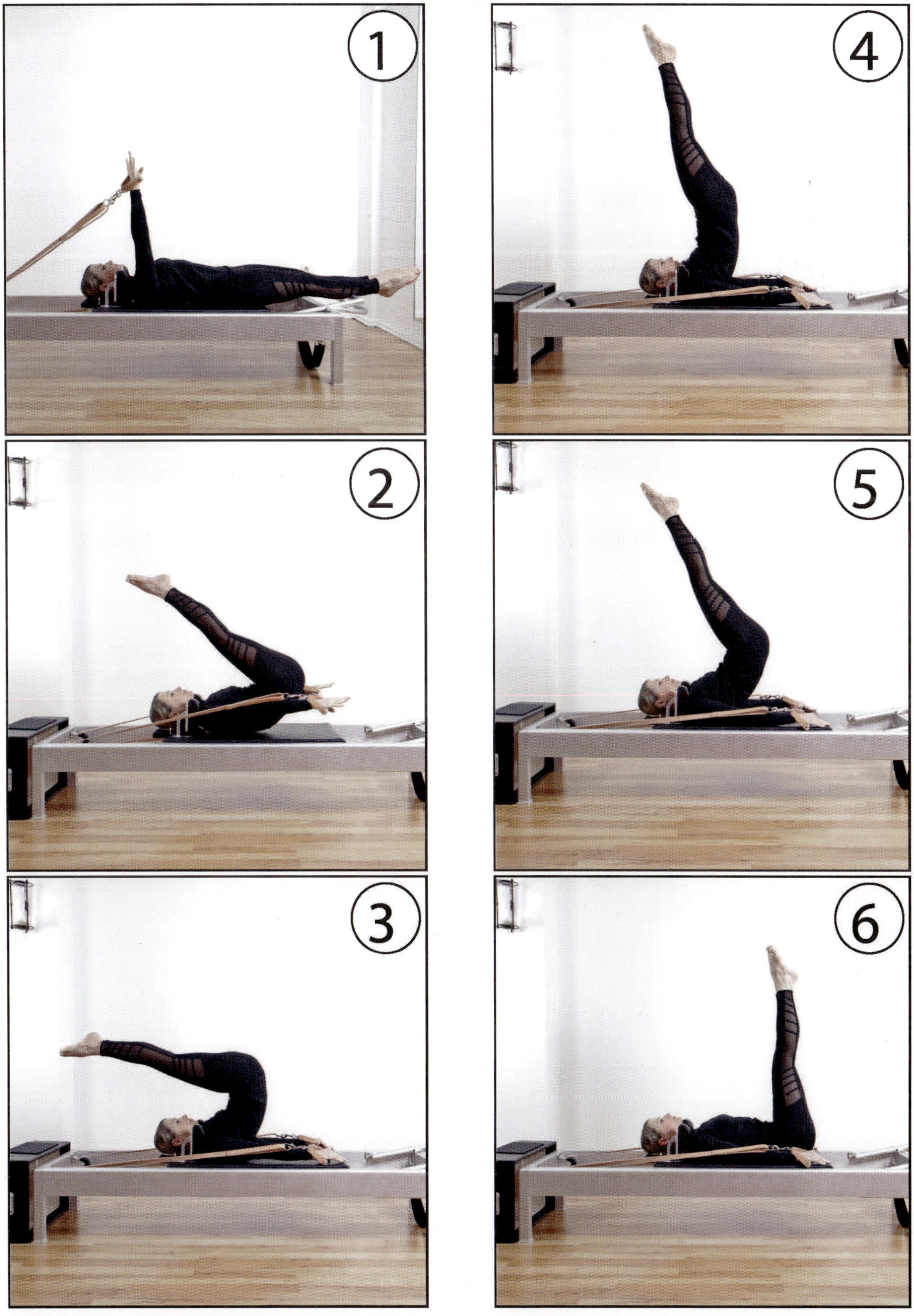

7. 오버헤드 (한 번에 하기) Overhead (in one go)

2/3 (조셉 필라테스: 오버헤드 / 캐롤라 트리어: 잭나이프)

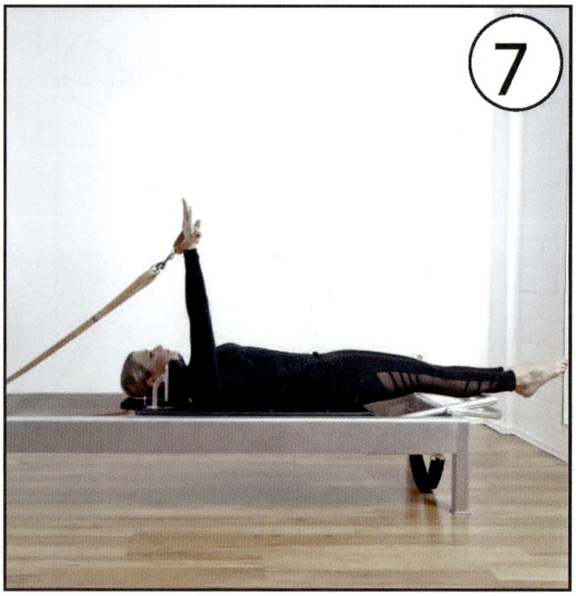

일반적인 시작자세: 스프링 1-2개, 풋바는 아래로, 헤드레스트도 아래로 한다.

- 캐리지 위에 위를 보고 눕는다.
- 어깨는 어깨 받침대에 대거나 약간 떨어져 있게 한다.
- 다리는 내려서 쭉 뻗는다.
- 발은 작은 'V' 형태로 하고 바깥으로 뻗어준다.
- 다리 안쪽의 긴장을 유지한다.
- 양손으로 손잡이를 잡는다.
- 손가락을 쫙 펴준다.
- 스트랩은 당겨지게 하고 스프링은 아직 열지 않는다.

운동 목적:

- 복부 근육, 견갑골 안정근, 삼두근 강화
- 요추 및 흉추의 가동화
- 등 근육 스트레칭

7. 오버헤드 (한 번에 하기) Overhead (in one go)

3/3 (조셉 필라테스: 오버헤드 / 캐롤라 트리어: 잭나이프)

운동 실행: 3-5회

복부를 안쪽과 위쪽으로 당기고 '수축(scoop)'한다. 다리를 롤오버 동작으로 안쪽으로 들어 올리면서 팔은 캐리지로 내린다. 골반을 롤오버 하는 동안 팔은 필요한 만큼 아래로 눌러준다. 복부와 다리 사이의 초기 90° 각도를 최대한 유지한다.

"팬케이크"처럼 다리를 가슴쪽으로 접지 않는다.

경추에 편한 방식으로 롤오버 위치를 선택한다.

최종 위치는 신체의 전반적인 유연성에 따라 다르다. 여기에 보여지는 것처럼 다리와 바닥이 평행을 이루는 동작은 모든 신체 유형에 적합하지 않다.

이제 다리를 위로 뻗어 잭나이프 동작을 취한다.

체중은 주로 어깨와 팔에 실리도록 하고 가능한 머리에는 덜 실리도록 한다.

목을 길게 늘이고 턱은 위로 하며 눈은 천장을 본다.

몸통과 다리는 최대한 수직이 되도록 한다.

척추가 완전히 캐리지로 내려가고 골반이 다시 중립 위치에 올 때까지 다리는 최대한 수직을 유지하면서 척추를 아래로 굴린다.

팔을 위로 들어 올리는 동시에 다리는 아래로 내린다. 다리가 발판으로 돌아올 때 캐리지는 스토퍼에 있어야 한다.

흔한 실수:

- 다리를 상체 쪽으로 굽힌다.
- 헤드레스트가 올라와 있어 위험하다.
- 다리 안쪽의 긴장이 부족해서 복부 근육으로 힘이 전달되지 않는다.
- 몸에 너무 힘을 많이 준다. 목에 힘이 빠진다.
- 팔과 어깨를 과도하게 사용한다.

변형 또는 응용 동작:

- 리포머에서 롤오버를 할 수 없는 몇 가지 이유들이 있을 수 있다.
  - 팔을 동시에 벌려주지 않는 이상 가슴 근육 수축으로 팔 뒤쪽에 압력을 가할 수 없는 경우
  - 다리 뒤쪽 또는 등 근육의 수축
  - 복근 하부 근육의 힘 부족

  이러한 경우에는 다리를 수직 위치로 들어 올릴 때까지만 연습하고 골반을 약간 들어 올리면서 롤오버가 시작될 때까지만 연습한다. 다리를 수직으로 유지하면서 골반을 뒤쪽으로 기울이고 캐리지를 움직이지 않고 최대한 멀리 롤업한다.
- 위를 보고 누운 자세에서 다리를 드는 것은 요추에 과도한 부담을 줄 수 있다. 이 경우 먼저 다리를 위로 당긴 다음 약 45° 정도 늘리고 시작한다.
- 상급 동작: 평행 다리 위치(사진 3)를 통해 이동하는 대신 사진 1에서 4로 직접 이동한다.

금기증/주의점:

- 경추에 문제가 있는 경우
- 위를 보고 누운 자세에서 다리를 드는 것은 요추에 부담을 줄 수 있다.
- 골다공증이 있는 경우 이 운동을 하지 않는다.

8. 코디네이션 Coordination

1/3 (조셉 필라테스: 코디네이션 / 캐롤라 트리어: Control Stretch)

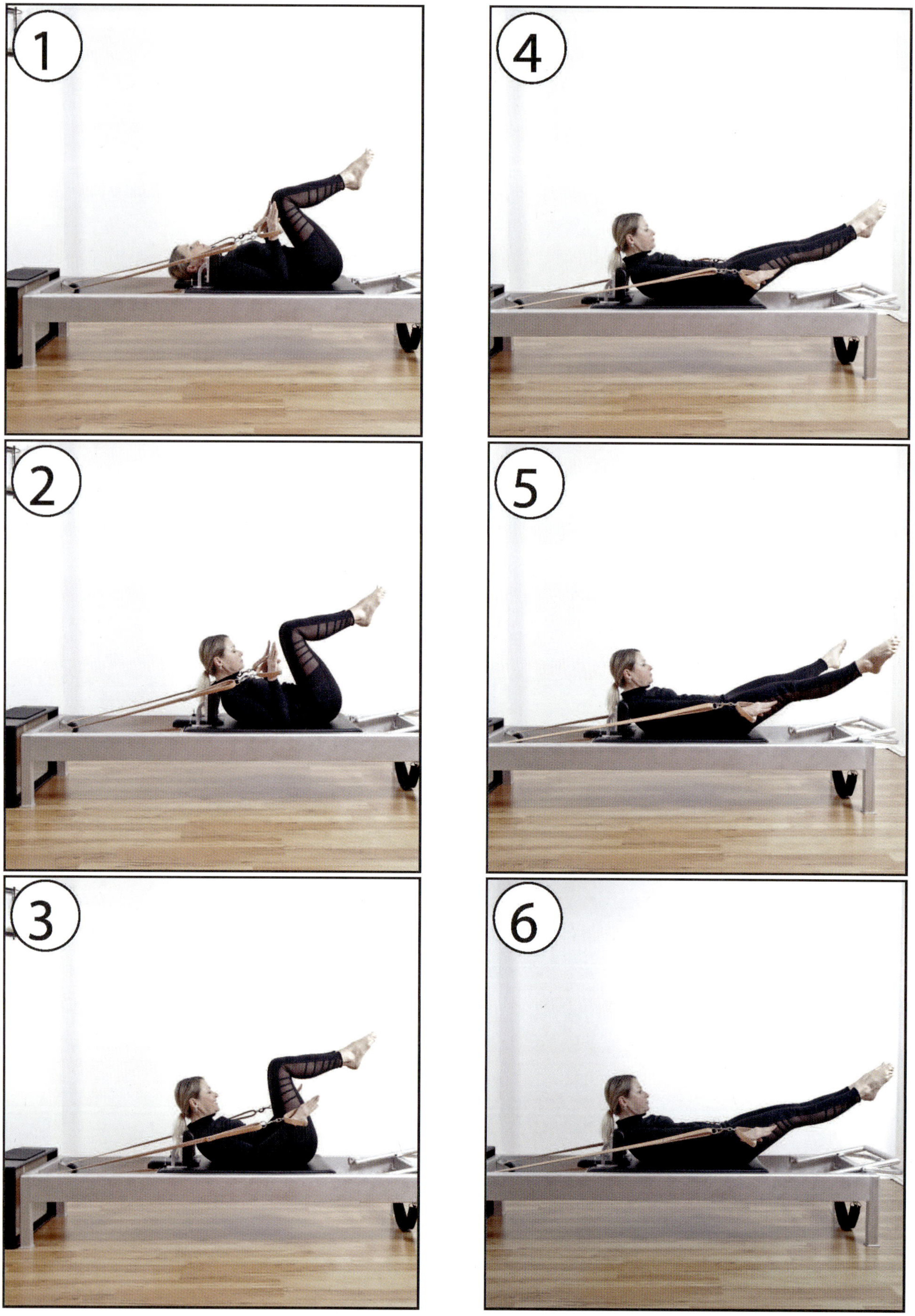

8. 코디네이션 Coordination

2/3 (조셉 필라테스: 코디네이션 / 캐롤라 트리어: Control Stretch)

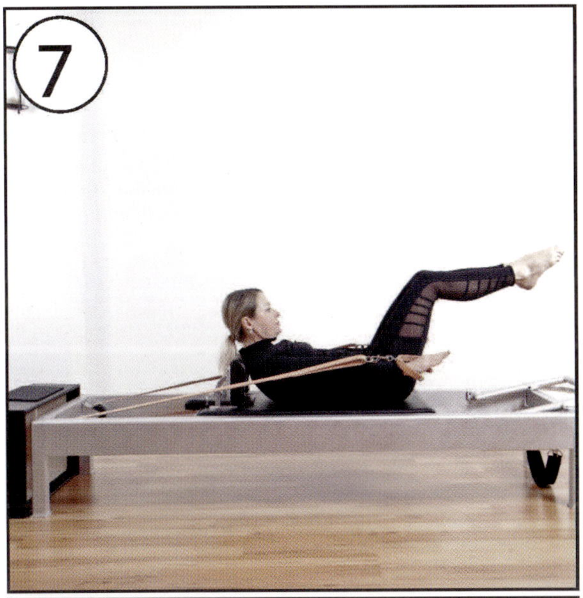

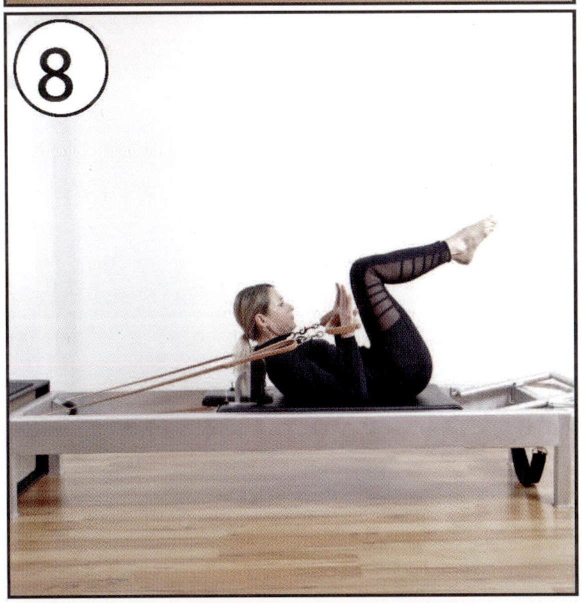

일반적인 시작자세: 2 스프링, 풋바는 아래로, 헤드레스트는 아래로

- 캐리지 위에 눕는다.
- 어깨는 숄더레스트에 대거나 살짝 떨어진 상태를 만든다.
- 스트랩은 양쪽 손으로 붙잡고 손가락은 편다.
- 나리는 살짝 빌려 가슴 쪽으로 가까이 가져오고, 골반은 살짝 뒤쪽으로 밀어내고 경추는 평편하게 만든다.
- 발은 작은 'V'를 만들며 발 뒤꿈치는 붙이며 발가락은 벌린다.
- 팔꿈치는 구부린 채로 몸 가까이 붙인다.
- 스프링의 움직임은 없다.
- 머리와 가슴은 살짝 들어낸다.
- 견갑골 뼈의 끝 부분이 캐리지 위에 닿는다.

8. 코디네이션 Coordination

3/3 (조셉 필라테스: 코디네이션 / 캐롤라 트리어: Control Stretch)

운동 목적:

- 배골은근과 깊은 고관절굴곡근의 강화
- 호흡과 움직임의 조화

운동 실행: 5 – 7회

계속적으로 숨을 내쉴 때 팔을 몸 옆에 가까이 두고, 스트랩을 몸 가까이 팔을 뻗는다.

팔의 움직임이 시작될 때 다리도 숨을 내쉬며 뻗어준다. 마음속으로 팔이 다리를 뻗어준다고 생각한다. 다리는 바깥쪽으로 회전된다. 다리의 높이는 이 운동을 하는 고객의 레벨에 따라 상이하다. 숨을 참으며 다리를 옆으로 열었다가 닫는다.

계속적으로 숨을 내쉬면서 다리를 가져오고, 다시 시작하기 전에 팔꿈치를 구부려 몸 쪽으로 가져온다. 마음속으로 팔이 다시 다리를 가져온다고 생각한다.

흔한 실수:

- 다리를 너무 많이 들어서 허리가 과도하게 꺾인다.
- 움직임이 시작하였음에 불구하고 상체가 점점 내려간다.
- 가슴으로 올라오는 것과 머리를 꼿꼿이 세우는 것이 아닌 상체와 머리를 너무 많이 구부리게 되는 것. 자주 턱이 가슴과 너무 많이 가까워지는 것. 이러한 자세를 통해 목 앞쪽 근육이 힘을 많이 주게 되는 것과 숨을 제대로 쉴 수 없는 것
- 머리가 너무 많이 앞으로 들려지는 것
- 팔이 다 펴지지 않는 것
- 어깨가 붙어있지 않아서 가슴근육을 과도하게 사용한다.
- 운동을 진행할 때 손목이 불안정한 것
- 복부나 견갑골과의 연결이 끊어져 다리가 벌어지거나 다리 사이가 좁혀질 때 캐리지가 움직인다.

변형 또는 응용 동작:

- 머리를 들지 않고 움직임을 진행한다.
- 다리를 양 옆으로 열었다 닫는 것이 아닌 앞뒤로 한 다리 씩 빠르게 폈다가 구부리는 것

금기증/주의점:

- 목뼈(경추)에 문제가 있는 사람들은 머리를 들어낼 때 굴곡(flexion)으로 인하여 문제가 생길 수 있다.
- 척추 밑뼈(요추)가 캐리지 위에 다 닿지 않았다면 요추에 부담을 줄 수 있다.
- 흉쇄 유돌근(목 앞쪽 근육)이 가슴이 굽혀져 있지 않거나 머리를 과도하게 앞으로 보냈을 때 무리가 갈 수 있다.

9. 로잉 시리즈 – 인투 더 스테어넘 Rowing Series–Into the Sternum

1/4 (조셉 필라테스: 로잉–프론트, 대체: 로잉 백 1)

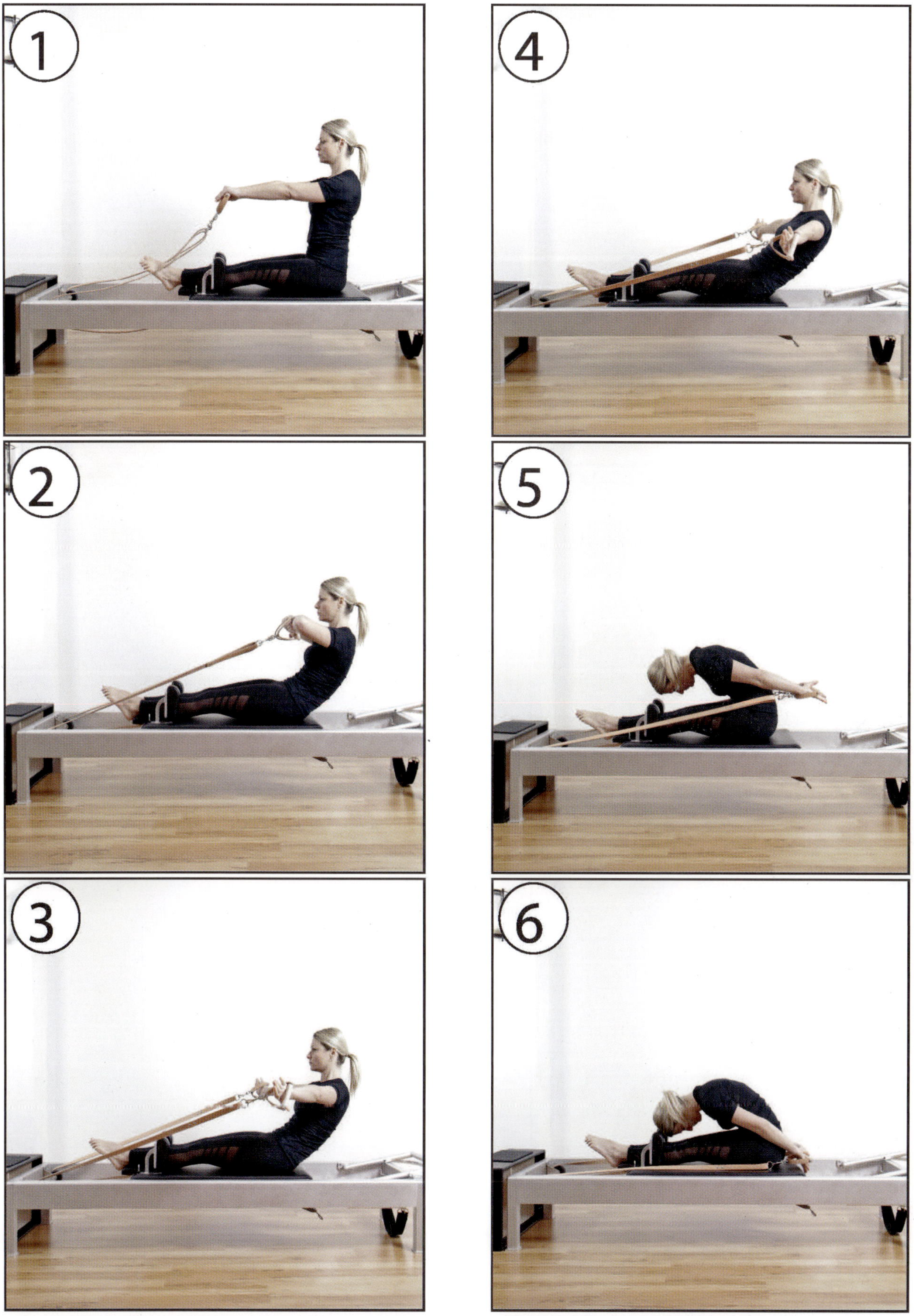

9. 로잉 시리즈 – 인투 더 스테어넘 Rowing Series–Into the Sternum

2/4 (조셉 필라테스: 로잉–프론트, 대체: 로잉 백 1)

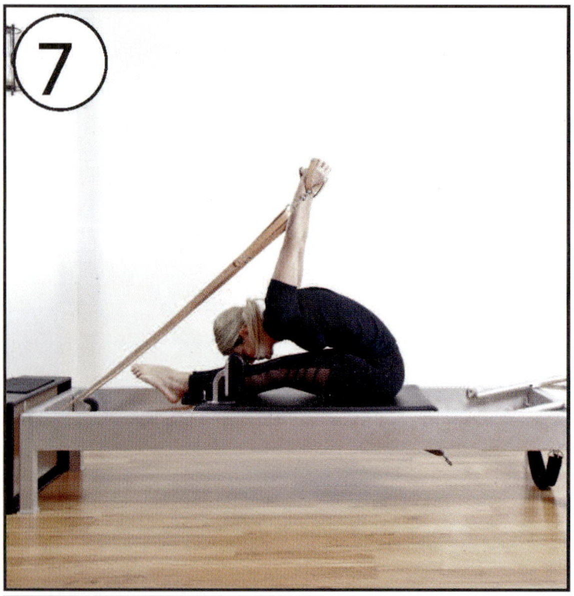

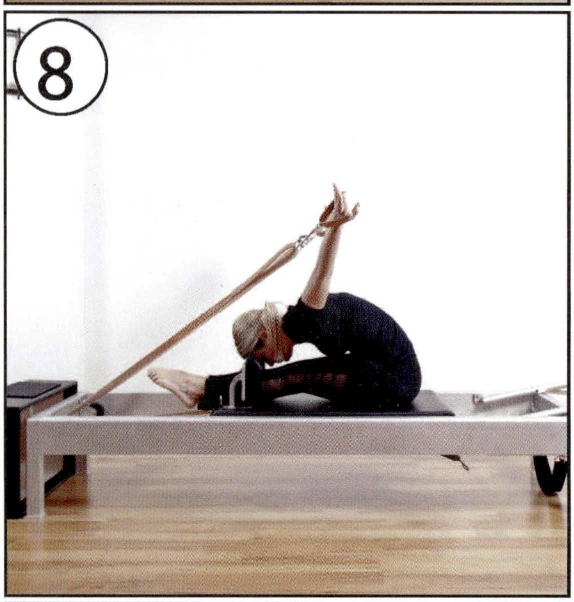

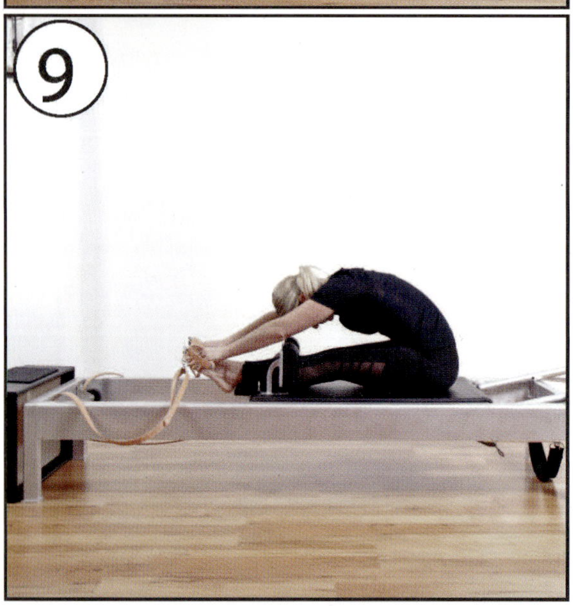

9. 로잉 시리즈 – 인투 더 스테어넘 Rowing Series-Into the Sternum

3/4 (조셉 필라테스: 로잉-프론트, 대체: 로잉 백 1)

일반적인 시작자세: 1 스프링, 풋바는 아래로

- 풋바를 등지고 캐리지 위에 앉아서 양 다리를 숄더레스트 사이로 뻗는다.
- 필요한 경우에는 다리를 겹쳐서 올린다.
- 엉덩이는 캐리지 끝부분에 손 한 개 들어갈 정도의 넓이만 남겨두고 앉는다.
- 팔은 캐리지와 평행이 되게 앞으로 뻗는다.
- 손바닥은 아래를 향한다.
- 똑바로 앉아서 엉덩이 뼈가 서로 만날 수 있게 만든다.

운동 목적:

- 배 근육의 강화
- 어깨 뒤쪽 근육의 강화
- 가슴, 어깨, 등 근육의 스트레칭

운동 실행: 3-5회

팔은 구부리고, 팔꿈치는 밖으로 벌린 후에 손가락 뼈가 서로 겹쳐질 수 있도록 가져온다. 아래쪽 팔은 안쪽으로 돌려지며 손바닥은 밑을 향하고 손가락은 심장 쪽을 향한다. 손은 가슴에서 한 손 너비 정도의 위치에 둔다.

손은 손 한 개 넓이만큼 가슴에서 떨어트린다. 동시에 골반은 캐리지 반쯤 올때까지 말아 내면서 손의 움직임은 변형이 없어야 한다. 위쪽 상체와 머리는 꼿꼿이 유지한다. 팔은 바깥으로 바로 펴고 손바닥은 아래쪽을 향한다.

팔은 그 상태 높이를 유지하며 뒤로 보낸다(사진 3번에서 4번 참고).

앞으로 몸을 숙이면서 머리는 무릎과 가까이 가져올 수 있는 만큼 보낸다. 손은 똑같이 위치를 유지하고 캐리지는 움직이지 않는다.

그리고 나서 팔은 뒤로 또 밑으로 보낸다(사진 5와 6번 참고). 어깨의 유연성에 따라 손이 가까워지거나 붙는다. 어깨가 유연성이 적다면 팔은 평행을 유지한다.

팔을 이제 몸 뒤에서 천장쪽으로 들어 올린다(사진 7번 참고). 팔이 붙어 있었다면 서로 떼어낸다.

손바닥은 밑으로 내리며 돌린다. 엄지손가락은 바깥쪽으로 돌린다(사진 8번 참고).

이제 팔을 크게 옆으로 돌려서 발쪽으로 가져온다. 손바닥을 다시 돌려주면서 처음 시작자세로 돌아올 수 있도록 만들어 준다. 거기서 척추를 벽에 대고 하나 하나 올라오는 것처럼 올라온다. 팔은 다시 손바닥이 바닥을 볼 수 있게 만들어주며 앞으로 펴준다.

9. 로잉 시리즈 – 인투 더 스테어넘 Rowing Series–Into the Sternum

4/4 (조셉 필라테스: 로잉–프론트, 대체: 로잉 백 1)

흔한 실수:

- 너무 많이 내려가서 중간 척추(흉추)를 많이 사용한다.
- 팔은 몸이 아래로 먼저 내려가기 전에 뒤로 보내지지 않았다(사진 3에서 5 참고).
- 운동 중 발이 앞이나 뒤로 움직인다.

변형 또는 응용 동작:

- 사진 7번과 같이 어깨가 많이 유연하지 않지만 둘이 겹쳐질 수 있을 때 3번 밀어내고 올라온다.
- 사진 7–8: 전통적인 운동에서는 손바닥이 처음에 돌아가지 않고, 다시 돌아올 때 천장쪽으로 돌아간다.
- 골다공증이 있는 경우 앞으로 굽히지 않는다.
  옵션: 다리를 굽히지 않고 엉덩이에서 굽혀준다.

금기증/주의점:

- 어깨의 사용량이 많은 동작이기 때문에 어깨에 문제가 있던 사람에게는 무리가 올 수 있다.
- 어깨에 통증이 느껴지면 운동은 중단한다. 운동할 때 통증이 적었으면 마무리 동작까지 시도한다.
  통증이 느껴졌던 부분에선 몸에 맞게 변경한다.

10. 로잉 시리즈 – 90° 디그리즈 Rowing Series–90° Degrees

1/4(조셉 필라테스: 비셉스/트리셉스(2 Exercises), 대체: 로잉 백 2)

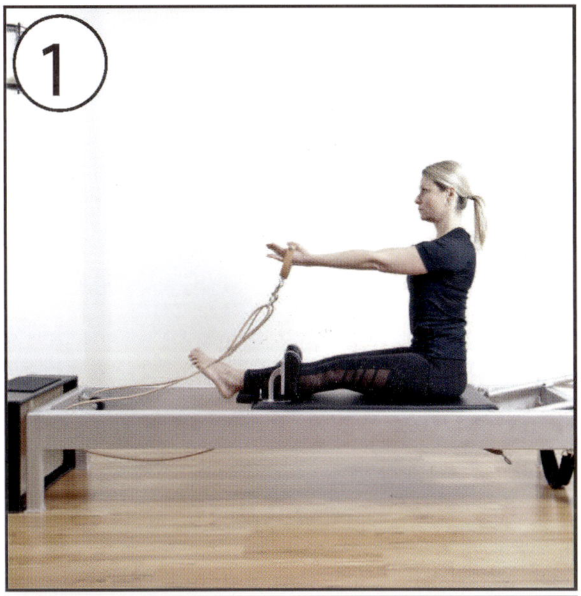

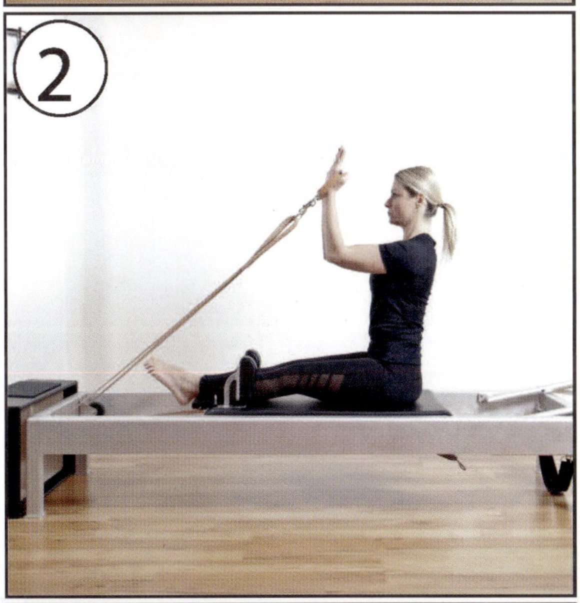

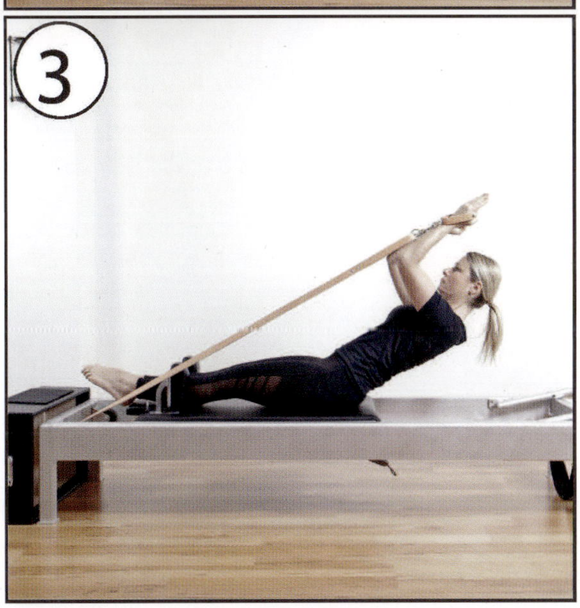

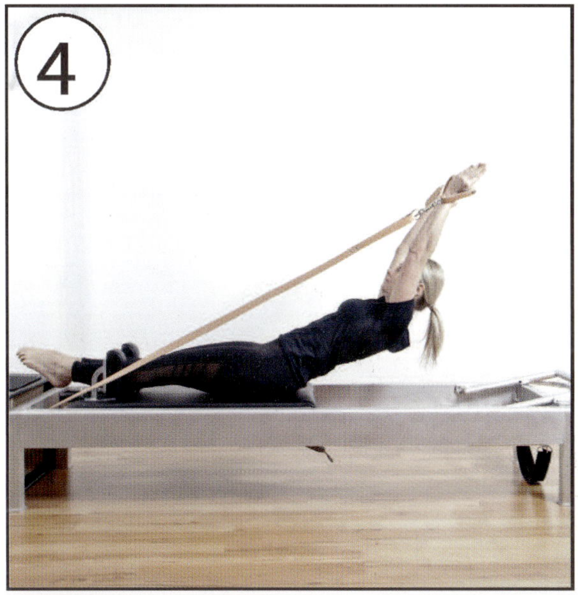

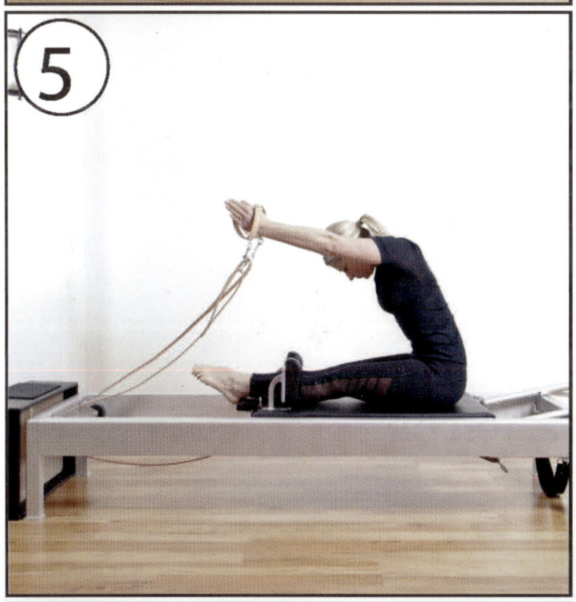

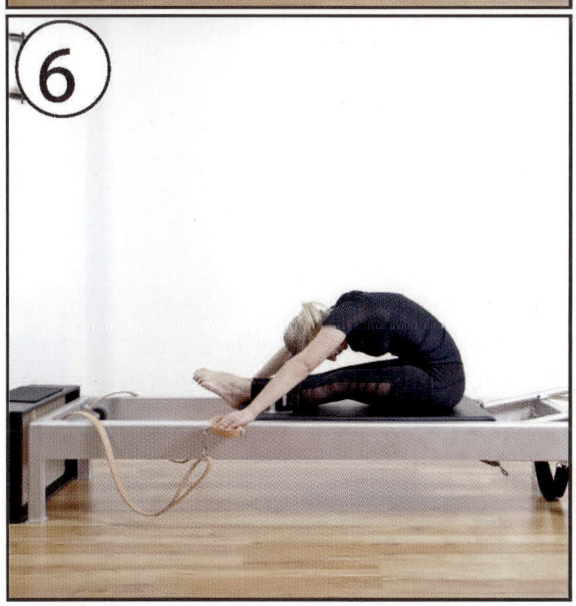

10. 로잉 시리즈 – 90° 디그리즈 Rowing Series–90° Degrees

2/4(조셉 필라테스: 비셉스/트리셉스(2 Exercises), 대체: 로잉 백 2)

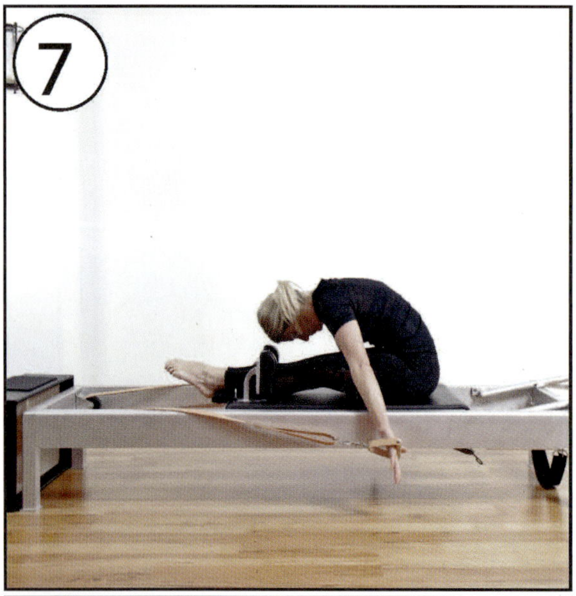

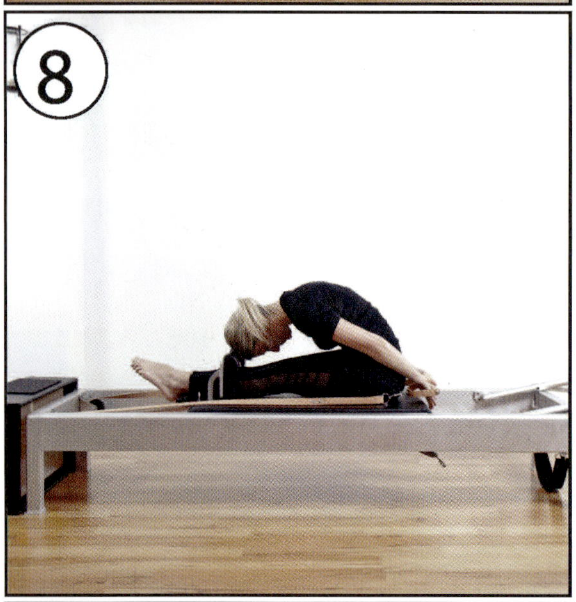

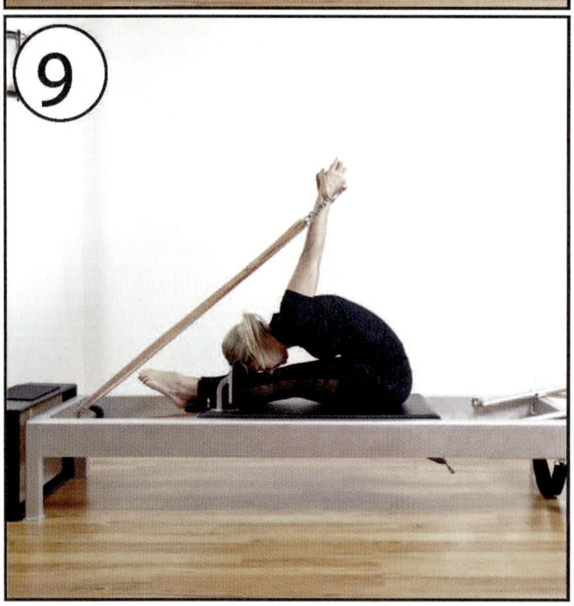

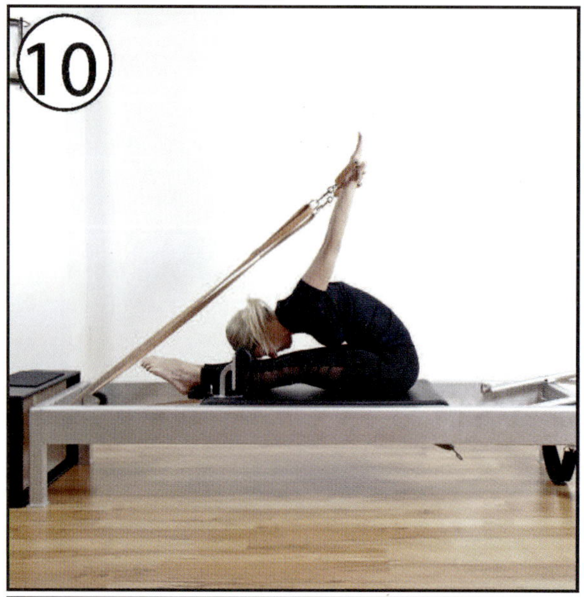

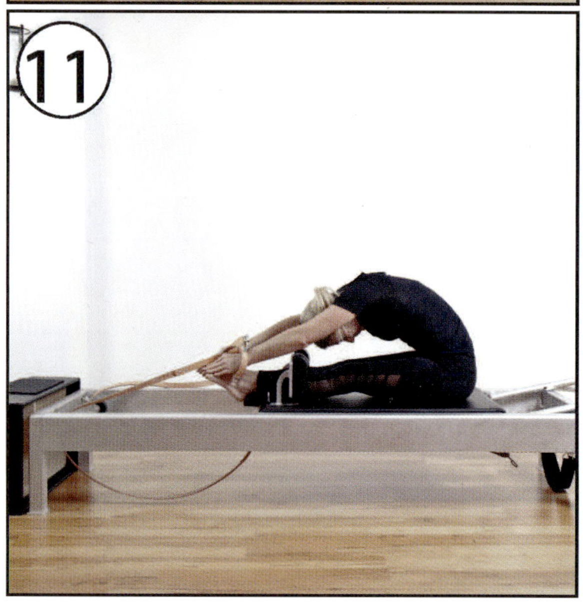

10. 로잉 시리즈 – 90° 디그리즈 Rowing Series–90° Degrees

3/4(조셉 필라테스: 비셉스/트리셉스(2 Exercises), 대체: 로잉 백 2)

일반적인 시작자세: 1 스프링, 풋바는 아래로

- 풋바를 등지고 캐리지 위에 앉아서 양 다리를 숄더레스트 사이로 뻗는다.
- 필요한 경우에는 다리를 겹쳐서 올린다.
- 엉덩이는 캐리지 끝부분에 손 한 개 들어갈 정도의 넓이만 남겨두고 앉는다.
- 팔은 캐리지와 평행이 되게 앞으로 뻗는다.
- 손바닥은 아래로 향한다.
- 똑바로 앉아서 엉덩이 뼈가 서로 만날 수 있게 만든다.

운동 목적:

- 배와 등 근육의 강화
- 어깨 뒤쪽 근육의 강화
- 가슴, 어깨, 등 근육의 스트레칭

운동 실행: 3회

팔은 구부리되 90° 보다 적게 구부린다. 팔꿈치는 어깨 높이에 맞춘다. 일단 먼저 꼿꼿이 서있는 허리와 팔 모양을 유지한 채로 뒤로 눕는다. 시선은 앞을 바로 볼 수 있을 때까지 앞을 바라본다.

기초적인 응용동작(표시되지 않음): 똑같은 방식으로 허리를 꼿꼿이 세운 후에 팔꿈치가 내려가지 않게 잡고 팔을 위로 보낸다.

상급 응용동작(여기에 표시됨): 팔을 뒤로 위로 편다. 손바닥은 아랫쪽을 향한다. 팔은 위로 그리고 펴진 허리로 다시 올린다.

앞으로 몸을 숙이면서 머리는 무릎과 가까이 가져올 수 있는 만큼 보낸다. 팔을 앞으로 보내면서 리포머쪽으로 잡아 당긴다(사진 6과 7 참고).

팔을 몸 뒤쪽으로 보낸다(사진 8 참고).

어깨의 유연성에 따라 손이 가까워지거나 붙는다. 어깨가 유연성이 적다면 팔은 평행을 유지한다. 팔을 이제 몸 뒤에서 천장쪽으로 들어 올린다(사진 9 참고). 팔이 붙어 있었다면 서로 떼어낸다.

손바닥은 아래로 돌린다. 손가락은 바깥쪽으로 돌린다(사진 10 참고). 이제 팔을 크게 옆으로 돌려서 발쪽으로 가져온다. 손바닥을 다시 돌려주면서 처음 시작자세로 돌아올 수 있도록 만들어 준다. 거기서 척추를 벽에 대고 하나 하나 올라오는 것처럼 올라온다. 팔은 다시 손바닥이 바닥을 볼 수 있게 만들어주며 앞으로 펴준다.

마지막 반복 후에 스트랩을 다리 옆 캐리지 쪽으로 가져온다.

10. 로잉 시리즈 – 90° 디그리즈 Rowing Series–90° Degrees

4/4(조셉 필라테스: 비셉스/트리셉스(2 Exercises), 대체: 로잉 백 2)

흔한 실수:

- 사진 2와 3–팔이 너무 많이 옆으로 벌려져서 뒤에서 앞으로 가져올 때 가슴근육만을 이용해서 가져오게 된다.
- 팔이 위치가 뒤로 누울 때 변경된다.
- 허리가 아치형으로 되어(사진 3, 4) 요추에 압력이 가해지고 머리가 척추와 정렬되지 않아 경추에 추가 하중이 가해진다.

변형 또는 응용 동작:

- 어깨가 사진 10번과 같이 유연할 때 3번의 반동을 준 후에 올라온다.
- 사진 9와 10: 전통적인 동작에서는 팔이 뒤로 뻗어질 때 위로 그리고 아래로 향해져 있지 않고, 돌아올 때 아래로 향해진다.
- 골다공증이 있는 경우 앞으로 굽히지 않도록 한다.
  옵션: 다리를 둥글게 만드는 대신 엉덩이에서 앞으로 굽힌다.

금기증/주의점:

- 어깨의 사용량이 많은 동작이기 때문에 어깨에 문제가 있던 사람에게는 무리가 올 수 있다.
- 어깨에 통증이 느껴지면 운동은 중단한다. 운동할 때 통증이 적었으면 마무리 동작까지 시도한다.
  통증이 느껴졌던 부분에선 몸에 맞게 변경한다.

11. 로잉 시리즈 – 프롬 더 체스트 Rowing Series–From the Chest

1/3 (조셉 필라테스: 로잉–백 / 캐롤라 트리어: 더 프론트 로잉 / 대체: 로잉 프론트 1)

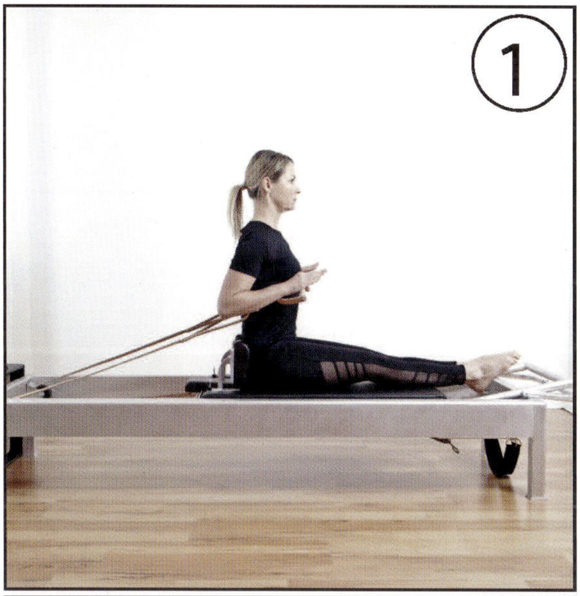

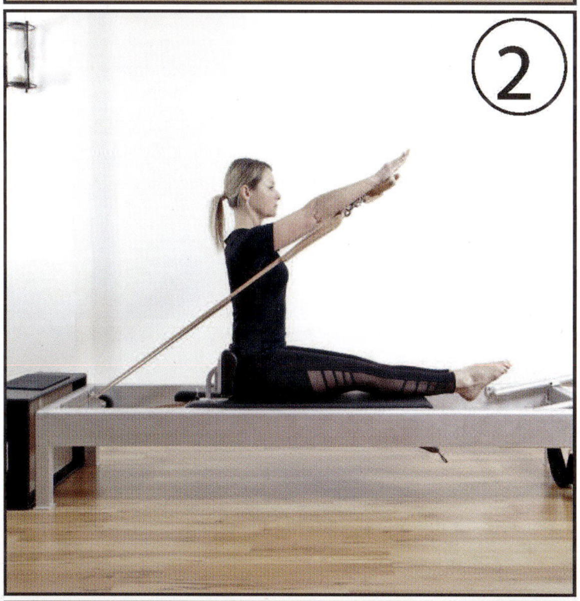

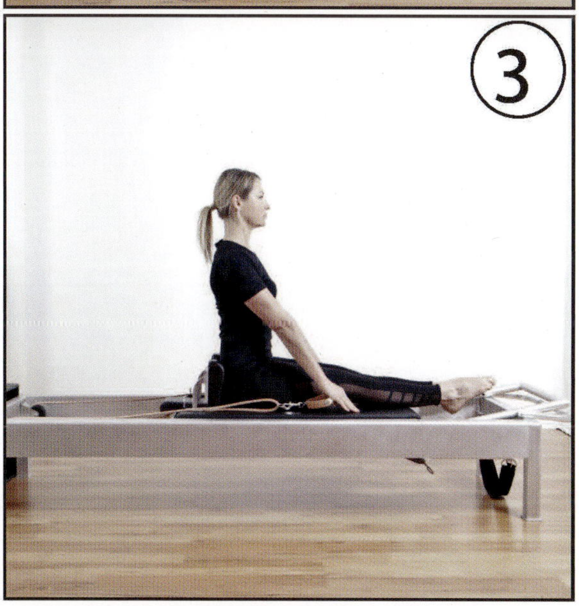

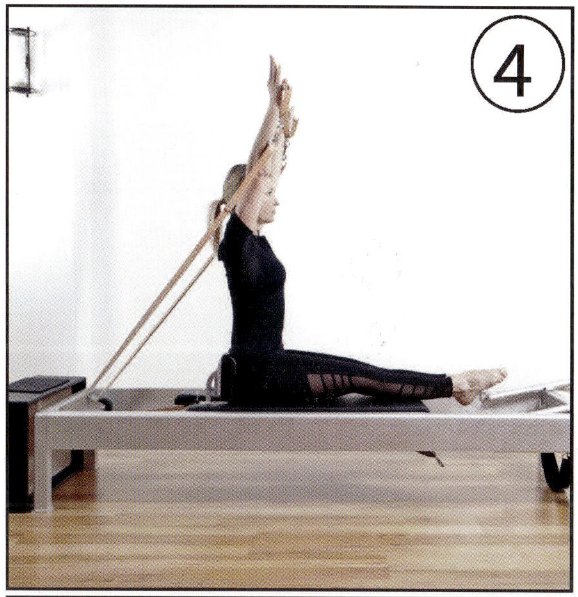

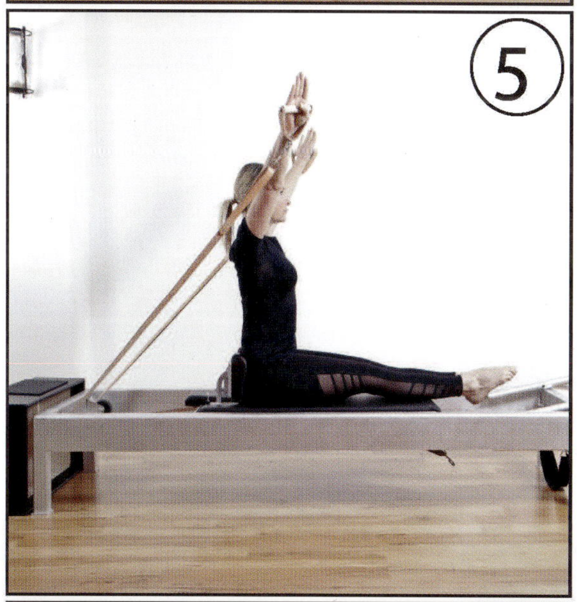

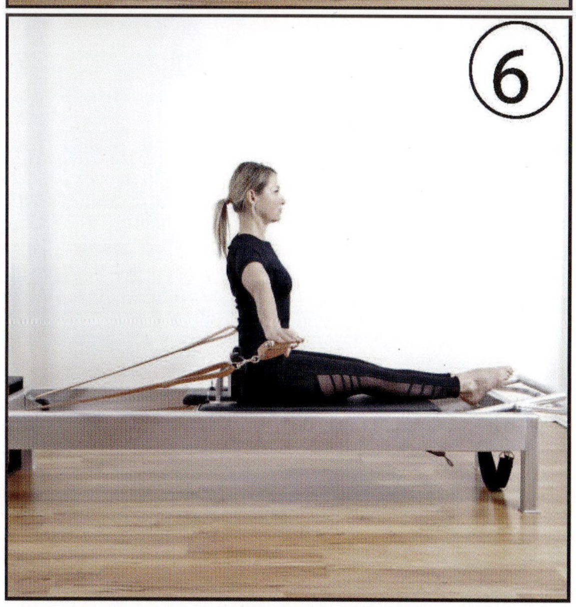

11. 로잉 시리즈 – 프롬 더 체스트 Rowing Series–From the Chest

2/3 (조셉 필라테스: 로잉 백 / 캐롤라 트리어: 더 프론트 로잉 / 대체: 로잉 프론트 1)

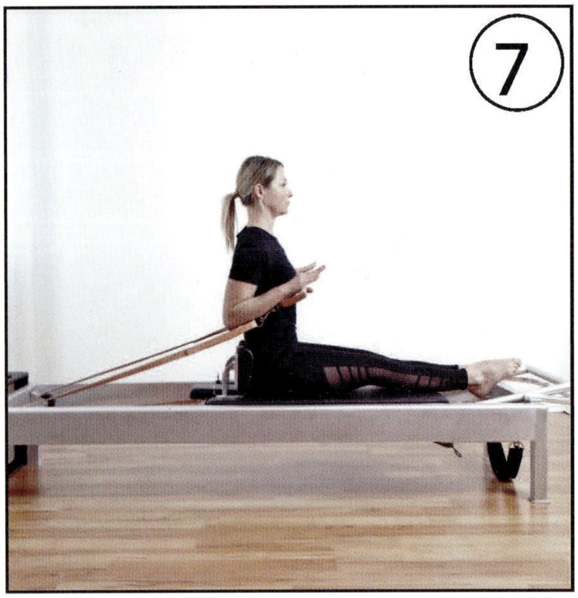

11. 로잉 시리즈 – 프롬 더 체스트 Rowing Series–From the Chest

3/3 (조셉 필라테스: 로잉 백 / 캐롤라 트리어: 더 프론트 로잉 / 대체: 로잉 프론트 1)

일반적인 시작자세: 1 스프링, 풋바는 아래로

- 캐리지 위에 앉아서 엉덩이를 숄더레스트에 대고 앉는다.
- 다리는 붙이고 바깥쪽으로 살짝 돌린다. 발은 'V'로 만든다.
- 스트랩은 위로 향하게 잡는다.
- 팔꿈치는 구부리며 가슴과 가까이 가져오고, 팔은 평행을 유지한다.
- 손바닥은 아래로 향한다. 스트랩은 밑에서 올라온다.
- 똑바로 앉아서 엉덩이 뼈가 서로 만날 수 있게 만든다.

운동 목적:

- 어깨 움직임의 개선
- 어깨를 움직여주는 근육들의 안정화
- 등세모근, 큰가슴근, 어깨세모근, 고관절굴곡근의 강화
- 어깨 높이의 팔의 움직임을 할 때 사용되는 넓은 등근의 강화

운동 실행: 3회

팔꿈치가 과도하게 구부려지지 않게 팔을 위로 편다.

꼿꼿이 서있는 상체를 유지하면서 위로 뻗은 팔을 캐리지를 뒤로 밀면서 내린다.

그 후에 그 팔을 다시 어깨가 올라가지 않게 다시 올린다. 그 후에 팔을 바깥쪽으로 길게 열었다가 내린다.

손바닥은 밑을 향한다. 손바닥이 처음 자세와 가까워질 때쯤에 팔을 다시 구부리고 시작자세로 돌아온다.

흔한 실수:

- 앉아 있을 때 밑에 척추(요추)가 둥글게 말리는 것. 흉추는 너무 앞으로 치우쳐져 허리가 꺾이는 것
- 팔이 다 펴지지 않는 것
- 팔이 과하게 펴지는 것
- 팔을 밑으로 가지고 올 때 상체가 앞으로 숙여지는 것

변형 또는 응용 동작:

- 어깨 문제가 있는 사람은 어깨 높이까지만 운동을 진행한다.
- 힘이 좋은 사람은 스프링 2개를 사용한다.

금기증/주의점:

- 팔을 머리 위로 뻗을 때는 어깨의 무리가 많이 갈 수 있으므로 어깨 통증이 있으면 운동을 중단해야 한다.

12. 로잉 시리즈 – 프롬 더 힙(베이직) Rowing Series–From the Hip(Basic)

1/3 (조셉 필라테스: 로잉–백 위드 벤딩 다운 / 캐롤라 트리어: 다운 로잉 / 대체: 로잉 프론트 2)

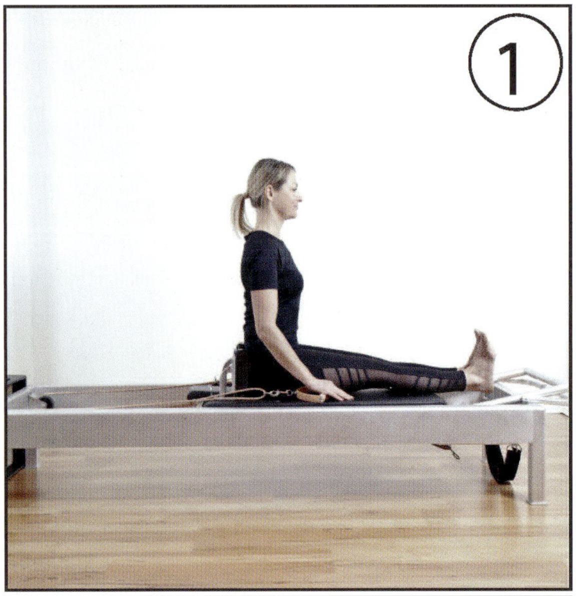

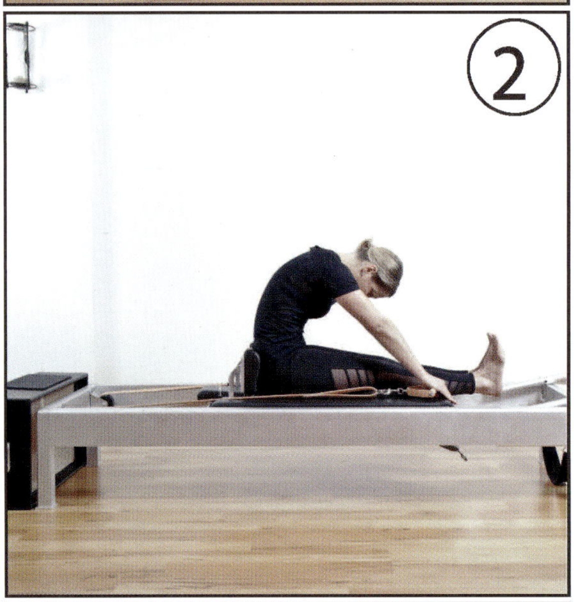

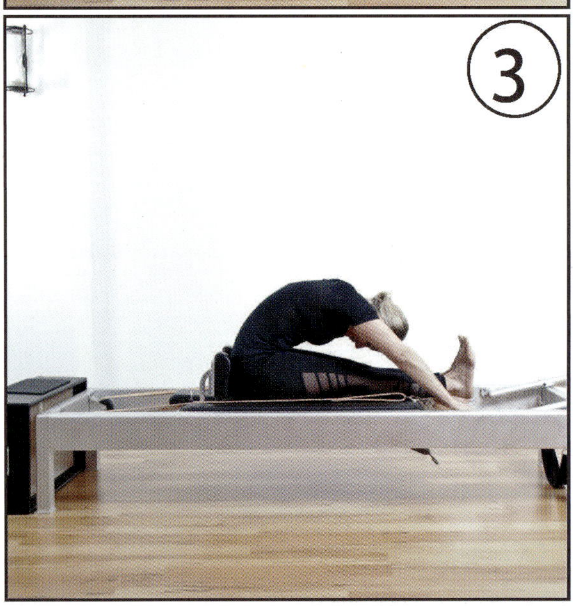

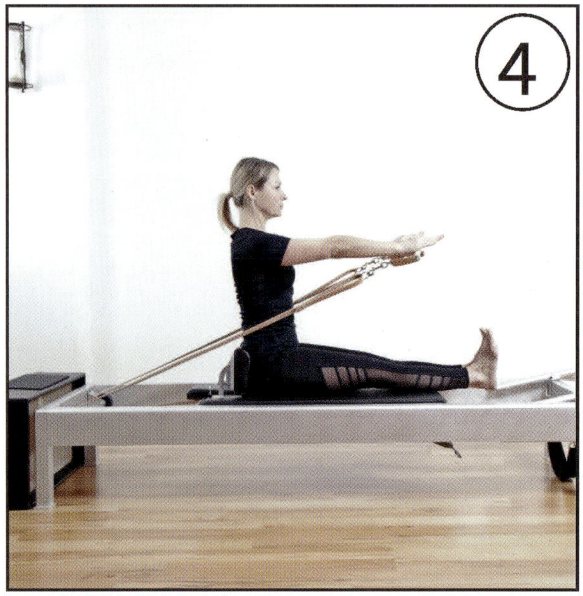

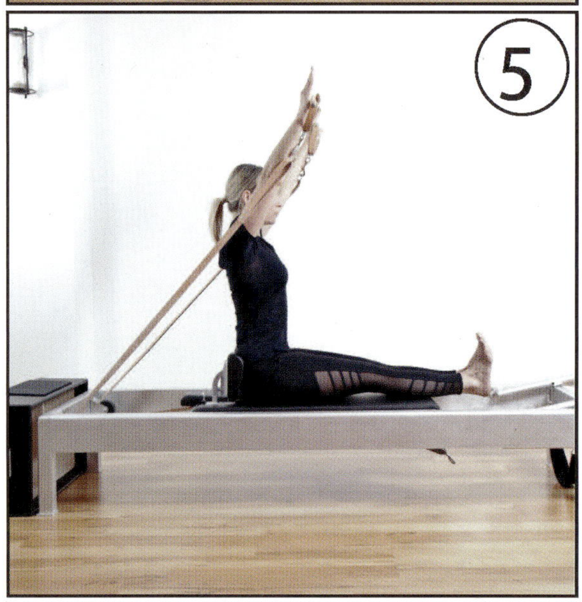

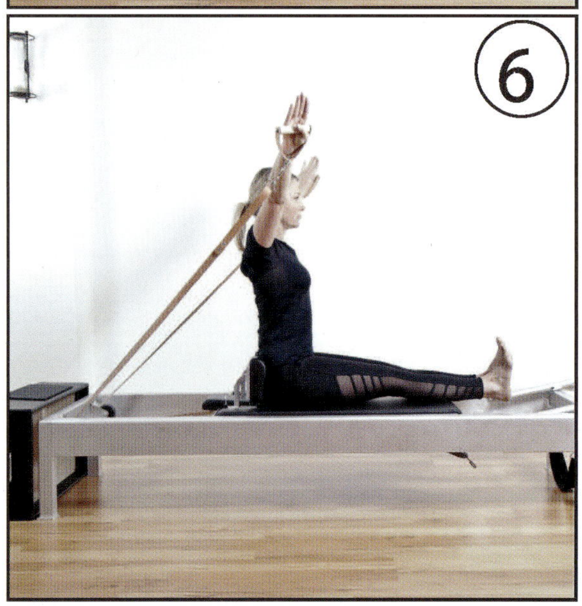

12. 로잉 시리즈 – 프롬 더 힙(베이직) Rowing Series–From the Hip(Basic)

2/3 (조셉 필라테스: 로잉–백 위드 벤딩 다운 / 캐롤라 트리어: 다운 로잉 / 대체: 로잉 프론트 2)

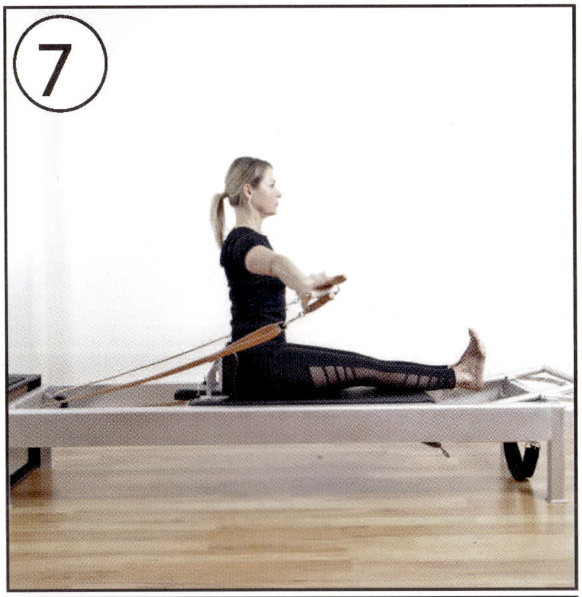

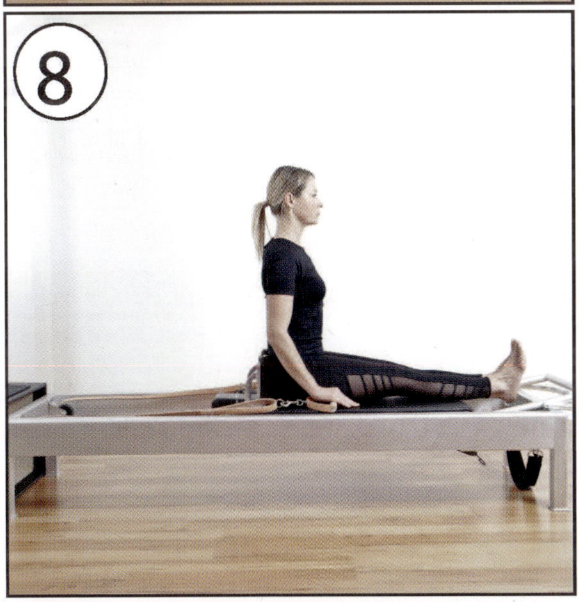

12. 로잉 시리즈 – 프롬 더 힙(베이직) Rowing Series–From the Hip(Basic)

3/3 (조셉 필라테스: 로잉–백 위드 벤딩 다운 / 캐롤라 트리어: 다운 로잉 / 대체: 로잉 프론트 2)

일반적인 시작자세: 1 스프링, 풋바는 아래, 헤드레스트도 아래로

- 캐리지 위에 앉아서 엉덩이를 숄더레스트에 대고 앉는다.
- 다리는 평행으로 붙인 채로 발가락은 몸쪽으로 당긴다.
- 손은 골반 옆, 캐리지에 붙인다.
- 스트랩을 잡으면서 위로 보낸다. 손바닥은 아래를 향한다.
- 스트랩은 아래로 내려온다.
- 똑바로 앉아서 엉덩이 뼈가 서로 만날 수 있게 만든다.

운동 목적:

- 허벅지 뒤쪽 근육과 등 근육을 늘린다.
- 어깨의 움직임의 개선
- 어깨를 움직여주는 근육들의 안정화
- 등세모근, 큰가슴근, 어깨세모근의 강화
- 어깨 높이의 팔의 움직임을 할 때 사용되는 넓은 등근의 강화

운동 실행: 3회

두손은 다리 바깥쪽으로 보내고, 캐리지 위에 올려서 앞으로 보낼 수 있을 때까지 팔을 앞으로 보낸다.

끝까지 보낸 자세에서 등을 보이지 않는 벽에 척추를 말면서 올라온다고 생각하며 올라온다. 팔은 캐리지와 평행을 유지한다.

팔이 어깨가 올라가지 않는 선에서 들어 올릴 때까지 캐리지가 움직이지 않는다. 팔은 크게 밖으로 반원을 그리며 돌려서 내린다. 그때 손바닥은 밑을 향한다. 이 움직임을 진행할 때 캐리지가 움직이지 않게 만든다. 팔이 바깥쪽으로 벌어질 때 키가 커진다고 생각한다.

손바닥이 시작자세로 오고 있을 때쯤 팔을 다시 구부려서 시작자세로 가져온다.

흔한 실수:

- 앉아 있을 때 밑에 척추(요추)가 둥글게 말리는 것. 흉추는 너무 앞으로 치우쳐져 허리가 꺾이는 것
- 팔이 다 펴지지 않는 것과 팔이 과하게 펴지는 것
- 발의 굴곡 또는 팔을 앞으로 보내면서 상체를 숙일 때 다리가 구부려지는 것
- 척추를 한 개씩 말아 올리는 것이 아닌 상체가 조금씩 펴지면서 올라오는 것
- 팔이 어깨 높이만큼 올라왔을 때 캐리지가 움직여 지는 것
- 손바닥은 아래로 향해서 내려오는 것이 아닌 (사진 6에서 7 참고) 손바닥이 앞을 향해서 내려오는 것

변형 또는 응용 동작:

- 어깨 문제가 있는 사람은 어깨 높이까지만 운동을 진행한다.
- 힘이 좋은 사람은 스프링 2개를 사용한다.
- 어깨 문제의 경우, 팔을 옆으로 가져올 때 주변 시야에 팔을 유지한다.

금기증/주의점:

- 팔을 머리 위로 뻗을 때는 어깨의 무리가 많이 갈 수 있으므로 어깨 통증이 있으면 운동을 중단해야 한다.

13. 로잉 시리즈 - 프롬 더 힙(어드벤스) Rowing Series-From the Hip(Advanced)

1/3 (조셉 필라테스: 로잉-백 위드 벤딩 다운 / 캐롤라 트리어: 다운 로잉 / 대체: 로잉 프론트 2)

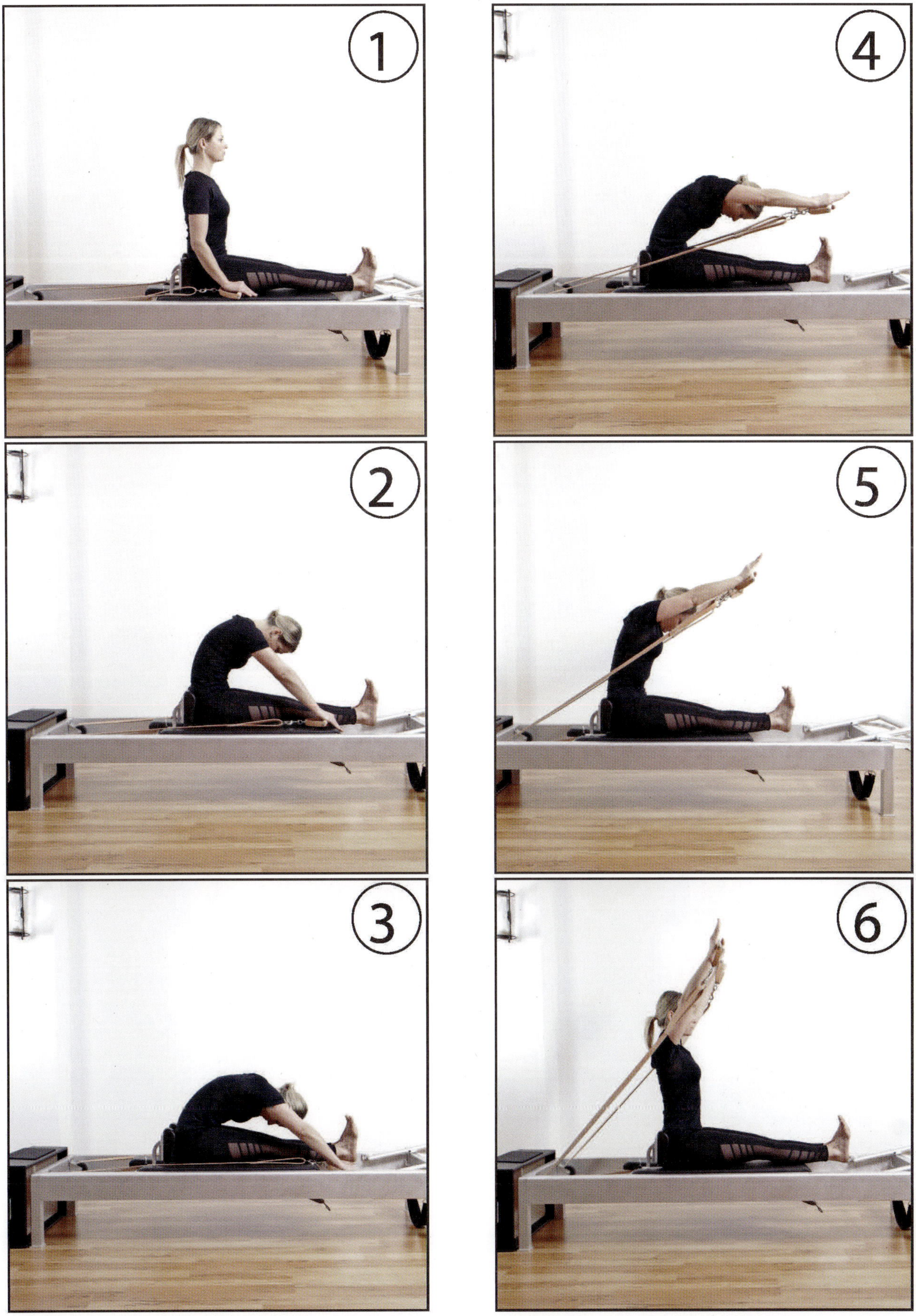

13. 로잉 시리즈 - 프롬 더 힙(어드벤스) Rowing Series-From the Hip(Advanced)

2/3 (조셉 필라테스: 로잉-백 위드 벤딩 다운 / 캐롤라 트리어: 다운 로잉 / 대체: 로잉 프론트 2)

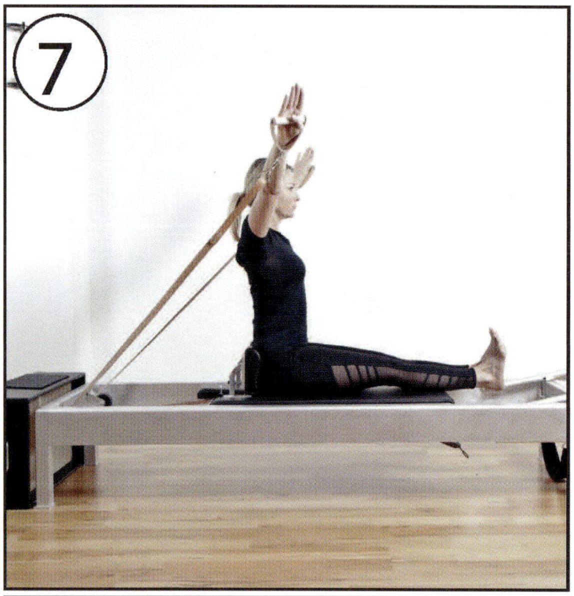

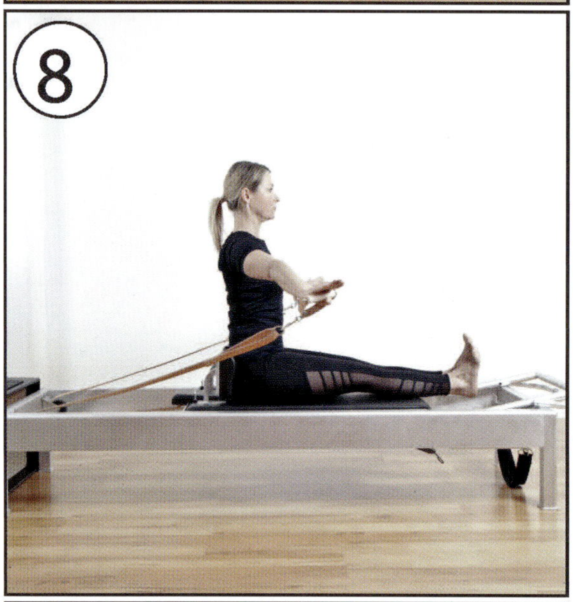

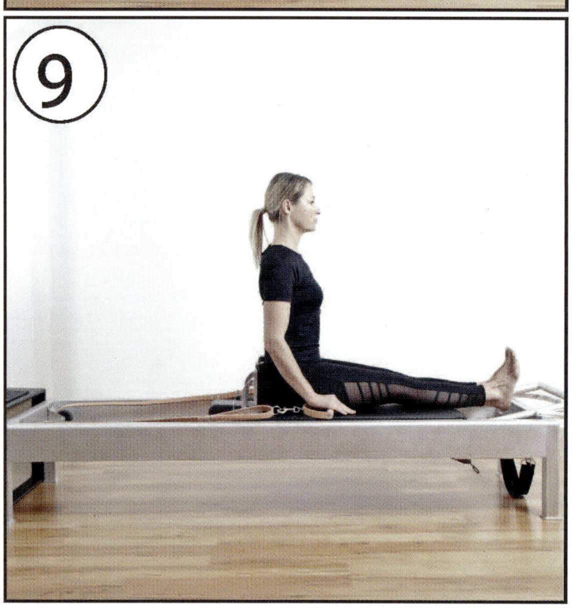

13. 로잉 시리즈 – 프롬 더 힙(어드벤스) Rowing Series–From the Hip(Advanced)

3/3 (조셉 필라테스: 로잉–백 위드 벤딩 다운 / 캐롤라 트리어: 다운 로잉 / 대체: 로잉 프론트 2)

일반적인 시작자세: 1 스프링, 풋바는 아래, 헤드레스트도 아래로

- 캐리지 위에 앉아서 엉덩이를 숄더레스트에 대고 앉는다.
- 다리는 평행으로 붙인 채로 발가락은 몸쪽으로 당긴다.
- 손은 골반 옆, 캐리지에 붙인다. 손바닥은 아래로 향한다.
- 스트랩은 아래로 내려온다.
- 똑바로 앉아서 엉덩이 뼈가 서로 만날 수 있게 만든다.

운동 목적:

- 허벅지 뒤쪽 근육과 등 근육을 늘린다.
- 어깨의 움직임의 개선
- 어깨를 움직여주는 근육들의 안정화
- 등세모근, 큰가슴근, 어깨세모근의 강화
- 어깨 높이의 팔의 움직임을 할 때 사용되는 넓은 등근의 강화

운동 실행: 3회

두손은 다리 바깥쪽으로 보내고, 캐리지 위에 올려서 앞으로 보낼 수 있을 때까지 팔을 앞으로 보낸다.

끝까지 보낸 자세에서 등을 보이지 않는 벽에 척추를 말면서 올라온다고 생각하며 올라온다. 팔은 캐리지와 평행을 유지한다. 팔이 어깨가 올라가지 않는 선에서 척추를 말아올리며 올라오는데, 그때 동시에 팔도 위로 바로 뻗어야 한다. 이 자세로 올 때까지 캐리지가 움직이지 않는다.

팔은 크게 밖으로 반원을 그리며 돌려서 내린다. 그때 손바닥은 밑을 향한다. 이 움직임을 진행할 때 캐리지가 움직이지 않게 만든다. 팔이 바깥쪽으로 벌어질 때 키가 커진다고 생각한다.

손바닥이 시작자세로 오고 있을 때쯤 팔을 다시 구부려서 시작자세로 가져온다.

흔한 실수:

- 앉아 있을 때 밑에 척추(요추)가 둥글게 말리는 것. 흉추는 너무 앞으로 치우쳐져 허리가 꺾이는 것
- 팔이 다 펴지지 않는 것과 팔이 과하게 펴지는 것
- 발의 굴곡 또는 팔을 앞으로 보내면서 상체를 숙일 때 다리가 구부려지는 것
- 척추를 한 개씩 말아 올리는 것이 아닌 상체가 조금씩 펴지면서 올라오는 것
- 팔이 어깨 높이만큼 올라왔을 때 캐리지가 움직여지는 것
- 손바닥은 아래로 향해서 내려오는 것이 아닌 (사진 6에서 7 참고) 손바닥이 앞을 향해서 내려오는 것

변형 또는 응용 동작:

- 어깨 문세가 있는 사람은 어깨 높이까시만 운동을 신행한다.
- 힘이 좋은 사람은 스프링 2개를 사용한다.
- 어깨 문제가 있는 사람은 팔을 옆으로 벌릴 때 자기 시야에 보이는 만큼만 벌린다.

금기증/주의점:

- 팔을 머리 위로 뻗을 때는 어깨의 무리가 많이 갈 수 있으므로 어깨 통증이 있으면 운동을 중단해야 한다.

14. 로잉 시리즈 – 쉐이빙 Rowing Series-Shaving

1/2 (조셉 필라테스: 리프팅)

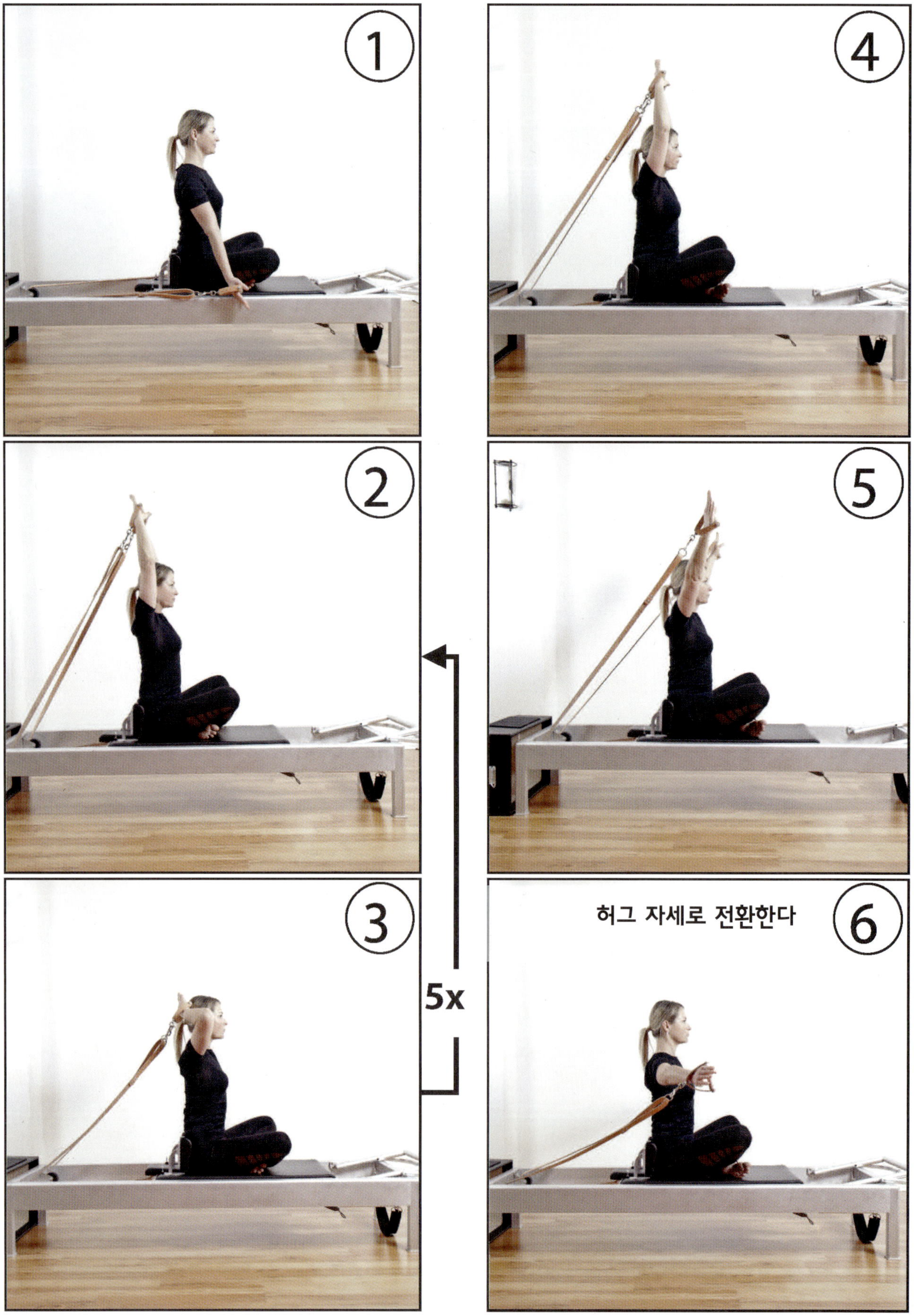

14. 로잉 시리즈 – 쉐이빙 Rowing Series–Shaving

2/2 (조셉 필라테스: 리프팅)

일반적인 시작자세: 1 스프링, 풋바는 아래로

- 캐리지 위에 앉아서 엉덩이를 숄더레스트에 대고 앉는다.
- 다리는 양반자세를 하고 앉는다. 손은 스트랩을 잡으며, 손바닥이 앞을 향하게 만든다.
- 똑바로 앉아서 엉덩이 뼈가 서로 만날 수 있게 만든다.
- 팔은 위로 보내고 머리 위쪽에서 손이 앞을 볼 수 있도록 팔을 돌린다.
- 두 엄지손가락은 서로 붙으며 안쪽으로 향한다.
- 손가락은 바깥쪽으로 힘차게 누른다.
- 팔은 귀 뒤쪽으로 보낼 수 있을 만큼 보내며 편다.

운동 목적:

- 어깨를 움직여주는 근육과 코어근육의 안정화
- 위팔세갈래근, 큰가슴근과 앞톱니근의 안정화

운동 실행: 3–5회

팔꿈치는 바깥쪽으로 향하게 구부리며 양손은 머리 뒤로 가져온다. 팔꿈치는 그 상태에 열려있다. 귀가 옆에서 봤을 때 보일 수 있어야 한다. 손을 머리 위로 생각한 라인을 그리며 위루 올린다.

3회에서 5회의 반복이 끝났으면 양 팔은 위로, 양 다리는 양반자세로 바꾼다. 양 팔은 살짝 몸 보다 앞으로 어깨 높이보다 낮게 내린다. 허그(다음 동작)을 하기 위한 준비자세

흔한 실수:

- 이 동작을 쉽게 하기 위해 머리를 앞으로 숙이는 것
- 팔을 귀 옆으로 가지고 올 때 어깨의 안정화를 잃는 것
- 팔이 머리 앞에서 움직여지는 것
- 엄지손가락 또는 다른 손가락들의 힘이 빠지거나 구부려지는 것

변형 또는 응용 동작:

- 이 운동을 할 때 어려움이 있다면:
    a. 조금 더 가벼운 스프링으로 변경한다.
    b. 상체를 앞으로 살짝 숙인 상태에서 운동을 한다.
    c. 손가락을 일단 관자뼈/측두골이 있는 곳까지 가져온 후에 팔을 반 정도 앞으로 향하게 편다.
- 양반자세가 불가능한 경우에는 다리를 펴고 앉거나 발바닥을 붙여 앉아도 된다.
- 힘이 좋은 사람은 스프링 2개를 사용한다.
- 어깨 문제가 있는 사람은 팔을 옆으로 벌릴 때 자기 시야에 보이는 만큼만 벌린다.

금기증/주의점:

- 팔을 머리 위로 뻗을 때는 어깨의 무리가 많이 갈 수 있으므로 어깨 통증이 있으면 운동을 중단해야 한다.

15. 로잉 시리즈 - 허그 Rowing Series-Hug

1/2

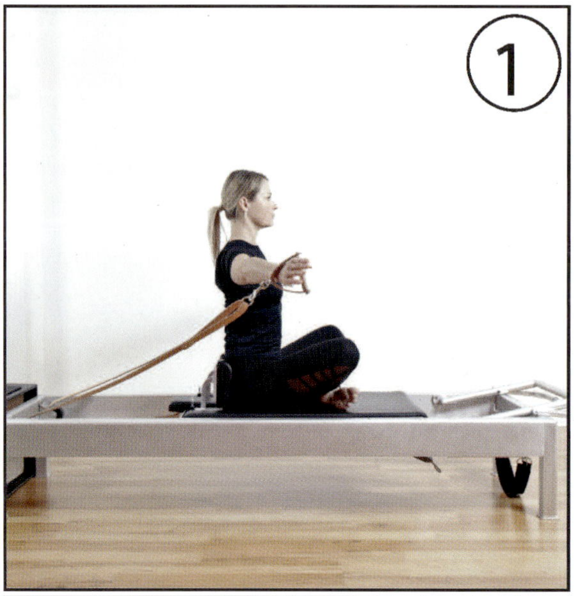

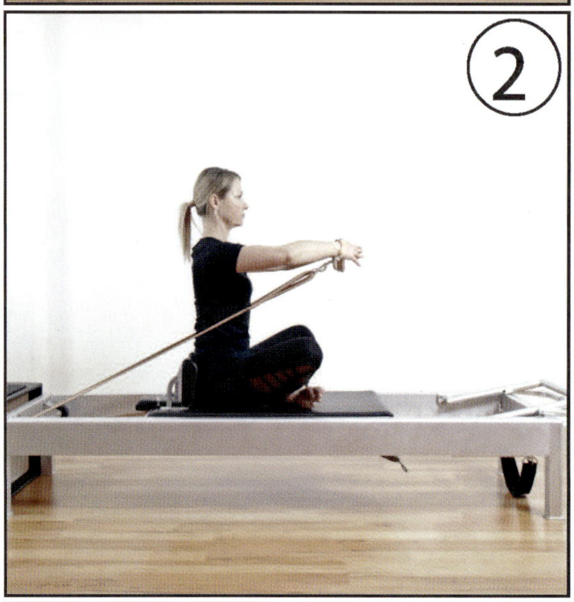

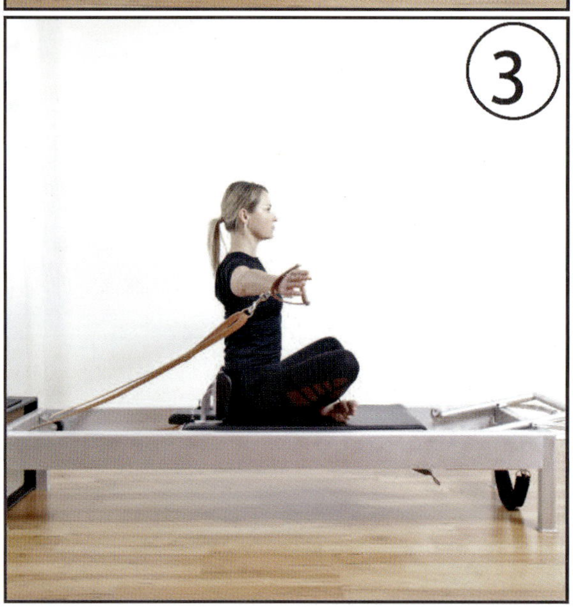

15. 로잉 시리즈 – 허그 Rowing Series-Hug

2/2

일반적인 시작자세: 1 스프링, 풋바는 아래로

- 캐리지 위에 앉아서 엉덩이를 숄더레스트에 대고 앉는다.
- 다리는 양반자세를 하고 앉는다.
- 손은 스트랩을 잡으며, 손바닥이 앞을 향하게 만든다. 팔은 열려 있고 상체 옆으로 보낸다.
- 똑바로 앉아서 엉덩이 뼈가 서로 만날 수 있게 만든다.
- 팔꿈치는 살짝 구부려져 있다.

운동 목적:

- 호흡운동
- 어깨와 상체 근육의 안정화
- 큰가슴근의 강화

운동 실행: 3-6회

팔을 앞으로 가져올 때 숨을 들이마신다. 가슴은 활짝 연다. 손가락이 서로 만난다. 팔은 숨을 다시 내 쉴 때 다시 연다. 갈비뼈는 아래로 가라앉는다. 팔은 상체 앞쪽으로만 가져온다. 이 동작을 3회 반복한다.

그리고 난 후에 팔은 다시 앞으로 가져오고, 동시에 다시 숨을 들이마신다. 숨을 폐에서부터 뱉어 내려고 한다. 손가락이 만났다가 숨을 들이마시기 전에 바깥쪽으로 다시 보낸다. 팔은 상체 앞쪽으로만 가져온다. 이 동작을 3회 반복한다.

흔한 실수:

- 팔이 상체 뒤로 넘어가는 것
- 어깨가 팔을 앞으로 보낼 때 말려지는 것. 가슴은 아래로 내려가고 어깨의 안정성이 떨어지는 것
- 팔을 다시 가지고 올 때 배의 힘이 빠지는 것
- 코어 근육에 힘이 빠지는 것

변형 또는 응용 동작:

- 어깨가 말렸다면 팔은 어깨너비까지만 보낸다.
- 다른 가슴 근육을 운동시킨다.: 손은 바닥을 향한다. 안쪽으로 가지고 올 때 엄지손가락이 제일 먼저 만난다. 두 번째로는 검지 그리고 새끼손가락까지 양손이 겹쳐진다. 이 동작을 반복할 때, 손이 안쪽으로 가져와질 때 손바닥과 아래 팔이 돌아가는데, 이때 손바닥이 위쪽을 향해야 한다. 그리고 다시 돌아올 때는 지금과 했던 방향과 다른 방향으로 손가락을 돌려서 운동을 한다.
- 집중력과 몸의 인지의 변형: 이와 같은 움직임을 눈을 감고 진행한다.
- 양반자세가 불편하거나 불가능하다면 두 다리를 펴고 있거나 무릎을 꿇고 있아 운동을 진행한다.
- 2개의 스프링은 힘이 좋은 사람이 사용한다.

금기증/주의점: -

16. 롱박스 시리즈 - 스완 Long Box Series-Swan

1/3 (조셉 필라테스 / 캐롤라 트리어: 스완 다이브)

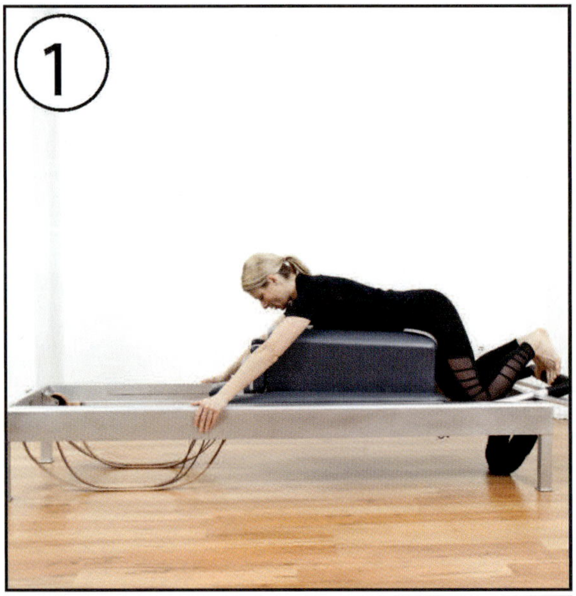

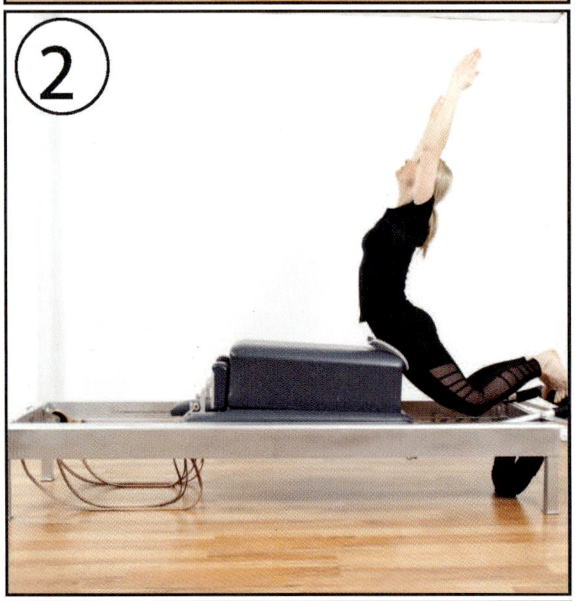

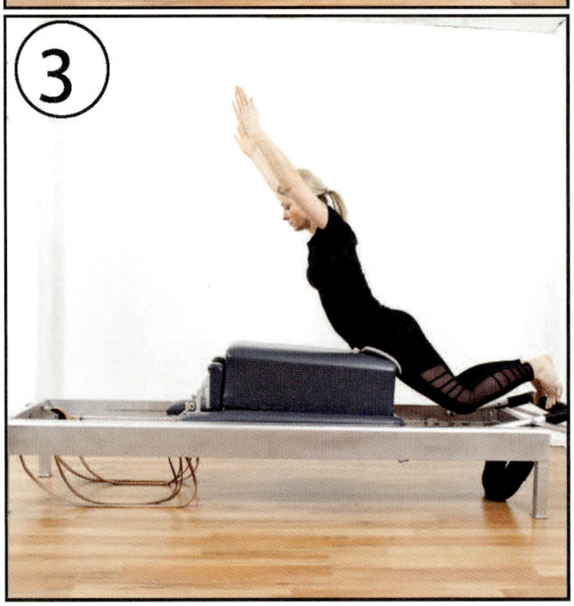

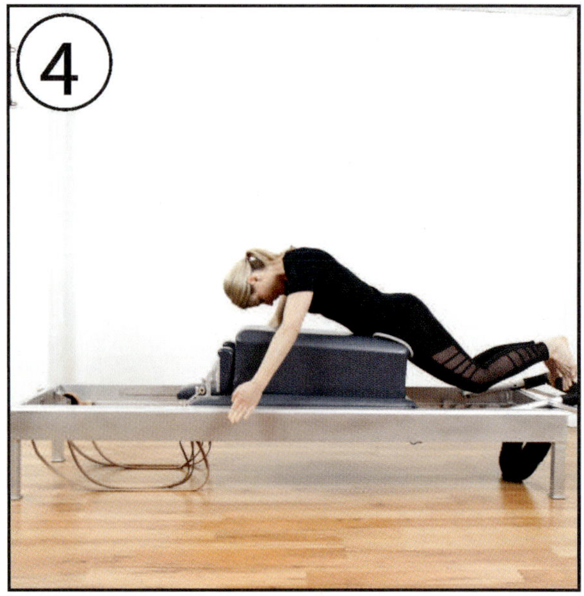

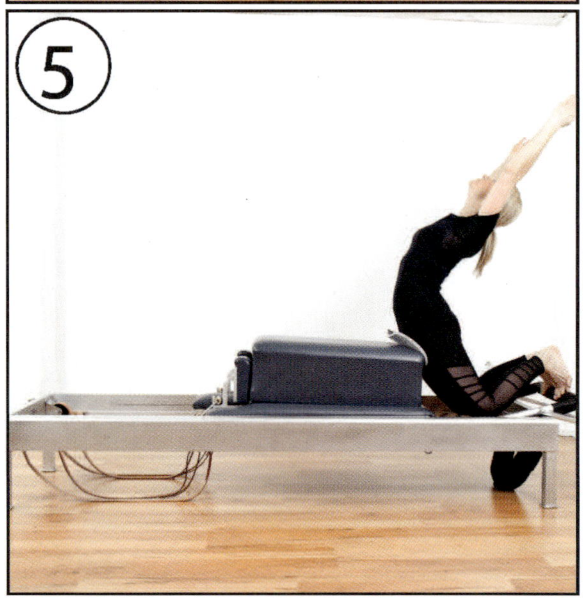

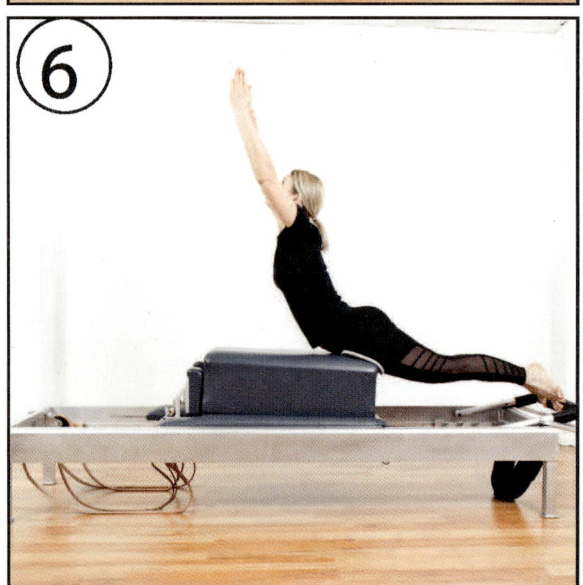

16. 롱박스 시리즈 – 스완 Long Box Series-Swan

2/3 (조셉 필라테스 / 캐롤라 트리어: 스완 다이브)

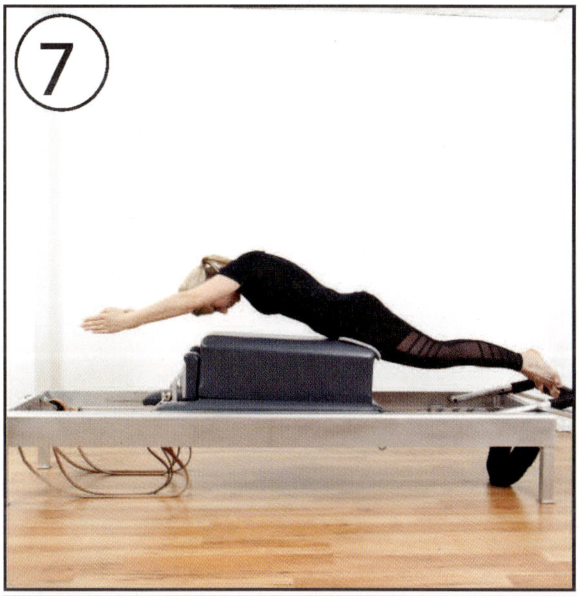

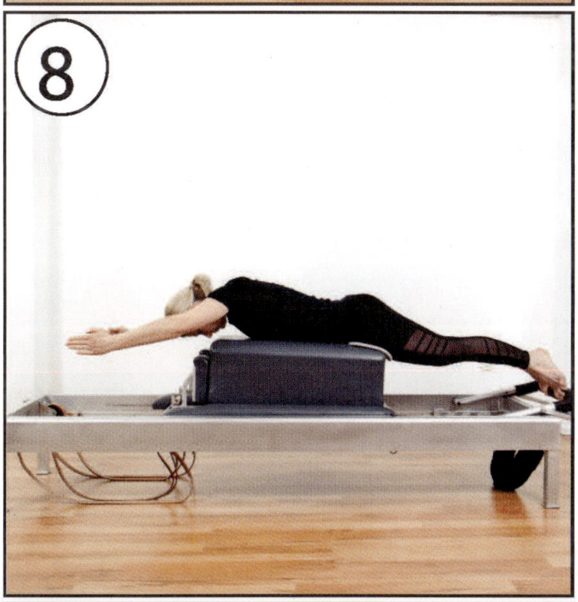

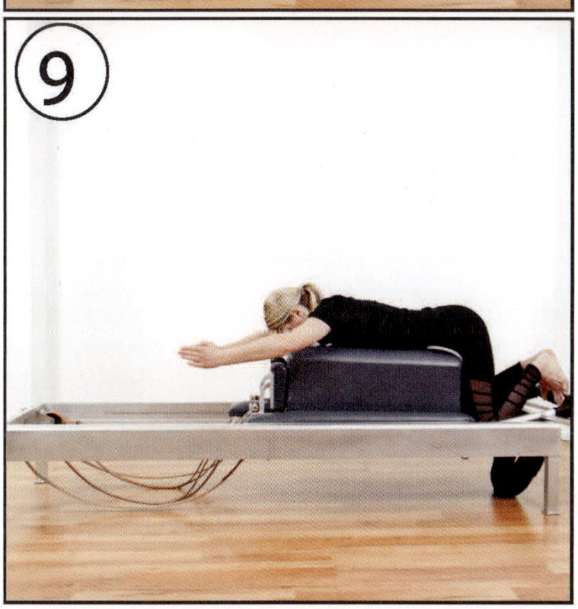

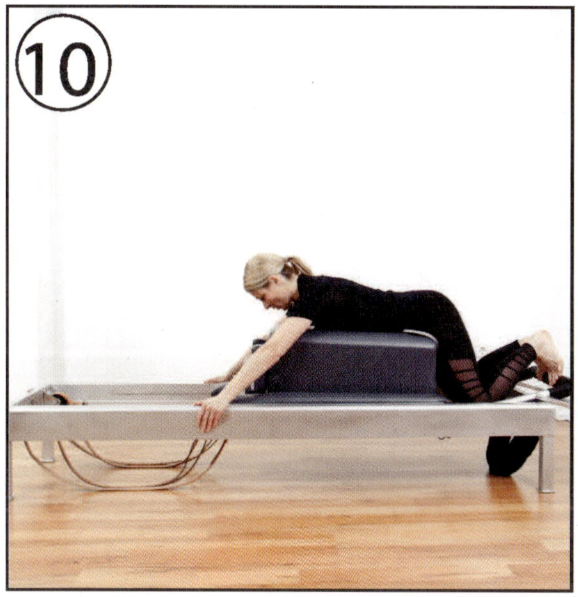

16. 롱박스 시리즈 – 스완 Long Box Series-Swan

3/3 (조셉 필라테스 / 캐롤라 트리어: 스완 다이브)

일반적인 시작자세: 2-3 스프링, 풋바는 아래로, 박스는 세로로, 발 패드는 앞쪽 부분에 (필요한 경우)

- 박스 모서리 부분엔 골반 앞부분 치골과 허벅지를 올린다.
- 다리는 구부린 채로 발은 'V'자를 만든다.
- 가능한 발 자세:
  a. 풋바 위에 발을 올리는 것
  b. 풋 스트랩을 사용하지 않은 채로 발은 안쪽으로 돌려 리포머 앞쪽 부분에 올리는 것
  c. 똑같은 자세를 취하지만, 풋 스트랩이 발목에 걸쳐져 있는 것(쇼트 박스처럼)
- 가능한 무릎 자세:
  a. 무릎을 리포머 위에 올리는 것
  b. 무릎을 리포머 바깥쪽으로 올리거나 리포머에 벗어나게끔 올리는 것

운동 목적:

- 등근육 전체를 강화
- 상체의 측면 부분 스트레칭

운동 실행: 1-3세트

리포머 캐리지를 최대한 움직이지 않고, 코어근육에 힘을 주며, 상체의 힘으로 상체가 많이 꺾이지 않는 선까지 몸을 컨트롤하며 올라간다. 팔은 귀에 가깝게 편다. 동일하게 캐리지가 움직이지 않게 내려오되, 상체가 리포머 박스에 살짝 떠 있을 수 있도록 내려온다. 바닷가에 비치되어 있는 바람이 빠진 공처럼 누워있다고 생각을 한다.

다시 팔을 귀 옆으로 가져오면서 올라간다. 다리를 펴면서 자신이 들어 올릴 수 있는 만큼 상체를 들어 올린다. 그리고 나서 상체를 완전히 폈다가 천천히 집중하여 내려온다. 똑같이 박스 위에 조금 둥글게 돌아온다. 그 후에 상체에 힘을 완전히 뺀 후에 다리를 구부린다.

흔한 실수:

- 상체 전체를 들어 올리는 것이 아니라, 허리 아래 부분에만 무리를 주며 올라오는 것

변형 또는 응용 동작:

- 바로 올라오지 않고, 먼저 양손과 펴진 팔로 박스의 도움을 받아 캐리지를 다리가 펴질 수 있을 때까지 보낸 후에 올라온다. 발은 작은 'V'자를 만들고 발을 굽혔다 편다.
- 처음 올라올 때 팔이 제일 위에 위치하며, 팔을 위에서 아래로 내린다. 팔이 다 내려간 후에 상체가 내려간다. 그리고 나서 팔이 바깥쪽에서 위로 다시 올라간다. 그 후에 다리를 편다.
- 변형으로는 두 번째 올라올 때 팔을 옆으로 보낸다.
- 레더 바렐에서도 이 동작이 가능하다.

금기증/주의점:

- 허리 아래 부분을 너무 과도하게 많이 사용하는 것

17. 롱박스 시리즈 - 풀 스트랩 Long Box Series-Pull Straps

1/3

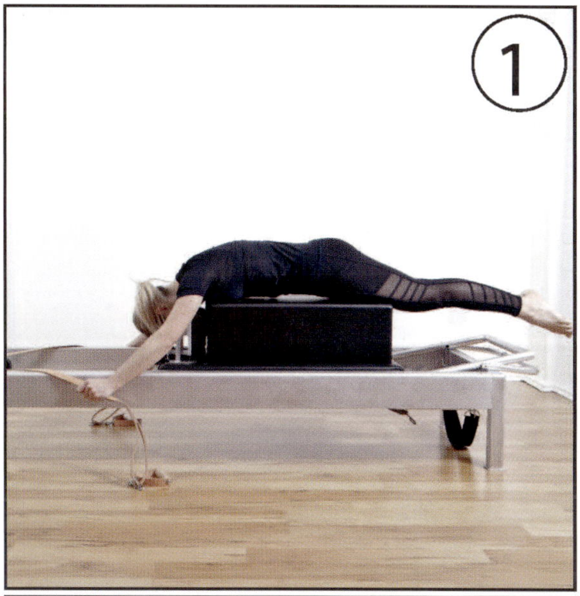

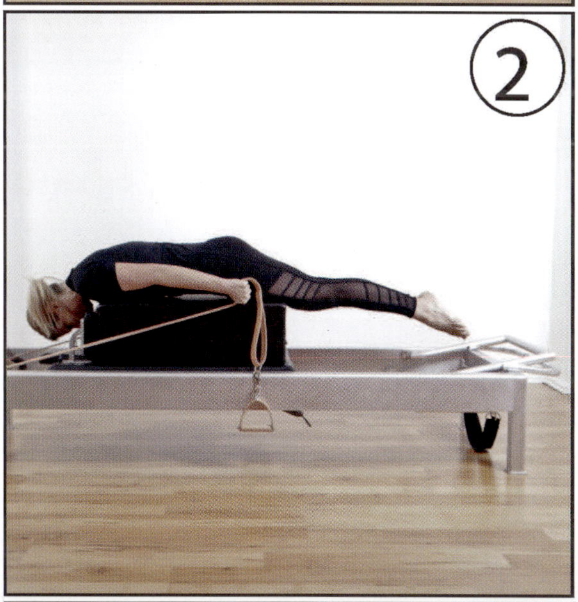

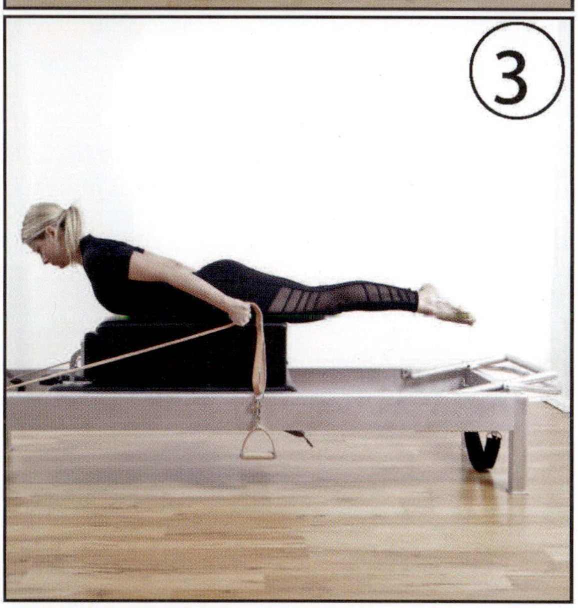

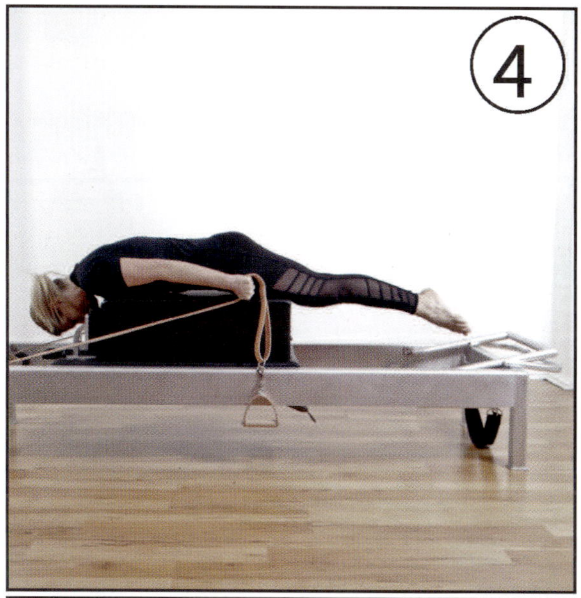

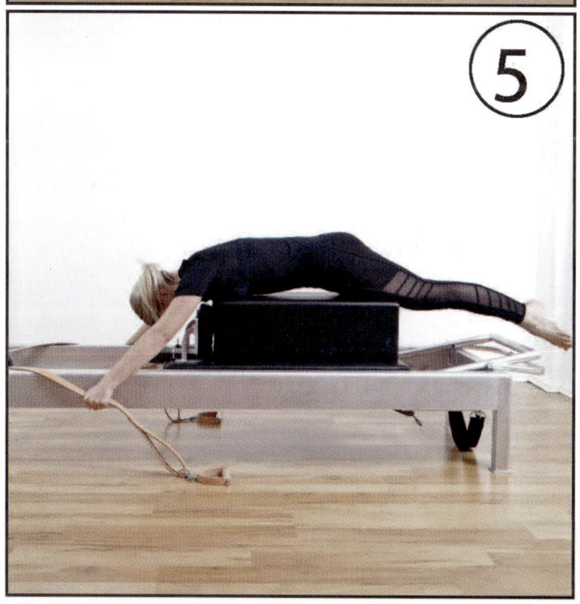

17. 롱박스 시리즈 - 풀 스트랩 Long Box Series-Pull Straps
2/3

일반적인 시작자세: 1 스프링, 풋바는 아래로, 박스는 세로로

- 리포머 끝부분을 바라보며 배를 대고 눕는다.
- 어깨는 박스 앞쪽 부분을 전통적인 방식으로 감싸고 눕는다.
- 스트랩 앞쪽을 양손으로 잡아 앞으로 최대한 팔을 뻗는다.
- 당기는 힘이 쎈 사람일수록 자신에게 맞추어서 스트랩을 잡는다. 그때 캐리지쪽으로 더 가깝게 잡도록 한다.
- 손가락끝으로 줄을 잡고 손바닥을 향해 누른다.
- 엄지손가락은 조금 더 균형잡힌 움직임과 손목의 위치를 잘 조절할 수 있도록 스트랩 위에 올린다.
- 팔을 다 편 상태에서 스트랩은 살짝 팽팽할 수 있도록 만들지만, 스프링의 움직임은 없어야 한다.
- 다리는 서로 붙이며, 발은 'V'자를 만든다.
- 다리는 살짝 밑으로 떨어뜨린다.
- 갈비뼈는 서로 모으고, 배는 박스에서부터 떨어뜨리도록 한다. 티져 자세에서 반대로 올라온다고 생각을 하며 운동을 진행한다.

운동 목적:

- 등 상부 펴짐근, 승모근, 능형근, 삼두근 및 넓은등근에 초점을 맞춰 등근육 전체를 강화한다.
- 상체 앞쪽을 열어주는 스트레칭

운동 실행: 3-5회

견갑골은 아래로 내리며, 팔은 편 상태로 밑에서 골반쪽을 향해서 당긴다. 손바닥은 골반쪽으로 향한다. 혹시 이 운동을 실행하기가 힘들어서 중간에 뒤로 당기는 것을 멈춰야하거나, 몸이 다른 방향으로 움직이게 되는 상황이라면 뒤로 당기는 것을 멈춘다.

가슴 앞부분을 살짝 올려준 후에 머리부터 흉추(중간 척추부분)까지 일자로 유지시킨다. 갈비뼈 아래쪽은 계속 박스 위에 위치한다. 다리는 바닥과 평행을 유지하되, 다리가 많이 들려서 아래쪽 허리에 아무런 운동을 할 수 없게 해서는 안된다. 내 몸이 길어지고, 쇄골을 활짝 열어주는 것은 매우 중요하다.

다시 시작자세로 돌아와서 갈비뼈는 서로 닫아준다. 상체 후면 부분에 스트레칭 된 부분을 느끼며, 상체는 살짝 둥그렇게 말아주고, 골반도 후방경사를 살짝주며, 다리가 살짝 내려가는 것을 느껴본다. 그리고 나서 팔은 다시 펴서 리포머 가까이 위치한 상태에서 캐리지는 다시 원상복귀 시킨다.

흔한 실수:

- 손바닥이 계속 리포머/박스/상체 쪽으로 향하는 것이 아닌 골반과 팔이 가까워질 때쯤 손을 돌리는 것. 그래서 손바닥이 천장을 향하는 것. 이것은 이 동작을 했을때 광배근에만 몸 전체의 조절을 맡겼고, 팔을 돌리는 것을 이 근육만 이용했다는 것과 같다.
- 손목의 형태가 유지되지 않고, 한 방향을 치우쳐 지는 것
- 스트랩이 마지막 동작에 아래로 쳐져 있는 것
- 상체 중에서도 머리가 많이 들어 올려지거나 꺾여지는 것
- 상체가 많이 들어져서 갈비뼈가 박스에 닿지 않는 것

17. 롱박스 시리즈 – 풀 스트랩 Long Box Series-Pull Straps 3/3

변형 또는 응용 동작:

- 박스에 누운 자세가 불편하다면, 상체를 박스에서 더 앞으로 보낸다. 박스 끝부분에 어깨를 올리거나 가슴을 올린다.
- 아래쪽 허리에 힘이 가해져서 다리가 벌어지는 것
- 허리에 문제가 있는 사람이라면 최대한 복부에 힘을 줘서 상체가 최대한 올라오지 못하게 한다.
- 마지막 반복할때 더 많이 올라오는 것
- 흔한 운동 방법: 팔을 보낸 후에 상체가 올라오는 것을 두 가지 운동 방법으로 나누는 것이 아닌, 동시에 뒤로 팔을 보내면서 올라오는 것. 내려올 때도 동일한 방법으로, 내려오면서 팔도 앞으로 보낸다.
- 상체를 먼저 들어 올린 후에 뒤로 팔을 보내는 것. 반복적인 움직임을 할때 상체는 위에서 있는 상태를 계속 지속한다.

금기증/주의점: –

18. 롱박스 시리즈 - T 풀 Long Box Series-T-Pull

1/2 (대체: T 스트랩스)

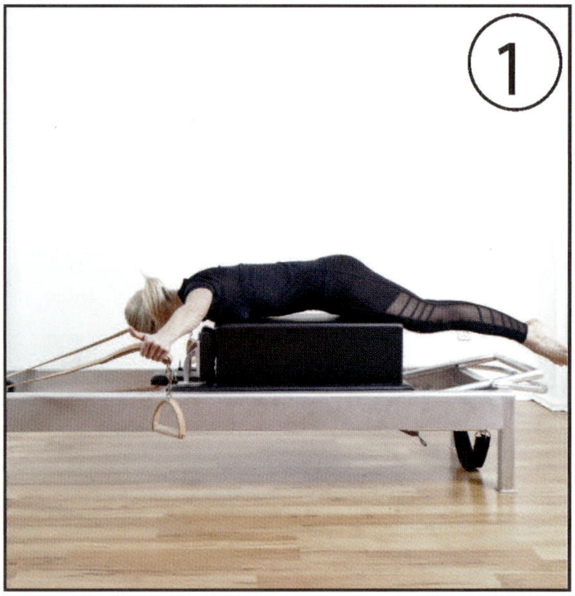

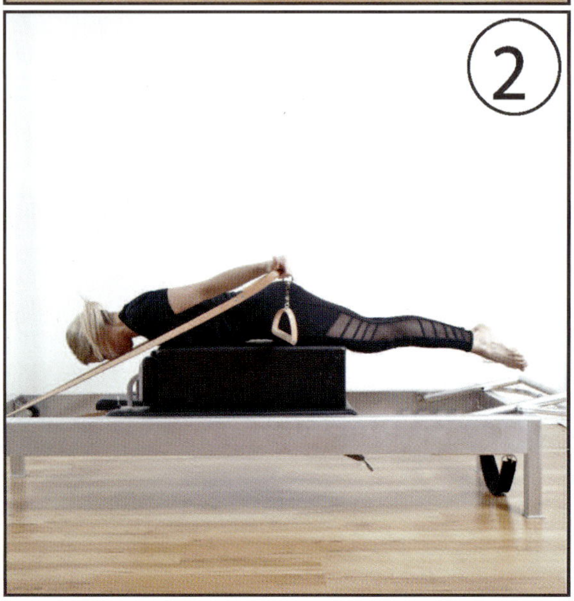

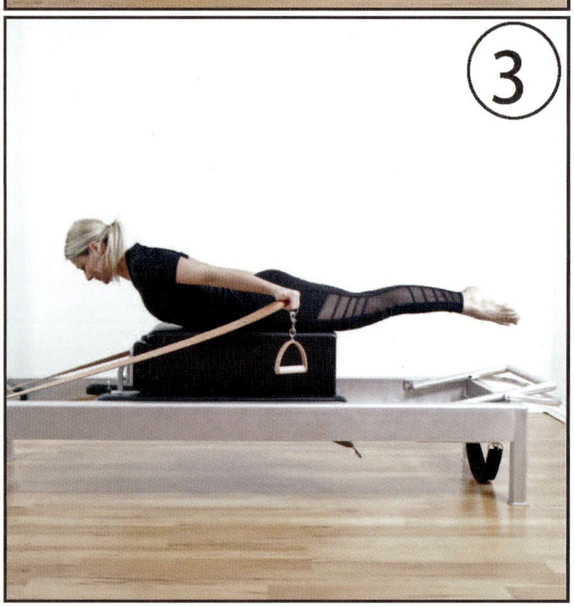

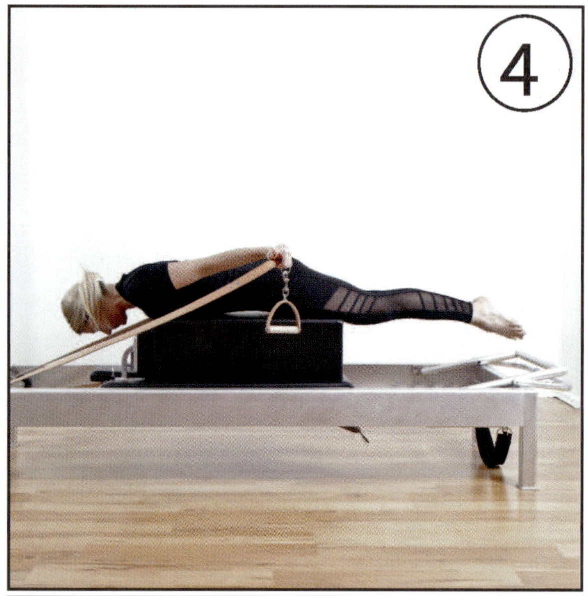

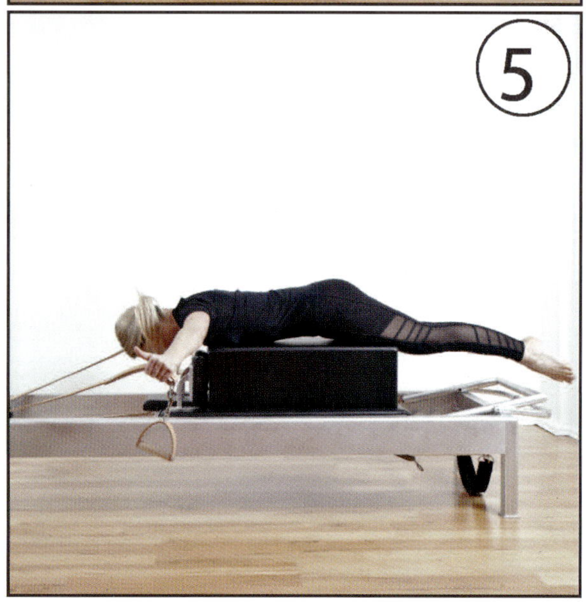

18. 롱박스 시리즈 – T 풀 Long Box Series–T-Pull

2/2 (대체: T 스트랩스)

일반적인 시작자세: 1 스프링, 풋바는 아래로, 박스는 세로로

- 리포머의 뒤쪽을 향해 엎드려 박스 위에 눕는다. 박스 모서리에 어깨선을 맞춘다.
- 보통은 숏스파인 루프의 끝에서 스트랩을 잡고 손은 바깥으로 최대한 뻗어준다.
- 손가락 끝으로 스트랩을 잡고 손바닥 끝으로 눌러준다.
- 엄지손가락은 히치하이킹을 하듯이 위로 올린 상태에서, 팔을 벌리고 바깥쪽으로 돌려준다.
- 스프링을 열지 않더라도 스트랩은 약간 팽팽하다.
- 양 다리를 붙여주고 약간 들어 올린다. ● 발은 작은 'V' 모양으로 한다.
- 갈비뼈를 닫고 박스에서 배를 위로 당긴다. 이 자세는 티저 운동의 초기 컬업 동작이 거꾸로 된 것처럼 보인다.

운동 목적:

- 등 상부 펴짐근, 승모근, 능형근, 가시아래근, 작은원근, 부리위팔근, 삼두근 및 넓은등근에 초점을 맞춰 등근육 전체를 강화한다.
- 상체 앞쪽을 열어주는 스트레칭

운동 실행: 3–5회

견갑골을 아래쪽으로 당긴다. 직선을 따라 지면과 평행하게 뻗은 팔을 엉덩이 쪽으로 당긴다. 엄지손가락은 가급적 위를 향하게 한다. 팔이 다시 안쪽으로 약간 회전하는 것은 정상이다. 하지만 손바닥이 아래를 향하지는 않게 한다.

팔을 더 뒤로 당길 수 없게 되면 머리를 흉추와 일직선이 되도록 유지하면서 가슴 위쪽을 들어 올린다.
갈비뼈는 박스 위에 있고 다리는 바닥과 평행이 되도록 들어 올린다.

하지만 하중이 허리로 옮겨가는 것을 피하기 위해 다리를 과하게 올리면 안된다.

쇄골이 길어지고 열렸다는 느낌이 핵심이다.

갈비뼈의 연결을 유지하면서 초기 엎드린 자세로 돌아간다. 약간 둥글게 하고, 골반을 뒤쪽으로 기울이고,
다리를 약간 낮추어 등에 주어지는 약간의 스트레칭을 즐긴다.

그런 다음 캐리지를 다시 안쪽으로 이동시키면서 팔을 일정한 높이로 되돌린다.

흔한 실수:

- 손이 회전되어 엄지가 아래를 향하고 있다.
- 손목이 충분히 안정되지 않아 한 방향 또는 다른 방향으로 치우친다.
- 동작 마지막에 스트랩이 느슨하게 걸려있다.
- 상체 대신 주로 머리를 들어 올려 과도하게 뻗는다.
- 상체가 너무 많이 들려 있어 갈비뼈 아래가 더 이상 박스에 붙어있지 않다.

변형 또는 응용 동작:

- 박스의 위치가 불편하다고 느껴지면 몸체를 앞으로, 리포머의 뒤쪽으로 이동해 어깨나 가슴을 박스 가장자리 위에 위치하게 한다.
- 허리에 압박이 느껴지는 경우 다리를 벌려준다.
- 허리 통증이 있는 사람은 배에 힘을 주어 이를 보상할 수 없다면 상체를 들지 않는다.
- 마지막 반복에서는 더 높이 올린다.
- 가장 일반적인 실행: 팔의 움직임과 상체 들어 올리기를 2단계로 따로 하는 대신 당기면서 동시에 올리도록 한다. 마찬가지로 팔을 앞으로 내밀면서 상체를 다시 내린다.
- 당기기 동작을 시작하기 전에 먼저 일어난다. 반복 사이에 몸을 높게 유지한다.

금기증/주의점: –

19. 롱박스 시리즈 – 백 스트로크 Long Box Series–Backstroke

1/4 (조셉 필라테스: 스위밍–백 스트로크 / 캐롤라 트리어: 백 스트로크 스위밍)

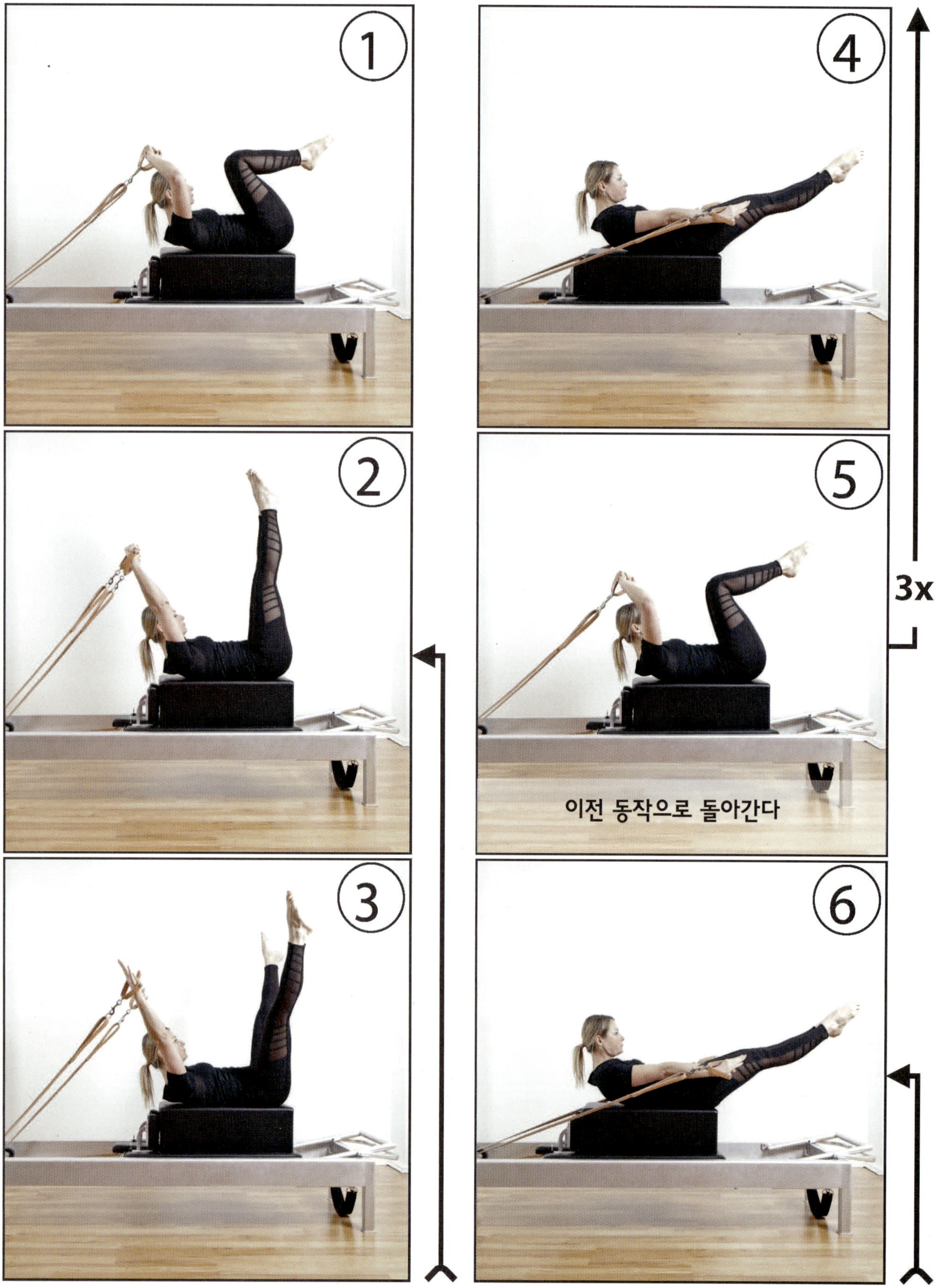

19. 롱박스 시리즈 – 백 스트로크 Long Box Series–Backstroke

2/4 (조셉 필라테스: 스위밍–백 스트로크 / 캐롤라 트리어: 백 스트로크 스위밍)

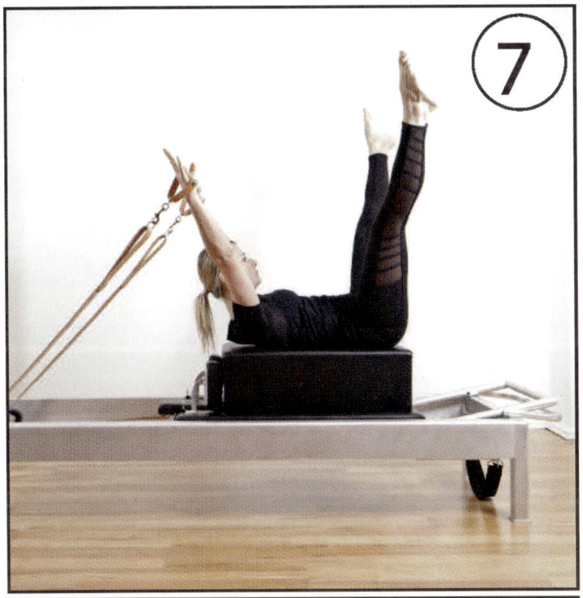

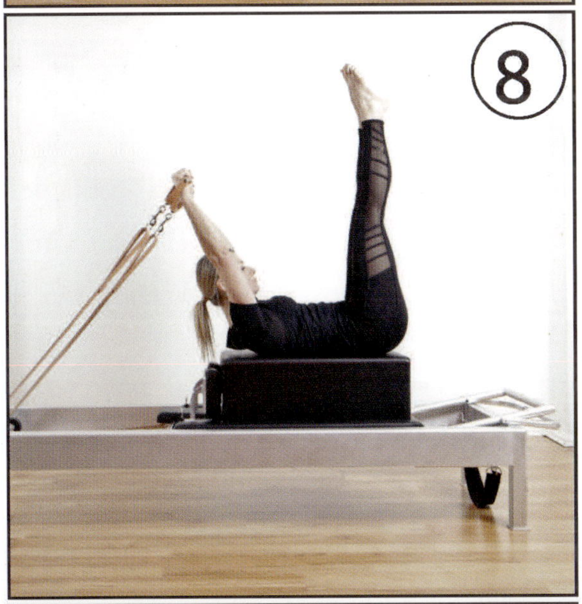

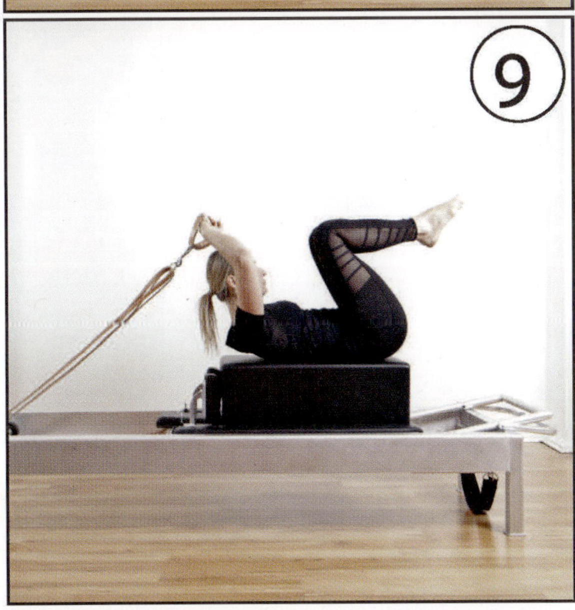

3x

19. 롱박스 시리즈 – 백 스트로크 Long Box Series–Backstroke

3/4 (조셉 필라테스: 스위밍–백 스트로크 / 캐롤라 트리어: 백 스트로크 스위밍)

일반적인 시작자세: 2 스프링, 풋바는 아래로, 박스는 세로로

- 리포머 끝부분을 바라보며 배를 대고 눕는다.
- 어깨는 박스 앞쪽 부분을 감싸고 눕는다.
- 반대쪽에 손을 대고 박스 위에 앉는다.
- 그리고 같은 쪽 발은 풋바 위에 올린다.
- 다른 손도 박스 위에 올려 세운다.
- 두 번째 발도 풋바 위에 올린다.
- 박스 맨 밑부분에서 미끄러질 것 같은 느낌을 느끼며 앉는다.
- 등을 대고 누운 후에 무릎을 몸쪽으로 당겨온다.
- 머리가 리포머 끝에 오게끔 눕는다.
- 엉덩이를 박스 끝부분에 대어주며 힘을 준다.
- 무릎이 살짝 구부려진 채로 가슴쪽으로 당기고, 골반이 살짝 후방경사가 될 수 있도록 만들면서 요추는 평편하게 유지한다.
- 발은 작은 'V'모양을 유지한다.
- 손은 핸들을 잡는다.
- 팔꿈치는 바깥쪽을 향하되 살짝 구부린다.
- 양손은 주먹을 쥔 채로 머리 위에서 살짝 붙여준다.
- 스프링은 열린 상태가 아직 아니다.
- 머리와 가슴은 살짝 들어준다.
- 견갑골의 끝부분인 어깨뼈에 꼭지점이 캐리지에 살짝 닫는다.

운동 목적:

- 복부 전체와 고관절굴곡근, 그리고 광배근의 강화
- 요추의 안정화

운동 실행: 3–5회

사진 2: 다리와 팔을 최대한 가까이 평행을 유지하면서 위로 뻗어준다. 캐리지의 움직임은 없다. 다리는 붙여져 있는 상태에서 바깥쪽으로 살짝 돌아갔고, 양 팔을 어깨너비만큼 벌려준다.

사진 3: 다리와 팔은 리포머의 넓이만큼 벌려진다.

사진 4: 다리와 팔은 무지개를 그리는 것처럼 앞으로 보낸다. 다리는 붙어있으며, 바깥쪽으로 살짝 돌아가 있다. 팔은 펴진 채로 몸 옆부분에 딱 붙어있다. 다리의 높이는 이 운동을 하는 사람의 실력에 따라 좌우된다. 잠시동안 멈추었다가 다리를 변형하지 않은 채로 가져오려고 해야 한다.

사진 5: 상체나 머리를 내리지 않은 채로 다시 시작자세로 돌아온다. 이 운동을 3에서 5회 실시한 후에 방향을 바꾸어준다.

사진 6: 다리와 팔은 앞으로 가지고 온다. 다리는 살짝 바깥으로 돌아간 채로 붙어있으며, 발은 작은 'V'자를 유지한다. 펴진 팔은 몸 옆에 가까이 붙인다. 다리의 높이는 이 운동을 하는 사람의 실력에 따라 좌우된다.

사진 7: 리포머의 넓이 만큼 다리와 팔을 벌렸다가 다시 위로 보낸다.

사진 8: 다리는 붙이고 팔은 어깨너비를 유지한다.

사진 9: 상체와 머리를 내리지 않은 채로 다시 시작자세로 돌아온다. 이 운동을 3에서 5회 실시한다.

19. 롱박스 시리즈 – 백 스트로크 Long Box Series–Backstroke

4/4 (조셉 필라테스: 스위밍–백 스트로크 / 캐롤라 트리어: 백 스트로크 스위밍)

흔한 실수:

- 허리가 과도하게 꺾여지는 것. 다리는 내가 할 수 있는 선에서 든다.
- 캐리지가 운동시작 전에 이미 움직인다.
- 상체가 운동이 시작되면서 서서히 내려간다.
- 가슴으로부터 머리를 들어 올리는 것이 아닌 머리를 너무 뻣뻣하게 들어 올리게 되는 것. 이로 인해 몸에 필요한 굴곡이 생기지 않는것. 머리가 상당히 많이 앞으로 튀어나온 것
- 팔이 제대로 펴지지 않은 것
- 어깨의 안정화가 되지 않아서 견갑골에 많은 무리를 주는 것
- 손목의 형태가 운동을 진행할 때 유지되지 않는 것

변형 또는 응용 동작: –

금기증/주의점:

- 경추, 목 척추뼈에 문제가 있는 사람은 지속된 경추의 굴곡으로 목에 많은 무리가 올 수 있다.
- 요추가 박스 위에 다 올려진 상태를 유지할 수 없다면, 요추에 무리가 많이 갈 수 있다.

20. 롱박스 시리즈 – 티져 Long Box Series-Teaser

1/5 (조셉 필라테스: 컨트롤-스트레치)

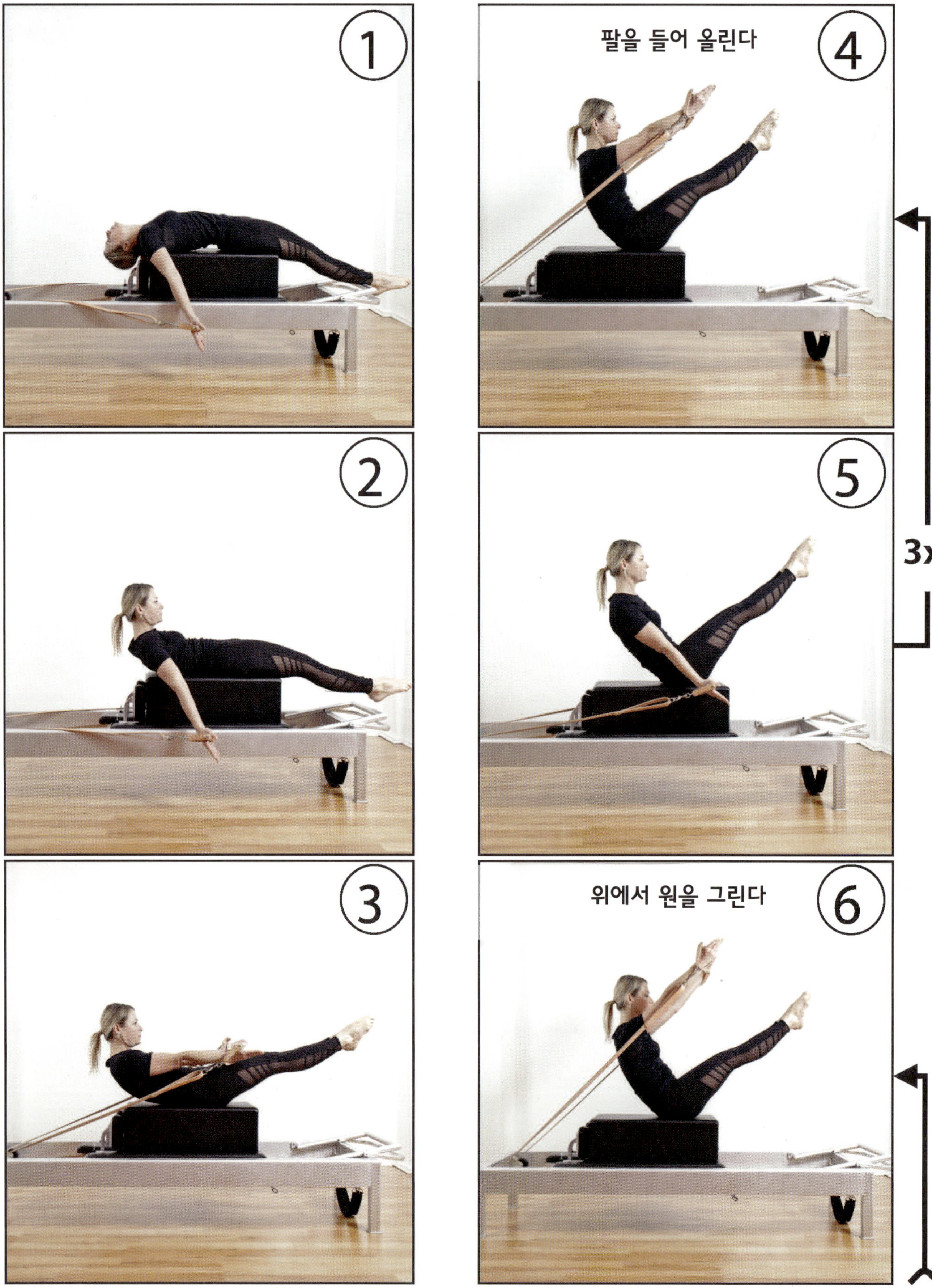

1
2
3
팔을 들어 올린다
4
5
3x
위에서 원을 그린다
6

20. 롱박스 시리즈 – 티져 Long Box Series–Teaser

2/5 (조셉 필라테스: 컨트롤–스트레치)

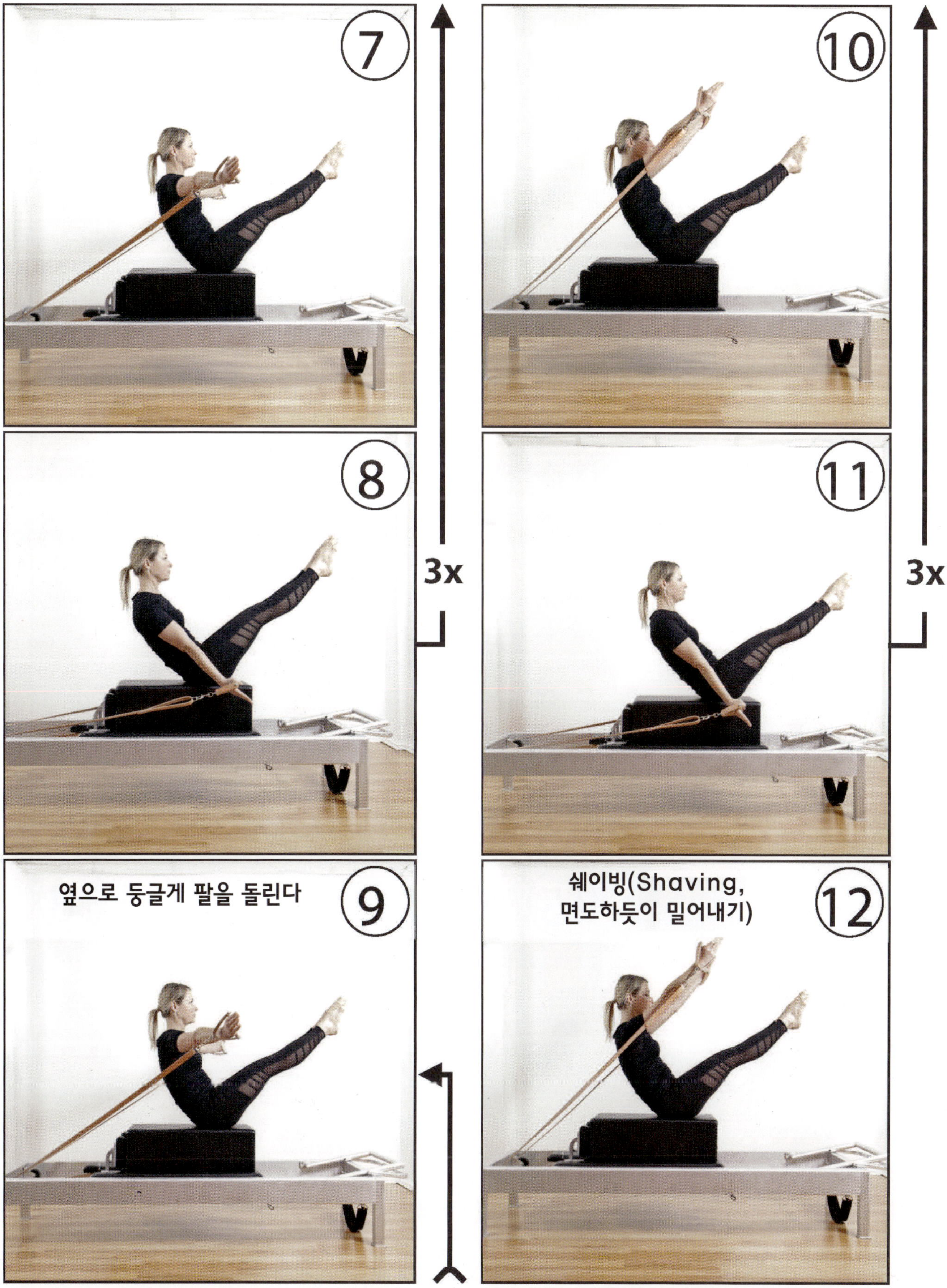
7
8
3x
옆으로 둥글게 팔을 돌린다
9
10
11
3x
쉐이빙(Shaving,
면도하듯이 밀어내기)
12

20. 롱박스 시리즈 – 티져 Long Box Series–Teaser

3/5 (조셉 필라테스: 컨트롤–스트레치)

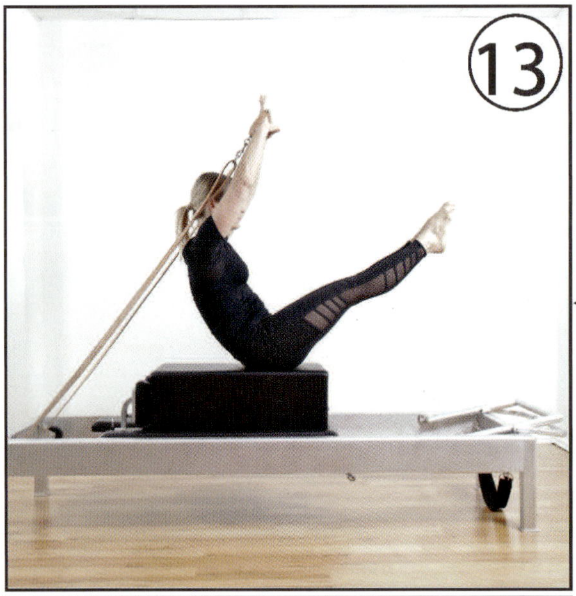

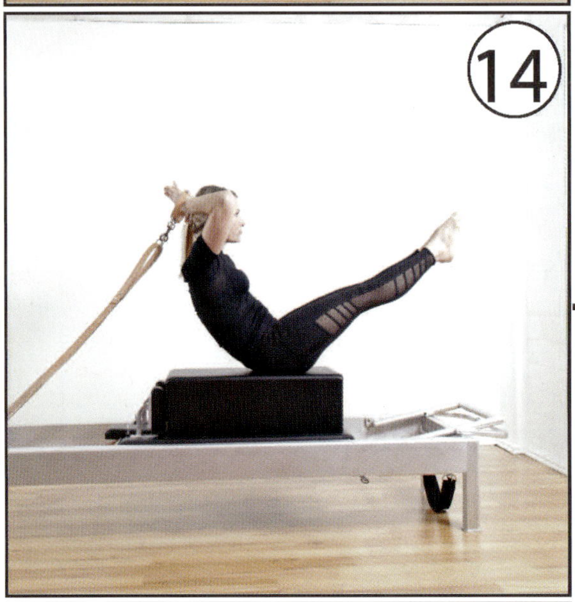

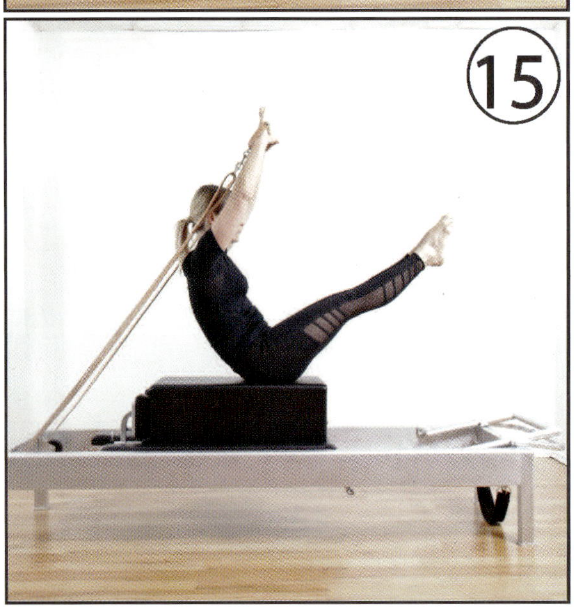

3x

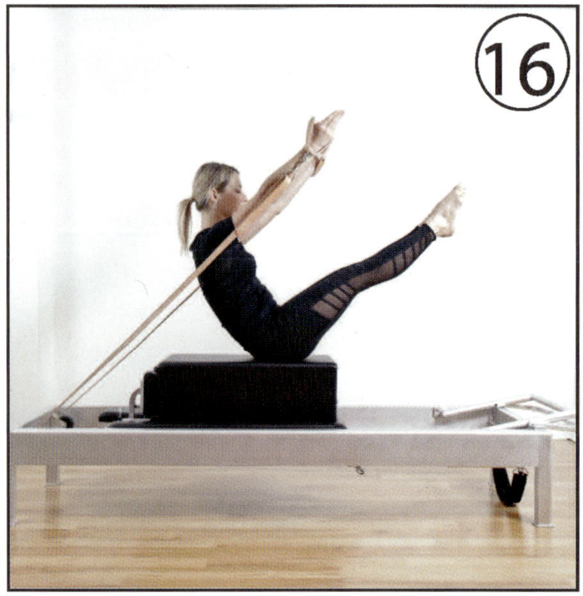

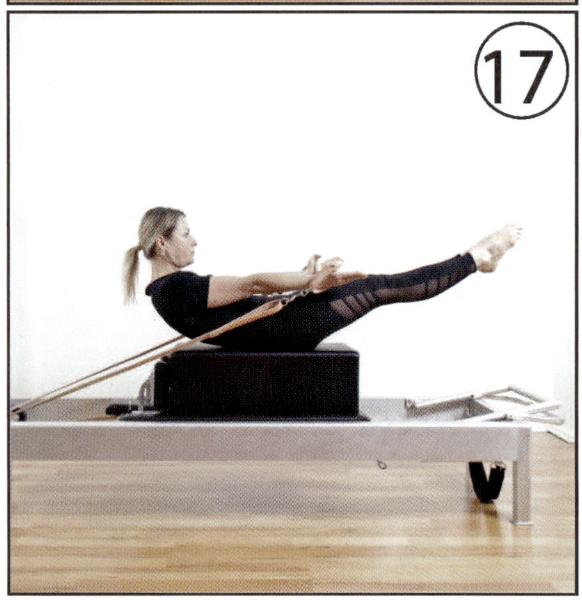

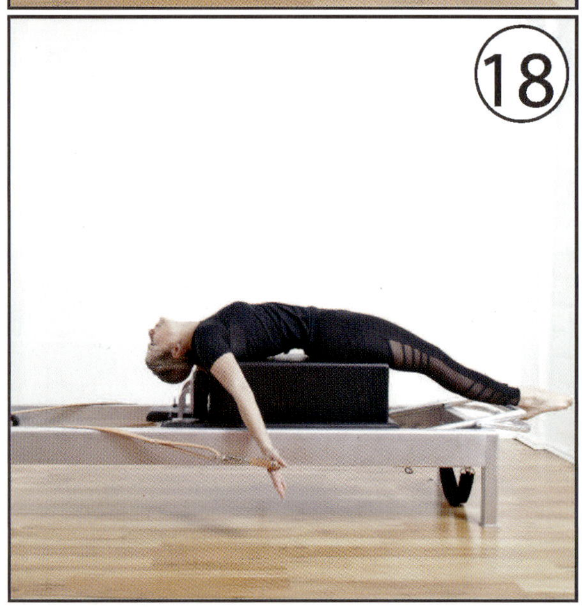

20. 롱박스 시리즈 – 티져 Long Box Series-Teaser

4/5 (조셉 필라테스: 컨트롤-스트레치)

일반적인 시작자세: 1 스프링, 풋바는 아래로, 박스는 세로로

- 박스 위에 백스트로크 동작보다 조금 더 뒷쪽으로 눕는다. 그렇지 않으면 티져를 만들 때 떨어질 위험이 있다.
- 어깨는 최대한 박스 위에 올린다.
- 머리는 편안하게 들어 올리되, 꺾이지 않게 한다.
- 다리는 붙인 상태에서 펴고, 바깥쪽으로 살짝 돌리며, 다리 안쪽에 힘을 주면서 풋바쪽으로 내린다. 데드 행 자세로 온다.
- 발은 작은 'V'를 유지한다.
- 핸들은 잡은 양손의 손바닥은 위를 향한다.
- 배를 집어넣어서 척추가 과도하게 휘는 것을 방지한다.

운동 목적:

- 복부 전체와 깊은 고관절굴곡근의 강화
- 조화와 밸런스를 맞추기 위한 운동

운동 실행: 3-5회

머리와 가슴을 같이 들어 올린다. 앞을 바라보며, 등은 최대한 평편하게 박스에 붙인다.

다리와 팔이 눈 높이만큼 올라갈 수 있게 올린다(사진 3). 그리고 나서 앉으면서 다리를 45°로 가지고 온다.
팔은 동시에 올라가며, 다리와 평행을 유지할 수 있도록 만든다(사진 4).

팔 동작: 팔은 상체의 자세를 유지하면서 골반 높이까지 내렸다가 귀 높이까지 올리는 것을 반복한다. 손바닥은 귀쪽으로 올리는 것을 3회 연속해서 반복할 때는 위쪽을 향하게 만든다. 그리고 난 후 운동 실행을 멈추거나, 팔을 귀 높이까지 올리는 것이 가능하다면, 동그라미 그리는 것을 반복하여 진행한다. 운동을 진행할 때, 동작을 더 진행이 가능한지, 불가능한지, 항상 동작이 끝나면 확인을 해야 한다.

팔 돌리기: 팔은 귀 옆까지 들어 올린다(사진 6). 손바닥은 귀쪽으로 향할 때는 윗쪽을 향하고 내릴 때는 아래쪽으로 돌린다. 그리고 난 후, 팔은 큰 반원을 바깥쪽으로 그리며 골반쪽으로 가져온다(사진 8). 손은 앞을 향한다. 이 동작을 3회 반복한 후에 운동방향을 바꾼다. 이제 운동을 멈추거나, 돌리는 것을 문제없이 해내었을 경우에는 쉐이빙 동작을 진행한다.

쉐이빙: 쉐이빙 동작을 위해서 팔을 귀와 평행이 될 수 있도록 올린다. 손바닥은 귀쪽으로 향할 때는 윗쪽을 향하고 내릴 때는 아래쪽으로 돌린다. 양손은 서로를 향해서 돌아가고, 엄지손가락의 끝부분이 겹쳐지며 서로를 누른다.
팔꿈치는 넓게 벌린다(사진 14). 그리고 팔은 다시 편다. 그러면서 다리는 올릴 수 있는 만큼 올리는 것을 지속한다.

다시 내려올 때는 Dead Hang 동작을 한다고 생각하며 내려오려고 하며, 스프링이 열려 있는 상태를 유지하려고 한다.

20. 롱박스 시리즈 – 티져 Long Box Series–Teaser

5/5 (조셉 필라테스: 컨트롤–스트레치)

흔한 실수:

- 다리가 45° 이상 올라가거나 45°에 미치지 못하고 내려가는 것.

변형 또는 응용 동작:

- 이 운동 시리즈를 하면서 다리 원 그리는 운동까지 할 수 있다. 다리를 내렸다가, 옆으로 벌리고 그리고 다시 위로 올린 후에 붙이는 것까지. 3회에서 5회 정도 반복하고, 방향을 바꾼다.
- 한 다리만 이용해서 할 수 있는 변형된 운동을 진행한다. 예를 들어, Teaser Preps One Leg 또는 Teaser Prep.
- 발을 작은 'V'자 모양을 만들어 풋바 위에 올린다. 팔을 이용해서 롤 다운과 롤 업을 반복한다.

금기증/주의점:

- 허리가 과도하게 꺾이는 것, 척추전만증
- 박스 위에 앉을 때 너무 뒤쪽으로 앉아서 넘어지거나 부딪힐 가능성이 높은 것. 자세를 취할 때 몸 아랫부분에 많은 공간이 필요하다.

21. 롱박스 시리즈 – 브레스트스트로크 Long Box Series-Breaststroke

1/4 (조셉 필라테스: 브레스트스트로크 / 캐롤라 트리어: 브레스트스트로크 스위밍)

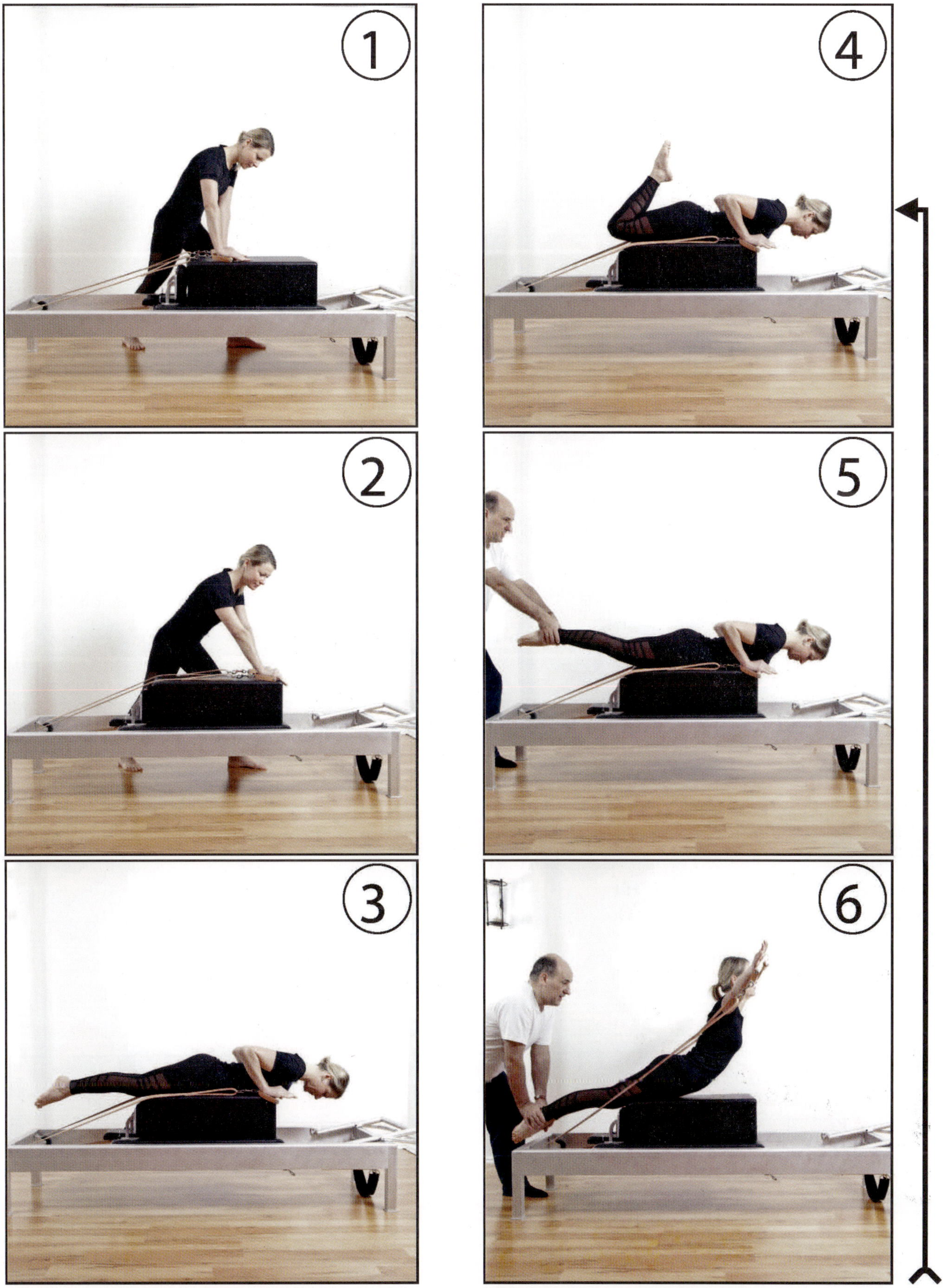

21. 롱박스 시리즈 – 브레스트스트로크 Long Box Series–Breaststroke

2/4 (조셉 필라테스: 브레스트스트로크 / 캐롤라 트리어: 브레스트스트로크 스위밍)

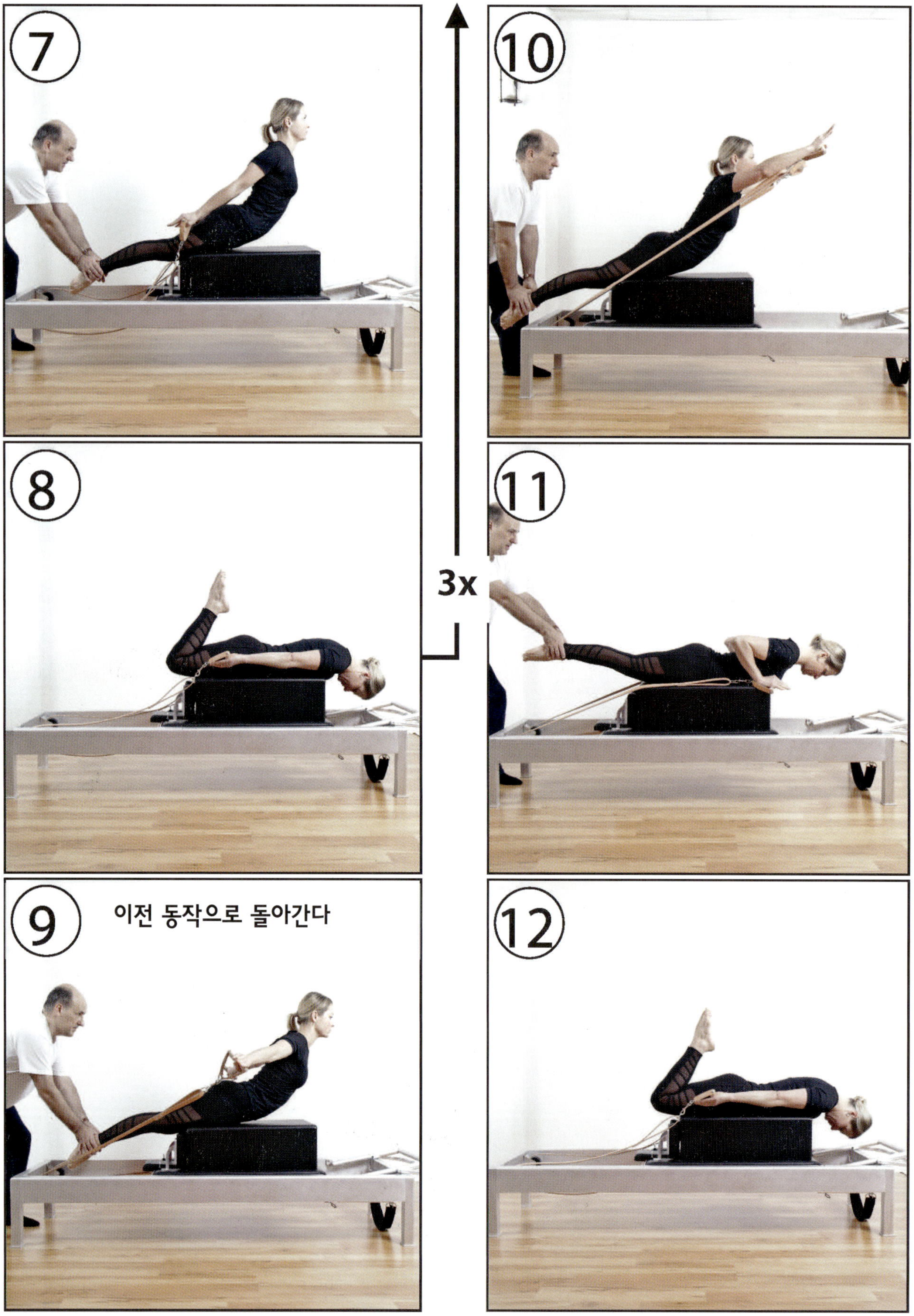

21. 롱박스 시리즈 – 브레스트스트로크 Long Box Series–Breaststroke

3/4 (조셉 필라테스: 브레스트스트로크 / 캐롤라 트리어: 브레스트스트로크 스위밍)

일반적인 시작자세: 1 스프링, 풋바는 아래로, 박스는 세로로

- 티져를 끝낸 후에 한 손으로 두 개 핸들을 잡고 천천히 올라온다.
- 풋바를 향해 바라보고 선다.
- 이 상태에서 한 발자국 뒤로 물러선 후에 핸들을 잡고 있는다.
- 양손을 박스 위에 올린다.
- 한 발자국을 다시 앞으로 내디딘다.
- 양손을 앞쪽 박스 끝부분을 잡는다.
- 배를 박스에 대고 눕는다.
- 이때 허벅지 반정도가 박스에 올라갈 수 있게 한다.
- 대부분의 사람들은 가슴 정도까지 박스 위에 올리며 누울 수 있다.
- 다리는 붙이며 구부린다.

운동 목적:

- 등 전체 근육의 강화
- 상체 측면과 가슴 근육의 스트레칭

운동 실행:

다리를 펴면서 동시에 두 발을 앞으로 편다.
파트너가 발목을 풋 스트랩이 잡아주는 것처럼 발목의 안정을 위해 잡아준다.
파트너는 최소한의 힘으로 고객의 다리를 눌러서, 이 동작을 할 때 최대한 파워하우스에서 동작을 진행할 수 있게 해준다. 양 팔은 평행을 유지하며, 최대한 올라올 수 있는 만큼 올라온다.

위에 있는 팔은 최대한 크게 바깥쪽으로 큰 반원을 그리며 내린다. 그리고 내려온 후에 다리를 구부린다.

3회를 반복한 후에 반대쪽을 진행한다.

팔은 마지막 반복때 상체와 가까이 두며 내린다. 양 팔은 평행을 유지하며, 최대한 올라올 수 있는 만큼 올라온다.
양 팔은 위에 있을 때 평행을 유지하려고 한다.

그런 후에 천천히 팔이 펴져 있는 채로 내려온다. 다 펴져서 완전히 내려온 후에, 팔꿈치를 구부리고, 박스 위로 가지고 오는데, 그때 양 다리도 같이 구부린다.

1회를 더 반복한다.

흔한 실수:

- 요추에서 나오는 너무 강한 꺾이는 힘
- 어깨를 먼저 위로 올리고 나서 팔을 움직인다.
- 목을 뒤로 너무 꺾는다.
- 파트너가 고객을 너무 세게 올리는 것

21. 롱박스 시리즈 – 브레스트스트로크 Long Box Series–Breaststroke

4/4 (조셉 필라테스: 브레스트스트로크 / 캐롤라 트리어: 브레스트스트로크 스위밍)

변형 또는 응용 동작:

- 파트너와 함께 동작을 실현하지 않고 혼자서 운동을 진행한다. 그러면 보통 많이 올라오지 못하는 경우가 많고, 척추의 신전이 많이 일어나지 않는다. 이 동작은 보통 한 방향으로만 진행된다.
- 조셉 필라테스의 사진들을 보면, 그는 파트너가 없이 운동을 진행하였고, 두 방향으로 운동을 하였다. 그리고 양 팔은 손바닥이 앞으로 향하게 뻗어주며 상체의 신전을 하였다. 양 팔이 앞으로 뻗어지며 밑으로 향할 때, 가슴의 굴곡을 주었다. 그리고 또 다시 올라갈 때 상체의 신전을 준다.
- 응용 동작으로는 파트너 없이 운동을 진행할 때, 팔이 상체 옆에 두고, 손바닥이 위로 향하게 만든 후에 시작한다. 팔꿈치는 바깥쪽을 향하며, 손바닥은 사진과 같이 어깨와 한 선에 위치할 수 있도록 만들어준다. 팔꿈치는 바깥쪽을 향하고, 손은 겨드랑이 안쪽으로 잡아당긴다. 이 움직임은 일본의 인사하는 고양이, 마네키네코와 비슷하다. 흉추는 그 상태에서 늘리며 팔은 편다.
- 파트너가 없이 행해질 때 팔을 상체 높이까지 올릴 수 있는 것은 운동을 하고 있는 사람에 타이밍에 따라 결정된다.

금기증/주의점:

- 어깨 문제가 있는 사람은 이 운동을 하지 않는다.

22. 레그 컬 Leg Curls

1/2 (조셉 필라테스: 롹킹 & 풀 / 대체: Buttocks Pulls with feet in straps)

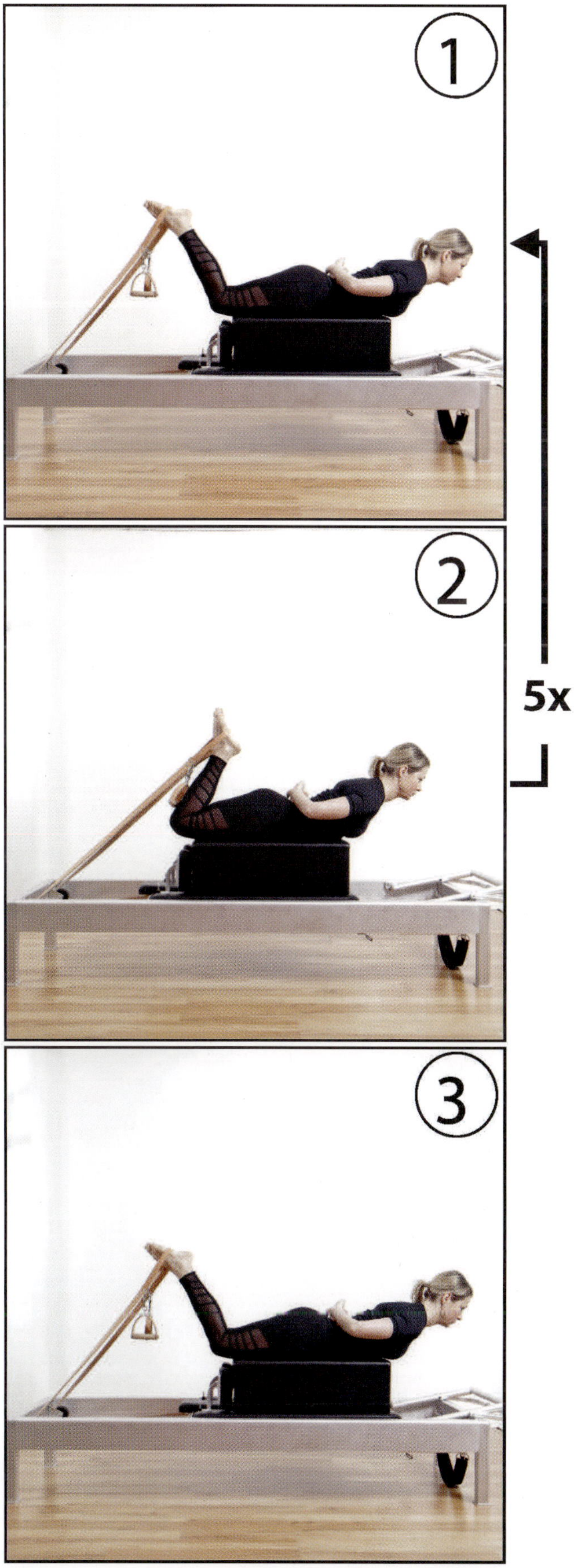

22. 레그 컬 Leg Curls

2/2 (조셉 필라테스: 롹킹 & 풀 / 대체: Buttocks Pulls with feet in straps)

일반적인 시작자세: 1-3 스프링, 풋바는 아래로, 박스는 세로로

- 브레이크스트로크와 같이 배를 대고, 발 아치 부분에 작은 스트랩을 걸어서 눕는다.
- 다리는 스트랩이 팽팽해질 수 있을 때까지 구부리는데, 이때 캐리지의 움직임이 없어야 한다.
- 손은 서로 겹쳐서 허리 위에 올린다.
- 가슴으로부터 이 자세에서 최대한 많이 끌어 올린다.
- 배 속근육을 느낀다.

운동 목적:

- 햄스트링과 둔근의 강화
- 넙다리네갈래근의 스트레칭

운동 실행: 3-5회

발꿈치는 지금 몸 상태가 최대한 변화되지 않게 엉덩이 쪽으로 당긴다. 다리는 다시 스프링이 원상 복귀할 때까지 편다. 스트랩은 최대한 계속 팽팽해야 한다.

흔한 실수:

- 무릎을 구부릴 때 골반이 같이 들어지는 것
- 움직임을 잘 제어하지 못한다면 스프링을 줄인다.
- 이것도 도움이 되지 않는다면, 지금 운동은 중단하고, 허벅지 근육 스트레칭을 먼저 오랫동안 해서 준비한다. 스트레칭을 숙제로 내어준다.

변형 또는 응용 동작:

- 똑같은 운동을 진행하되, 양 다리를 다이아몬드 모양으로, 양 무릎이 서로를 향하지 않은 채로 진행한다.

금기증/주의점:

- 허벅지 근육이 짧은 사람은 쥐가 날 수 있다.

23. 롹킹 Rocking

1/2 (조셉 필라테스: 롹킹 / 캐롤라 트리어: 롹킹 온 박스)

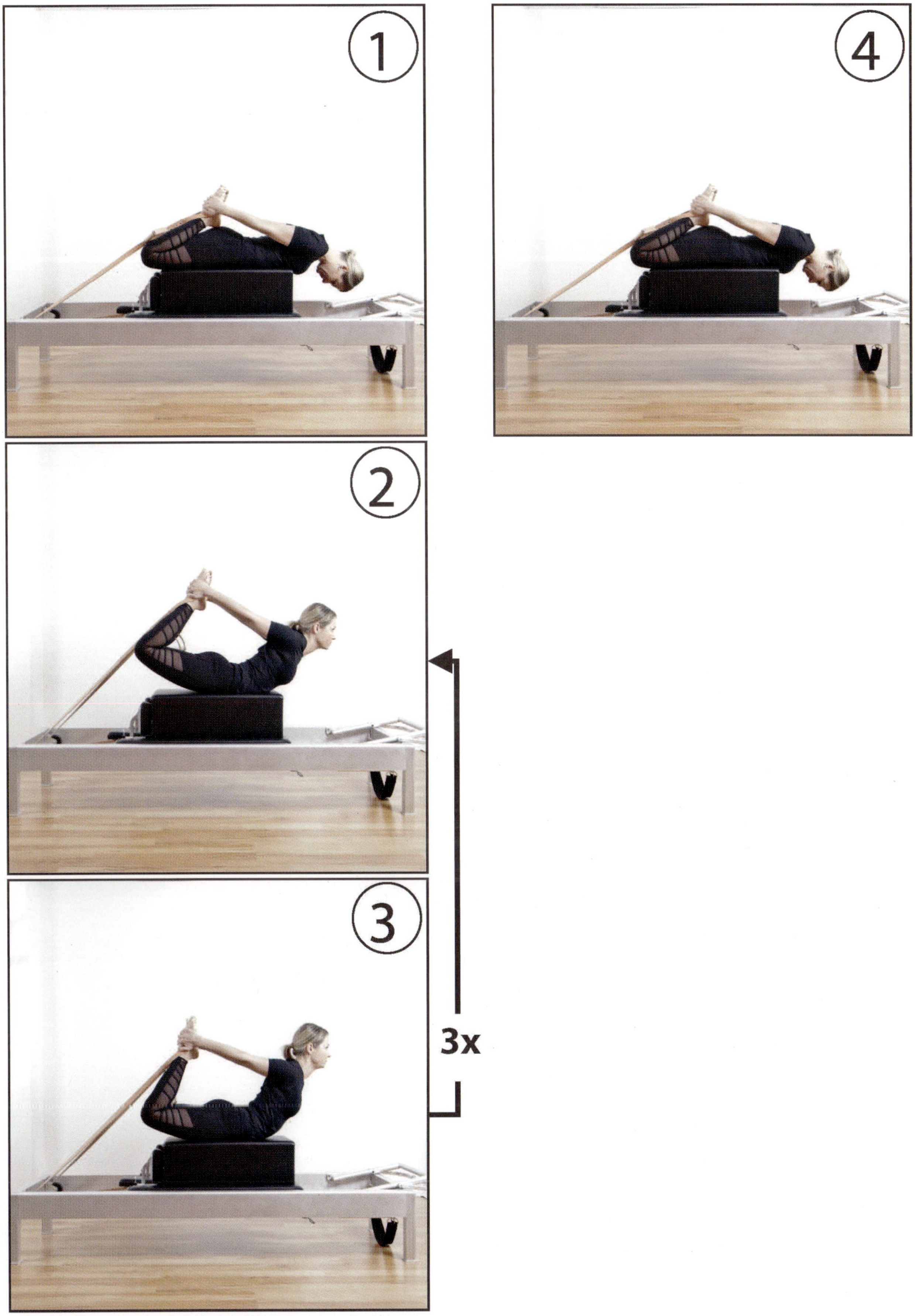

23. 롹킹 Rocking

2/2 (조셉 필라테스: 롹킹 / 캐롤라 트리어: 롹킹 온 박스)

일반적인 시작자세: 1-2 스프링, 풋바는 아래로, 박스는 세로로

- 레그컬과 같이 배를 대고, 발 아치부분에 작은 스트랩을 걸어서 누우면서 양손으로 발을 잡는다.
- 다리는 최대한 많이 펴면서 상체를 들어 올린다.

운동 목적:

- 상체 전체와 고관절굴곡근의 스트레칭
- 몸의 대칭을 맞춰 주기 위한 스트레칭
- 리듬을 타는 운동

운동 실행: 3-7회

다리를 올림으로써 잡고 있는 다리가 조금 더 올라올 수 있다. 이 상태를 유지하고 상체를 조금 더 올려보려고 시도를 해본다. 이것을 반복하면서 움직인다. 이것이 "롹킹" 자세이다.

흔한 실수:

- 머리를 먼저 들어 올려서 움직임을 시작한다.

변형 또는 응용 동작:

- 스트랩과 스프링을 사용하지 않고 운동을 진행한다.
- 롹킹 프렙스만 진행을 하며, 양쪽이 같이 올라갔다가 다시 내려온다.
- 매트에서 수행하는 한 다리/팔 '롹킹'(캐시 코레이). 오른손은 왼발을 잡고, 왼팔은 앞으로 향하고 오른발은 뒤로 한다. 이 자세에서 몸을 들어 올리고 몇 회 반복한다. 오른쪽과 왼쪽을 바꿔 다시 한다. 이렇게 하면 몸을 들어 올리기가 더 쉬워지므로 "정상적인" 롹킹을 너무 어렵게 느끼는 사람들에게 더 많은 동작 범위를 제공할 수 있다.

금기증/주의점:

- 허벅지 근육이 짧은 사람은 이 동작을 취할 때 쥐가 날 수 있다.

24. 그레스호퍼 Grasshopper

1/2

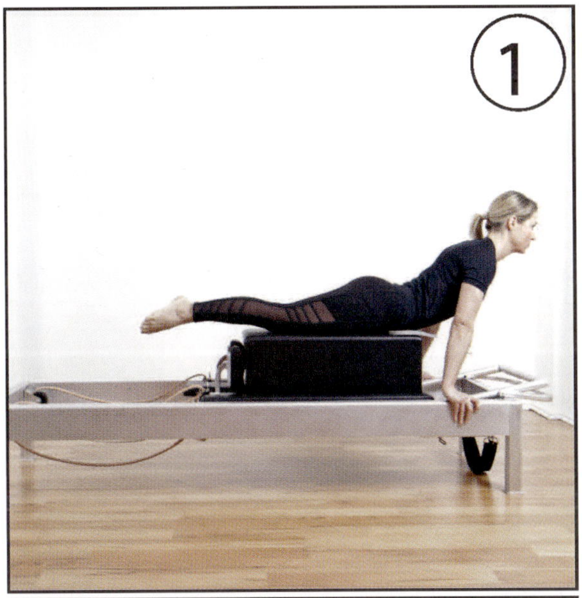

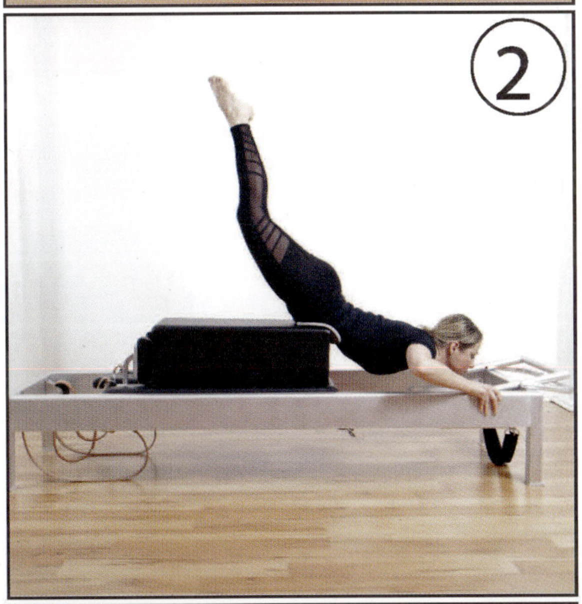

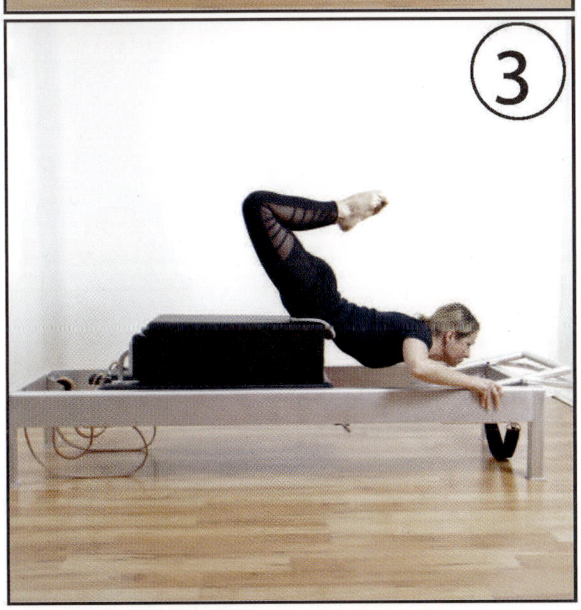

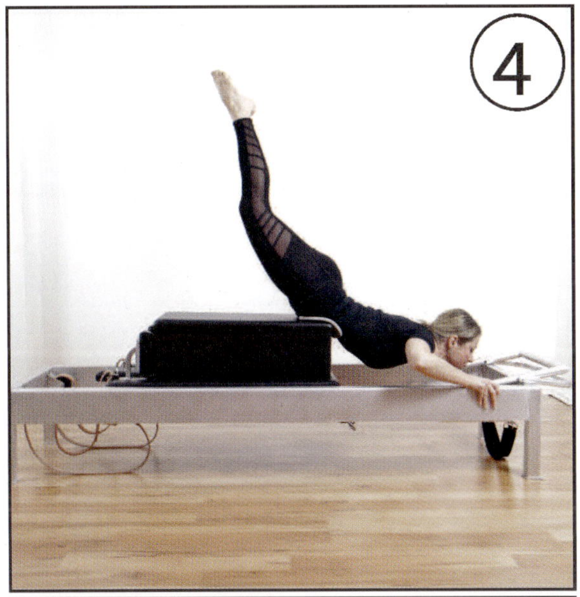

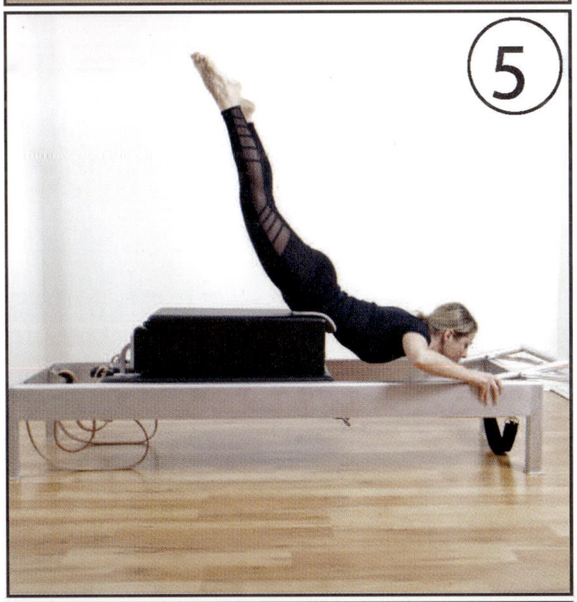

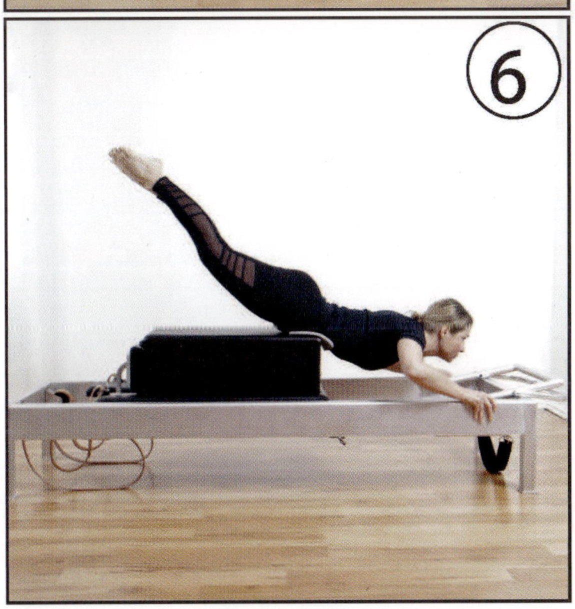

24. 그레스호퍼 Grasshopper

2/2

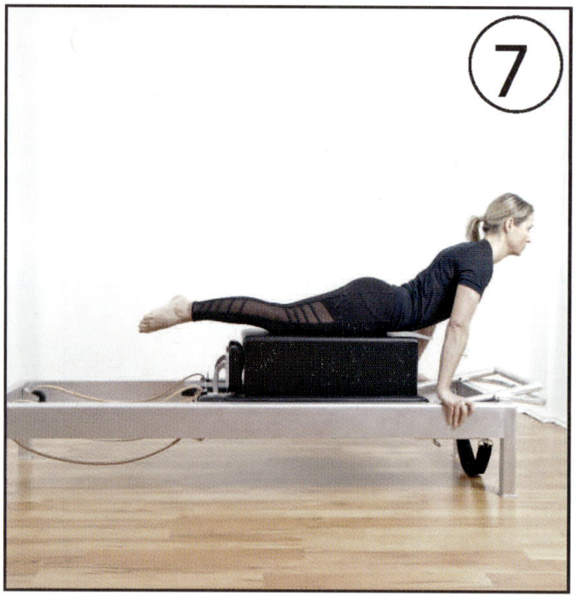

일반적인 시작자세: 0-2 스프링, 풋바는 아래로, 박스는 세로로, 패드를 앞쪽에 깔아준다.

- 배를 박스 중간에 위치할 수 있게 누워준다. 손은 리포머 바깥쪽을 잡아준다.
- 팔은 펴져있고, 상체는 신전된 상태를 유지한다.

운동 목적:

- 상체 후면과 박스를 누르며 올라오는 힘을 줄때 배근육의 강화
- 상체 측면의 스트레칭

운동 실행: 3-5회

캐리지는 최대한 많이 밀어내고, 그 사이에 상체를 박스 꼭짓점 부분과 동일한 선상 위에 있을 수 있도록 밑으로 보내며 상체 신전 상태를 유지한다.

다리는 구부리되 무릎은 열려있다.

그리고 다리를 펴면서 발뒤꿈치의 움직임을 느끼며 운동을 진행한다. 그 후에 다시 시작자세로 돌아온다.

흔한 실수:

- 상체 또는 머리가 아래로 떨어진다.

변형 또는 응용 동작:

- 리포머 프레임의 끝부분을 잡지 않고 풋바의 바깥쪽을 잡거나, 큰 사람일 경우에는 리포머의 다리를 잡아도 된다.

금기증/주의점:

- 넘어질 위험이 있으므로 미끄러질 것 같은 생각이 들면 안전한 자세로 돌아와야 한다.
- 쉽게 하는 방법: 모든 스프링을 사용하여 캐리지가 움직이지 않게 한다. 또는 반대로 운동해 본다(발을 풋바쪽으로 한다). 그러면 캐리지가 움직이지 않는다.

25. 호스백 페이싱 백 Horseback Facing Back

1/2 (조셉 필라테스: 호스백 2)

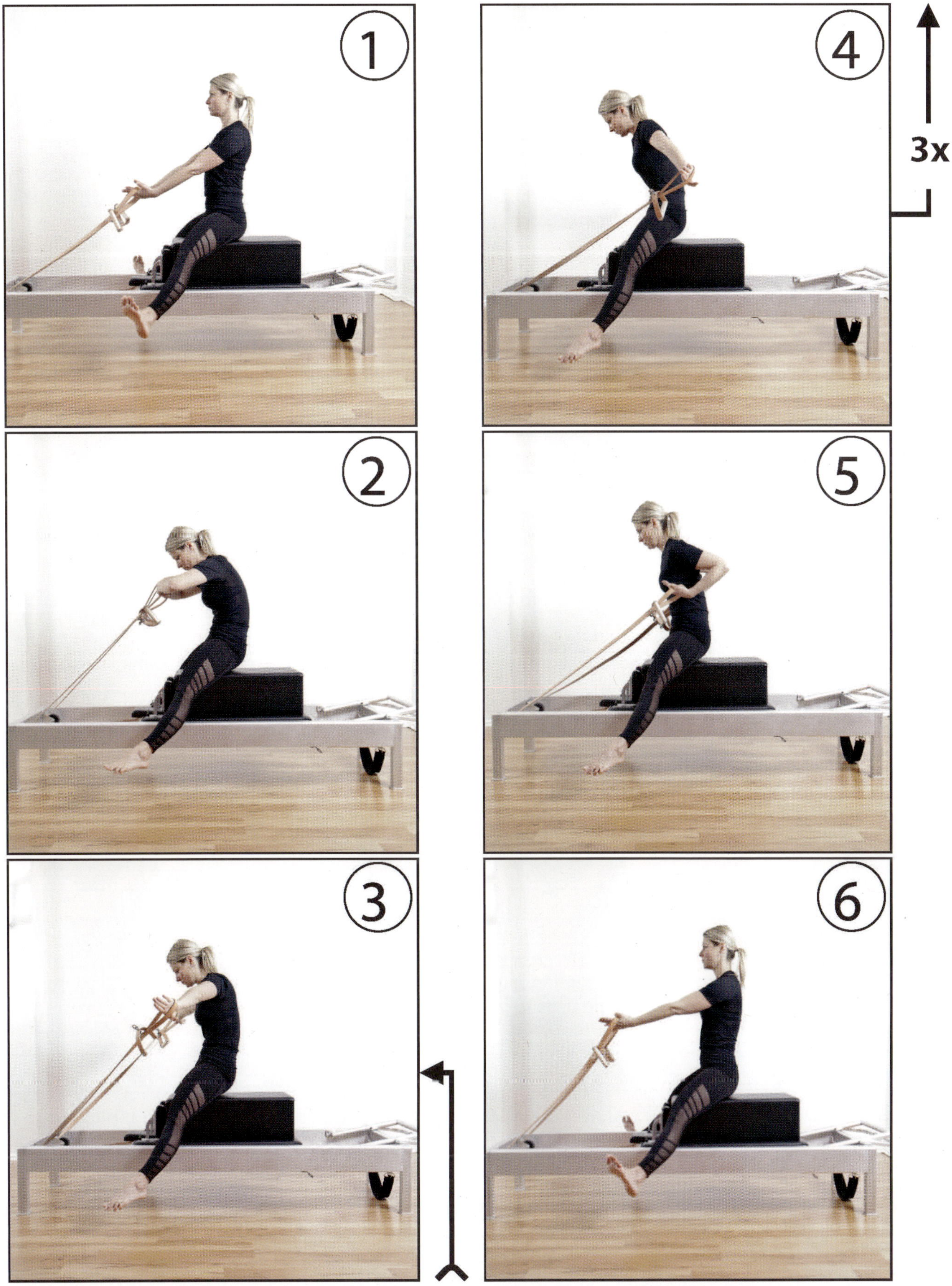

25. 호스백 페이싱 백 Horseback Facing Back

2/2 (조셉 필라테스: 호스백 2)

조셉 필라테스의 호스백 1은 똑같은 방향으로 진행되었지만, 스트랩이 없이 진행되었다. 손 없이 중심을 잡았다.

일반적인 시작자세: 1 스프링, 풋바는 아래로, 박스는 세로로

- 풋바를 바라보며 리포머 박스 중간 위에 앉는다.
- 안쪽 허벅지 중간 정도에 양 다리가 박스 바깥쪽에 올 수 있도록 둔다.
- 다리는 펴면서, 발은 굴곡시킨다.
- 짧은 스트랩 고리 안에 손바닥이 열려있는 상태를 만들어준다.
- 손바닥은 위를 향한다.
- 팔을 앞으로 뻗되, 밑으로 내리고, 스트랩이 평편하지만, 스프링이 열리지 않은 상태를 유지한다.

운동 목적:

- 다리 안쪽 근육의 강화
- 평소에 잘 사용하지 않는 동작을 했을때의 배 근육의 안정화
- 허벅지 안쪽근육의 근막마사지

운동 실행: 3-5회

다리는 살짝 안으로 돌린다. 다리 안쪽근육의 힘을 가하며 박스를 누르고, 다리와 발을 뻗는다. 그 힘을 이용하여 골반은 살짝 말아주며 상체는 C 커브를 만들며 몸을 들어준다. 가능하다면 박스에서 몸이 떠지게 만든다. 팔은 안쪽으로 돌아갈때 팔꿈치는 바깥을 향한다. 손바닥은 턱 밑을 향한다. 손바닥이 상체에서 멀어지면서 밑으로 내린다.

상체의 움직임을 유지하고 팔은 바깥쪽으로 뻗어줄때, 손바닥은 아래를 향해야 한다. 팔은 로잉 백 1과 같이 뒤로 보낸다. 상체는 계속 들어 올려져 있어야 한다. 손바닥을 겨드랑이 안쪽으로 가져올 때, 손바닥은 위를 향할 수 있게 만들어준다. 다시 앉으며 다리는 다리 바깥쪽으로 돌리고, 팔은 앞으로 뻗고, 발에 굴곡을 시킨다.

흔한 실수:

- C 커브가 유지되지 않는 것
- 어깨가 귀쪽으로 당겨지는 것
- 박스 중간에 제대로 앉지 않는 것

변형 또는 응용 동작:

- 사진 3-4: 시퀀스를 여러번 반복한다. 펴진 팔을 뒤로 보냈다가 앞으로 보내는데, 이때 스프링이 다시 제자리를 돌아갔을 때까지 팔은 구부리지 않는다.
- 다리를 뒤로 구부리고 앉는 자세로 변형하여 진행한다. 다리가 뒤로 가며 발은 캐리지 위에 올라가고, 발을 풋바를 향한다. 위로 올라가는 자세를 취하는 대신 골반의 후방경사를 준다.
- 다리에 압력을 가하는데 예민한 사람을 위해 패드를 깔아주거나 쿠션을 이용해서 박스 모서리 위, 다리 사이 안쪽으로 넣어준다.

금기증/주의점:

- 골반이 불안정해질 수 있으므로 주의한다. 박스에 가해지는 압력이 치골 결합에 과중할 수 있다.

26. 호스백 페이싱 프론트 Horseback Facing Front

1/5 (조셉 필라테스: 호스백 3 / 캐롤라 트리어: 호스백)

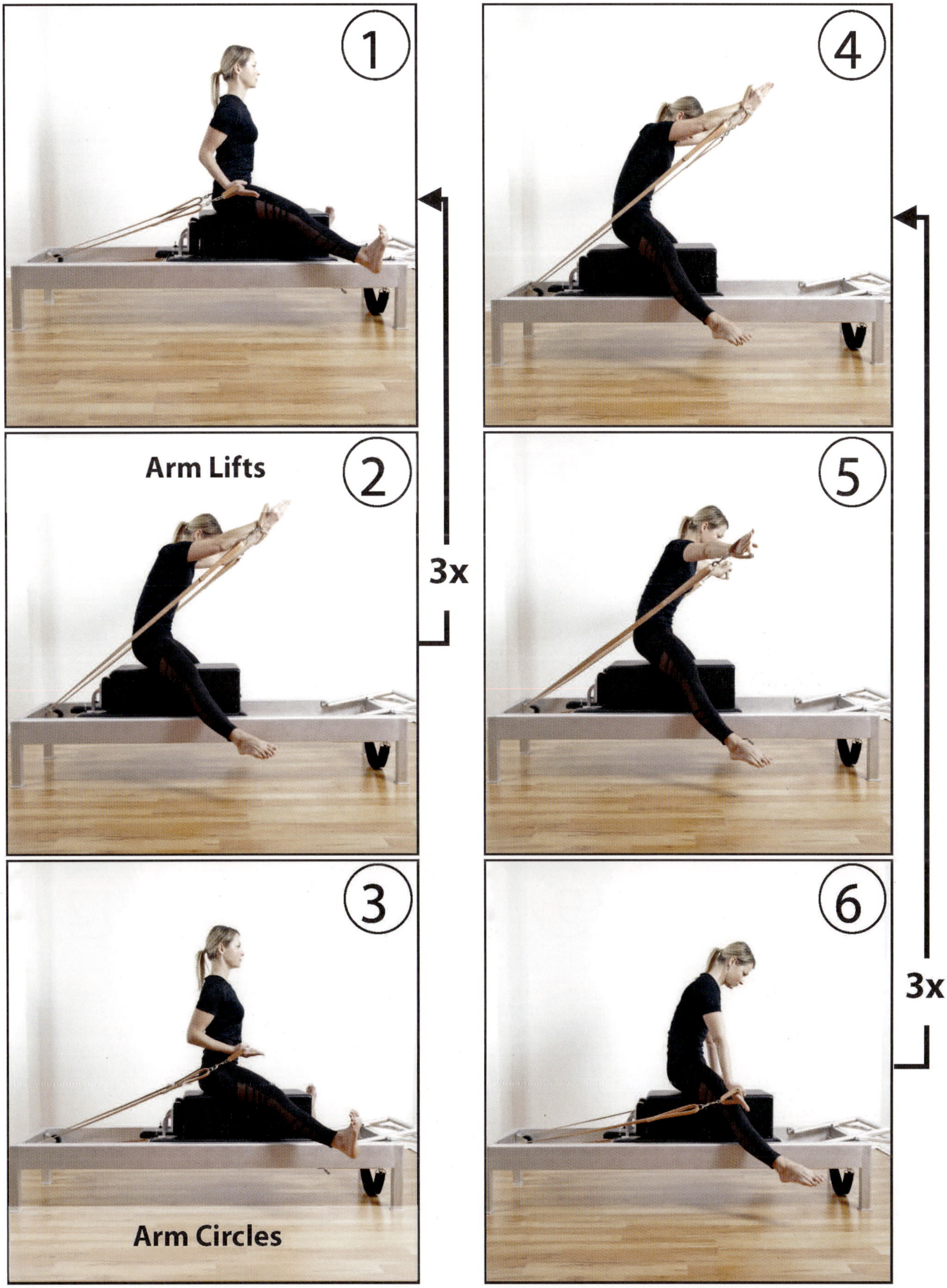

26. 호스백 페이싱 프론트 Horseback Facing Front

2/5 (조셉 필라테스: 호스백 3 / 캐롤라 트리어: 호스백)

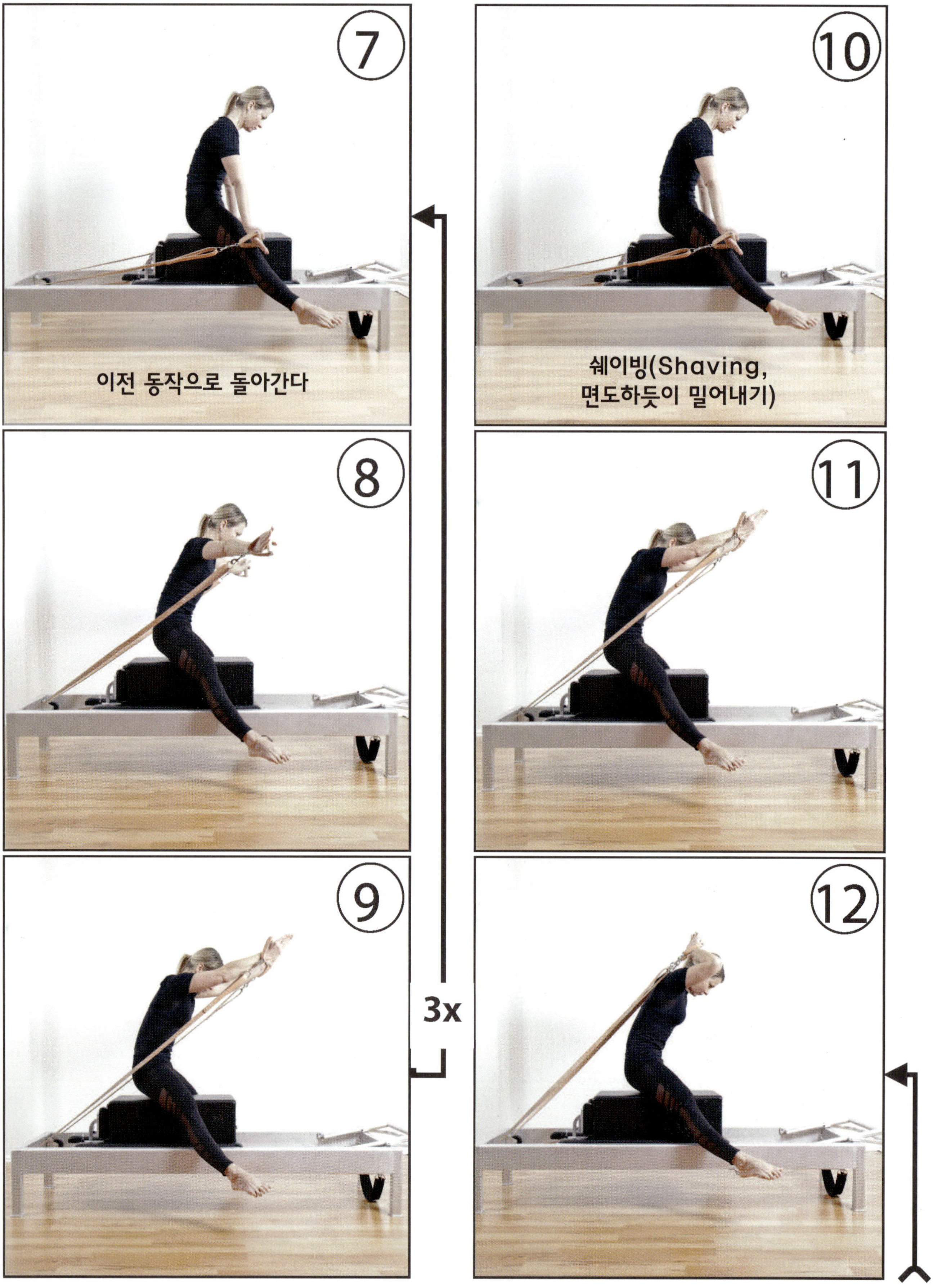

7
이전 동작으로 돌아간다
8
9
3x
10
쉐이빙(Shaving,
면도하듯이 밀어내기)
11
12

26. 호스백 페이싱 프론트 Horseback Facing Front

3/5 (조셉 필라테스: 호스백 3 / 캐롤라 트리어: 호스백)

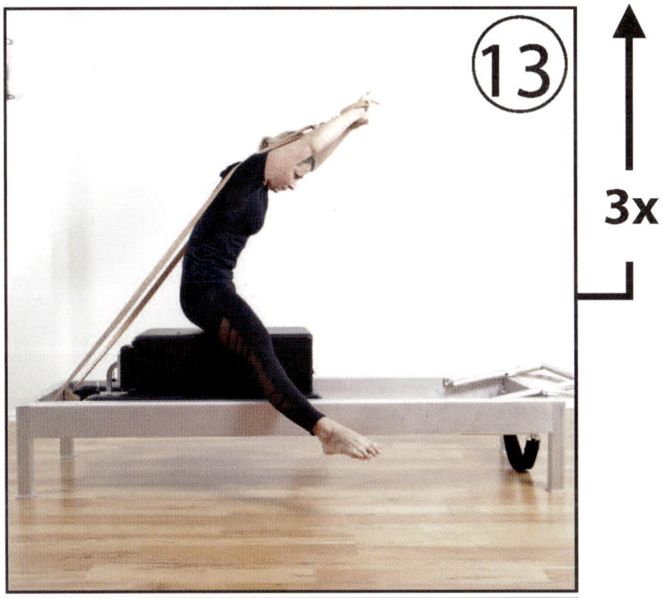

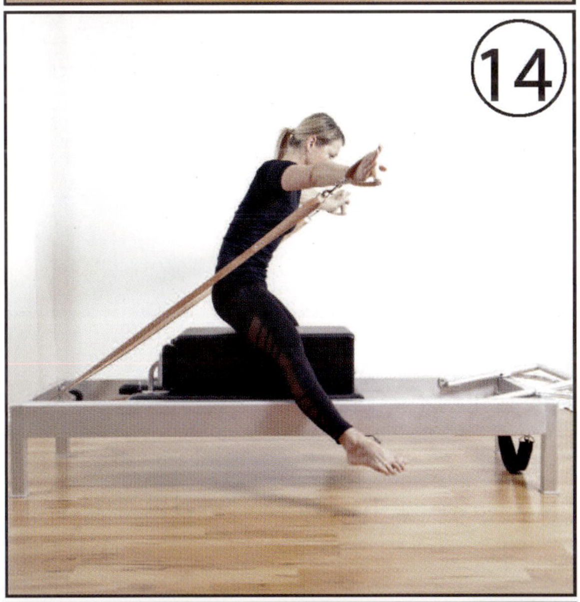

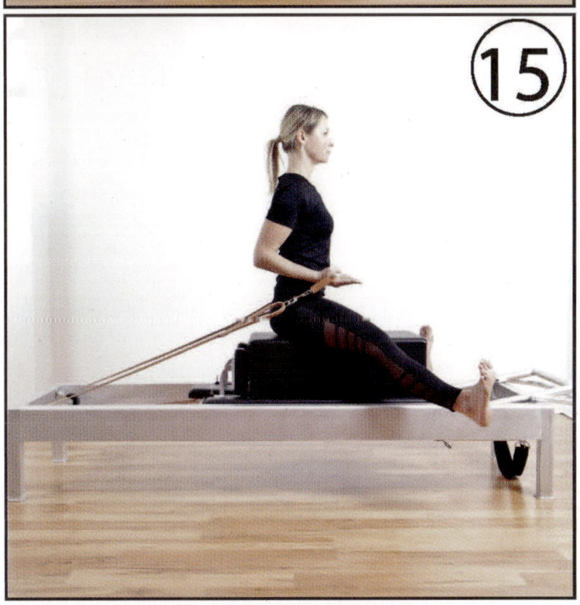

26. 호스백 페이싱 프론트 Horseback Facing Front

4/5 (조셉 필라테스: 호스백 3 / 캐롤라 트리어: 호스백)

일반적인 시작자세: 1-2 스프링, 풋바는 아래로, 박스는 세로로

- 풋바를 바라보며 손바닥 하나의 거리를 두고 박스 끝부분 위에 앉는다.
- 다리는 펴면서, 발은 굴곡시킨다.
- 허벅지 안쪽 부분이 박스 끝부분을 잡아준다.
- 양손으로 핸들을 잡고 손가락은 펴준다.
- 팔은 구부리고 손바닥은 골반 옆으로 가져온다.
- 스트랩이 평편하지만, 스프링이 열리지 않은 상태를 유지한다.

운동 목적:

- 다리 안쪽 근육의 강화
- 평소에 잘 사용하지 않는 동작을 했을 때 배 근육의 안정화
- 익숙하지 않은 자세에서도 복부를 통한 안정화 달성
- 허벅지 안쪽 근육의 근막마사지

운동 실행: 한개의 동작을 3-5회씩 반복한다

다리는 살짝 안으로 돌린다. 다리 안쪽근육의 힘을 가하며 박스를 누르고, 다리와 발을 뻗는다. 그 힘을 이용하여 골반은 살짝 말아주며 상체는 C 커브를 만들며 몸을 들어준다. 가능하다면 박스에서 몸이 떠지게 만든다.

<u>팔 들어 올리기</u>: 팔은 펴면서 상체 옆을 지나서 귀 옆으로 가져온다. 귀 옆으로 가져오는 것이 목표이지만, 박스 위에 상체의 안정화가 더 중요하다. 그리하여 상체에 최대한 움직임의 변화가 없이 팔을 들어 올려야 한다. 캐리지는 팔이 뻗어질 때 앞으로 밀리고, 팔이 돌아올 때 캐리지 또한 다시 돌아오는데, 이때 캐리지가 스토퍼에 부딪히지 않도록 해준다. 두 가지의 운동방법: 1. 팔이 앞으로 나갔다가 다시 구부려질때, 다리는 살짝 바깥쪽으로 돌아갔다가 앉고, 발에 굴곡을 준다. 2. 팔을 편 채로 올라가 유지하며, 팔만 3에서 5회 위에서 아래로 움직인다.

그리고 나서 조금의 휴식을 가지고, 다리는 바깥쪽으로 살짝 돌리며, 발에 굴곡을 주거나, 이 운동이 끝날때, 팔 돌리기 운동으로 바로 넘어가도 좋다.

<u>팔 돌리기</u>: 두 가지 방법중 첫 번째 방법으로 운동을 진행한다. 팔을 한 방향으로 발 들어 올리기와 같이 귀 옆까지 올렸다가 허벅지 옆으로 내릴 수 있도록 양옆으로 팔을 뻗어서 내린다. 이 동작을 3에서 5회 반복한다. 그리고 난 후에 휴식을 취하거나 팔을 반대쪽 방향으로 돌리는 운동을 진행한다. 또는 휴식을 취하지 않고 바로 방향을 바꾼다.
팔을 옆에서 귀 옆으로 들어 올리고, 앞으로 가져온다. 3회에서 5회의 반복을 마친 후에 조금의 휴식을 가지고 나서, 쉐이빙 동작을 이어나간다. 또는 바로 이어나간다.

<u>쉐이빙</u>: 두 번째 운동 방법으로 운동을 진행한다. 팔은 마지막 반복할때 팔을 머리 위로 올렸다가 팔을 돌려서 손바닥이 앞을 향할 수 있게 만들어준다. 오른쪽과 왼쪽 엄지손가락을 서로 겹치며, 검지손가락도 똑같이 붙인다. 양 팔을 최대한 다 펴고 귀 뒤쪽으로 보낼 수 있을 때까지 보낸다. 팔꿈치는 바깥쪽을 향하고, 양손은 머리 뒤로 보낸다. 두 귀가 양옆에서 보았을 때 보일 수 있어야 한다. 손은 자신이 대각선 앞으로 생각한 대로 머리 위 앞으로 보낸다.
3에서 5회 정도 팔을 바깥쪽에서 안쪽으로, 그리고 또 밑으로 보내면서 다리는 바깥쪽으로 살짝 돌리며 앉는다.
팔은 그 상태에서 구부리고, 손은 골반 옆으로 가져오며 발에 굴곡을 준다.

26. 호스백 페이싱 프론트 Horseback Facing Front

5/5 (조셉 필라테스: 호스백 3 / 캐롤라 트리어: 호스백)

흔한 실수:

- C 커브가 유지되지 않는 것
- 다리가 바닥에 닿는다.
- 어깨가 귀쪽으로 당겨지는 것
- 박스 중간에 제대로 앉지 않는 것
- 동작이 연결되서 진행되지 않고 멈춰지거나, 박스 위에서 흔들리는 것

변형 또는 응용 동작:

- 레더 바렐 위에서 운동을 진행하는 것
- 상체를 올리지 않은 상태에서 팔 운동을 진행해서 리포머의 움직임을 익힌다.
- 다리를 뒤로 구부리고 앉는 자세로 변형하여 진행한다. 다리가 뒤로 가며 발은 캐리지 위에 올라가고, 발은 풋바를 향한다.
- 위로 올라가는 자세를 취하는 대신 골반의 후방경사를 준다.
- 다리에 압력을 가하는데 예민한 사람을 위해 패드를 깔아주거나 쿠션을 이용해서 박스 모서리 위, 다리 사이 안쪽으로 넣어준다.
- 등을 둥굴게 하는 방법이 자주 사용되지만 캐롤라 트리어와 캐시 그랜트는 몸을 들어 올릴 때 상체가 곧게 펴시는 방식을 가르쳤다. 팔은 앞으로 든다. 다리는 반대 움직임으로 아래로 눌러준다. 팔을 옆으로 벌리고 상자 위에 편안히 앉아서 다리를 바닥과 평행이 되도록 든다.

금기증/주의점:

- 리포머에서 떨어질 위험이 있으니, 초보자와 이 운동을 하지 말것
- 골반이 불안정해질 수 있으므로 주의한다. 박스에 가해지는 압력이 치골 결합에 과중할 수 있다.

27. 롱 스트레치 시리즈 – 롱 스트레치 Long Stretch Series–Long Stretch

1/2 (조셉 필라테스: 롱–스트레치 / 캐롤라 트리어: Straight Stretch)

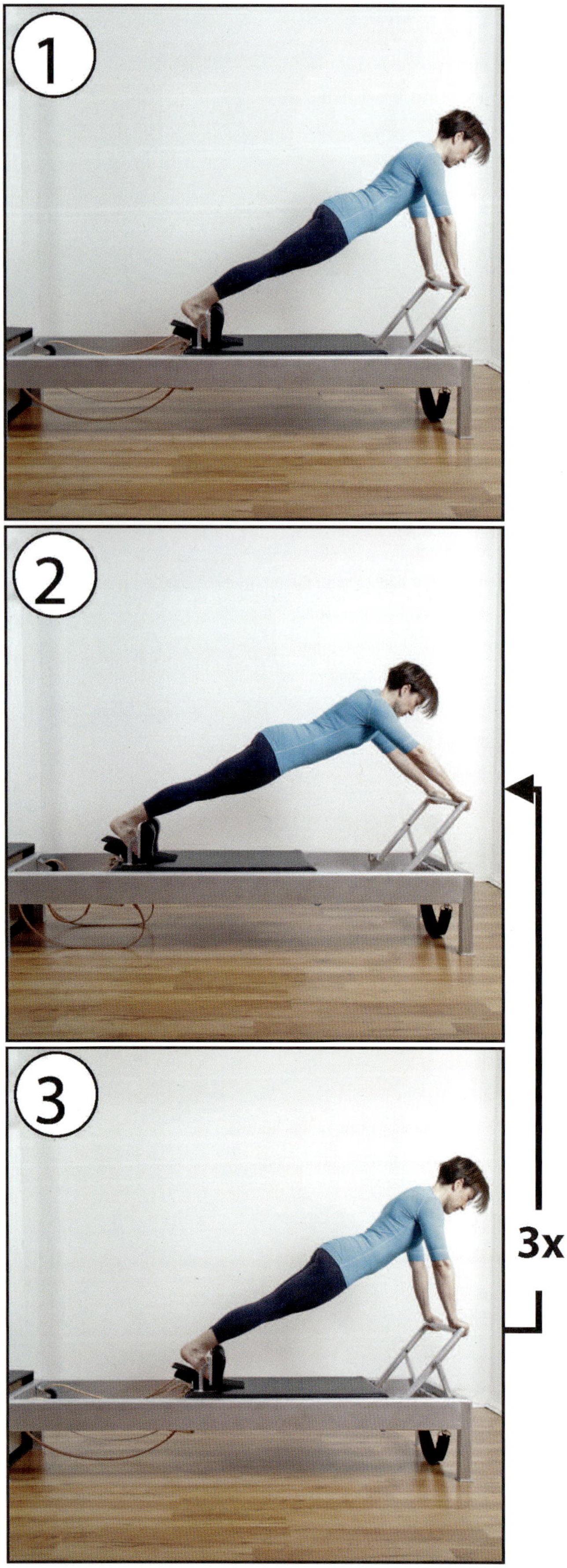

일반적인 시작자세: 0–2 스프링, 풋바는 위로, 헤드레스트는 위로, 미끄럼방지 패드를 올린다.

- 리포머 옆에 서서 풋바를 향해 바라본다.
- 리포머와 가까운 손으로 안쪽 풋바를 잡는다.
- 그리고 반대 팔을 다른쪽 풋바에 올리고, 다른 다리도 마찬가지로 숄더레스트 사이에 올린다.
- 플랭크 자세를 잡아준다. 발뒤꿈치는 아래로 살짝 눌러준다.
- 캐리지에 올라갈 때와 플랭크 자세를 취할 때까지 움직이지 않아야 한다.
- 손은 풋바 위로 올려 어깨너비 또는 조금 더 넓게 잡아준다.
- 손바닥을 풋바 위에 올리고, 손가락들을 이용하여 위에서부터 감싸서 잡아준다.
- 손바닥이 최대한 위에 있을 수 있도록 만들어 주며, 손목이 최소한의 꺾임을 가질 수 있도록 만들어준다.
- 어깨와 가슴이 활짝 열어질 수 있도록, 팔은 살짝 바깥쪽으로 돌려주고, 팔꿈치는 뒷쪽을 향하게 보내준다.

운동 목적:

- 배, 허리, 팔, 어깨, 가슴 근육의 강화
- 스프링의 강도에 따라 상체 또는 어깨 근육이 더 강화된다.
- 넓은등근과 위팔세갈래근의 강화
- 앞톱니근의 안정화

운동 실행: 3–5회

플랭크 자세를 유지한 상태에서 어깨의 움직임이 시작되어 캐리지가 움직인다. 고객이 시도할 수 있는 만큼의 스프링을 사용해서 밀어내도록 한다.

팔굽혀펴기 자세를 유지하면서 다시 스토퍼쪽으로 가져온다. 스토퍼쪽에 도착했을때 잠깐의 시간동안 멈춰 있는다. 3–5회 반복한다.

27. 롱 스트레치 시리즈 - 롱 스트레치 Long Stretch Series-Long Stretch

2/2 (조셉 필라테스: 롱-스트레치 / 캐롤라 트리어: Straight Stretch)

흔한 실수:

- 팔이 안쪽으로 돌아가면서 어깨가 이로 인해 닫힌다.
- 팔꿈치를 너무 많이 굽힌다.
- 흉추를 너무 많이 굽히거나 허리를 과도하게 굽힌다.
- 상체의 중앙부가 밑으로 쳐진다.
- 전거근의 힘이 없어지면서 견갑골이 튀어나온다.
- 머리가 밑으로 쳐진다.

변형 또는 응용 동작:

- 키가 큰 사람은 스프링바를 움직여서 운동을 진행한다.
- 키가 작은 사람들은 발을 헤드레스트 대신 숄더레스트에 대고 싶을 수 있다. 그래도 너무 멀다면 쿠나/스프레드 이글 보드, 발 운동 바(2×4) 또는 폼 롤러를 사용한다.

금기증/주의점:

- 허리가 과도하게 꺾이는 것, 척추전만증
- 등이 움푹하게 굽을 위험이 있다.
- 어깨 문제가 있다면 진행하지 않는다.
- 손목 문제가 있다면, 최소한의 반복만 하고, 손목의 위치를 잘 조절한다. 이 운동을 통해 통증을 느낀다면 하지 않는 것이 좋다.

28. 롱 스트레치 시리즈 – 다운 스트레치 Long Stretch Series–Down Stretch

1/4 (조셉 필라테스 & 캐롤라 트리어: 다운–스트레치)

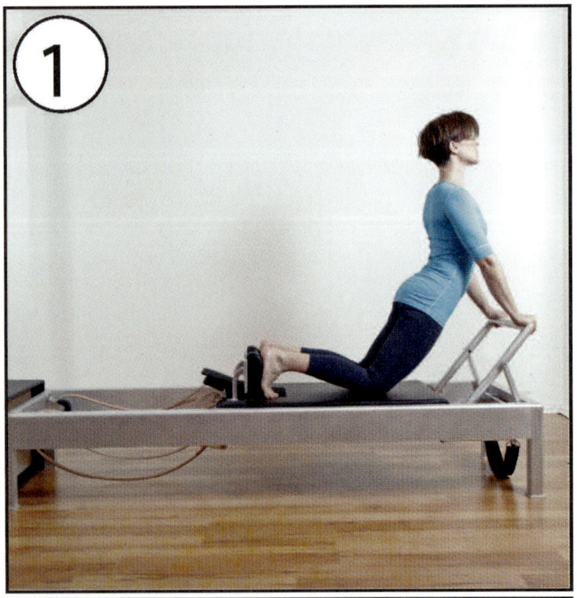

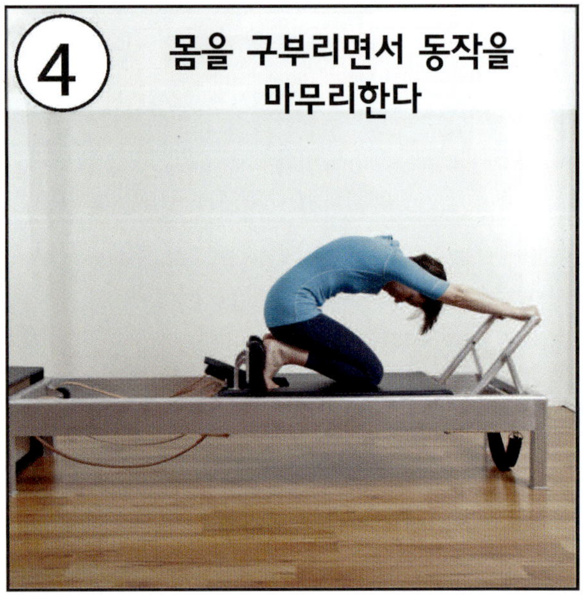

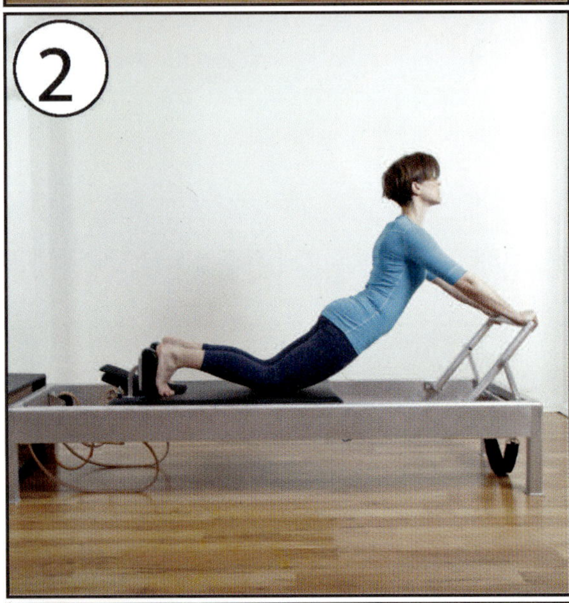

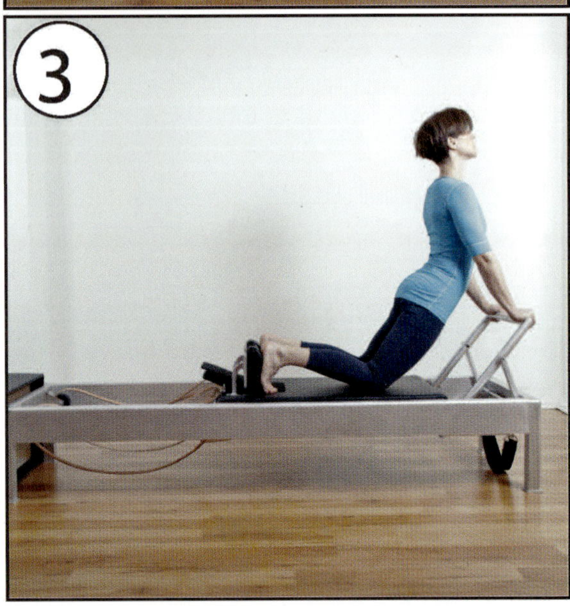

3x

28. 롱 스트레치 시리즈 - 다운 스트레치 Long Stretch Series-Down Stretch

2/4 (조셉 필라테스 & 캐롤라 트리어: 다운-스트레치)

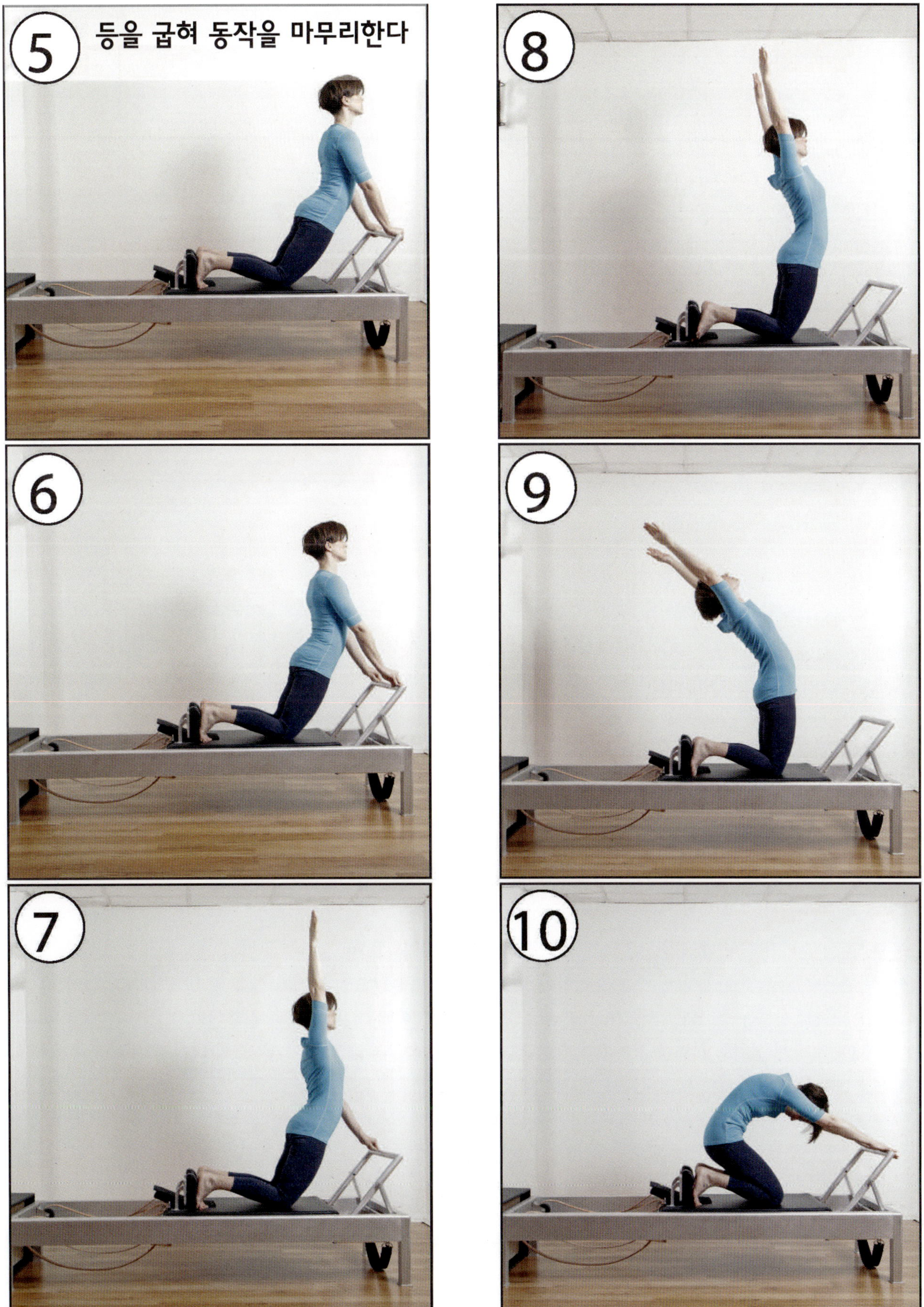

28. 롱 스트레치 시리즈 – 다운 스트레치 Long Stretch Series–Down Stretch

3/4 (조셉 필라테스 & 캐롤라 트리어: 다운–스트레치)

일반적인 시작자세: 0–2 스프링, 풋바는 위로

- 리포머 캐리지 위에 양 무릎을 구부리며 풋바를 바라본다.
- 발은 숄더레스트에 댄다.
- 발가락은 최대한 풋바쪽을 향할 수 있도록 구부린다.
- 손은 어깨너비 또는 조금 더 넓게 벌린다.
- 손바닥은 풋바에 올리며 손가락으로 감싼다. 손목이 최대한 꺾이지 않도록 주의해야 한다.
- 무지외반증이 있어서 불가능한 경우, 발을 숄더레스트 사이 안에 넣어주거나, 또는 발을 조금 더 위로 올려서 발가락이 캐리지 위에 닫지 않게 만든다.
- 팔은 살짝 바깥쪽으로 돌리고, 팔꿈치는 뒤를 향하게 만들고, 어깨와 가슴을 활짝 열어준다.
- 골반은 풋바와 가까울 수 있도록 움직여 주는데, 이때 허리가 꺾이지 않아야 한다.
- 머리는 뒤로 젖히지 않고 척추와 정렬한다. 가능하면 목 뒤쪽에 주름이 생기지 않아야 한다.
- 몸 전체가 앞으로 쏠려있지만, 배 힘으로 잡혀있는다.
- 처음 시작자세가 허리에 무리가 가면 안된다.
- 캐리지는 스토퍼에 닿아있다.

운동 목적:

- 등 전체와 배를 말면서 등을 구부릴때의 근육 강화
- 척추 연장능력의 개선
- 골반의 스트레칭

운동 실행: 3–5회

캐리지를 밀어내되, 골반은 스프링쪽으로 향한 상태에서 운동을 시작한다. 이때 상체가 처음보다 더 많이 꺾이게 되므로 배에 힘을 조금 더 준다. 목표는 스프링쪽으로 상체가 가까워지는 것이고, 캐리지를 멀리 보내는 것은 아니다. 캐리지는 다시 가져오고, 가슴은 천장 위를 향하게 한다.

3에서 5회 반복을 하고 나서 캐리지를 다시 가져오고, 등을 둥글게 만들어준다. 조금 변형된 움직임인 백 밴드를 마지막 반복 때 바로 이어가도 좋다.

백 밴드는 양손의 손가락 끝이 캐리지를 움직이지 않고, 아치 자세를 유지하며 운동해야 한다. 한 팔을 들어 올려 귀 옆으로 가져온다. 두발과 하체 후면 부분을 정확하게 지탱하게 만들어주고, 두 번째 팔을 첫 번째 팔과 평행이 될 수 있도록 만들어 준다. 상체는 풋바와 멀어지며 살짝 뒤로 휘어지는데, 이때 이 운동은 하체 후면의 힘으로 진행되어야 한다. 이 상태에서 상체를 뒤로 최대한 꺾어준다. 양손을 머리 옆에서 천천히 앞으로 가져오며 다시 한번 둥글게 말아준다. 엉덩이가 발뒤꿈치 위에 닿아야 한다.

흔한 실수:

- 골반을 아래 눌러서 내려오지 않은 상태에서 캐리지를 바깥쪽으로 밀어낸다.
- 배 안쪽 근육의 힘을 잃는 것

28. 롱 스트레치 시리즈 – 다운 스트레치 Long Stretch Series–Down Stretch

4/4 (조셉 필라테스 & 캐롤라 트리어: 다운–스트레치)

변형 또는 응용 동작:

- 키가 큰 사람들을 위해 기어에서 스프링 바의 위치를 조정한다.
- 키가 작은 사람들은 발을 헤드레스트 대신 숄더레스트에 대고 싶을 수 있다. 그래도 너무 멀다면 쿠나/스프레드 이글 보드, 발 운동 바(2×4) 또는 폼 롤러를 사용한다.
- 무지외반 같은 증상이 있어 발가락을 굽히는 것이 고통스러운 경우, 발가락을 숄더레스트 아래로 밀어 넣는다. 숄더레스트 구조가 이를 허용하지 않는 경우 발가락이 캐리지에 닿지 않도록 발을 약간 들어 올린다. 또는 발목 아래에 롤러를 놓아 발가락에 압력이 가해지지 않고 발이 숄더레스트에 닿을 수 있도록 한다.
- 2장, 현대 운동 보완: "다운 스트레칭 변형"을 살펴본다.
- 팔꿈치 과신전의 경우, 대신 측면을 가리킬 수 있다(과신전을 피하기 위해 팔꿈치 안쪽이 몸을 향하도록 함)
- 무릎에 문제가 있는 경우, 무릎 사이에 공을 넣어 허벅지 안쪽이 더 많이 닿도록 한다. 이것은 무릎에 가해지는 압력을 줄여준다.
- 숄더레스트 위에 발을 올려 놓고 무릎을 들고 다리를 뻗는다. 이는 조셉 필라테스가 가정용 리포머에서 보여준 변형이다.

금기증/주의점:

- 확장이 어렵다면 하지 않는다.
- 스프링을 사용하지 않는 경우 부상의 위험이 있다. 스프링을 사용하지 않는 경우 백벤드 자세를 하지 않는다.

29. 롱 스트레치 시리즈 – 업 스트레치 Long Stretch Series-Up Stretch

1/3 (조셉 필라테스 & 캐롤라 트리어: 업-스트레치)

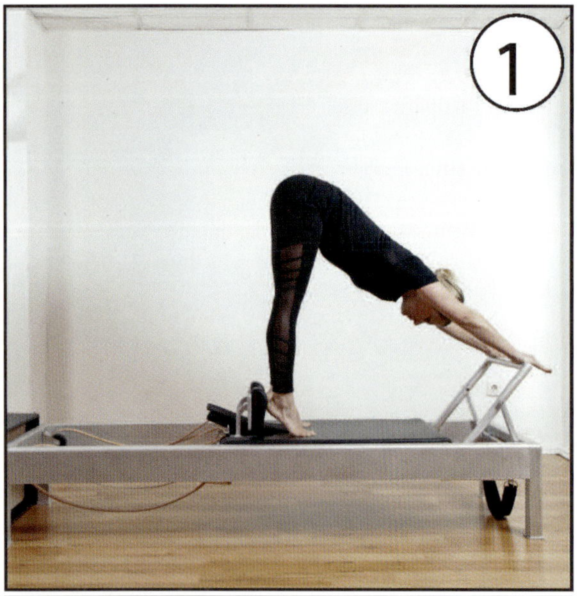

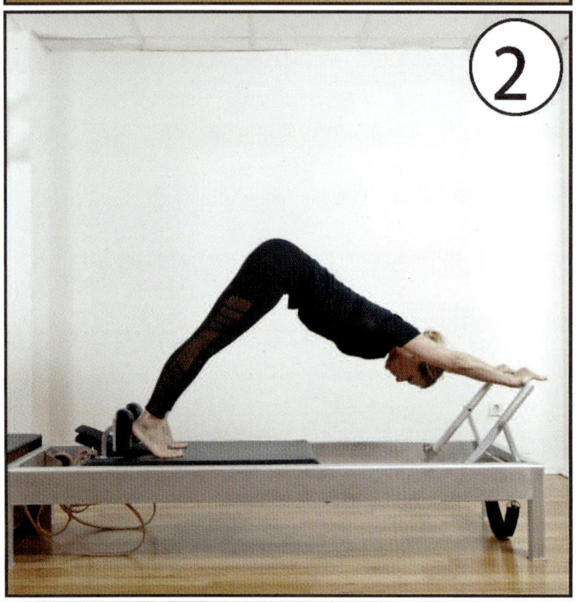

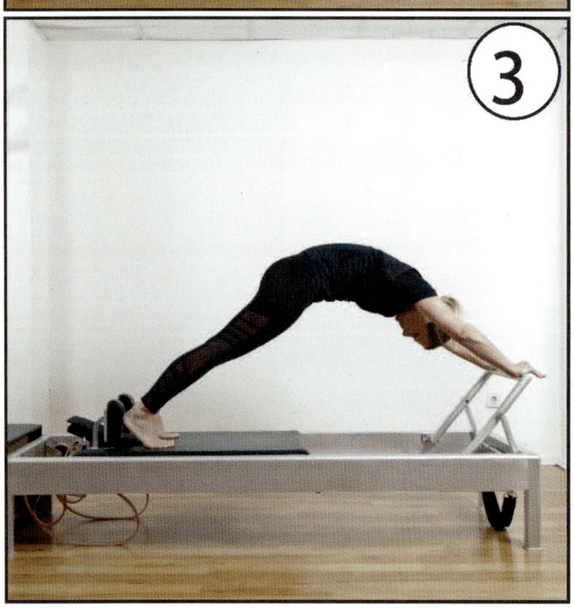

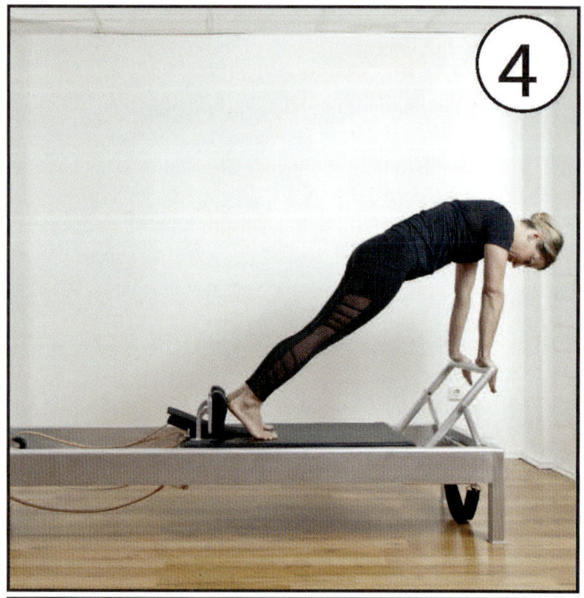

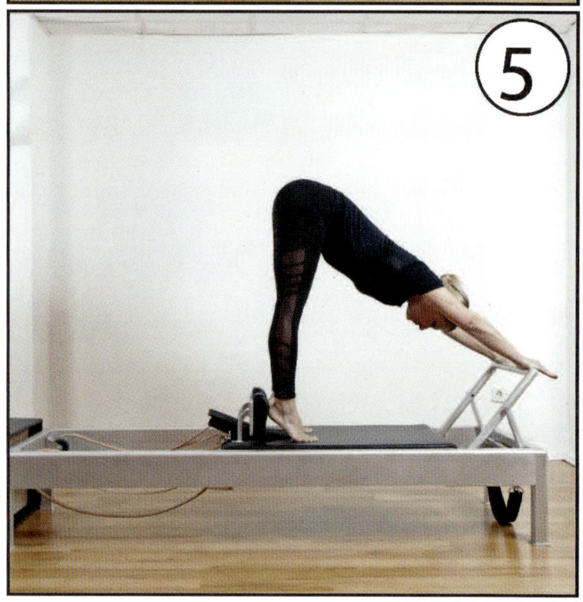

29. 롱 스트레치 시리즈 – 업 스트레치 Long Stretch Series-Up Stretch

2/3 (조셉 필라테스 & 캐롤라 트리어: 업-스트레치)

일반적인 시작자세: 1-2 스프링, 풋바는 위로

- 손은 어깨너비 만큼 벌려 풋바를 잡는다.
- 캐리지는 스토퍼에 멈춰져 있다. 다운 스트레치에서 등을 둥글게 말았다가 바로 올라오며 발뒤꿈치는 숄더레스트 쪽으로 가져온다. 발뒤꿈치는 숄더레스트의 반 정도 높이만큼 가져오고, 다리는 편다.
- 엉덩이는 최대한 뒤로 보내고, 허리는 펴준다.
- 팔은 풋바부터 시작해 꼬리뼈까지 일자를 만들어주려고 한다.
- 캐리지는 최대한 스토퍼에 멈춰서 유지할 수 있게 해준다.

운동 목적:

- 어깨를 움직이는 근육, 배 근육, 고관절굴곡근, 발목 근육의 강화
- 상체 후면, 등 스트레칭

운동 실행: 3-5회

캐리지가 밀리는 것은 머리로부터 시작해서 밑으로 내려간다. 상체가 이 움직임을 따라 느끼며 캐리지를 밀어낸다. 제가 생각하는 이 운동의 끝지점은 골반이 아래로 내려가며 등이 들려지는 부분이다. 이 자세는 180° 돌린 더블 레그 스트레치를 상상하게 된다.

자세를 변경하지 않은 채로 캐리지는 스토퍼 쪽으로 다시 가져온다. 끝부분에서 발이 숄더레스트를 누르는 힘을 풀어주거나 내려줘도 좋다. 3에서 5회를 반복한다.

손으로 최대한 풋바를 위로 눌러 체중이 다 실리지 않게 만들어주지만, 풋바를 잡아당기지는 않아야 한다. 그렇지만 손이 운동을 진행할 때 각각 다른 부분에 무리가 간다. 처음 시작에 뒤로 밀어낼 때는 손바닥 중앙 부분이, 다시 돌아올 때는 손바닥과 손목에 조금의 무리가 간다.

흔한 실수:

- 손목이 과도하게 꺾여 눌리는 것
- 캐리지가 처음 운동을 시작하기 전에 움직여지는 것 또는 마지막 반복 후 돌아올 때 끝까지 돌아오지 않는 것
- 피라미드 모양에서 변형한 후 골반이 등 위쪽 아래에 있지 않는 것
- 캐리지를 다시 가져올 때 등이 펴져서 오거나, 플랭크 자세를 유지하면서 돌아오는 것

29. 롱 스트레치 시리즈 - 업 스트레치 Long Stretch Series-Up Stretch

3/3 (조셉 필라테스 & 캐롤라 트리어: 업-스트레치)

변형 또는 응용 동작:

- 키가 큰 사람들을 위해 기어에서 스프링 바의 위치를 조정한다.
- 키가 작은 사람들은 발을 헤드레스트 대신 숄더레스트에 대고 싶을 수 있다. 그래도 너무 멀다면 쿠나/스프레드 이글 보드, 발 운동 바(2×4) 또는 폼 롤러를 사용한다.
- 처음에 이 동작을 익히기 위해서 사진 1번과 2번만 운동을 진행한다. 이 운동은 "V 스트레치"라고 불리운다.
- 이 운동을 반대쪽으로 진행한다.: 상체는 캐리지를 움직이지 않고 앞으로 둥글게 만든다. 어깨를 풋바 위에서부터 시작해서 보내준다. 상체의 현재 상태를 유지하며 밀어낸다. 뒤로 보낸 상태를 유지하며, 엉덩이를 뒤로 밀어내고, 'V'를 만들어낸다.
- 주의점: 업 스트레치 자세에서는 매우 다양한 응용 동작을 만들어 낼 수 있으며, 동작마다 다른 효과를 불러올 수 있다. 지금 보여진 응용버전은 조셉 필라테스와 캐롤라 트리어가 만들어낸 동작과 매우 흡사하다.
- 숄더레스트 위에 발을 올려 놓고 무릎을 들고 다리를 뻗는다. 이는 조셉 필라테스가 가정용 리포머에서 보여준 변형이다.

금기증/주의점:

- 어깨 문제가 있는 경우 가동 범위를 조정한다.
- 골다공증이 있는 사람은 앞이나 뒤로 굽히는 동작을 피한다.

30. 롱 스트레치 시리즈 – 엘레펀트 Long Stretch Series–Elephant

1/2

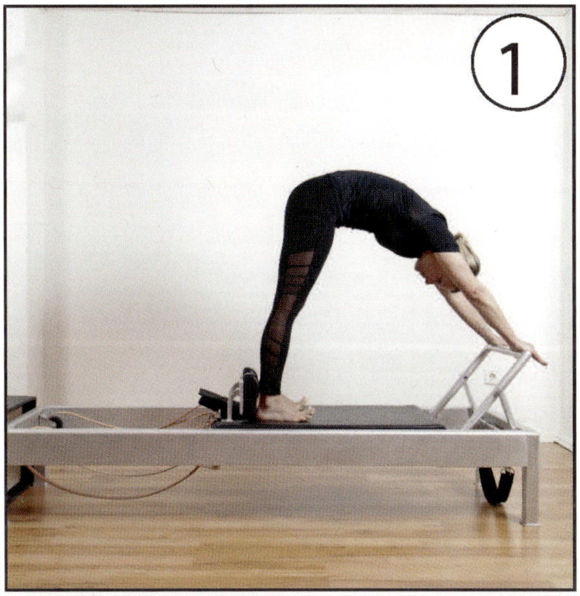

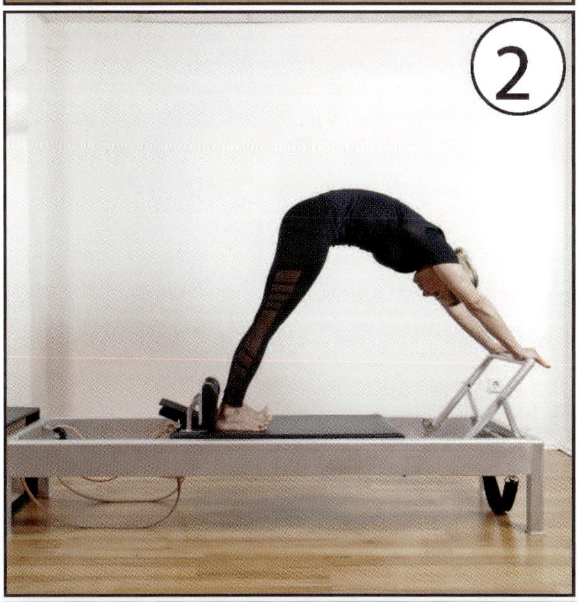

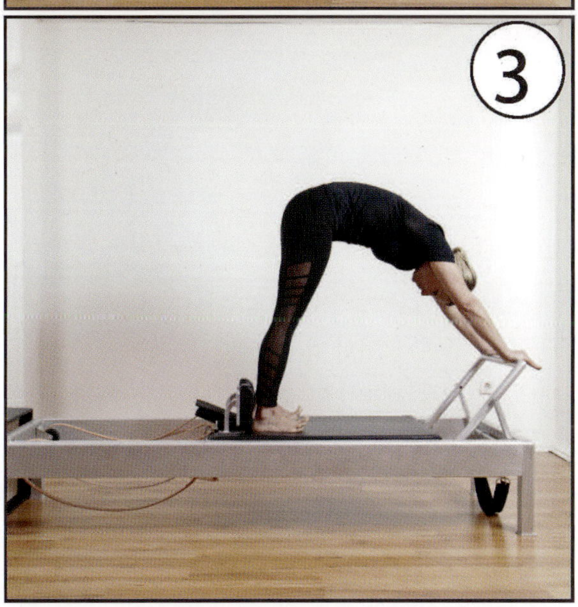

30. 롱 스트레치 시리즈 – 엘레펀트 Long Stretch Series-Elephant 2/2

일반적인 시작자세: 1-2 스프링, 풋바는 위로

- 캐리지는 스토퍼에 멈춰져 있다. 발뒤꿈치를 들어 올린 자세인 업 스트레치 자세에서 발뒤꿈치를 바닥쪽으로 내려서 숄더레스트 앞에 두 발을 세운다.
- 배는 안으로 집어넣어 준다.
- 몸의 체중은 발뒤꿈치부터 골반의 C커브를 만든 상체까지 골고루 분포되어 있다.
- 손은 어깨너비만큼 벌려주거나 더 넓게 벌려준다. 손으로 풋바를 잡아주고, 손가락으로 감싸준다.
- 손바닥이 최대한 위에 있을 수 있도록 만들어주며, 손목이 최소한으로 꺾여질 수 있도록 만들어준다.
- 팔은 살짝 바깥쪽으로 돌리고, 팔꿈치는 뒤를 향하게 만들고, 어깨와 가슴을 활짝 열어준다.
- 손에 체중이 최대한 적게 실리게 한다.
- 발가락을 들어 올린다.
- 이 자세는 180° 돌린 티져자세를 생각나게 한다.

운동 목적:

- 배근육과 고관절굴곡근의 강화
- 몸 전체에 힘을 줄 줄 아는 것과 리듬감 있는 몸의 안정화
- 어깨를 움직이는 근육의 안정화
- 상체 후면의 스트레칭

운동 실행: 3-5회

상체의 자세를 유지하며 발뒤꿈치를 이용하여 캐리지를 뒤로 밀어낸다. 캐리지는 최대한 배 근육의 힘으로만 의해서 가져올 수 있게 만든다. 캐리지를 천천히 가져오지만, 스토퍼에 망치질 하듯 돌아오지 않게 만든다. 이 운동의 움직임은 작지만 리듬감있게 진행해야 한다.

흔한 실수:

- 캐리지가 너무 많이 뒤로 밀리는 것
- 캐리지가 스토퍼에 가까이 다시 닫혀지지 않는 것
- 발가락이 운동을 진행할 때 내려가는 것
- 등이 둥글게 유지되지 않는 것
- 캐리지의 움직임이 어깨로부터만 진행되는 것
- 목과 어깨뼈가 과도하게 긴장되어 있다.
- 움직임의 리듬이 사라진다.

변형 또는 응용 동작:

- 더 많은 이해를 하기 위해서 발의 동작을 변형하는 것이 좋다. 예를 들어, 발을 캐리지 맨 앞부분에 다리를 붙여선다. 어깨가 손보다 더 튀어나간 상태에서 운동을 진행한다. 이 운동은 모던한 운동, 엘레펀트 프롭스이고, 파트 2에서 찾을 수 있다. 다리는 모은 채로 캐리지 중앙으로 가져온다. 시작과 움직임은 비슷하나, 작은 사람에게 좋은 방법이 될 수 있다.

금기증/주의점:

- 골다공증이 있는 경우, 둥근 모양 대신 플랫백 버전을 사용한다.

31. 롱 스트레치 시리즈 - 엘레펀트 원 레그 Long Stretch Series-Elephant One Leg

1/4

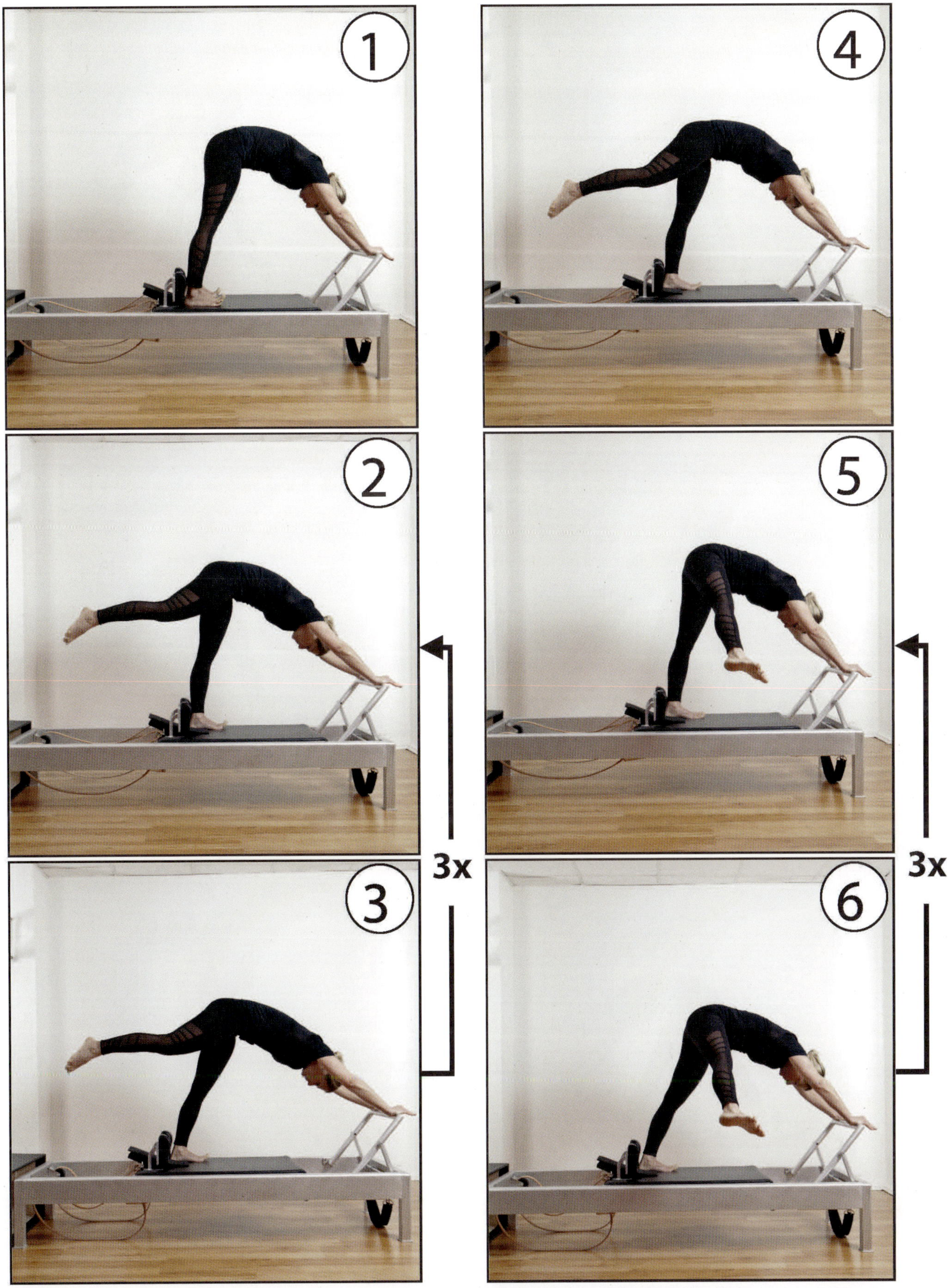

31. 롱 스트레치 시리즈 - 엘레펀트 원 레그 Long Stretch Series–Elephant One Leg

2/4

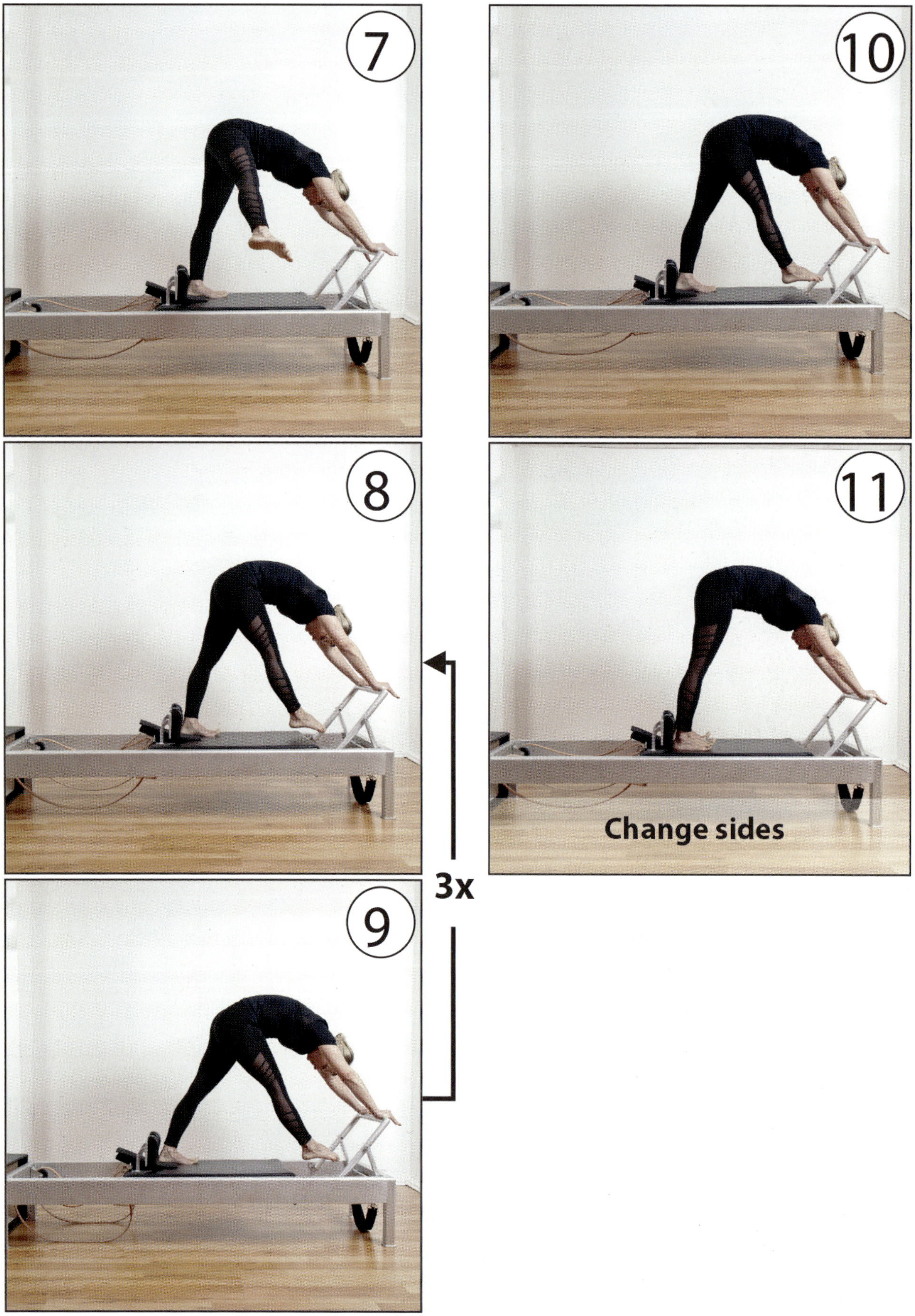

31. 롱 스트레치 시리즈 – 엘레펀트 원 레그 Long Stretch Series–Elephant One Leg 3/4

일반적인 시작자세: 1–2 스프링, 풋바는 위로, 헤드레스트 위로

- 캐리지는 스토퍼에 멈춰져있다. 발뒤꿈치를 들어 올린 자세인 업 스트레치 자세에서 발뒤꿈치를 바닥쪽으로 내려서 숄더레스트 앞에 두 발을 세운다.
- 발가락을 들어 올린다.
- 몸의 체중은 발뒤꿈치부터 골반의 'C' 커브를 만든 상체까지 골고루 분포되어 있다. 배는 안으로 집어넣어 준다.
- 손은 어깨너비만큼 벌려주거나 더 넓게 벌려준다. 손으로 풋바를 잡아주고, 손가락으로 감싸준다.
- 손바닥이 최대한 위에 있을 수 있도록 만들어주며, 손목이 최소한으로 꺾여질 수 있도록 만들어준다.
- 이 자세는 180° 돌린 티져자세를 생각나게 한다.

운동 목적:

- 배근육과 고관절굴곡근, 다리 바깥쪽 근육의 강화
- 몸 전체에 힘을 줄 줄 아는 것과 리듬감 있는 몸의 안정화
- 어깨를 움직이는 근육의 안정화
- 상체 후면의 스트레칭

운동 실행: 3 – 5회

다리가 뒤로: 캐리지를 움직이지 않은 채로 오른쪽 다리를 뒤로 들어 올린다. 이 때 다리는 엘레펀트의 둥글어진 상체를 유지하면서 들어야 한다. 3에서 5회를 왼쪽다리로 캐리지를 뒤로 밀어냈다 앞으로 가져왔다를 반복한다. 모든 엘레펀트 움직임은 양 다리를 숄더레스트를 저항하여 누르며 운동을 진행해야 한다. 왼쪽다리가 캐리지 위에서 앞 뒤로 움직일때 오른쪽 다리는 지금 자세를 유지한다. 다리를 바꾸거나 바로 옆으로 보내서 운동을 계속 진행한다.

다리가 옆으로: 캐리지를 움직이지 않은 채로 오른쪽 다리를 옆으로 들어 올린다. 다리를 들어 올릴때 왼쪽으로 중심이 치우쳐지지 않도록 만들며 올려준다. 3에서 5회를 왼쪽다리로 캐리지를 뒤로 밀어냈다 앞으로 가져왔다를 반복한다. 모든 엘레펀트 움직임은 양 다리를 숄더레스트를 저항하여 누르며 운동을 진행해야 한다. 왼쪽다리가 캐리지 위에서 앞뒤로 움직일 때 오른쪽 다리는 지금 자세를 유지한다. 다리를 바꾸거나 바로 옆으로 보내서 운동을 계속 진행한다.

다리가 앞으로: 캐리지를 움직이지 않은 채로 오른쪽 다리를 앞으로 들어 올린다. 다리를 앞으로 밀어낼 때 골반이 오른쪽으로 돌아가지 않도록 한다. 3에서 5회를 왼쪽다리로 캐리지를 뒤로 밀어냈다 앞으로 가져왔다를 반복한다. 모든 엘레펀트 움직임은 양 다리를 숄더레스트를 저항하여 누르며 운동을 진행해야 한다. 왼쪽다리가 캐리지 위에서 앞뒤로 움직일 때 오른쪽 다리는 지금 자세를 유지한다. 지금까지 다리를 바꾸지 않았다면 지금 다리를 바꿔 운동을 계속 진행한다.

31. 롱 스트레치 시리즈 – 엘레펀트 원 레그 Long Stretch Series–Elephant One Leg 4/4

흔한 실수:

- 운동을 진행할 때 상체가 한쪽으로 치우쳐지는 것
- 들어 올려진 다리가 내려가는 것
- 캐리지가 너무 멀리까지 움직여서 골반의 후반 기울임이 사라지고 배가 등쪽으로 당겨지지 않는다.
- 캐리지가 완벽하게 돌아가지 않는다.
- 운동하는 동안 발가락이 너무 아래로 내려간다.
- 둥근 자세가 유지되지 않는다.
- 캐리지의 움직임이 어깨 관절 내 팔의 움직임에 의해 시작된다.
- 움직임의 리듬감이 사라지는 것

변형 또는 응용 동작:

- 운동을 쉽게 하려면 양 다리를 캐리지 중간에 올려서 진행한다. 예를 들어, 일어서서 다리를 캐리지 앞쪽에 놓은 다음 다리를 들어 올린다. 운동하는 동안 어깨는 손 위에 있는 상태를 유지한다. 이에 대해서는 2장 현대 운동 보완 "엘레펀트 프렙"의 매뉴얼을 참고한다. 또는 다리를 캐리지 중앙에 놓고 다리를 들어 올린다. 준비자세 및 운동 실행과 관련하여 이것은 원래 운동과 매우 유사하며 키가 작은 사람들에게 좋은 방법이다.

금기증/주의점:

- 골다공증이 있는 경우, 둥근 모양 대신 플랫백 버전을 사용한다.

32. 아라베스크 Arabesque

1/4

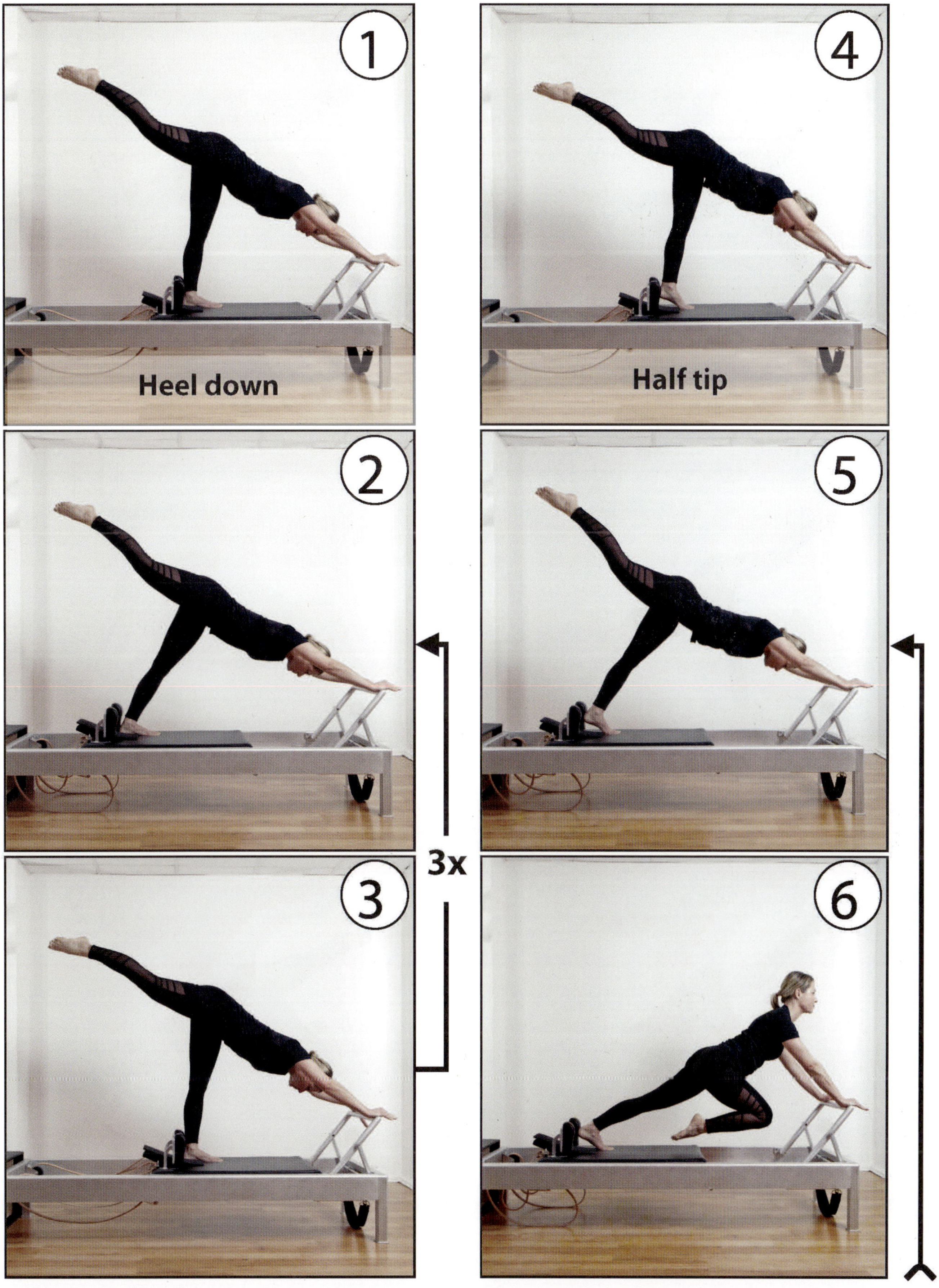

32. 아라베스크 Arabesque

2/4

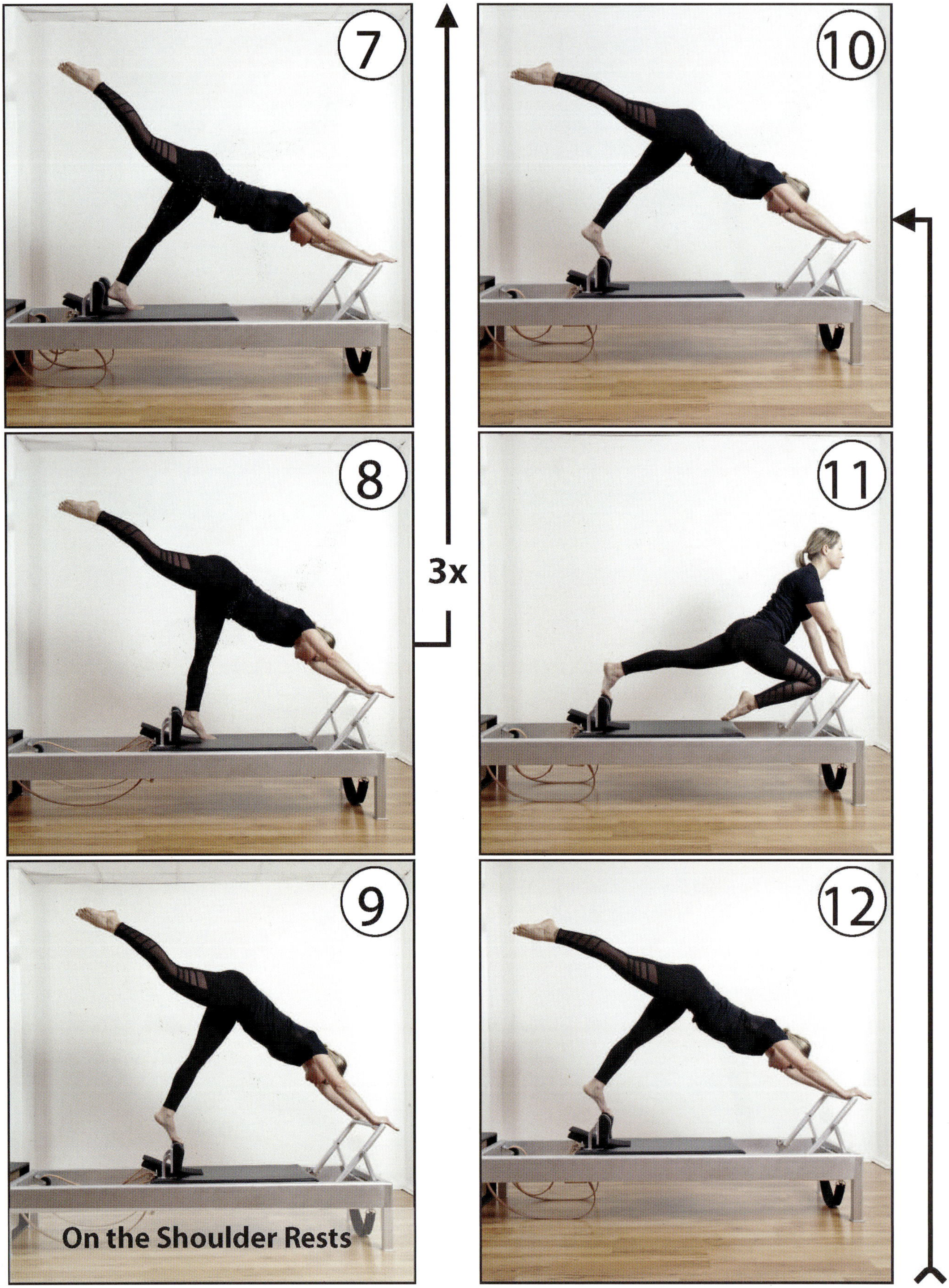

32. 아라베스크 Arabesque

3/4

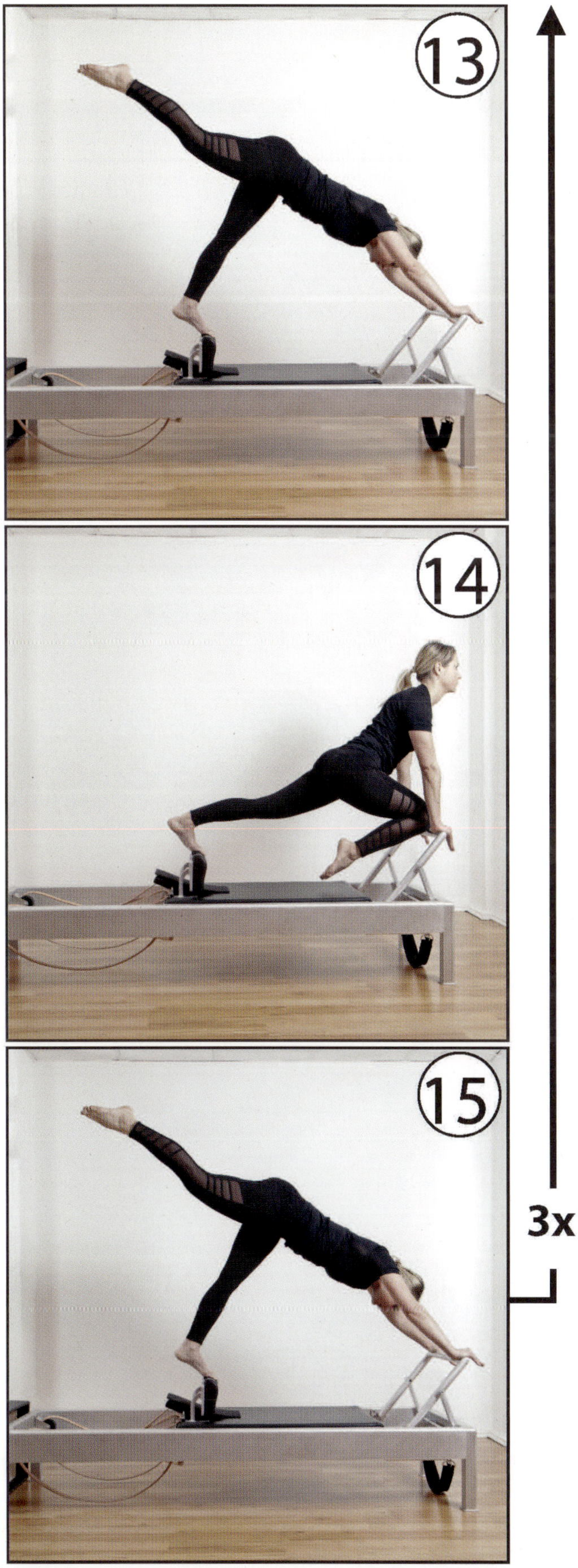

32. 아라베스크 Arabesque

4/4

일반적인 시작자세: 1-2 스프링, 풋바는 위로, 헤드레스트 위로

- 왼쪽 발뒤꿈치를 숄더레스트를 눌러주며 캐리지 위에 올려준다.
- 손은 어깨너비만큼 벌려주거나 더 넓게 벌려준다. 손으로 풋바를 잡아주고, 손가락으로 감싸준다.
- 손바닥이 최대한 위에 있을 수 있도록 만들어주며, 손목이 최소한으로 꺾여질 수 있도록 만들어준다.
- 오른쪽 다리는 뒤로 펴면서 위로 올린다. 다리를 바깥쪽으로 살짝 돌리되, 골반은 돌아가지 않도록 만들어준다.
- 오른손부터 오른발까지 길게 뻗은 선이 이뤄지도록 한다.
- 양 다리는 길게 펴져있고, 모든 방향으로 뻗어준다.

운동 목적:

- 배근육과 고관절굴곡근과 엉덩이 근육의 강화
- 몸 전체에 힘을 줄 줄 아는 것과 리듬감있는 몸의 안정화
- 어깨를 움직이는 근육의 안정화
- 하체 후면의 스트레칭

운동 실행:

발뒤꿈치가 밑에 있을 때(Heel down): 1에서 5회를 왼쪽 다리로만 이용해서 캐리지를 아라베스크 자세를 유지한 채로 왔다 갔다 한다.

발뒤꿈치가 반만 들려 있을 때(Half tip): 발뒤꿈치가 반만 들릴 수 있도록 숄더레스트 중앙에 발을 댄다. 왼쪽 다리로만 이용해서 캐리지를 아라베스크 자세를 유지한 채로 뒤로 밀어낸다. 이 자세를 유지하면서 골반을 말아내며 오른쪽 무릎을 가슴쪽으로 잡아당긴다. 과도하게 꺾인다고 생각이 들 만큼 가져온다. 아라베스크 자세를 다시 만들 때 캐리지의 움직임은 전혀 없어야 하며, 그 후에 캐리지를 다시 당겨 가져온다. 1에서 5회를 반복한다.

숄더레스트 위에 올렸을 때(On the shoulder rest): 왼쪽 발을 숄더레스트 위에 올린다. 왼쪽 발뒤꿈치를 들어 올려준다. 왼쪽 다리로만 이용해서 캐리지를 아라베스크 자세를 유지한 채로 뒤로 밀어낸다. 이 자세를 유지하면서 골반을 말아내며 오른쪽 무릎을 가슴쪽으로 잡아당긴다. 과도하게 꺾인다고 생각이 들만큼 가져온다. 아라베스크 자세를 다시 만들 때 캐리지의 움직임은 전혀 없어야 하며, 그 후에 캐리지를 다시 당겨 가져온다. 1에서 5회를 반복한다.

흔한 실수:

- 골반이 다리를 많이 들어 올리기 위해서 많이 돌아가게 되는 것
- 뒤로 뻗어진 다리가 운동을 진행할 때 가라앉는 것
- 발이 숄더레스트 위에서 진행되는 변형동작을 할 때, 캐리지가 다시 완벽하게 돌아오지 않는 것

변형 또는 응용 동작:

- 변형 동작 중에서 반 정도만 진행한다.
- 발뒤꿈치를 반만 들어 올리지 않고, 발바닥 전체를 숄더레스트 앞에 붙인다.
- 캐리지를 아라베스크 자세만 유지하며, 허리가 꺾이는 부분의 운동을 제외하고 진행한다.

금기증/주의점:

- 손목이나 어깨에 문제가 있는 경우
- 올바른 자세를 안전하게 유지할 수 있는 운동 방법을 선택한다. 운동 순서의 일부만 수행한다.

33. 롱 스트레치 시리즈 – 롱 백 스트레치(스탠다드)

1/2 (조셉 필라테스 & 캐롤라 트리어: 롱–백 스트레치) **Long Stretch Series–Long Back Stretch(standard)**

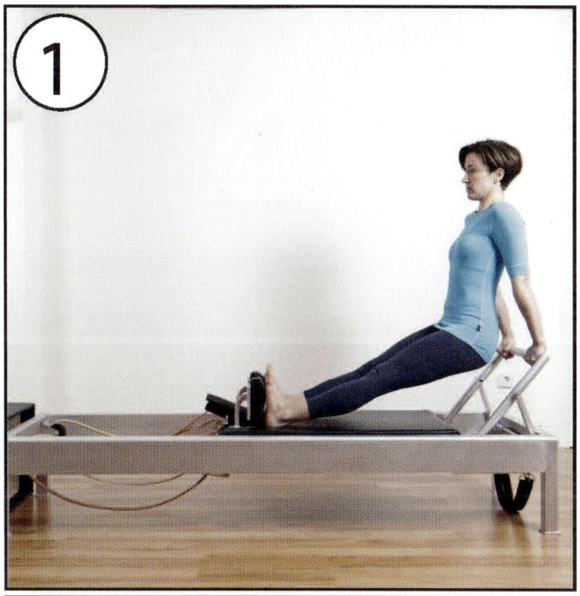

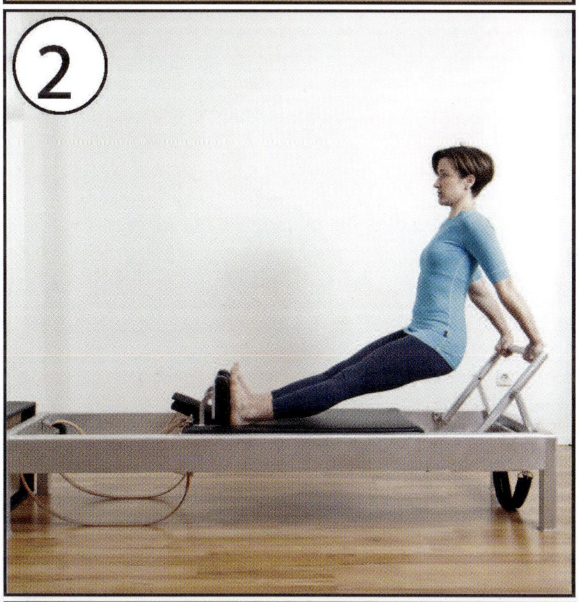

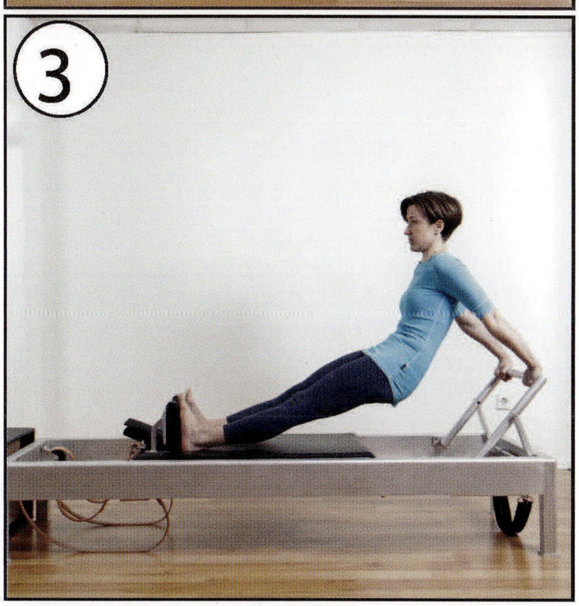

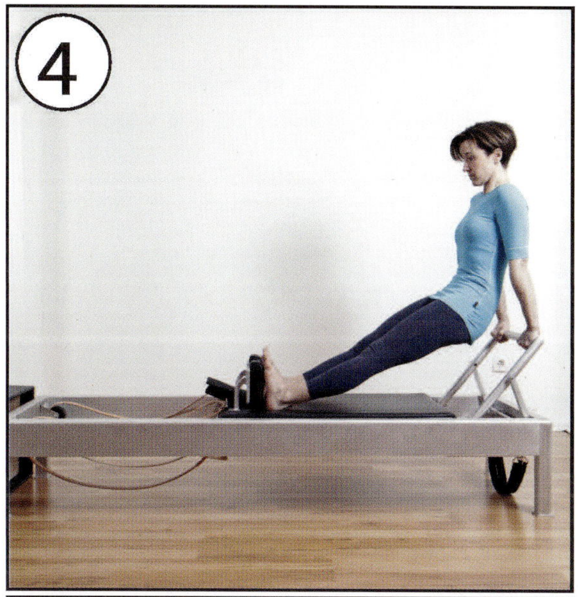

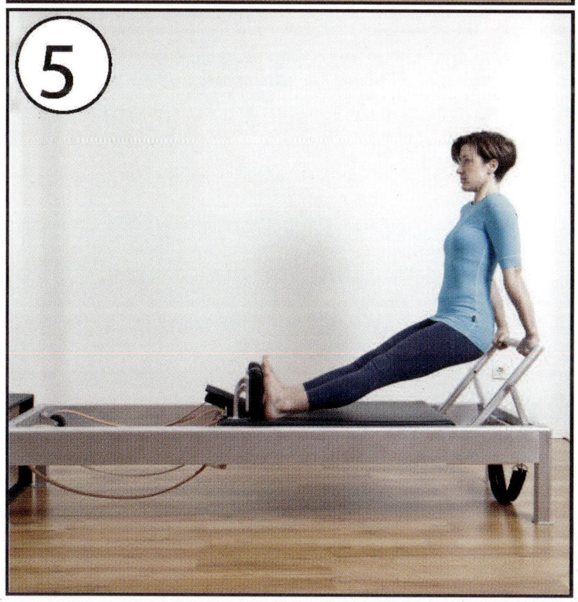

33. 롱 스트레치 시리즈 – 롱 백 스트레치(스탠다드)

2/2 (조셉 필라테스 & 캐롤라 트리어: 롱–백 스트레치) Long Stretch Series–Long Back Stretch(standard)

일반적인 시작자세: 1–2 스프링, 풋바는 위로

- 골반 옆에 가까이 풋바를 손가락이 숄더레스트를 향하게 만든 후 잡는다.
- 팔은 편다.
- 발 전체를 숄더레스트에 완전히 세우고, 자신의 키에 맞춰서 풋바의 높이를 맞춘다.
- 발가락은 굴곡시킨다.
- 허리는 펴고, 90°를 유지하고, 골반은 중립을 유지한다.

운동 목적:

- 넓은등근, 뒷쪽어깨세모근, 큰원근, 위팔세갈래근과 손목 근육의 강화
- 앞쪽 어깨세모근, 오훼완근, 위팔두갈래근, 가슴근육의 스트레칭
- 허리 가동성

운동 실행: 3–5회

허리를 곧게 편 상태에서 90°를 유지하며, 팔로 밀어내며 운동을 시작한다. 이 움직임은 체스트 익스팬션을 생각나게 한다. 움직임이 끝이 났을 때, 골반을 말아넣고 최대한 등을 둥글게 말아준다. 얼마만큼 많이 캐리지가 움직이는 것은 운동을 진행하는 사람의 힘과 유연성, 체중 그리고 스프링의 강도에 따라 좌우된다.

캐리지는 최대한 몸의 굴곡을 유지하며 다시 가져온다. 캐리지가 다시 원상 복귀되었을 때, 허리는 다시 펴고, 골반은 중립 자세로 다시 가져온다.

흔한 실수:

- 발가락만 숄더레스트에 닿는 것
- 어깨가 위로 올라가거나, 어깨가 앞으로 말리게 되는 것. 견갑골의 힘을 상실하는 것
- 곧게 뻗어진 허리와 중립을 지키고 있는 골반이 첫 번째 반복 후에 더 이상 이루어지지 않는 것
- 팔꿈치를 과도하게 긴장하지 않도록 주의한다.

변형 또는 응용 동작:

- 첫 번째 동작인 곧게 펴진 허리로만 왔다 갔다 운동을 하는 것.
- 키가 작아서 숄더레스트에 닿지 않는 경우, 필라테스 롤러나 요가 블록을 숄더레스트에 대면 발을 더 쉽게 놓을 수 있다.

금기증/주의점:

- 가슴 근육이 많이 짧은 경우와 어깨 근육이 많이 약할 경우에는 승모근, 능형근, 광배근이 운동을 원활하게 진행할 수 있도록 도와줄 수 있다. 준비 운동으로 매트 위에서 레그 풀 동작을 진행해서 짧아진 근육은 열어주고, 약한 근육은 힘이 좋아질 수 있도록 한다.
- 손목 문제(예: 손목굴증후군)
- 골다공증이 있는 경우, 골반이 뒤로 기울어지지 않도록 하고 등을 곧게 편 자세를 유지한다.

34. 롱 스트레치 시리즈 – 롱 백 스트레치(딥스)

1/3 Long Stretch Series–Long Back Stretch (Dips)

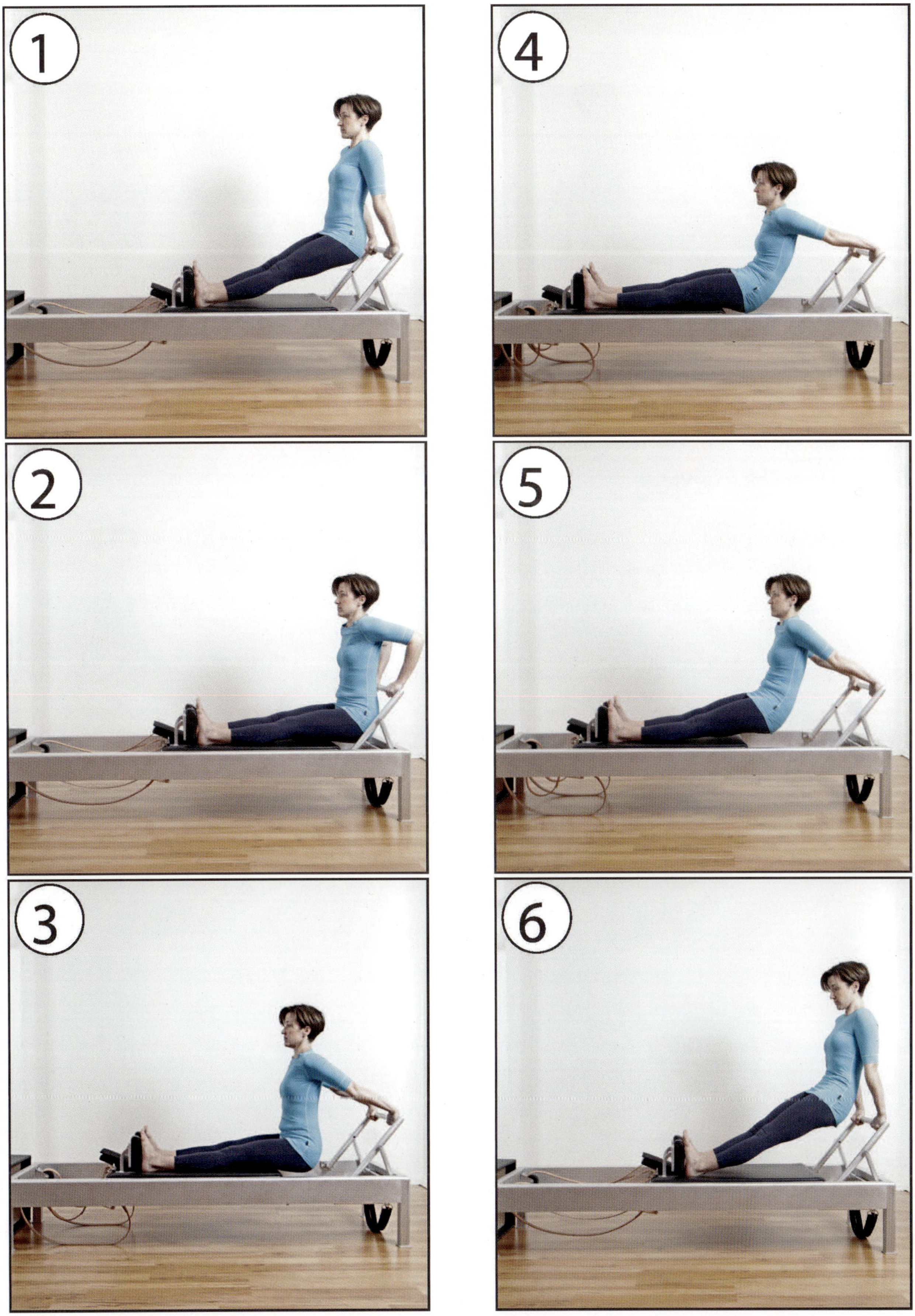

34. 롱 스트레치 시리즈 – 롱 백 스트레치(딥스)

Long Stretch Series–Long Back Stretch(Dips)

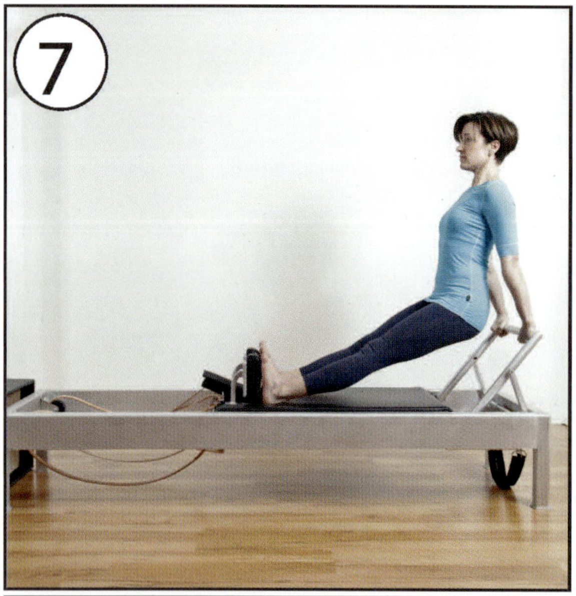

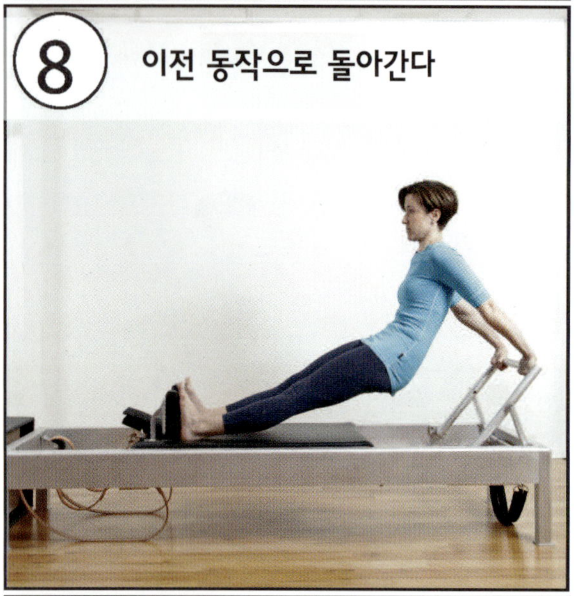

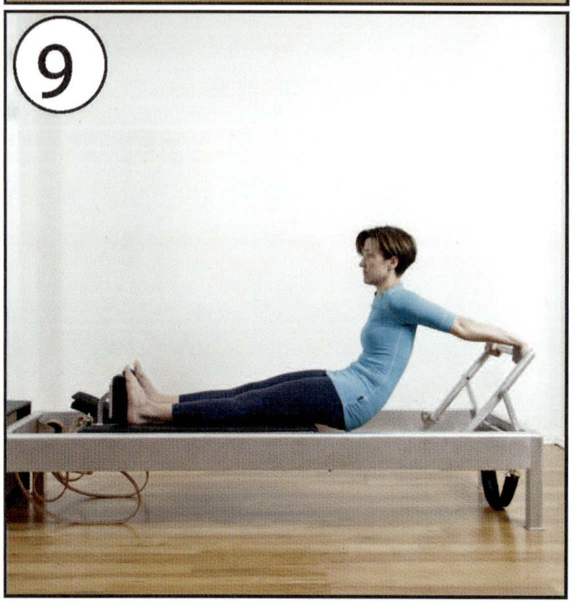

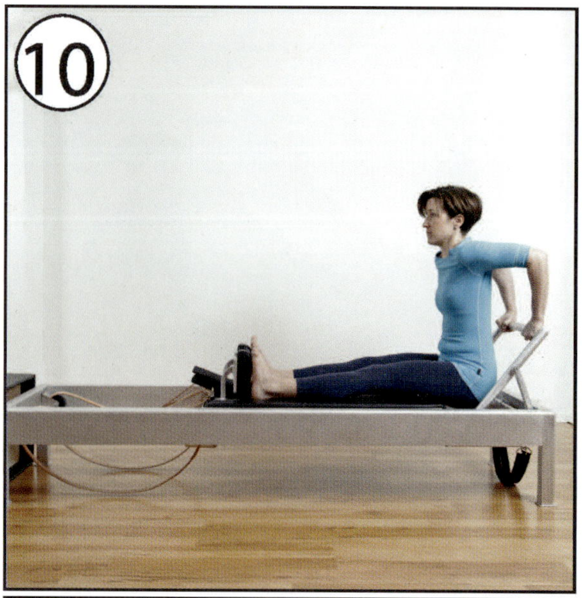

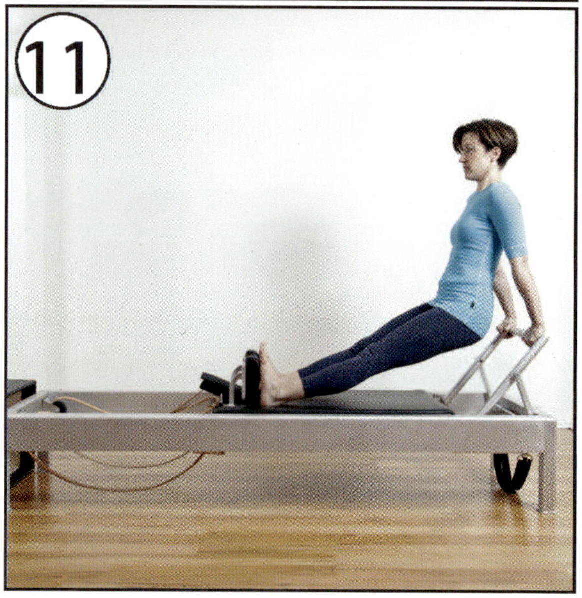

34. 롱 스트레치 시리즈 – 롱 백 스트레치(딥스)

3/3 Long Stretch Series–Long Back Stretch (Dips)

일반적인 시작자세: 1–2 스프링, 풋바는 위로

- 발 전체를 숄더레스트에 완전히 세운다.
- 발가락은 굴곡시킨다.
- 손은 어깨너비만큼 벌려 풋바를 잡는다.
- 허리는 펴고, 90°를 유지하고, 골반은 중립을 유지한다. 엉덩이를 풋바에 가까이 가져온다.

운동 목적:

- 넓은등근, 뒷쪽어깨세모근, 큰원근, 위팔세갈래근과 손목 근육의 강화
- 앞쪽 어깨세모근, 오훼완근, 위팔두갈래근, 가슴근육의 스트레칭

운동 실행: 3–5회

팔을 구부리며 곧게 펴진 허리로 풋바 밑으로 내려간다. 그렇지만 몸으로 풋바를 건드리지는 않는다. 캐리지에 거의 앉는 것처럼 내려간다.

허리는 계속 펴진 상태에서 팔을 펴서 앞으로 밀어낸다. 움직임이 끝이 났을 때, 골반을 말아넣고 최대한 등을 둥글게 말아준다. 얼마만큼 많이 캐리지가 움직이는 것은 운동을 진행하는 사람의 힘과 유연성, 체중 그리고 스프링의 강도에 따라 좌우된다. 캐리지는 최대한 몸의 굴곡을 유지하며 다시 가져온다. 캐리지가 다시 원상 복귀되었을 때, 허리는 다시 펴고, 골반은 중립 자세로 다시 가져온다. 3에서 5회 반복을 한 후에 방향을 변경한다.

곧게 펴진 허리에서 골반을 살짝 말아 넣어주며 시작을 하는데, 이때 시작이 된 후에 등을 살짝 둥글게 말아주고, 팔을 곧게 펴주며 밀어낸다. 얼마만큼 많이 캐리지가 움직이는 것은 운동을 진행하는 사람의 힘과 유연성, 체중 그리고 스프링의 강도에 따라 좌우된다. 다리를 거의 캐리지에 붙일 수 있는 정도로 내려왔다가 다리와 바닥이 평행 상태를 유지하면서 다시 뒤로 가져온다. 풋바에 도착했을때, 허리를 다시 펴고, 골반은 중립자세로 다시 가져온다. 팔 뒷면의 힘을 이용해서 다시 시작자세로 돌아온다.

흔한 실수:

- 발가락만 숄더레스트에 닿는 것
- 어깨가 위로 올라가거나, 어깨가 앞으로 말리게 되는 것. 견갑골의 힘을 상실하는 것
- 첫 번째 반복 후에는 허리 스트레칭과 골반의 중립 위치가 더 이상 유지되지 않는 것

변형 또는 응용 동작:

- 스탠다드 운동이 제대로 진행되지 못할 경우에는 딥스 동작을 하지 않는다.

금기증/주의점:

- 가슴 근육이 많이 짧은 경우와 어깨 근육이 많이 약할 경우에는 승모근, 능형근, 광배근이 운동을 원활하게 진행할 수 있도록 도와줄 수 있다. 준비 운동으로 매트 위에서 레그 풀 동작을 진행해서 짧아진 근육은 열어주고, 약한 근육은 힘이 좋아질 수 있도록 한다.

35. 롱 스트레치 시리즈 - 롱 백 스트레치(스트레이트 암즈)

1/3 (조셉 필라테스: 롱-백스트레치) Long Stretch Series-Long Back Stretch(Straight Arms)

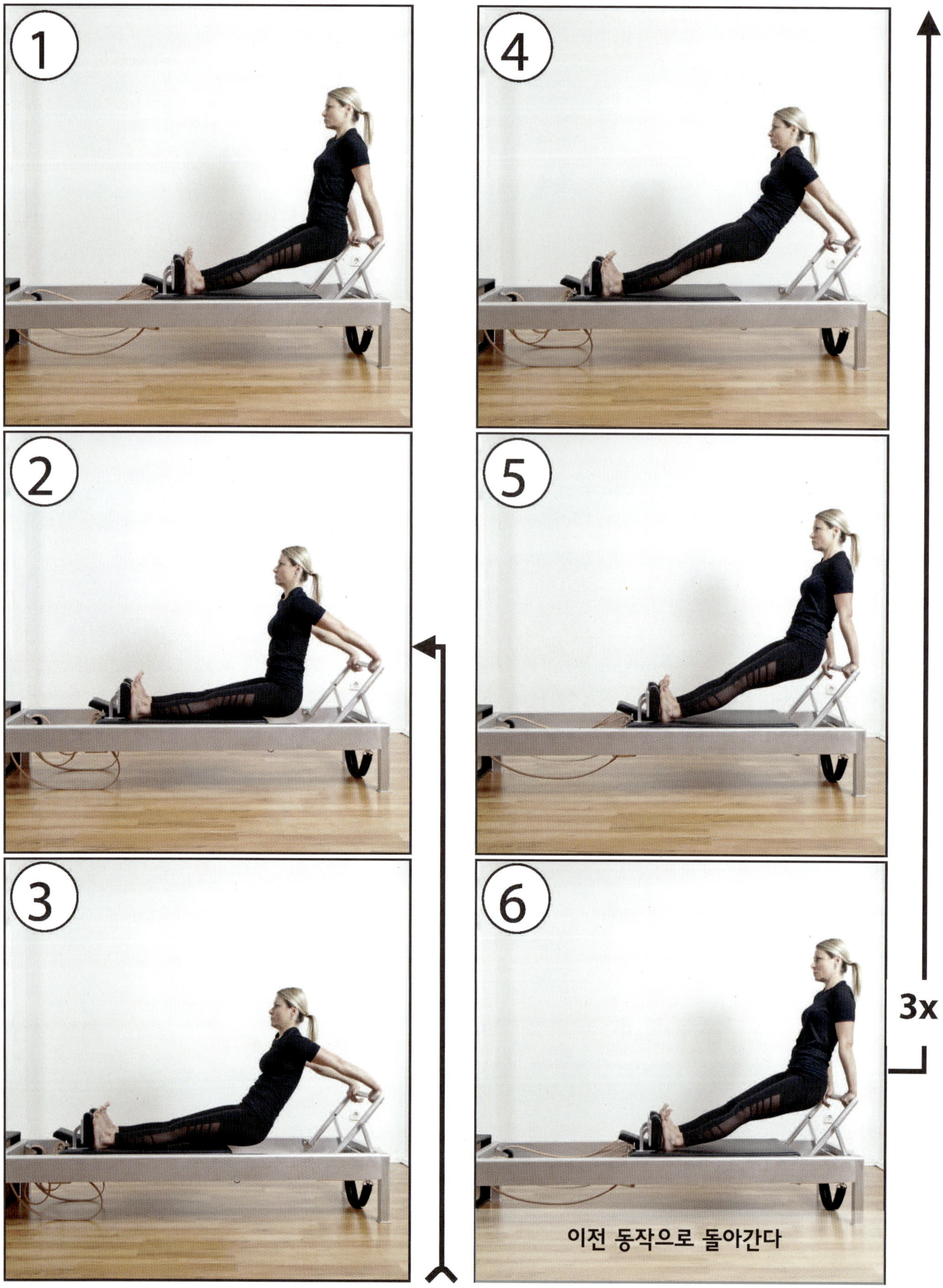

35. 롱 스트레치 시리즈 – 롱 백 스트레치(스트레이트 암즈)

2/3 (조셉 필라테스: 롱–백스트레치) Long Stretch Series–Long Back Stretch(Straight Arms)

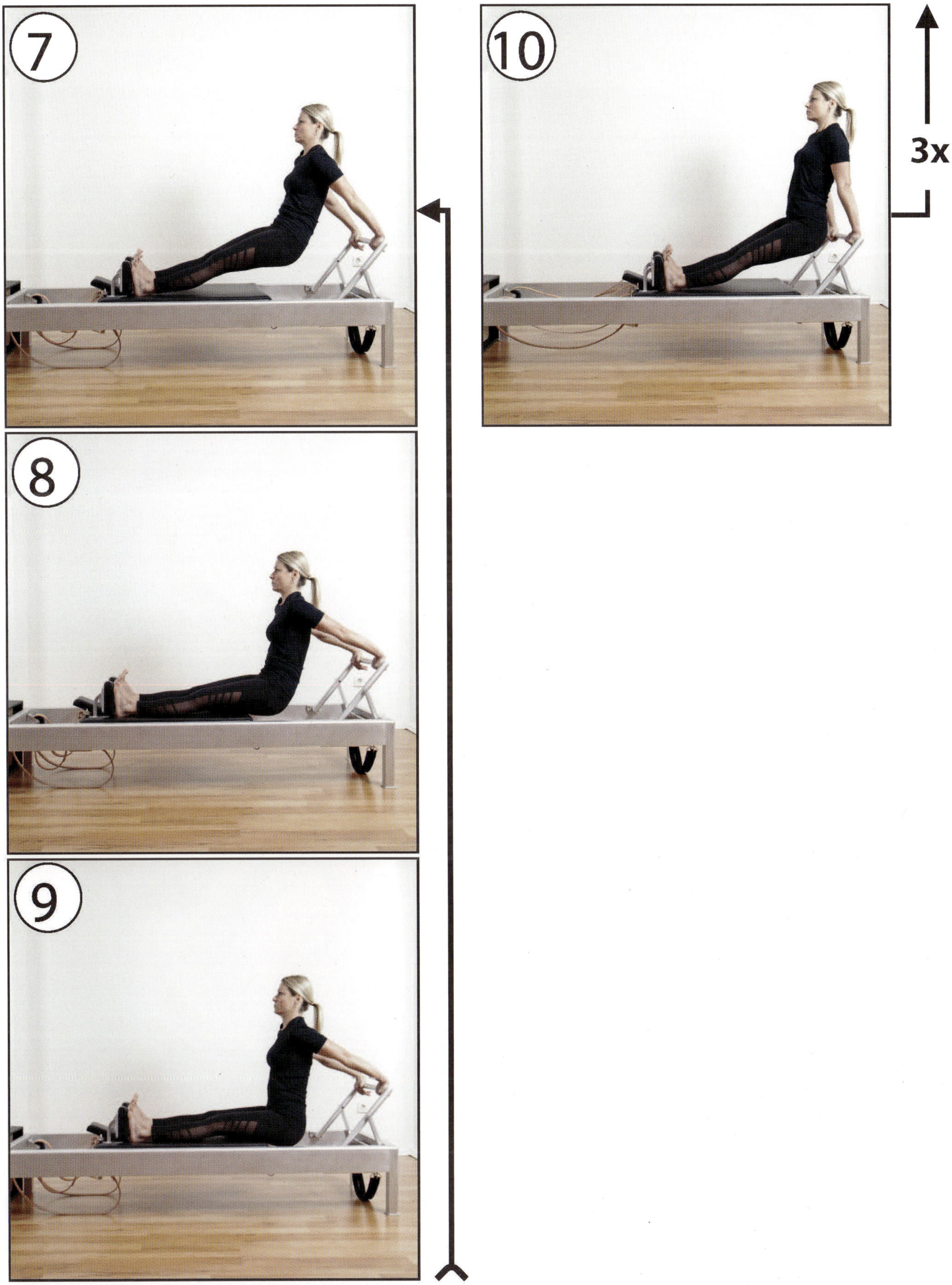

35. 롱 스트레치 시리즈 – 롱 백 스트레치(스트레이트 암즈)

3/3 (조셉 필라테스: 롱–백스트레치) **Long Stretch Series–Long Back Stretch(Straight Arms)**

일반적인 시작자세: 1–2 스프링, 풋바는 위로

- 발 전체를 숄더레스트에 완전히 세운다.
- 발가락은 굴곡시킨다.
- 손은 어깨너비만큼 벌려 풋바를 잡는다.
- 허리는 펴고, 90°를 유지하고, 골반은 중립을 유지한다. 엉덩이를 풋바에 가까이 가져온다.

운동 목적:

- 넓은등근, 뒷쪽어깨세모근, 큰원근, 위팔세갈래근과 손목 근육의 강화
- 앞쪽 어깨세모근, 오훼완근, 위팔두갈래근, 가슴근육의 스트레칭

운동 실행: 3–5회

펴져있는 팔을 뒤로 밀어내서 캐리지가 앞으로 밀릴 수 있도록 한다. 첫 번째 동작은 스탠다드 운동이랑 같다. 캐리지를 밀어낼 때 상체는 최대한 곧게 펴주며 밑으로 내린다. 골반은 중립을 지켜야 한다. 얼마만큼 많이 캐리지가 움직이는 것은 운동을 진행하는 사람의 힘과 유연성, 체중 그리고 스프링의 강도에 따라 좌우된다. 캐리지는 최대한 몸의 굴곡을 유지하며 다시 가져온다. 캐리지가 다시 원상 복귀되었을 때, 허리는 다시 펴고, 골반은 중립 자세로 다시 가져온다. 3에서 5회 반복을 한 후에 방향을 변경한다.

곧게 펴진 허리에서 골반을 살짝 말아 넣어주며 시작을 하는데, 이때 시작이 된 후에 등을 살짝 둥글게 말아주고, 팔을 곧게 펴주며 밀어낸다. 얼마만큼 많이 캐리지가 움직이는 것은 운동을 진행하는 사람의 힘과 유연성, 체중 그리고 스프링의 강도에 따라 좌우된다. 다리를 거의 캐리지에 붙일 수 있는 정도로 내려왔다가 다리와 바닥이 평행 상태를 유지하면서 다시 뒤로 가져온다. 풋바에 도착했을때, 허리를 다시 펴고, 골반은 중립자세로 다시 가져온다. 팔 뒷면의 힘을 이용해서 다시 시작자세로 돌아온다.

흔한 실수:

- 발가락만 숄더레스트에 닿는 것
- 어깨가 위로 올라가거나, 어깨가 앞으로 말리게 되는 것. 견갑골의 힘을 상실하는 것
- 첫 번째 반복 이후에 허리의 스트레칭과 골반의 중립 위치가 더 이상 유지되지 않는 것

변형 또는 응용 동작:

- 스탠다드 운동이 제대로 진행되지 못할 경우에는 스트레이트 암 동작을 하지 않는다.

금기증/주의점:

- 가슴 근육이 많이 짧은 경우와 어깨 근육이 많이 약할 경우에는 승모근, 능형근, 광배근이 운동을 원활하게 진행할 수 있도록 도와줄 수 있다. 준비 운동으로 매트 위에서 레그 풀 동작을 진행해서 짧아진 근육은 열어주고, 약한 근육은 힘이 좋아질 수 있도록 한다.

36. 스토머크 마사지 시리즈 – 라운드 Stomach Massage Series-Round

1/3 (조셉 필라테스 & 캐롤라 트리어: 스토머크 마사지)

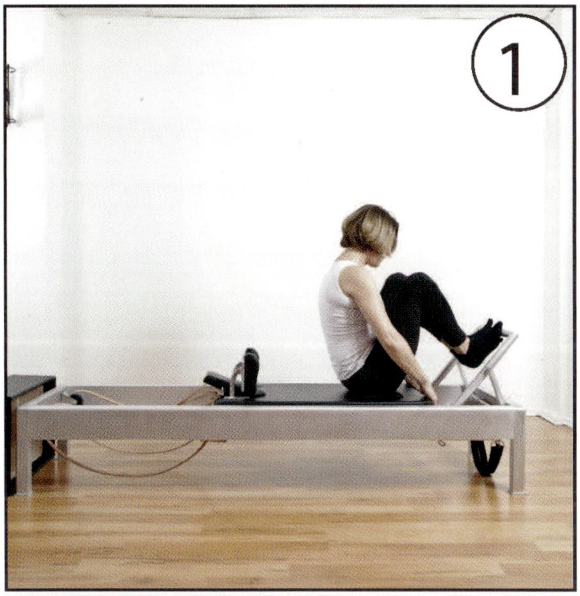

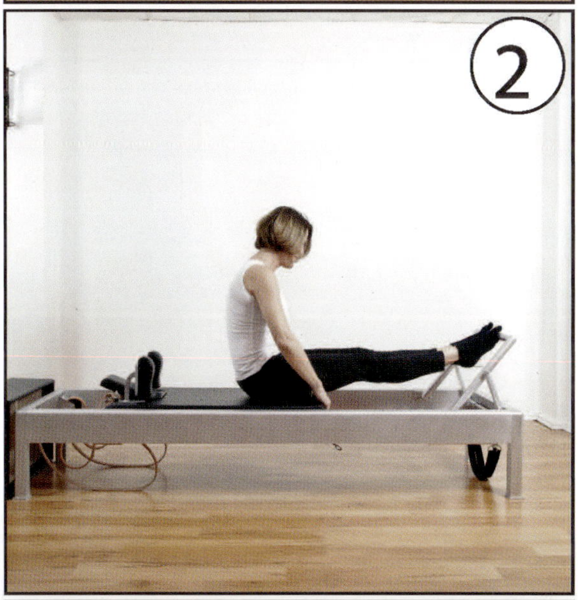

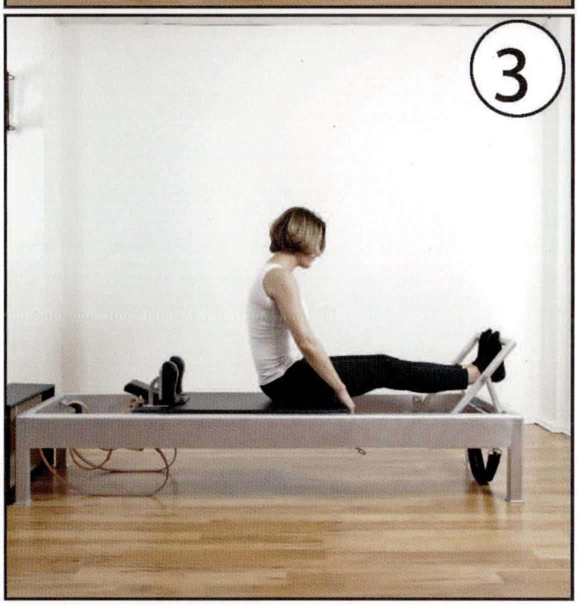

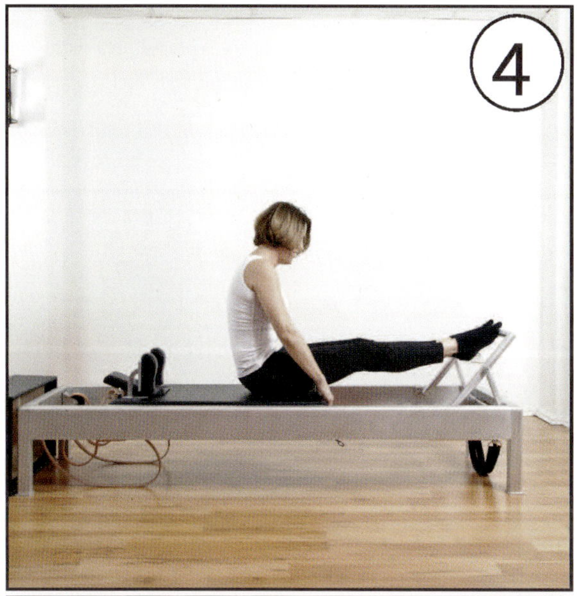

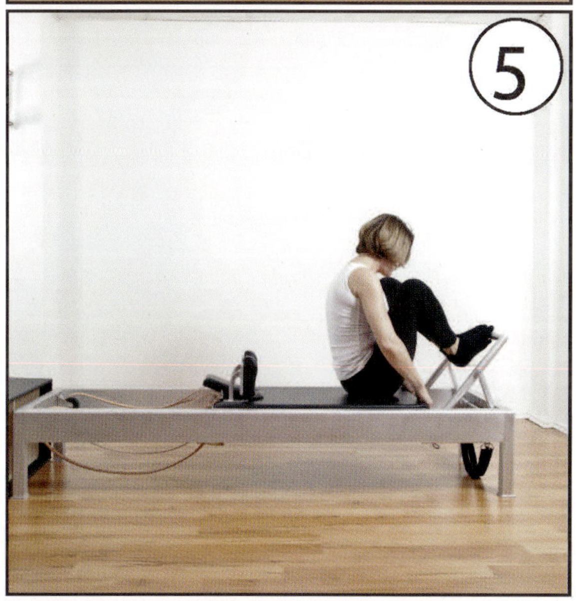

36. 스토머크 마사지 시리즈 – 라운드 Stomach Massage Series-Round 2/3 (조셉 필라테스 & 캐롤라 트리어: 스토머크 마사지)

일반적인 시작자세: 2-4 스프링 (풋 워크를 할 때와 똑같이 사용한다) 풋바는 위로, 캐리지 위에 패드를 깔아준다

- 풋바를 바라보고 캐리지 위에 앉는다.
- 앉는 자세는 사람의 체형, 크기, 유연성에 따라 달라진다. 처음 시작으로 캐리지 중간 또는 풋바 끝부분에 앉아보려고 한다.
- 키가 많이 큰 사람은 스프링 바를 내려줘서 풋바 사이에 공간 확보를 더 많이 할 수 있게 해준다.
- 발은 작은 'V'자를 만들어 풋바 위에 올리고, 발뒤꿈치 또한 들어준다.
- 손은 캐리지 끝부분을 잡아준다.
- 목표는 어깨부터 골반까지 등을 큰 'C'자를 만들어주는 것이다.
- 팔은 필요한 만큼 바깥쪽으로 구부려준다.
- 무릎은 어깨너비만큼 벌리고, 꼭 필요한 경우에만 더 벌려준다.
- 스프링은 가능한 최대한 열리지 않게 한다.
- 앉는 방법을 다양하게 해봐도 좋다.

운동 목적:

- 몸속 장기의 마사지
- 배 전체 근육과 특히 배 가로근의 강화
- 굴곡을 할 때 주는 생동감 있는 안정감

운동 실행: 5-10회

배를 일단 안으로 집어넣으며, 첫 번째 운동을 진행할 수 있도록 한다.

첫 번째로는 다리를 펴고, 발부터 종아리까지 일자를 만든다.
다리가 다 펴진 후에 발뒤꿈치를 내린다. 발목이 서로 닿지 않는다.

다시 한번 배에 힘을 가해주면서, 다리를 쭉 뻗은 상태에서 발뒤꿈치를 들어 올린다. 캐리지의 속도를 똑같이 유지하고 다시 내려온다. 이 운동이 익숙해졌다면, 조금 더 속도를 내서 진행한다.

5-10회 반복한다(10이 표준).

흔한 실수:

- 'C' 커브를 만들어서 운동을 진행하지 않고, 허리가 펴진 상태로 운동을 하는 것
- 운동 진행 중에 어깨가 뒤로 빠지면서, 둥글어져 있던 골반과 팔이 펴지는 것
- 캐리지가 뒤로 밀린 상태에서 양 발뒤꿈치가 들어야 할 때, 들지 않은 것과, 무릎이 아직도 구부려져 있는 것. 운동 동작의 중간부분을 진행하지 않는 것
- 발목이 서로 닿는 것
- 무릎이 안쪽으로 돌아가 있는 것

36. 스토머크 마사지 시리즈 – 라운드 Stomach Massage Series–Round

3/3 (조셉 필라테스 & 캐롤라 트리어: 스토머크 마사지)

변형 또는 응용 동작:

- 손으로 캐리지 끝부분을 잡고 있는 것이 아닌, 손바닥을 편 상태로 캐리지 끝부분을 누르는 것
- 리포머 스프링 바의 기어를 움직일 수 없는 경우에는 풋바를 한 단계 내려줘도 좋다. 그러나 이때 발뒤꿈치가 리포머 끝부분에 닿아서는 안된다.
- 파트 2에 나오는 현대 운동 중에 스토머크 마사지 시리즈에 라운드 위드 박스 또는 라운드 투 스트레이트를 시도해본다.

금기증/주의점:

- 골다공증이 있는 경우 이 운동을 하지 않는 것이 좋다. 또는 리포머에 손을 뒤로 얹거나 숄더레스트를 향해 척추를 곧게 펴거나 약간 펴서 운동한다.

37. 스토머크 마사지 시리즈 – 라운드 원 레그 다운

1/4 **Stomach Massage Series–Round One Leg down**

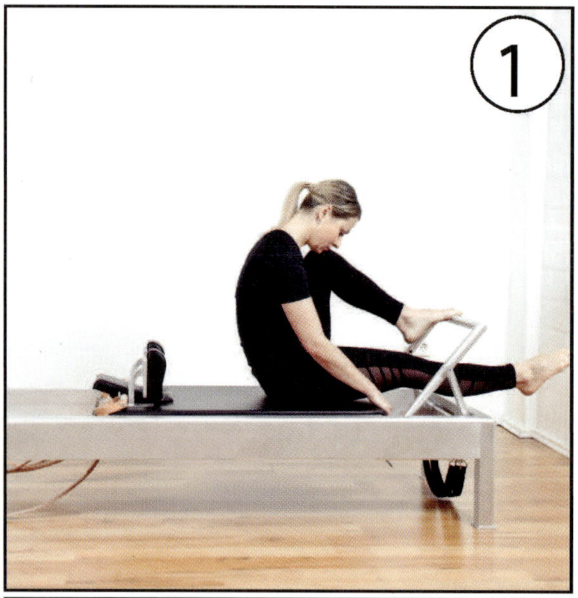

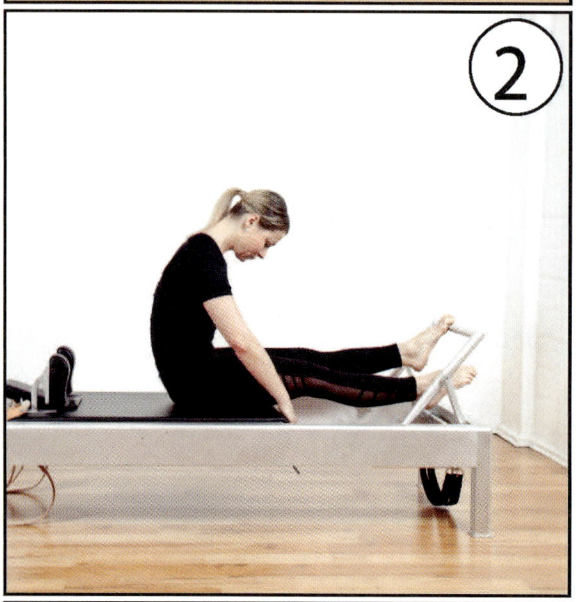

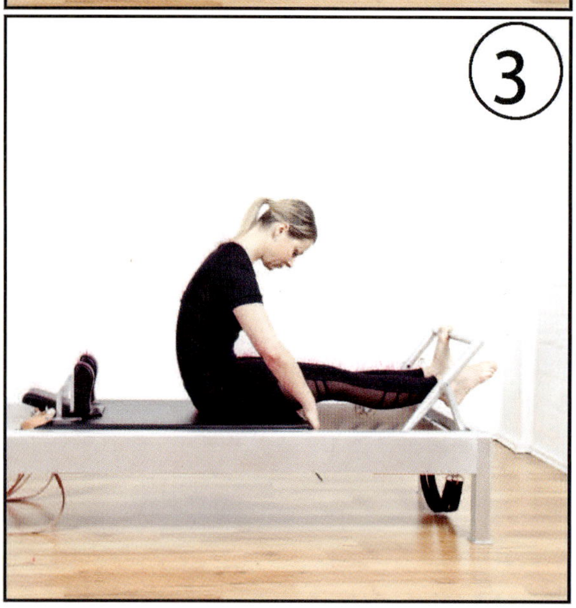

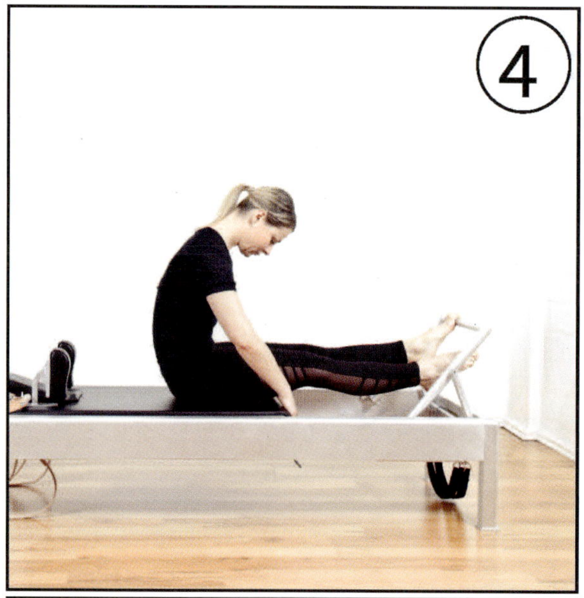

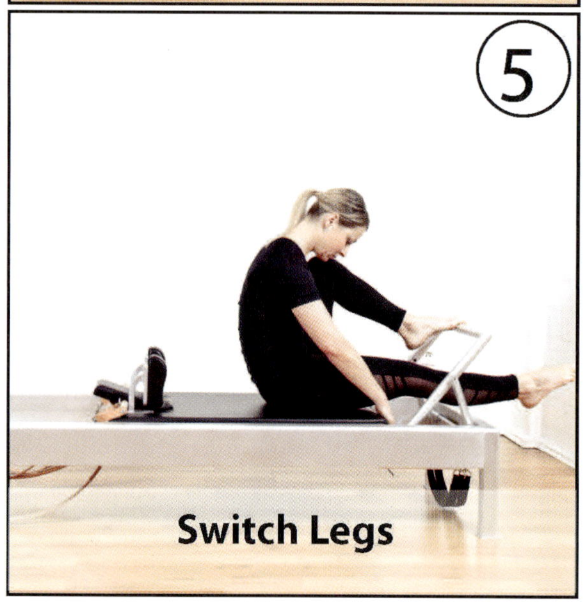

37. 스토머크 마사지 시리즈 - 라운드 원 레그 업

2/4 **Stomach Massage Series-Round One Leg up**

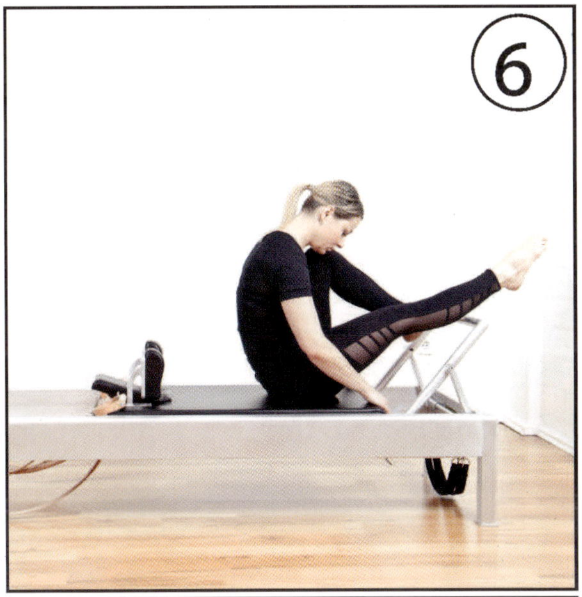

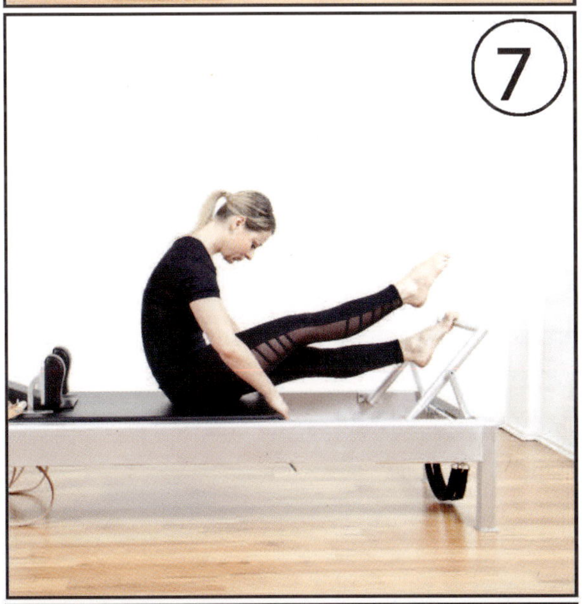

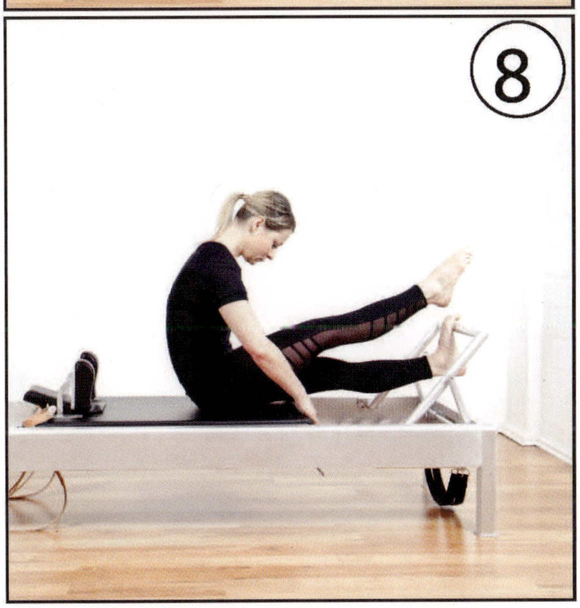

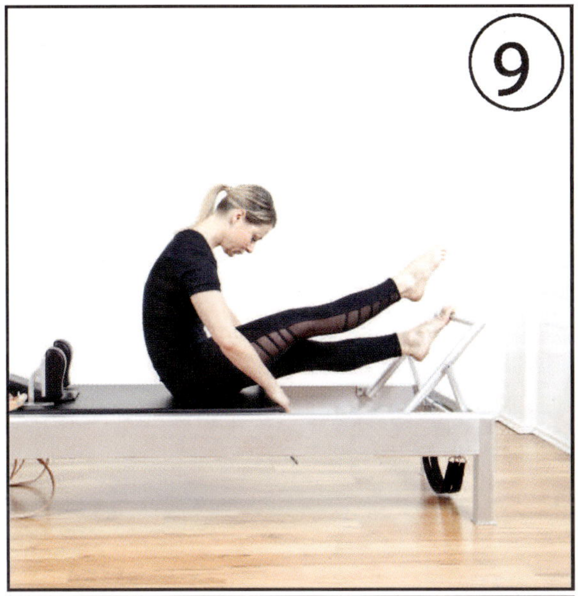

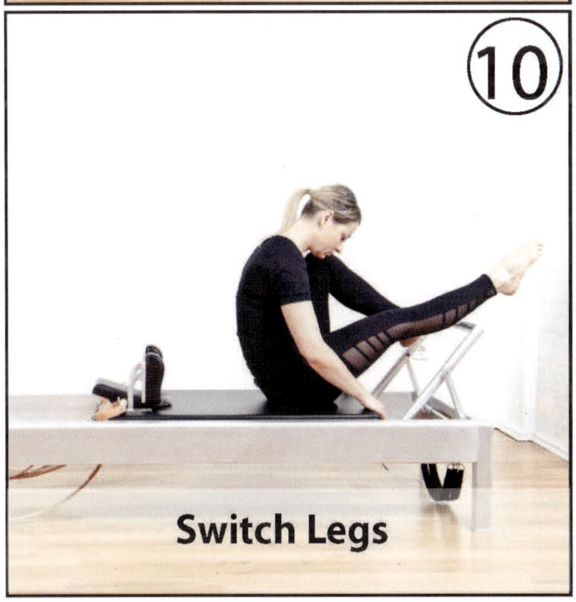

37. 스토머크 마사지 시리즈 – 라운드 원 레그

3/4 **Stomach Massage Series–Round One Leg**

참고: 이 운동은 조셉 필라테스의 아카이브 사진에 표시되지 않았지만, 로마나 크리자노프스카와 함께 그의 오래된 필름 영상에서 찾을 수 있다.

일반적인 시작자세: 2 스프링, 풋바는 위로, 캐리지 위에 패드를 깔아준다

- 풋바를 바라보고 캐리지 위에 스토머크 마사지 시리즈 – 라운드 상태를 만들고 앉는다.
- 왼쪽 발은 작은 'V'자를 만들어 풋바 위에 올리고, 발뒤꿈치 또한 들어준다.
- 오른쪽 다리는 리포머 밑으로 펴준다.
- 손은 캐리지 끝부분을 잡아준다.
- 목표는 어깨부터 골반까지 등을 큰 'C'자를 만들어주는 것이다.
- 팔은 필요한 만큼 바깥쪽으로 구부려준다.
- 다리는 어깨너비만큼 벌리고, 꼭 필요한 경우에만 더 벌려준다.
- 스프링은 가능한 최대한 열리지 않게 한다. 앉는 방법을 다양하게 해봐도 좋다.

운동 목적:

- 몸속 장기의 마사지
- 배 전체 근육과 특히 배 가로근의 강화
- 굴곡을 할 때 주는 생동감 있는 안정감.

운동 실행: 5–10회

운동 1 (사진 1–5): 배를 일단 안으로 집어넣으며, 첫 번째 운동을 진행할 수 있도록 한다. 첫 번째로는 왼쪽 다리를 펴고, 발부터 종아리까지 일자를 만든다. 왼쪽 다리가 다 펴진 후에 발뒤꿈치를 내린다. 발목이 서로 닿지 않는다. 다시 한번 배에 힘을 가해주면서, 다리를 쭉 뻗은 상태에서 발뒤꿈치를 들어 올린다. 캐리지의 속도를 똑같이 유지하며 다시 내려온다. 이 운동이 익숙해졌다면, 조금 더 속도를 내서 진행한다.

5에서 10회 정도 반복을 한 후에 다리를 바꾸거나, 바로 오른쪽 다리를 풋바 위로 올린다.

운동 2 (사진 6–10): 오른쪽 다리를 바깥쪽으로 살짝 돌려서 풋바 위로 들어 올린다. 1번 운동과 똑같이 진행한다.

흔한 실수:

- 'C' 커브를 만들어서 운동을 진행하지 않고, 허리가 펴진 상태로 운동을 하는 것
- 운동 진행 중에 어깨가 뒤로 빠지면서, 둥글어져 있던 골반과 팔이 펴지는 것
- 캐리지가 뒤로 밀린 상태에서 양 발뒤꿈치가 들어야 할 때, 들지 않은 것과, 무릎이 아직도 구부려져 있는 것. 운동 동작의 중간부분을 진행하지 않는 것
- 두 번째 응용 동작을 할 때 위에 펴져 있는 다리가 내려가는 것

37. 스토머크 마사지 시리즈 – 라운드 원 레그

4/4 **Stomach Massage Series–Round One Leg**

변형 또는 응용 동작:

- 손으로 캐리지 끝부분을 잡고 있는 것이 아닌, 손바닥을 편 상태로 캐리지 끝부분을 누르는 것
- 리포머 스프링 바의 기어를 움직일 수 없는 경우에는 풋바를 한 단계 내려줘도 좋다. 그러나 이때 발뒤꿈치가 리포머 끝부분에 닿아서는 안된다.
- 파트 2에 나오는 현대 운동 중에 스토머크 마사지 시리즈–한쪽 다리로 라운드 위드 박스와 이 운동을 교대로 시도해본다.

금기증/주의점:

- 골다공증이 있는 경우 이 운동을 하지 않는 것이 좋다. 또는 리포머에 손을 뒤로 얹거나 숄더레스트를 향해 척추를 곧게 펴거나 약간 펴서 운동한다.

38. 스토머크 마사지 시리즈 – 핸즈 백 Stomach Massage Series–Hands Back

1/3

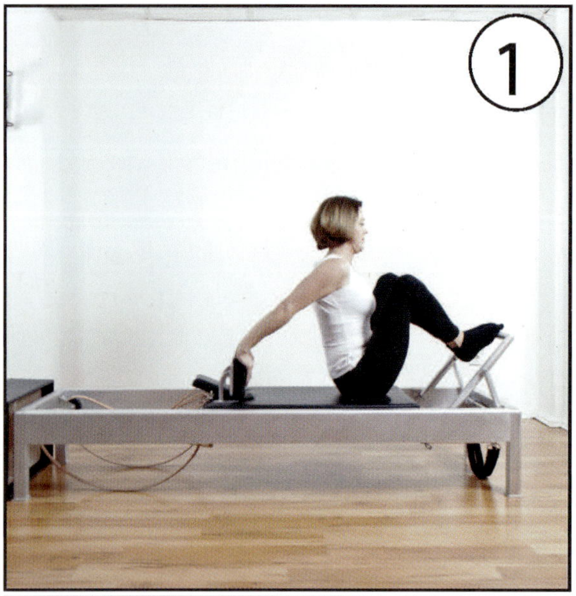

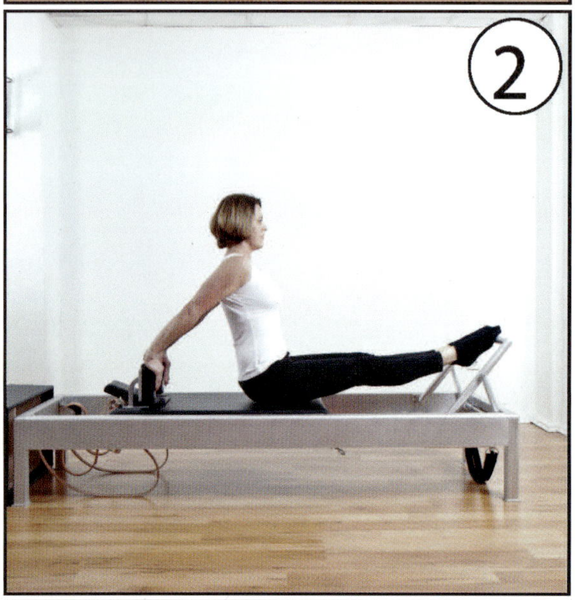

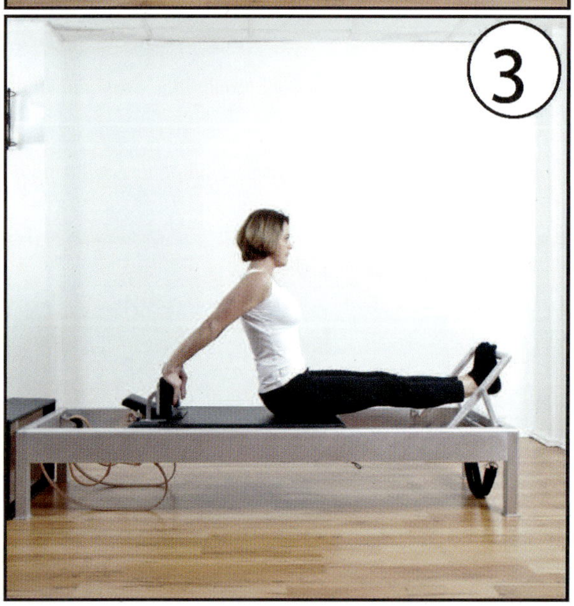

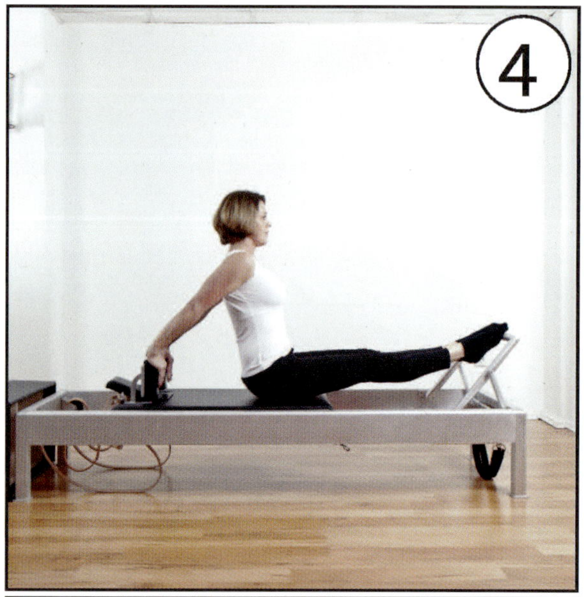

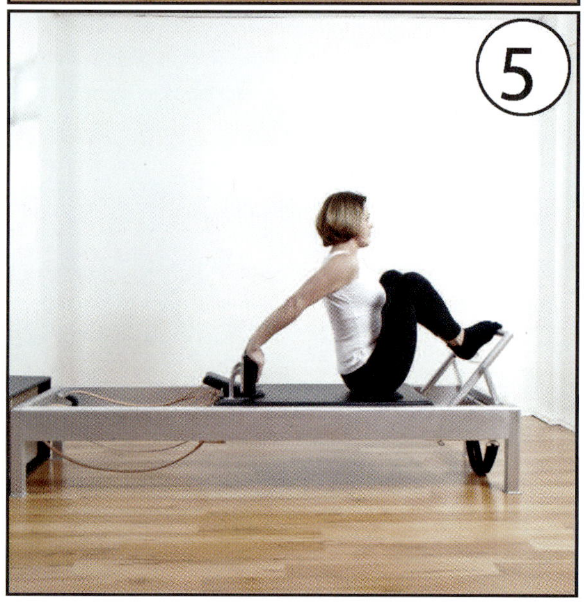

38. 스토머크 마사지 시리즈 – 핸즈 백 Stomach Massage Series–Hands Back 2/3

일반적인 시작자세: 2–3 스프링, 풋바는 위로, 캐리지 위에 패드를 깔아준다

- 풋바를 바라보고 캐리지 위에 스토머크 마사지 시리즈 – 라운드 상태를 만들고 앉는다.
- 발은 작은 'V'자를 만들어 풋바 위에 올리고, 발뒤꿈치 또한 들어준다.
- 손은 숄더레스트 위로 올리고, 손가락을 밑을 향하게 만들어준다.
- 팔은 최소한으로 구부리고, 최대한 팔 힘을 이용하지 않으려고 한다.
- 목표는 허리를 꼿꼿이 세워주는 것이며, 사람 신장의 따라 조금 더 뒤로 누워야 할 수 있다.
- 무릎은 어깨너비만큼 벌리고, 꼭 필요한 경우에만 더 벌려준다.
- 스프링은 가능한 최대한 열리지 않게 한다. 앉는 방법을 다양하게 해봐도 좋다.

운동 목적:

- 몸속 장기의 마사지
- 복횡근의 강화
- 가슴 근육의 강화
- 몸을 꼿꼿이 펼 때 주는 생동감 있는 안정감

운동 실행: 5–10회

배를 일단 안으로 집어넣으며, 첫 번째 운동을 진행할 수 있도록 한다.

첫 번째로는 다리를 펴고, 발부터 종아리까지 일자를 만든다.
다리가 다 펴진 후에 발뒤꿈치를 내린다. 발목이 서로 닿지 않는다.

다시 한번 배에 힘을 가해주면서, 발뒤꿈치를 무릎을 구부리지 않고 다시 들어준다. 캐리지의 속도를 똑같이 유지하며 다시 내려온다. 이 운동이 익숙해졌다면, 조금 더 속도를 내서 진행한다.

5–10회 반복한다(10이 표준).

흔한 실수:

- 다리 뒷면 근육이 짧아서 처음 곧게 편 자세부터 진행되지 않는다.
- 상체가 캐리지가 앞뒤로 움직일 때마다 같이 움직여진다.
- 팔이 과도하게 펴지거나 팔에 무리가 간다.
- 어깨가 올라가고 앞으로 구부러져 있다.
- 캐리지가 뒤로 밀린 상태에서 양 발뒤꿈치가 들어야 할 때, 들지 않은 것과, 무릎이 아직도 구부려져 있는 것 운동 동작의 중간 부분을 진행하지 않는다.
- 발목이 서로 닿는다.
- 무릎이 안쪽으로 돌아가 있다.

38. 스토머크 마사지 시리즈 – 핸즈 백 Stomach Massage Series–Hands Back 3/3

변형 또는 응용 동작:

- 리포머 스프링 바의 기어를 움직일 수 없는 경우에는 풋바를 한 단계 내려줘도 좋다. 하지만 이때 발뒤꿈치가 리포머 끝부분에 닿아서는 안된다.
- 캐롤라 트리어의 스토머크 마사지 시리즈 중 핸즈 백 위드 박스와 이 운동을 교대로 시도해본다.
- 가슴 근육이 많이 짧은 사람은 캐딜락의 쿠나 보드 또는 스피드 이글 보드를 숄더레스트 앞에 가로로 올려서 운동을 진행할 때 도움을 받는다.
- 운동을 조금 더 어렵게 진행하려면 양 손을 안쪽으로 모아서 잡은 후에 진행한다.
- 변형 동작으로는 한 발만 풋바에 올려놓고 진행하는 것.

금기증/주의점: –

39. 스토머크 마사지 시리즈 – 리치 업 Stomach Massage Series–Reach Up

1/2 (대체: 리치)

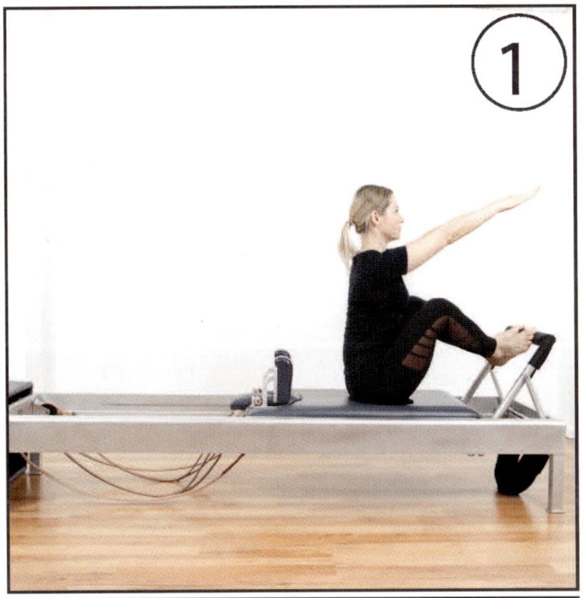

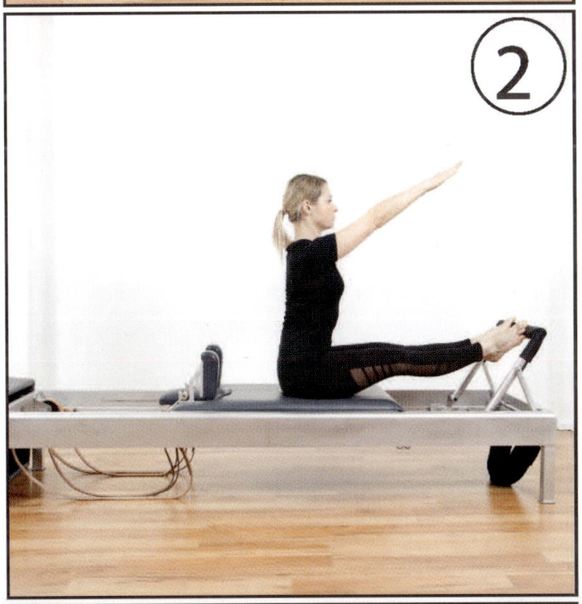

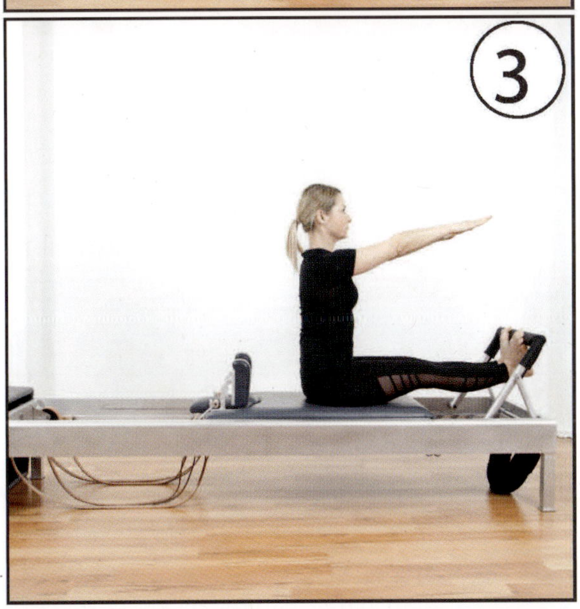

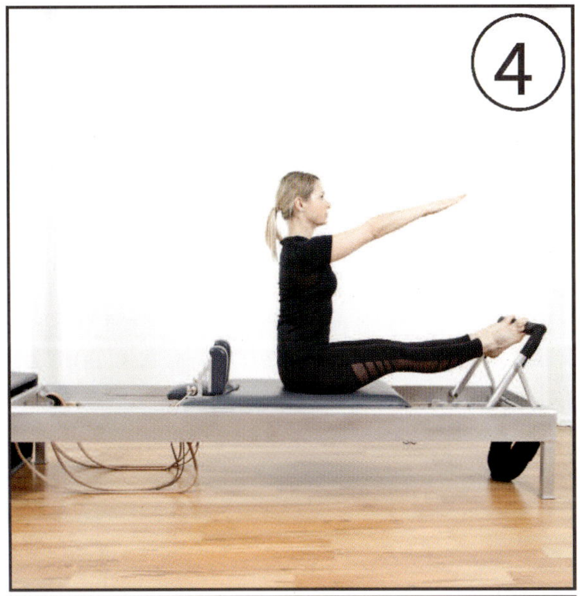

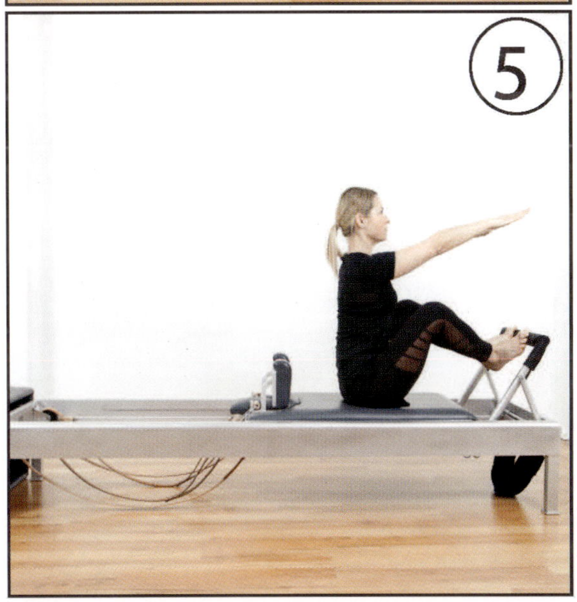

39. 스토머크 마사지 시리즈 – 리치 업 Stomach Massage Series-Reach Up

2/2 (대체: 리치)

일반적인 시작자세: 2 스프링, 풋바는 위로, 캐리지 위에 패드를 깔아준다

- 풋바를 바라보고 캐리지 위에 스토머크 마사지 시리즈 – 라운드 상태를 만들고 앉는다.
- 발은 작은 'V'자를 만들어 풋바 위에 올리고, 발뒤꿈치 또한 들어준다.
- 팔은 사선 앞으로 들어 올려 편다.
- 목표는 골반부터 어깨까지 꼿꼿이 세워 앉는 것이다. 상체가 펴진 상태에서 앞으로 조금 기울어진다면 더 좋다.
- 무릎은 어깨너비만큼 벌리고, 꼭 필요한 경우에만 더 벌려준다.
- 스프링은 가능한 최대한 열리지 않게 한다. 앉는 방법을 다양하게 해봐도 좋다.

운동 목적:

- 몸속 장기의 마사지
- 복횡근, 척추기립근, 삼각근의 강화
- 팔의 도움없이 생동감 있는 안정감 속에 꼿꼿이 서있기

운동 실행: 5-10회

배를 일단 안으로 집어넣으며, 첫 번째 운동을 진행할 수 있도록 한다. 첫 번째로는 다리를 펴고, 발부터 종아리까지 일자를 만든다. 다리가 다 펴진 후에 발뒤꿈치를 내린다. 발목은 서로 붙지 않는다. 다시 한번 배에 힘을 가해주면서, 발뒤꿈치를 무릎을 구부리지 않고 다시 들어준다. 캐리지의 속도를 똑같이 유지하며 다시 내려온다.
이 운동이 익숙해졌다면, 조금 더 속도를 내서 진행한다.

5-10회 반복한다(10이 표준).

흔한 실수:

- 다리 뒷면 근육이 짧아서 처음 곧게 편 자세부터 진행되지 않는다.
- 운동 진행 중에 어깨가 점차적으로 골반위치보다 뒤로 밀려진다.
- 상체가 캐리지가 앞뒤로 움직일 때마다 같이 움직여진다.
- 어깨가 올라가고 앞으로 구부려져 있다.
- 등 위쪽이 굽어 있어 가슴이 펴져 있지 않음
- 캐리지가 뒤로 밀린 상태에서 양 발뒤꿈치가 들어야 할 때, 들지 않은 것과, 무릎이 아직도 구부려져 있는 것. 운동 동작의 중간부분을 진행하지 않는 것
- 발목이 서로 닿는 것
- 무릎이 안쪽으로 돌아가 있다.

변형 또는 응용 동작:

- 리포머 스프링 바의 기어를 움직일 수 없는 경우에는 풋바를 한 단계 내려줘도 좋다. 하지만 이때 발뒤꿈치가 리포머 끝부분에 닿아서는 안된다.
- 캐롤라 트리어의 스토머크 마사지 시리즈 중 리치 업 위드 박스와 이 운동을 교대로 시도해본다.

금기증/주의점: –

40. 스토머크 마사지 시리즈 - 트위스트 Stomach Massage Series–Twist

1/3

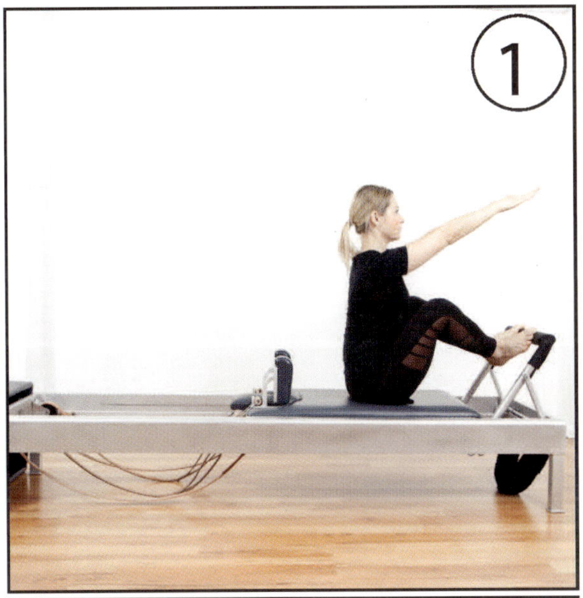

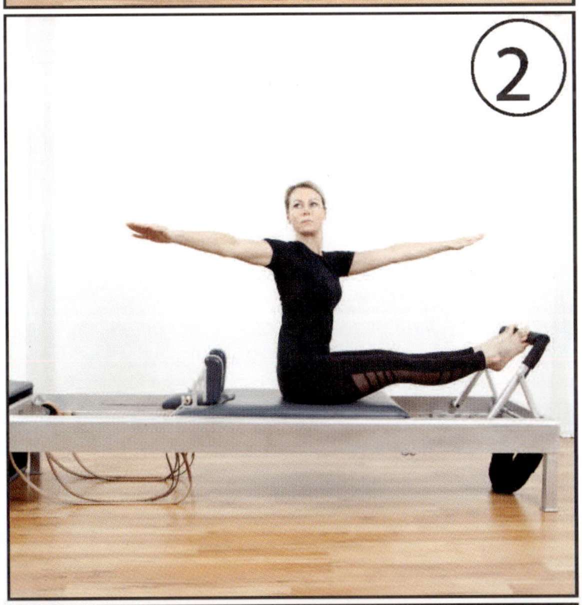

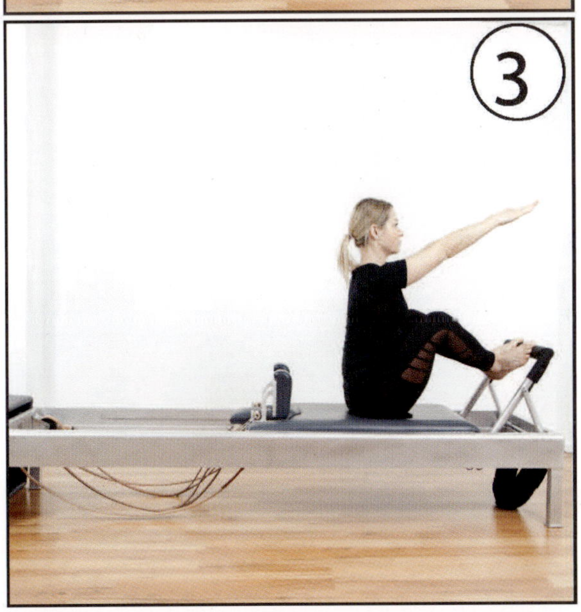

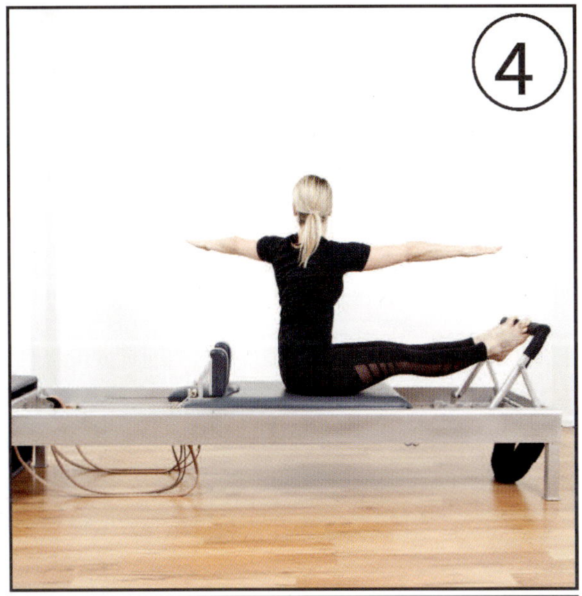

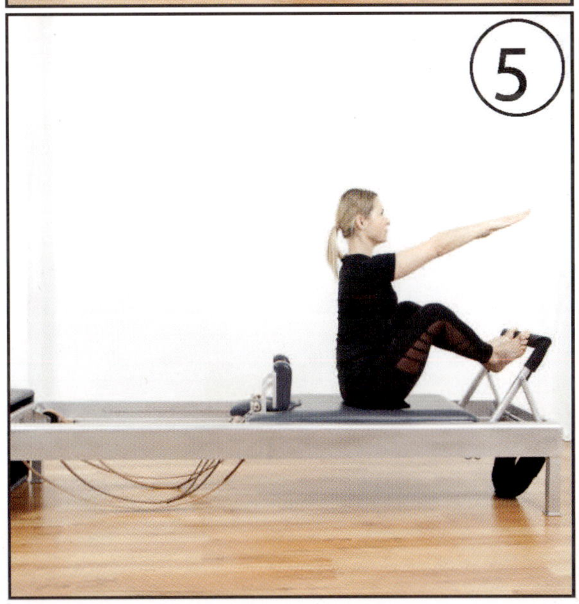

40. 스토머크 마사지 시리즈 – 트위스트 Stomach Massage Series-Twist 2/3

일반적인 시작자세: 2 스프링, 풋바는 위로, 캐리지 위에 패드를 깔아준다

- 풋바를 바라보고 캐리지 위에 스토머크 마사지 시리즈 – 라운드 상태를 만들고 앉는다.
- 발은 작은 'V'자를 만들어 풋바 위에 올리고, 발뒤꿈치 또한 들어준다.
- 팔은 앞으로 길게 들어 올려 편다.
- 목표는 골반부터 어깨까지 꼿꼿이 세워 앉는 것이다. 상체가 펴진 상태에서 앞으로 조금 기울어진다면 더 좋다.
- 무릎은 어깨너비만큼 벌리고, 꼭 필요한 경우에만 더 벌려준다.
- 스프링은 가능한 최대한 열리지 않게 한다. 앉는 방법을 다양하게 해봐도 좋다.

운동 목적:

- 몸속 장기의 마사지
- 내·외복사근의 강화와 스트레칭, 척추기립근의 강화
- 복횡근, 삼각근의 강화
- 팔의 도움없이 생동감 있는 안정감 속에 꼿꼿이 서있기

운동 실행: 3-5회

배를 일단 안으로 집어넣으며, 첫 번째 운동을 진행할 수 있도록 한다. 첫 번째로는 다리를 펴고, 발부터 종아리까지 일자를 만든다. 다리가 다 펴진 후에 발뒤꿈치를 내린다. 발목은 서로 붙지 않는다. 뒤로 캐리지가 밀릴 때, 동시에 상체를 오른쪽으로 회전시킨다. 이때 왼쪽 팔은 오른쪽 팔과 똑같은 선상에 있도록 만든다. 팔을 다시 앞으로 가져오면서 캐리지를 다시 돌려온다. 트레이너는 이때 고객이 운동을 진행할 때, 항상 가만히 있는 팔을 잡아준다.
이로 인해 회전할 때 도움을 받을 수 있도록 만들어준다.

캐리지의 속도를 똑같이 유지하며 밀어냈다가 다시 시작자세로 돌아온다. 그리고 나서 다시 뒤로 밀어내고 왼쪽으로 상체를 회전시킨다. 똑같은 방법으로 다시 돌아온다. 각각 3에서 5회 반복한다.

이 운동이 익숙해졌다면, 조금 더 속도를 내서 진행한다.

흔한 실수:

- 다리 뒷면 근육이 짧아서 처음 곧게 편 자세부터 진행되지 않는다.
- 운동 진행 중에 어깨가 점차적으로 골반위치보다 뒤로 밀려진다.
- 상체가 캐리지가 앞뒤로 움직일 때마다 같이 움직여진다.
- 어깨가 올라가고 앞으로 구부러져 있다.
- 복부나 허리에서 팔을 비틀거나 회전하는 대신 바깥쪽으로 회전한다.
- 회전하는 동안 엉치뼈가 옆으로 움직이거나 위로 올라간다.
- 발목이 서로 닿는 것

40. 스토머크 마사지 시리즈 – 트위스트 Stomach Massage Series–Twist 3/3

변형 또는 응용 동작:

- 리포머 스프링 바의 기어를 움직일 수 없는 경우에는 풋바를 한 단계 내려줘도 좋다. 하지만 이때 발뒤꿈치가 리포머 끝부분에 닿아서는 안된다.
- 캐롤라 트리어의 스토머크 마사지 시리즈 중 리치 업 위드 박스와 이 운동을 교대로 시도해 본다.
- 무릎이 펴져 있는 상태에서 발뒤꿈치를 들었다 내렸다를 이 운동을 할 때도 진행해 본다.

금기증/주의점:

- 골다공증이 있는 경우, 트위스트 운동 범위를 줄인다. 척추의 그라인딩을 피한다.

41. 텐던 스트레치(스몰 브이) Tendon Stretch (Small V)

1/5 (조셉 필라테스 & 캐롤라 트리어: 텐던-스트레치)

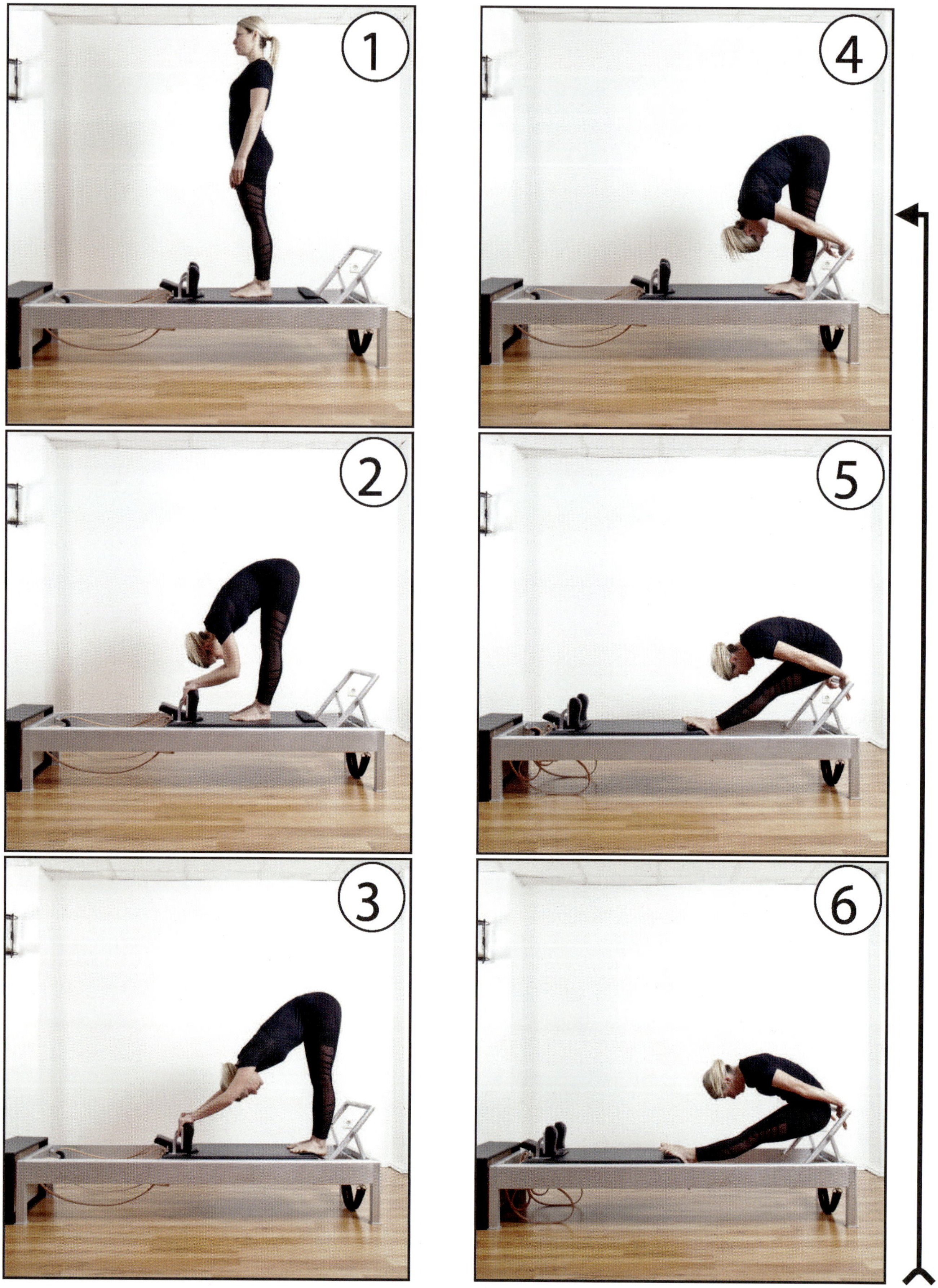

41. 텐던 스트레치(스몰 브이) Tendon Stretch (Small V)

2/5 (조셉 필라테스 & 캐롤라 트리어: 텐던-스트레치)

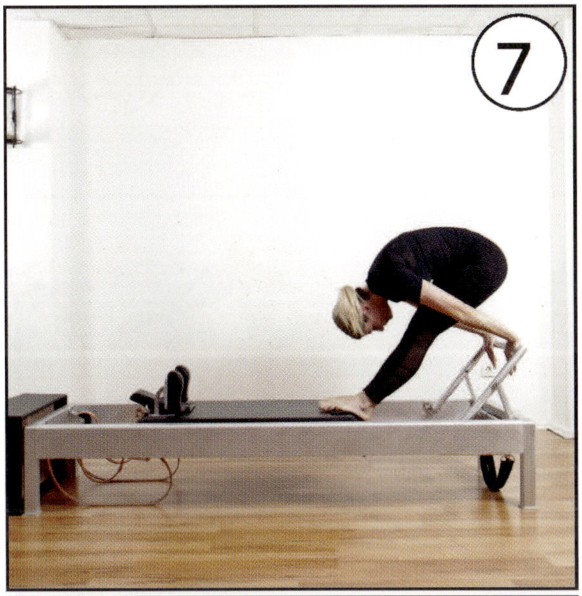

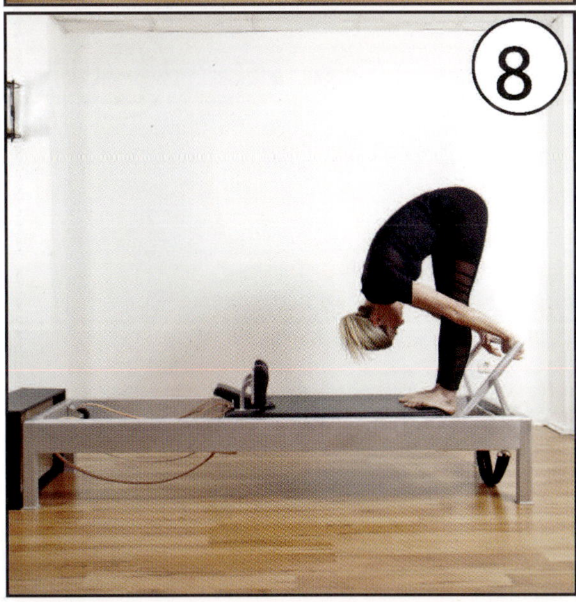

3x

41. 텐던 스트레치(사이드 앤드 백) Tendon Stretch(Side & Back)

3/5 (조셉 필라테스 & 캐롤라 트리어: 텐던-스트레치)

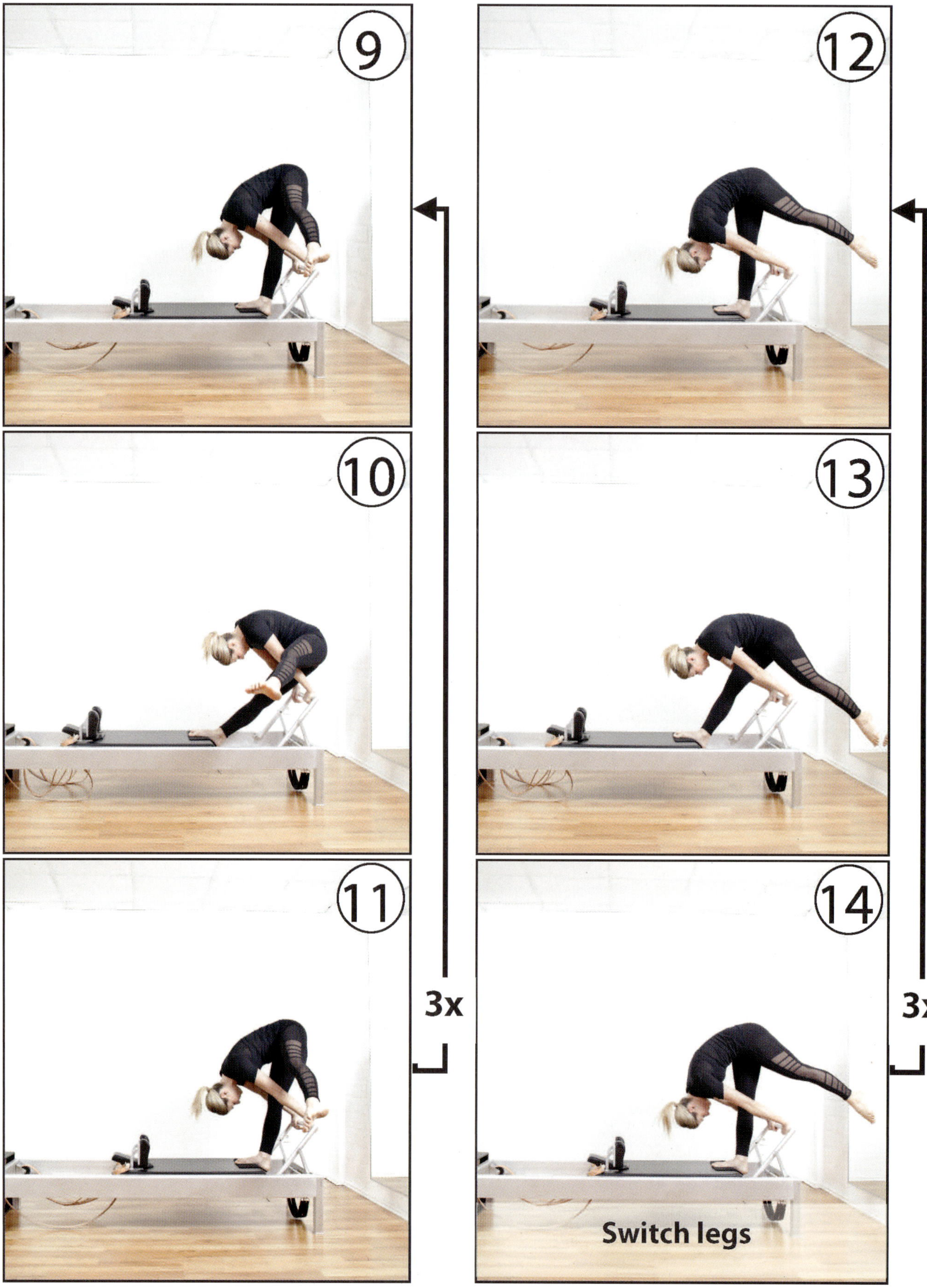

41. 텐던 스트레치 Tendon Stretch

4/5 (조셉 필라테스 & 캐롤라 트리어: 텐던-스트레치)

일반적인 시작자세: 1-3 스프링, 풋바는 위로, 캐리지 위에 미끄럼 방지 패드를 깔아준다

- 시작자세에 대한 아래의 설명은 캐시 코레이가 설계한 것이다.
- 캐리지 위에 서서 뒷쪽을 바라본다.
- 척추를 말아내려서 내려간 후에 손으로 숄더레스트를 잡는다.
- 양 발이 캐리지 끝부분 쪽으로 걸어 나가고, 발뒤꿈치를 붙이며, 살짝 밑으로 떨어뜨린다.
- 발은 작은 'V'를 만든다.
- 양 손을 뒤로 뻗어 풋바를 잡는다.
- 등을 둥글고, 머리는 떨어져 있다.
- 풋바를 최대한 잡아당기려고 하지 않는다. 양 엄지손가락이 안쪽으로 바라보게 만들며 붙이면 풋바를 잡아당기지 않을 수 있다.
- 고객의 안전을 위해서 풋바를 발로 지탱해준다.
- 발뒤꿈치는 계속 뒤로 보낸다.
- 다른 방법으로 이 동작을 할 수 있는 방법
  a. 먼저 풋바 위에 앉은 후에, 양 발을 리포머 끝부분에 올린다. 먼저 이 운동에 익숙해지기 위해서 앉은 상태에서 캐리지를 앞으로 보냈다가 뒤로 가져오는 반복을 몇 번 한다. 그 후에 엉덩이를 들어 올리고, 시작자세로 올라온다(사진 4 참고).
  b. 먼저 리포머 뒤에 서서 한손으로 풋바를 잡고, 같은 쪽 다리를 리포머 끝부분에 올리고, 누르며 올라온다. 그런 후에 두 번째 다리를 올리며 올라오는데, 두 번째 손은 발이 올라갈 때 살짝 떼어냈다가 발이 올라오면 바깥쪽으로 다시 잡아준다.

운동 목적:

- 위팔세갈래근, 넓은등근, 앞쪽 어깨세모근, 큰원근, 하부승모근, 마름근, 큰가슴근, 배근육, 볼기근, 고관절 외전의 강화
- 아킬레스건과 비복근의 스트레칭

운동 실행: 3-5회

양 다리: 골반을 뒷쪽으로 기울인 상태에서 시작한다. 캐리지는 배 근육으로 인해서 움직이게 된다.
엉덩이가 다시 돌아올 때, 캐리지에 닿지 않도록 주의한다. 풋바 바로 뒤로 보이지 않는 벽이 있다고 생각하며 움직인다.
앞으로 밀렸을 때, 몸이 최대한 접힌 상태를 유지한다. 캐리지를 다시 돌려 가져올 때, 배에 힘을 최대한으로 주며 당겨서 가져온다. : 아이스크림을 푸듯이 올라온다.
3에서 5회를 반복한다.

한다리로만 이용해서 운동하는 변형: 동작을 할 때 캐리지는 스토퍼에 멈춰져 있어야 한다.
옆으로: 다리를 바깥쪽으로 펼 때, 손을 잠깐 떼어냈다가 똑같은 위치에 손을 올려서 다시 풋바를 잡는다. 다리는 들어 올릴 수 있는 만큼 들어 올린다. 운동은 양 다리를 이용해서 한 것과 같이 똑같이 진행지만, 움직임의 폭은 줄어든다.
3에서 5회 진행 후에 다리를 바꾸거나 뒤로 보낸다.

뒤로: 한 다리를 뒤로 보낼 때, 손을 잠깐 떼어냈다가 똑같은 위치에 손을 올려서 다시 풋바를 잡는다. 다리는 뒤로 들어 올릴 수 있는 만큼 들어 올리는데, 지금 자세가 변형되서는 안된다. 운동은 양 다리를 이용해서 한 것과 같이 똑같이 진행하지만, 움직임의 폭은 줄어든다. 3에서 5회 진행 후에 다리를 바꾼다.

41. 텐던 스트레치 Tendon Stretch

5/5 (조셉 필라테스 & 캐롤라 트리어: 텐던-스트레치)

흔한 실수:

- 다리가 캐리지를 밀어낼 때 구부려지거나 올라올 때 구부려지는 것
- 캐리지를 끝까지 가져오지 않는 것
- 운동의 리듬감이 없는 것
- 엉덩이가 풋바 뒤를 많이 넘어가는 것
- 발뒤꿈치가 계속적으로 밑으로 눌려지지 않는 것

변형 또는 응용 동작:

- 많이 불안정하거나 유연성이 현저히 떨어지는 사람은 모든 스프링(4-5개)을 걸어두고 캐리지가 움직이지 않는 상태에서 시작자세와 운동 진행방식을 조금씩 해본다.
- 전통적인 리포머는 203센티미터로 캐리지를 많이 밀어낼 수 없다. 그렇지만 큰 리포머들은 당연히 가능하다. 운동의 리듬감을 변형하는 것 또는 롱 백 스트레치처럼 운동을 진행하는 것.
- 기초: 발 아치 부분이 캐리지 끝부분에 댄다. 상급: 발 앞부분을 더 많이 대주어 다리 후면과 종아리 근육의 스트레칭의 강도를 높일 수 있다.
- 그림에 나와 있지는 않지만, 다리를 옆과 뒤로 들어주는 것 말고, 앞으로 들어서 운동하는 변형 동작이 있다. 동작의 진행은 똑같이 진행되지만, 다리가 숄더레스트를 향해 앞으로 뻗어진다.
- 조셉 필라테스는 마지막 자세에서만 허리를 폈지만, 캐롤라 트리어는 동작이 진행되는 동안 계속 폈다.[1)]

금기증/주의점:

- 많이 짧은 가슴 근육과 어깨 근육에 힘이 없다면, (승모근, 마름근, 넓은 등근으로) 인해서 극상근의 염증을 초래할 수 있다.
- 레그 풀 동작을 매트 위에서 진행하면서 짧아진 근육을 열어주고, 약한 근육을 키워준다.
- 캐리지의 움직임을 보기 위해 헤드를 들어 올리지 말고 헤드가 초기 위치에 있도록 한다. 그렇지 않으면 경추가 상부 승모근이 과도하게 긴장되어 어깨가 올라가고 어깨뼈의 안정성을 잃게 된다.

1) R. Grootenhuis: Carola Trier: The first woman ever to open a Pilates studio – Portrait of an extraordinary journey – Plus: Photos of her Mat and Reformer Exercises(2020)

쇼트 박스 시리즈에 대한 사전 설명 General Setup of the Short Box Series

쇼트 박스 시리즈에 대한 설명을 간결하면서도 명확하게 하기 위해 여기에서는 일반적인 설정에 대해 설명하고 나머지 운동에서는 일반 설정은 반복하지 않는다.

일반적인 시작자세: 2-4 스프링, 풋바는 아래로, 박스는 가로로

- 박스는 리포머 캐리지 위에 가로로 올린다. 사람 신장에 따라서 숄더레스트 앞쪽에 놓거나 뒷쪽으로 올린다. 운동을 할 수 있는 수준의 따라 정확한 거리를 계산해서 진행해야 한다. 다리가 펴지면 펴질수록 운동의 강도가 높아진다. 상급 단계에 이르게 되면 다리가 언젠간 펴지게 된다.
- 박스 위에 앉을 때 엉덩이 뒤로 손 한 개 정도 들어갈 자리를 만들어놓고 앉는다.
- 팔은 풋스트랩 안으로 넣어줘서 바깥쪽으로 발의 굴곡을 주며 몸이 지탱할 수 있게 만들어준다. 발이 운동을 진행하고 있을때 리포머 끝부분에 닿아 있어야 한다.
- 전통 리포머에서 곧은 다리로 운동할 때는 운동하는 동안 발이 리포머 프레임에 닿지 않아야 한다. 오늘날의 전통적인 리포머는 그 구조 때문에 캐리지의 부드러운 전면 가장자리에 종아리가 지지된다. 그러나 초기 버전의 모델에서는 이런 문제가 없었다고 만장일치로 보고되고 있다. 이 모델에서는 다리를 든 상태를 계속 유지하기 위해 엉덩이 굴곡근이 맞물려 있었다. 현대 리포머에서는 두 가지 모두 불가능하기 때문에 일반적으로 발이 프레임에 닿는다.
- 엉덩이에 살짝 힘을 주며 허리를 곧게 펴며 앉는다. 골반으로 부터 최대한 위로 길게 뻗어준다.

42. 쇼트 박스 시리즈 - 라운드 Short Box Series-Round

1/4 (조셉 필라테스: 백 벤딩 1 & 2 / 캐롤라 트리어: Corrective Resistant Control 스토머크 & 백)

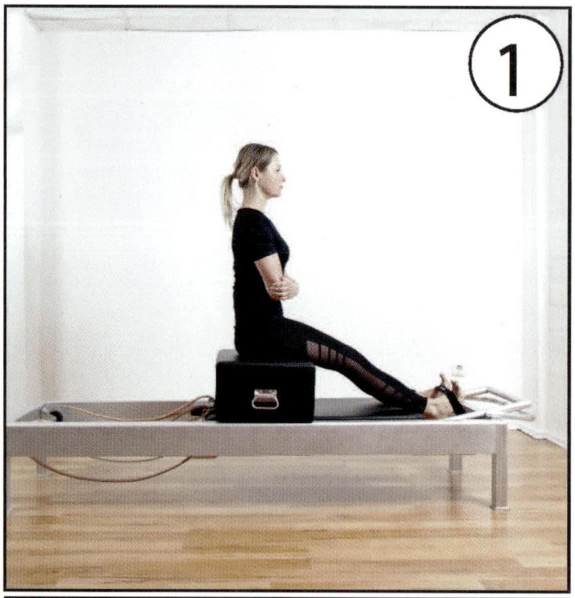

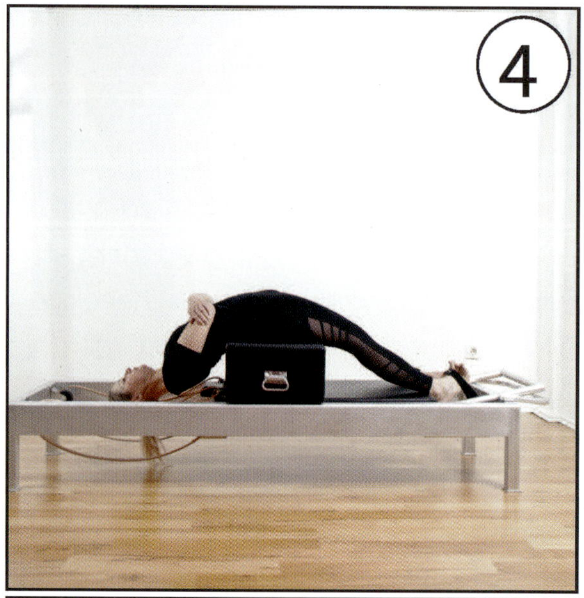

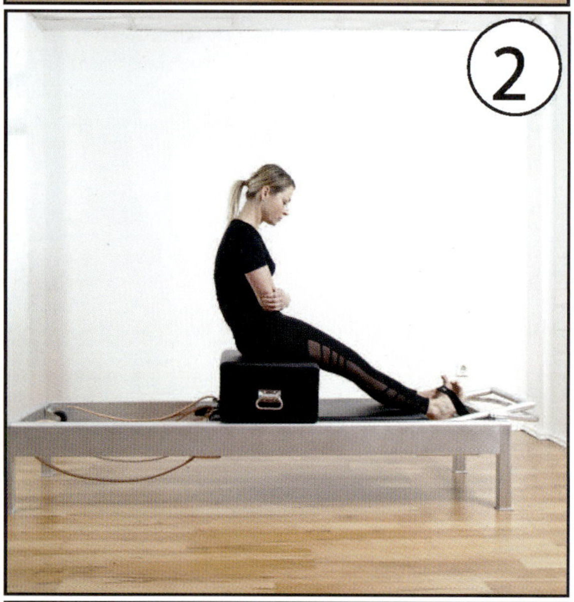

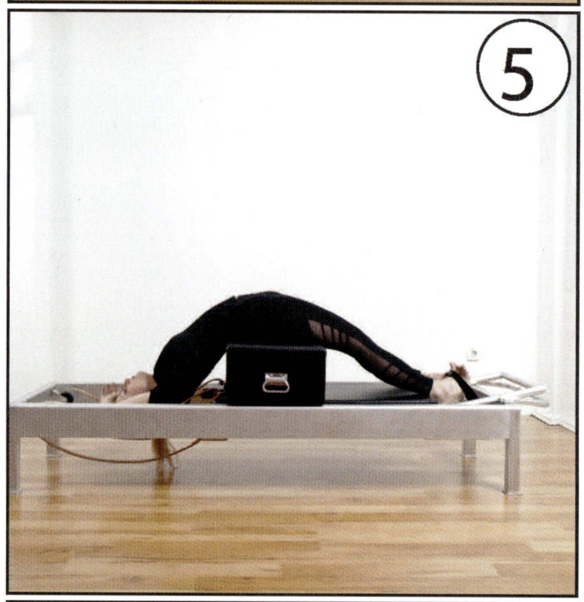

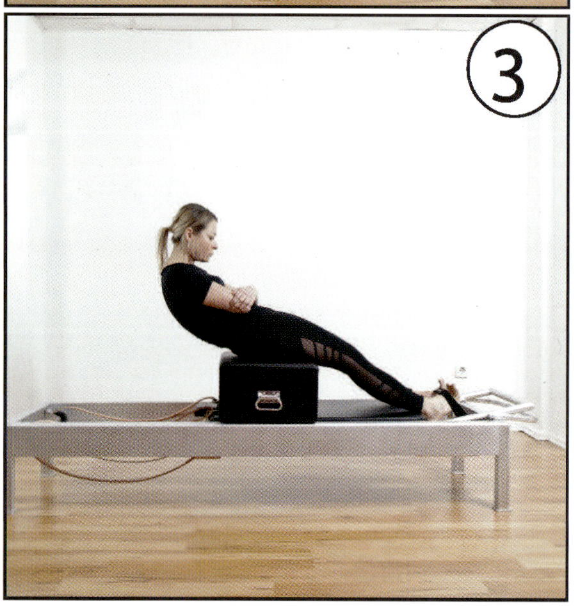

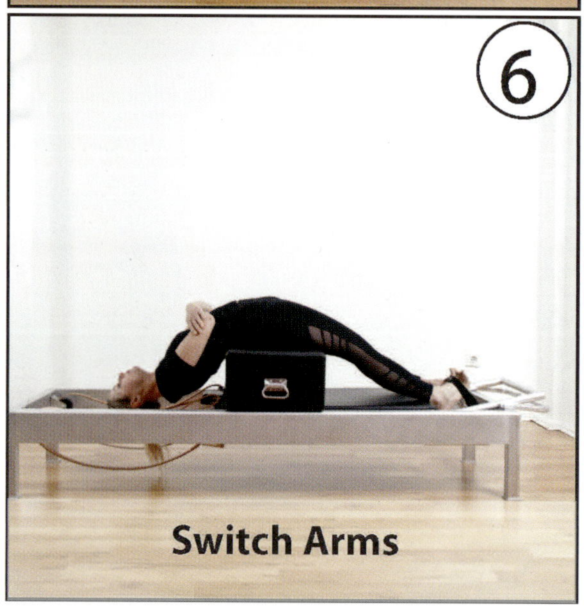

42. 쇼트 박스 시리즈 - 라운드 Short Box Series-Round

2/4 (조셉 필라테스: 백 벤딩 1 & 2 / 캐롤라 트리어: Corrective Resistant Control 스토머크 & 백)

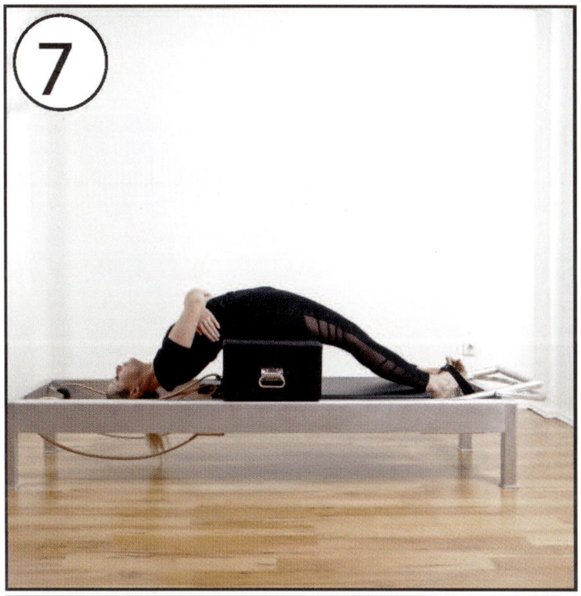

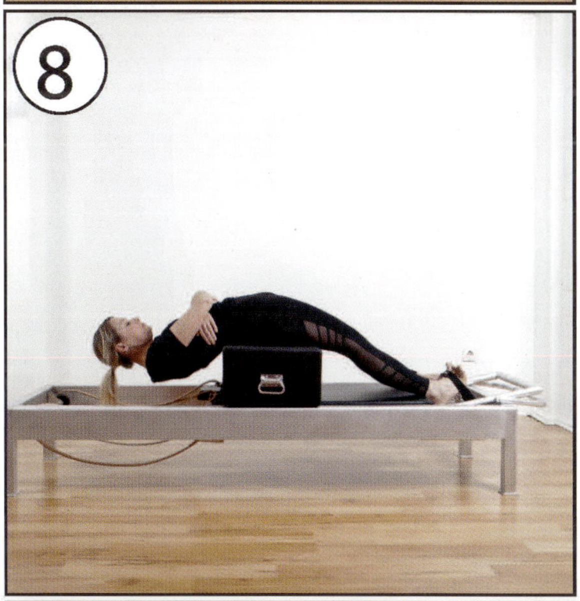

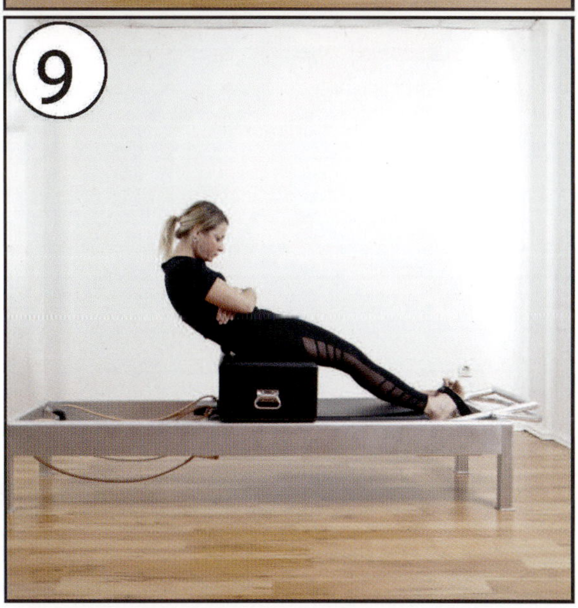

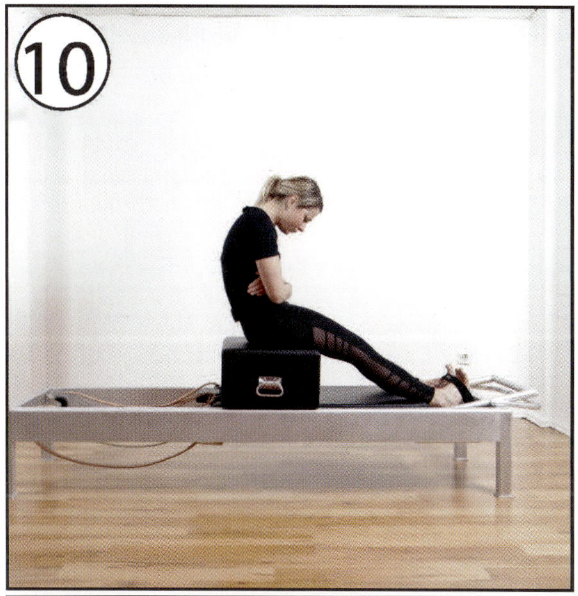

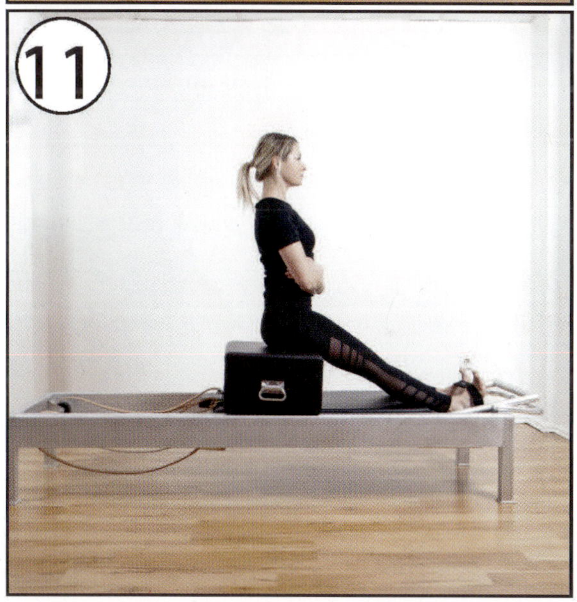

42. 쇼트 박스 시리즈 – 라운드 Short Box Series–Round

3/4 (조셉 필라테스: 백 벤딩 1 & 2 / 캐롤라 트리어: Corrective Resistant Control 스토머크 & 백)

참고: 위의 버전은 조셉 필라테스의 '백 벤딩 1'이다. '백 벤딩 2'는 같은 운동이지만 손을 머리 뒤에 두고 한다.

일반적인 시작자세: 2–4 스프링, 풋바는 아래로, 박스는 가로로

- 오른쪽 손을 왼쪽 갈비뼈 밑부분에 올려두고, 왼쪽으로 오른쪽 팔꿈치를 감싼다.

운동 목적:

- 배가로근, 배곧은근, 고관절굴곡근 강화
- 고관절굴곡근의 스트레칭, 척추의 유동성

운동 실행: 3–7회

배를 안쪽으로 집어넣으며, 어깨부터 시작해 골반까지 'C' 커브를 만든다. 골반은 뒷쪽으로 말아넣은 후에 시작한다. 최대한 천골뼈가 박스에 빨리 붙을 수 있도록 만들어준다. 상체가 매트와 평행이 될 수 있을 만큼 상체의 굴곡을 준다. 상체를 아래로 떨어뜨려주는데, 목 척추뼈가 편안할 수 있을 때까지만 내려간다.

마지막 자세에서 머리가 너무 많이 꺾이면 안된다. 팔은 구부려져 있는 상태를 유지하며 머리 위로 보냈다가 그 자세를 계속 유지하며 다시 돌려 갈비뼈 앞쪽으로 가져온다. 팔의 자세를 왼쪽 팔이 오른쪽 갈비뼈 위로 올라가고, 오른쪽 손이 왼쪽 팔꿈치를 잡아준다. 머리로부터 시작해서 'C' 커브를 만들며 올라오는데, 이때 어깨가 골반 위로 올라올 때까지 이 자세를 유지하며 올라온다. 그리고 나서 허리를 펴준다.

흔한 실수:

- 처음 시작에 길게 앉아 시작하는 것이 아닌, 'C' 커브가 시작 전부터 만들어져 있다.
- 상체가 바닥과 수평이 되었을 때, 요추와 머리가 과도하게 꺾이며 신전된다. 머리를 최대한 들어서 굴곡 상태를 유지한다.
- 밑에서 다시 올라올 때, 'C' 커브를 만들어서 올라오지 않고, 요추를 펴주며 상체를 들어 올려주는 것
  이 경우는 보통 배 가로근의 힘이 부족해서 생기고, 대요근과 연결되어 있는 요추가 제대로 힘을 발휘하지 못하였다는 것이다.
- 머리에 심한 굴곡이 일어나는 것과 허리부터 목 척추까지 매끄럽게 연결되는 선이 없는 것

42. 쇼트 박스 시리즈 – 라운드 Short Box Series-Round

4/4 (조셉 필라테스: 백 벤딩 1 & 2 / 캐롤라 트리어: Corrective Resistant Control 스토머크 & 백)

변형 또는 응용 동작:

- 손을 골반 옆으로 가져와서 박스를 잡아서 골반이 말려 뒤로 넘어갈 때 도움을 준다. 잡은 손을 천천히 풀어주며 손은 박스 옆으로 가져온다.
- 박스를 가로로 놓지 않고, 세로로 바꿔 올려서 운동을 한다. 세로로 올렸지만, 박스 맨 앞부분에 앉고, 스트랩은 사용하지 않고, 양 발은 풋바 위에 올린다. 다리를 올리지 않고 올라올 수 있는 만큼만 내려갔다가 올라온다.
- 조셉 필라테스의 백 벤딩 1은 위에 설명된 운동과 같다. 백 벤딩 2는 똑같은 움직임을 진행하지만, 양 손이 머리 뒤에 위치한다.[1)]

금기증/주의점:

- 배 근육이 약한 사람은 바닥과 평행이 되었을 때 멈추었다가 다시 올라온다.
- 요추의 무리가 갈 수 있다.
- 골다공증이 있거나 플랫백 복근(힌지 백) 운동을 하는 경우, 43번 운동은 하지 않는다.

---

1) R. Grootenhuis: Carola Trier: The first woman ever to open a Pilates studio – Portrait of an extraordinary journey – Plus: Photos of her Mat and Reformer Exercises(2020)

43. 쇼트 박스 시리즈 – 플랫 Short Box Series–Flat

1/2 (대체: 리치)

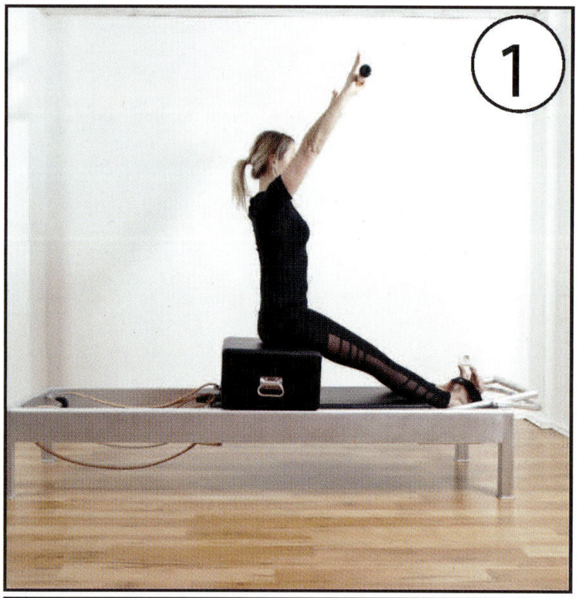

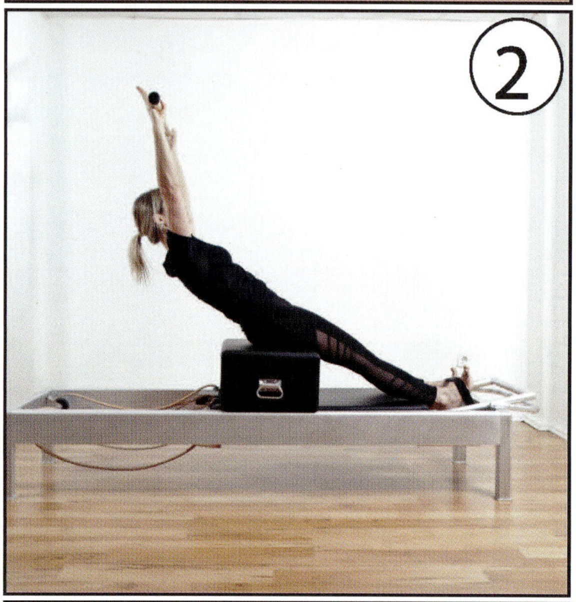

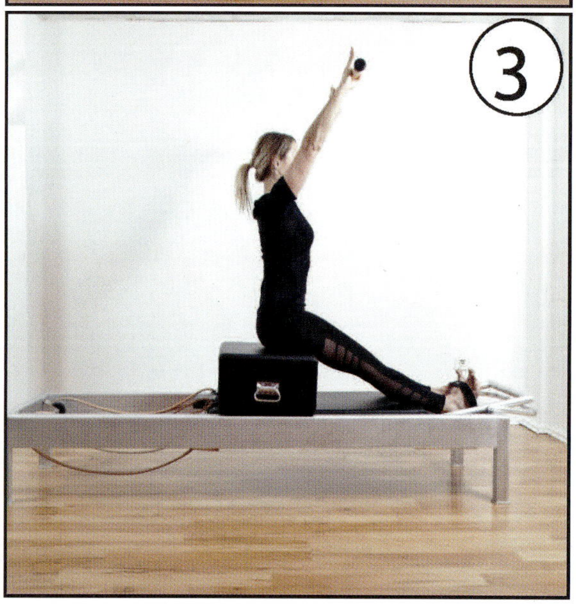

43. 쇼트 박스 시리즈 – 플랫 Short Box Series-Flat 2/2 (대체: 리치)

일반적인 시작자세: 2-4 스프링, 풋바는 아래로, 박스는 가로로

- 양 손을 어깨너비만큼 벌려서 스트레칭 봉을 잡고, 바깥쪽으로 잡아당기는 느낌을 준다.
- 팔은 위로 들어 올려서 편다. 어깨의 유연성에 따라서 올라가는 높이는 다르다. 팔은 몸이 불편해지거나, 흐트러지지 않을 정도의 높이까지만 들어 올린다.

운동 목적:

- 배 전체 근육, 척추세움근, 고관절굴곡근, 골반, 어깨의 강화

운동 실행: 3-7회

배를 안쪽으로 집어넣는다. 골반은 살짝 뒤로 말아 넣어주며 시작하는데, 이때 상체는 안정되게 잡아준다. 골반과 상체는 하나로 이루어져 있다. 상체의 안정성이 유지될 수 있을 때까지만 뒤로 넘어간다. 시선은 사선 윗쪽 벽을 바라보지만, 머리가 앞으로 숙여져서는 안된다.

그리고 나서 다시 올라온다. 이때 위로 더 키가 커질 수 있게 만들어주면서 잡아당기며 마지막 자세를 취한다. 골반부터 어깨까지 일자가 되면서, 전보다 내가 커졌다는 생각이 들게 한다.

흔한 실수:

- 너무 뒤로 힌지 된다.
- 등이 아치 형태가 된다.
- 처음 시작에 길게 앉아 시작되지 않고, 몸이 가라앉는 것
- 스트레칭 봉을 잡은 양 팔이 앞으로 이동되면서 상체를 앞으로 보내서 운동을 진행할 때 체중을 뒤로 많이 실어주지 않는 것
- 머리도 똑같은 이유로 앞으로 빠지는 것
- 동그랗게 말려서 올라오는 것
- 시선이 앞을 향하지 않는 것

변형 또는 응용 동작:

- 손을 골반 옆으로 가져와서 박스를 잡아준다.
- 손바닥을 편 후에 가슴 위로 겹쳐서 엑스자를 만들어 올린다.
- 손을 머리 뒤로 가져와서 팔꿈치를 바깥쪽으로 구부린다.
- 스트레칭 봉을 이용하지 않고, 수건, 세라밴드, 또는 캐티 코레이의 코어밴드를 사용한다.
- 박스를 가로로 놓지 않고, 세로로 바꿔 올려서 운동을 한다. 세로로 올렸지만, 박스 맨 앞부분에 앉고, 스트랩은 사용하지 않고, 양 발은 풋바나 캐리시에 올려놓는다. 다리를 올리지 않고 올라올 수 있는 만큼만 내려갔다가 올라온다.

금기증/주의점:

- 척추전만증, 허리가 과도하게 꺾이는 것

44. 쇼트 박스 시리즈 – 사이드 투 사이드 Short Box Series–Side–to–Side

1/2 (대체: 사이드)

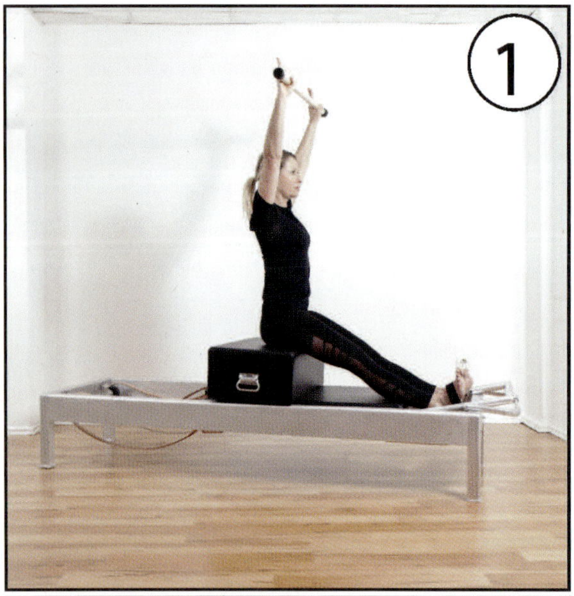

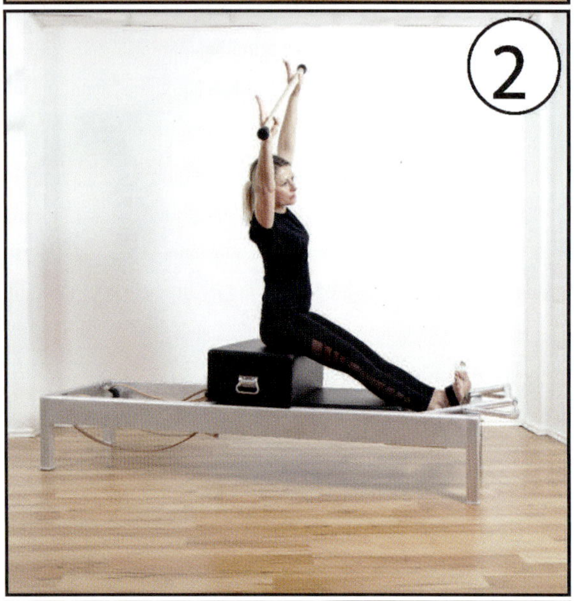

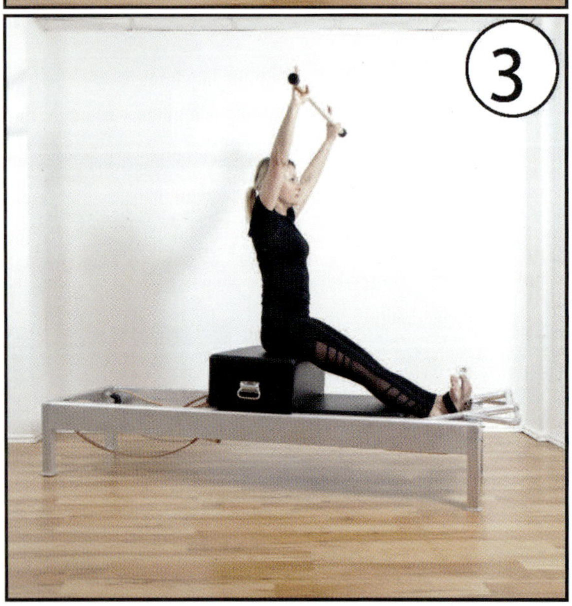

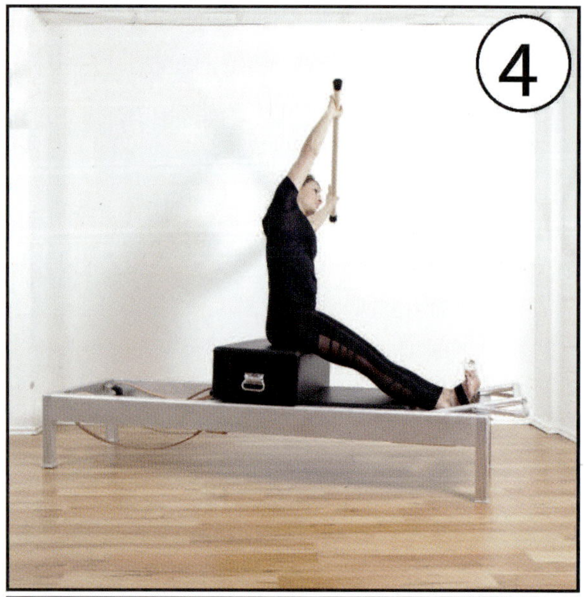

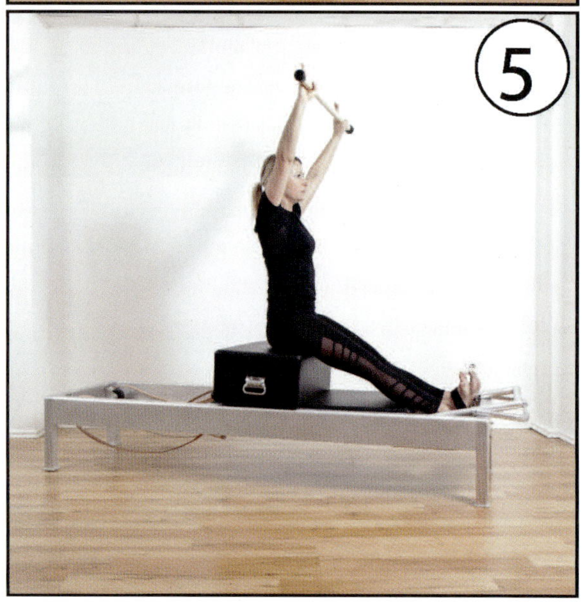

44. 쇼트 박스 시리즈 – 사이드 투 사이드 Short Box Series–Side-to-Side 2/2 (대체: 사이드)

일반적인 시작자세: 2–4 스프링, 풋바는 아래로, 박스는 가로로

- 양 손을 어깨너비보다 조금 더 넓게 벌려서 스트레칭 봉을 잡고, 바깥쪽으로 잡아당기는 느낌을 준다.
- 팔은 위로 들어 올려서 편다. 어깨의 유연성에 따라서 올라가는 높이는 다르다. 팔은 몸이 불편해지거나, 흐트러지지 않을 정도의 높이까지만 들어 올린다.

운동 목적:

- 배 근육(배곧은근, 배바깥빗근, 배속빗근, 늑간근, 허리네모근), 등근육, 어깨의 스트레칭
- 길게 잡아줄 수 있게 해주는 근육의 강화

운동 실행: 3–5회

배를 안쪽으로 집어넣는다. 큰 공처럼 상체를 오른쪽으로 구부리고, 왼쪽 흉곽을 위로 들어 올린다. 두 엉덩이의 체중을 골고루 실어준다. 양옆에 팔이 귀 옆으로부터 떨어진 간격은 똑같아야 한다. 다시 펴주면서 돌아온다. 큰 공처럼 상체를 왼쪽으로 구부리고, 오른쪽 흉곽을 위로 들어 올린다. 두 엉덩이의 체중을 골고루 실어준다. 양옆에 팔이 귀 옆으로부터 떨어진 간격은 똑같아야 한다. 다시 펴주면서 돌아온다.

시선은 사선 윗쪽 벽을 바라보지만, 머리가 앞으로 숙여져서는 안된다.

왼쪽으로 같은 움직임을 반복한다.

흔한 실수:

- 처음 시작에 길게 앉아 시작되지 않는 것
- 몸이 양쪽으로 늘어난 상태를 유지하는 대신 옆으로 굽힌 쪽으로 균형이 무너짐
- 상체가 옆으로 구부려질 때, 상체가 앞으로 또는 뒤로 돌아가는 것
- 상체가 뒤로 젖혀지는 것
- 양 팔이 귀와 점점 가까워지는 것
- 시선이 앞을 향하지 않는 것
- 엉덩이 한쪽이 박스 위로 뜨는 것

변형 또는 응용 동작:

- 손바닥을 편 후에 가슴 위로 겹쳐서 엑스자를 만들어 올린다.
- 손을 머리 뒤로 가져와서 팔꿈치를 바깥쪽으로 구부린다.
- 돌돌 말은 수건, 세라밴드, 또는 캐티 코레이의 코어밴드를 사용한다.
- 박스를 가로로 놓지 않고, 세로로 바꿔 올려서 운동을 한다. 세로로 올렸지만, 박스 맨 앞부분에 앉고, 스트랩은 사용하지 않고, 풋바나 캐리지에 발을 올려놓는다. 다리를 올리지 않고 올라올 수 있는 만큼만 내려갔다가 올라온다.

금기증/주의점:

- 골다공증이 있는 경우, 운동 범위를 줄이고 옆으로 구부리기보다는 천장쪽으로 손을 뻗는 데 더 집중한다.

45. 쇼트 박스 시리즈 – 트위스트 Short Box Series–Twist

1/2

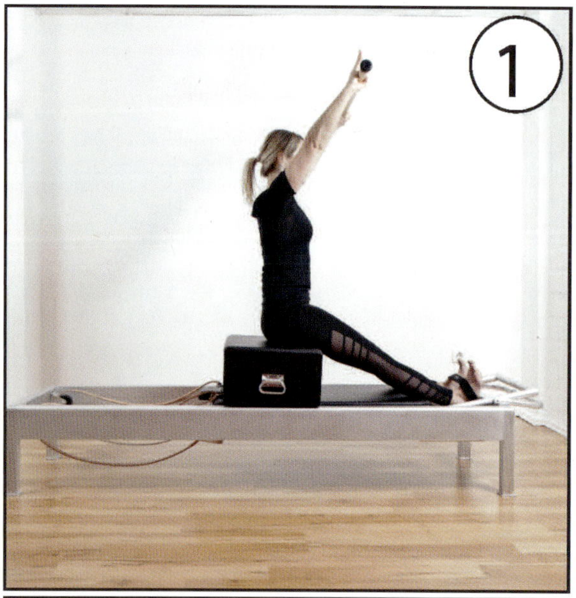

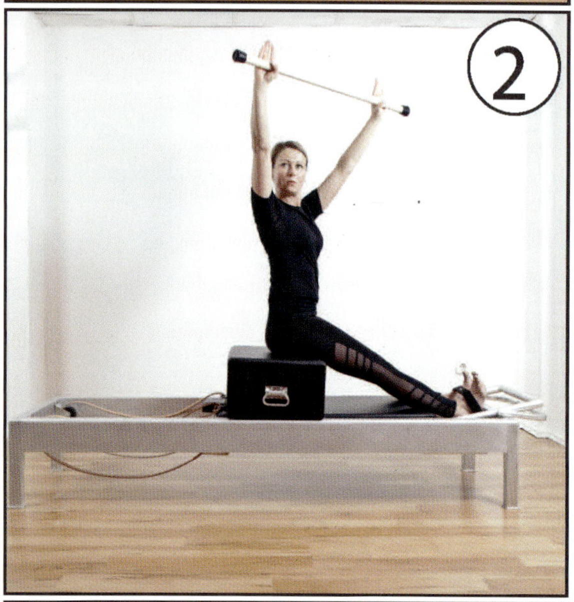

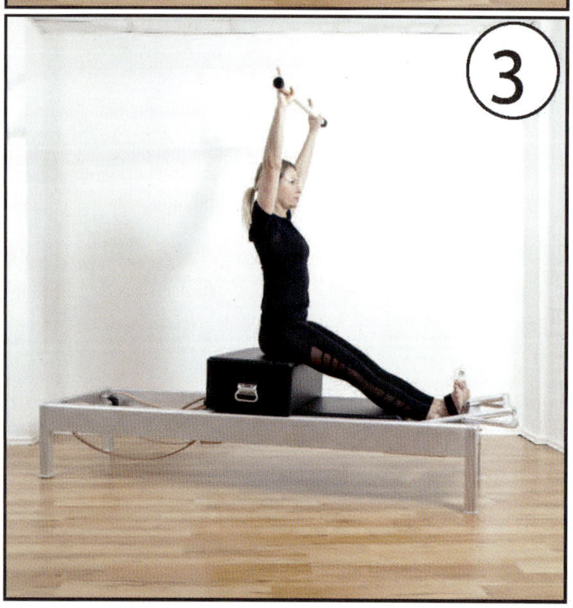

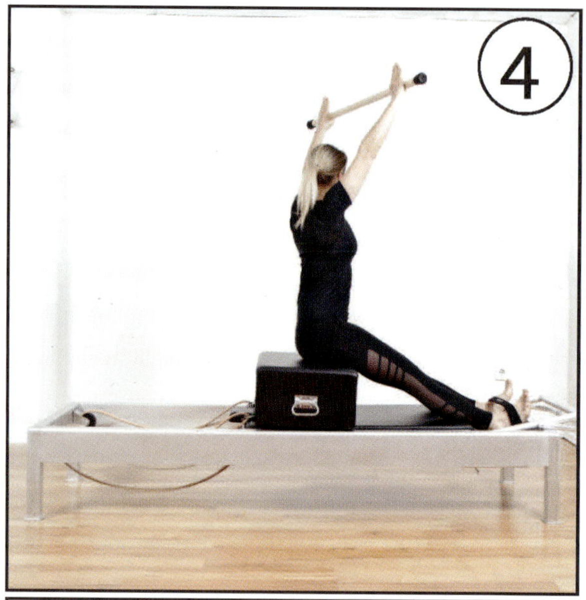

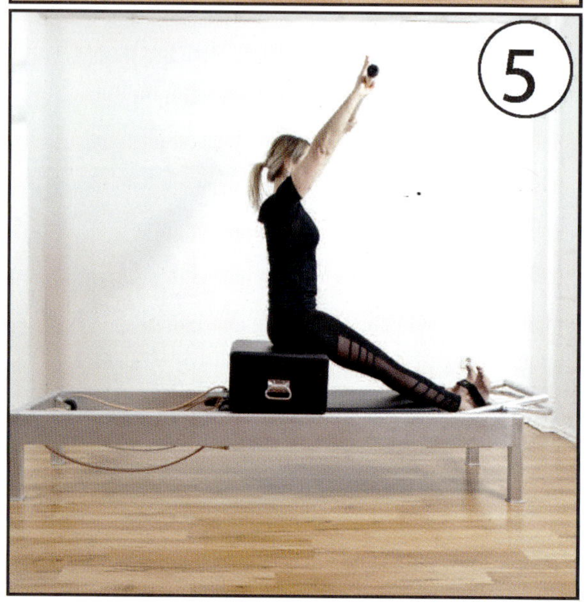

45. 쇼트 박스 시리즈 – 트위스트 Short Box Series–Twist 2/2

일반적인 시작자세: 2–4 스프링, 풋바는 아래로, 박스는 가로로

- 양 손을 어깨너비보다 조금 더 넓게 벌려서 스트레칭 봉을 잡고, 바깥쪽으로 잡아당기는 느낌을 준다.
- 팔은 위로 들어 올려서 편다. 어깨의 유연성에 따라서 올라가는 높이는 다르다. 팔은 몸이 불편해지거나, 흐트러지지 않을 정도의 높이까지만 들어 올린다.

운동 목적:

- 배바깥빗근, 배속빗근과 등근육의 스트레칭과 강화
- 어깨의 강화
- 척추의 가동화

운동 실행: 3–5회

배를 안쪽으로 집어넣는다. 왼쪽 갈비뼈가 처음으로 움직여져서 오른쪽으로 돌아간다는 느낌이 들 수 있도록 시작한다. 위로 잡아당겨 키가 커지게 한다. 드라이버로 돌린다는 느낌이 든다. 운동에 도움이 될 수 있도록 숨을 내쉬고, 움직임이 끝날 때에 숨을 들이마시며 갈비뼈가 서로 만나 잡아줄 수 있도록 한다. 키가 커진 상태를 유지하며 다시 돌아온다.
오른쪽 갈비뼈가 처음으로 움직여져서 왼쪽으로 돌아간다는 느낌이 들 수 있도록 시작한다. 위로 잡아당겨 키가 커지게 한다. 드라이버로 돌린다는 느낌이 든다. 운동에 도움이 될 수 있도록 숨을 내쉬고, 움직임이 끝날 때에 숨을 들이마시며 갈비뼈가 서로 만나 잡아줄 수 있도록 한다. 키가 커진 상태를 유지하며 다시 돌아온다.

흔한 실수:

- 처음 시작에 길게 앉아 시작되지 않는 것
- 몸이 아닌 머리가 움직임을 주도한다. 머리가 따라야 한다.
- 팔과 어깨가 몸통이 따라갈 수 있는 것 보다 더 많이 움직인다. 팔, 어깨, 몸통을 일직선으로 유지한다.
- 다리와 발이 움직인다. 안정적으로 유지한다.
- 상체가 돌아갈 때, 한쪽으로 기울어지는 것
- 상체가 뒤로 젖혀지는 것
- 엉덩이 한쪽이 박스 위로 뜨는 것

변형 또는 응용 동작:

- 손바닥을 편 후에 가슴 위로 겹쳐서 엑스자를 만들어 올린다.
- 손을 머리 뒤로 가져와서 팔꿈치를 바깥쪽으로 구부린다.
- 스트레칭 봉 대신 돌돌 말은 수건, 세라밴드, 또는 캐티 코레이의 코어밴드를 사용한다.
- 박스를 가로로 놓지 않고, 세로로 바꿔 올려서 운동을 한다. 세로로 올렸지만, 박스의 맨 앞부분에 앉고, 스트랩은 사용하지 않고, 발은 풋바나 캐리지에 올려놓는다
- 복수 호흡(double exhalation)
  - a. 숨을 내쉬면서 준비한다, 숨을 들이쉬면서 굽힌다/돌린다, 숨을 내쉬고 더 많이 돌린다, 숨을 들이쉬면서 돌아온다.
  - b. 숨을 들이쉬면서 준비한다, 숨을 내쉬면서 굽힌다/돌린다, 숨을 들이마시면서 반대쪽 늑간을 늘려준다.
- 단수 호흡
  - a. 숨을 내쉬며 굽히고, 들이쉬며 돌아온다.
  - b. 숨을 들이쉬며 굽히고, 들이쉬며 돌아온다.

금기증/주의점:

- 골다공증이 있는 경우, 회전하는 동안 척추 중립을 늘어난 상태로 유지할 수 없는 경우(척추 그라인드 금지), 운동을 피하거나 회전 시 운동 범위를 줄이고 축 신장에 중점을 두고 아주 작은 회전으로 늘린다.

46. 쇼트 박스 시리즈 – 트위스트 & 리치 Short Box Series–Twist & Reach

1/3

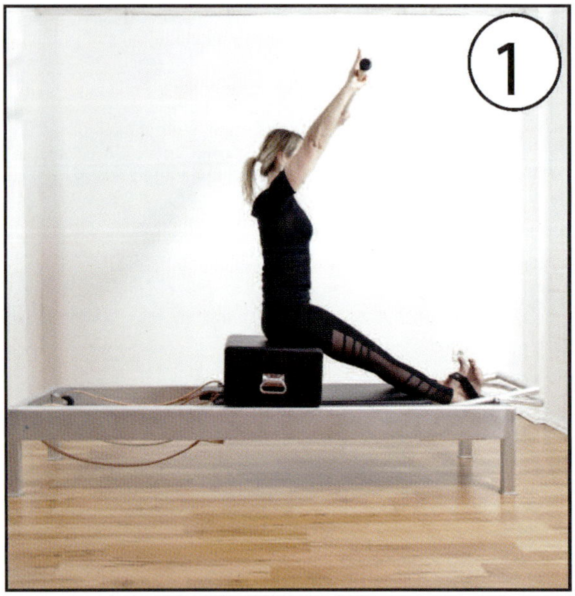

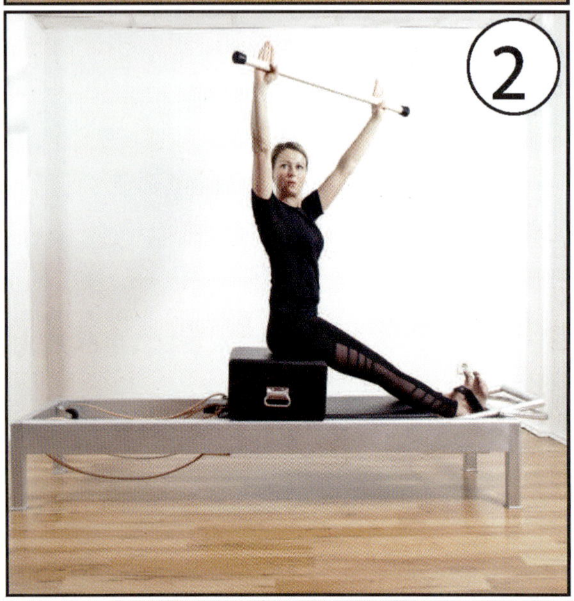

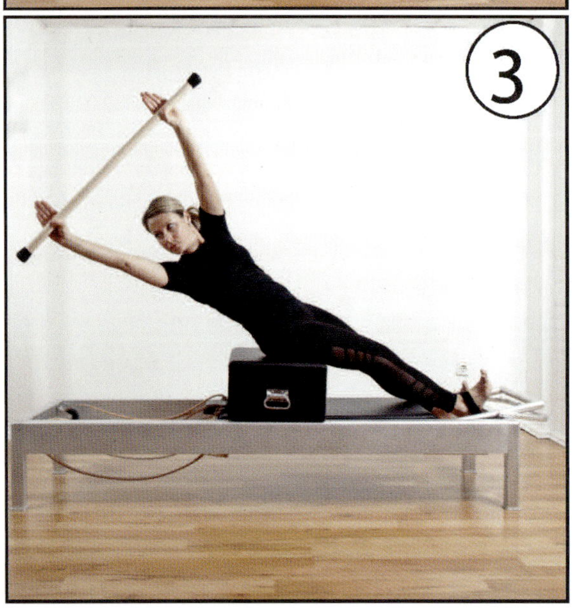

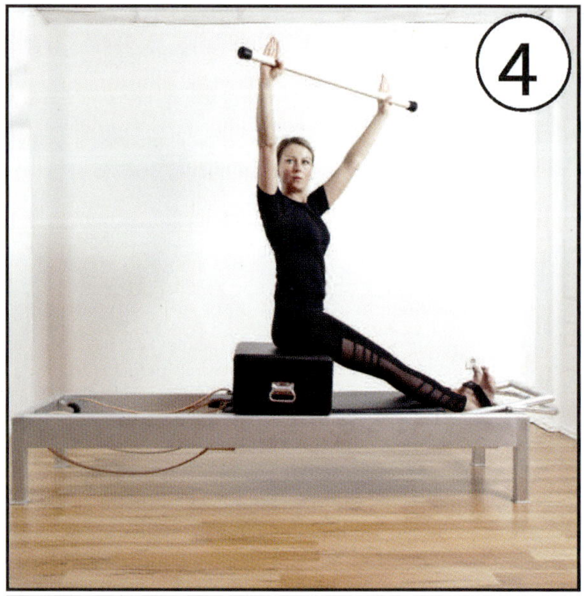

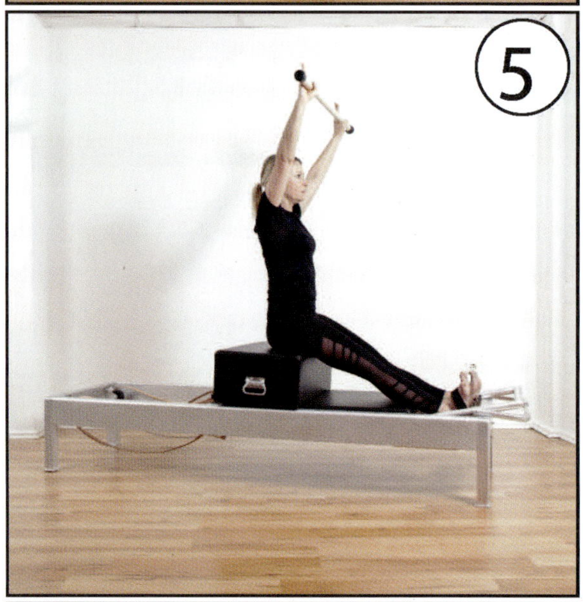

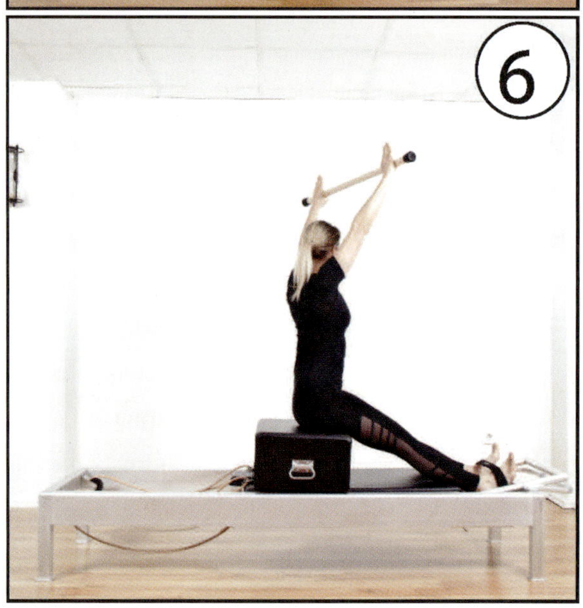

46. 쇼트 박스 시리즈 – 트위스트 & 리치 Short Box Series–Twist & Reach

2/3

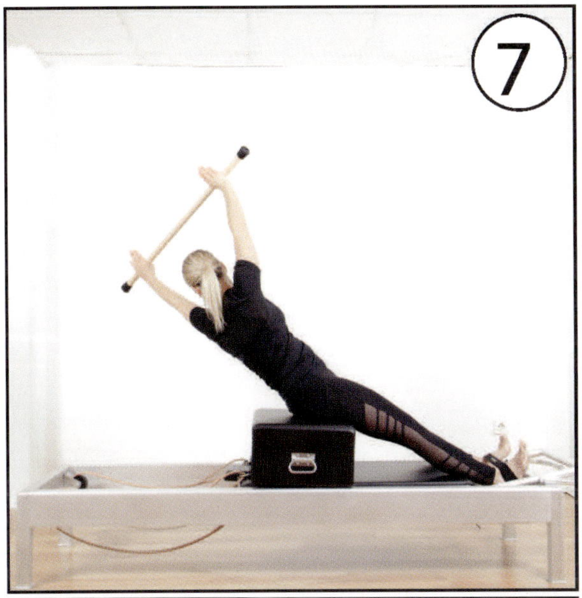

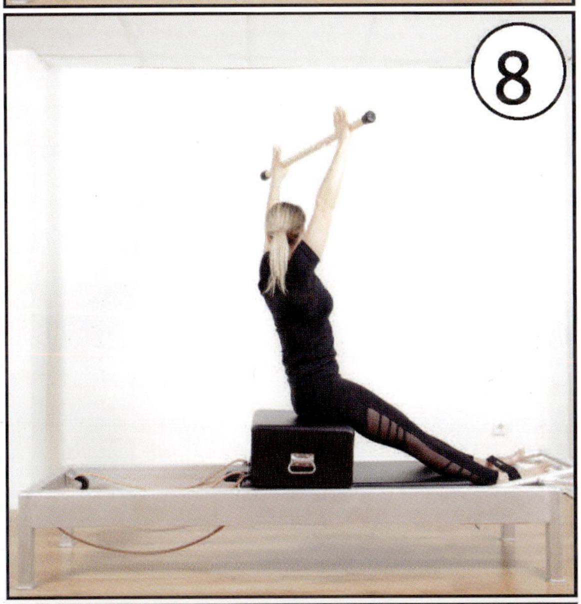

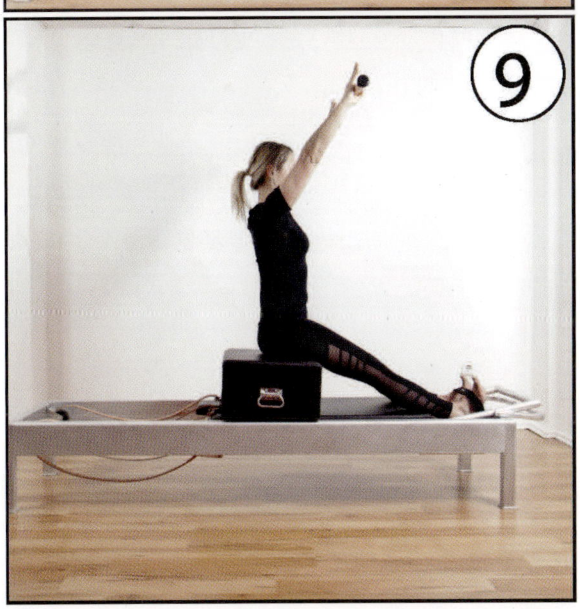

46. 쇼트 박스 시리즈 - 트위스트 & 리치 Short Box Series-Twist & Reach 3/3

일반적인 시작자세: 2-4 스프링, 풋바는 아래로, 박스는 가로로

- 양 손을 어깨너비보다 조금 더 넓게 벌려서 스트레칭 봉을 잡고, 바깥쪽으로 잡아당기는 느낌을 준다. 팔은 위로 들어 올려서 편다. 어깨의 유연성에 따라서 올라가는 높이는 다르다. 팔은 몸이 불편해지거나, 흐트러지지 않을 정도의 높이까지만 들어 올린다.

운동 목적:

- 고관절굴곡근, 배바깥빗근, 배속빗근과 등근육, 골반, 어깨의 스트레칭과 강화
- 척추의 가동화

운동 실행: 3-5회

배를 안쪽으로 집어넣는다. 왼쪽 갈비뼈가 처음으로 움직여져서 오른쪽으로 돌아간다는 느낌이 들 수 있도록 시작한다. 위로 잡아당겨 키가 커지게 한다. 드라이버로 돌린다는 느낌이 든다. 골반을 말아 넣으며 오른쪽 리포머 끝부분에 닿는다고 생각하며 뒤로 기울어진다. 내려갔던 그대로 올라온다. 이 상태를 유지하고 다 올라온 후에 다시 몸을 중앙으로 돌린다.

오른쪽 갈비뼈가 처음으로 움직여져서 왼쪽으로 돌아간다는 느낌이 들 수 있도록 시작한다. 위로 잡아당겨 키가 커지게 한다. 드라이버로 돌린다는 느낌이 든다. 골반을 말아 넣으며 오른쪽 리포머 끝부분에 닿는다고 생각하며 뒤로 기울어진다.

내려갔던 그대로 올라온다. 이 상태를 유지하고 다 올라온 후에 다시 몸을 중앙으로 돌린다.

반대 방향으로 동작을 반복한다.

흔한 실수:

- 처음 시작에 길게 앉아 시작되지 않는 것
- 동작 중 골반이 비틀어지고 다리 길이가 달라진다.
- 상체가 돌아갈 때, 한쪽으로 기울어지는 것
- 옆으로 상체가 돌아간 상태에서 뒤로 넘어갈때, 골반을 제대로 말아서 운동을 시작하지 않아서, 척추가 전만되어 꺾이는 것.
- 측면을 굽힐 때 등이 아치형이 된다.

변형 또는 응용 동작:

- 손바닥을 편 후에 가슴 위로 겹쳐서 엑스자를 만들어 올린다.
- 손을 머리 뒤로 가져와서 팔꿈치를 바깥쪽으로 구부린다.
- 스트레칭 봉 대신 돌돌 말은 수건, 세라밴드, 또는 캐티 코레이의 코어밴드를 사용한다.
- 페어리 윈드 또는 피싱 변형: 동작이 끝나면 윗 손으로 막대를 풀고 아래쪽 손으로는 상체의 확장 부분으로 바를 이동한다. 주의: 동작을 하는 동안 주변의 사람을 칠 수 있으므로 주의한다.
- 옆으로 넘어갔을 때 바닥과 평행이 될 때까지 내려가는데, 이때 허리가 꺾이지 않게 한다.
- 상급 변형: 반대쪽 엉덩이가 박스에서 들어 올려 더 멀리 도달/기울게 하되 박스가 넘어지지 않도록 조절된 방식으로 한다.
- 박스를 가로로 놓지 않고, 세로로 바꿔 올려서 운동을 한다. 세로로 올렸지만, 박스의 맨 앞부분에 앉고, 스트랩은 사용하지 않고, 발은 풋바나 캐리지에 올려놓는다.
- "트위스트"와 유사한 호흡 패턴 변형

금기증/주의점:

- 옆으로 상체가 돌아간 상태에서 뒤로 넘어갈때, 골반의 움직임이 제대로 진행되지 않아서, 척추가 전만되어 꺾이는 것과 허리에 쥐가 날 수 있는 것
- 골다공증이 있는 경우, 회전하는 동안 척추 중립을 늘어난 상태로 유지할 수 없는 경우(척추 그라인드 금지), 운동을 피하거나 회전 시 운동 범위를 줄이고 축 신장에 중점을 두고 아주 작은 회전으로 늘린다.

47. 쇼트 박스 시리즈-어라운드 더 월드 Short Box Series-Around the World

1/4

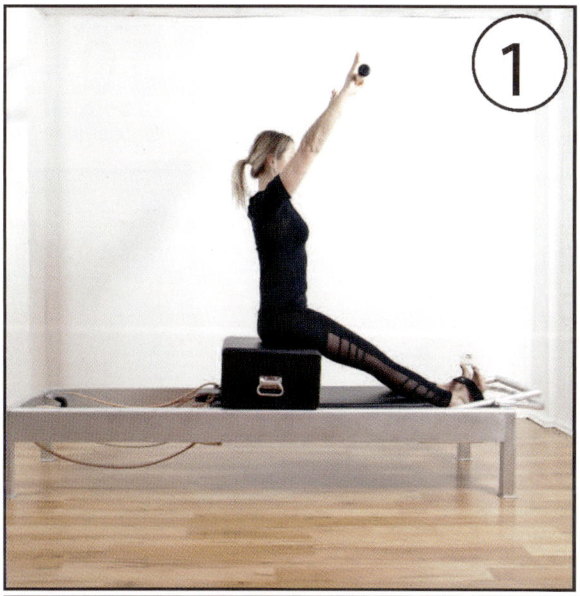

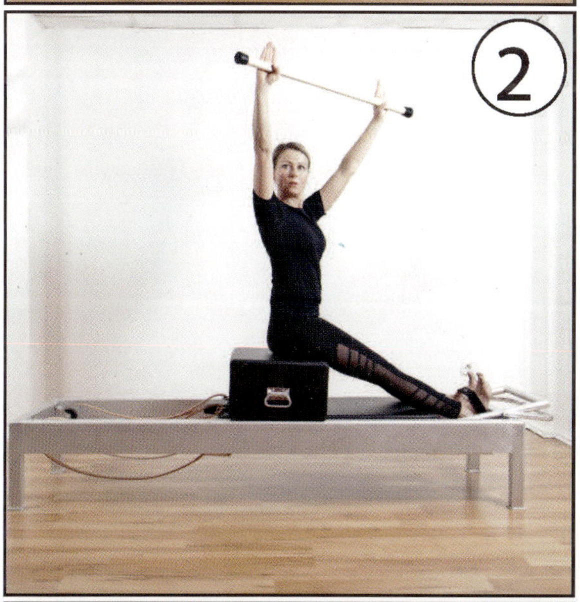

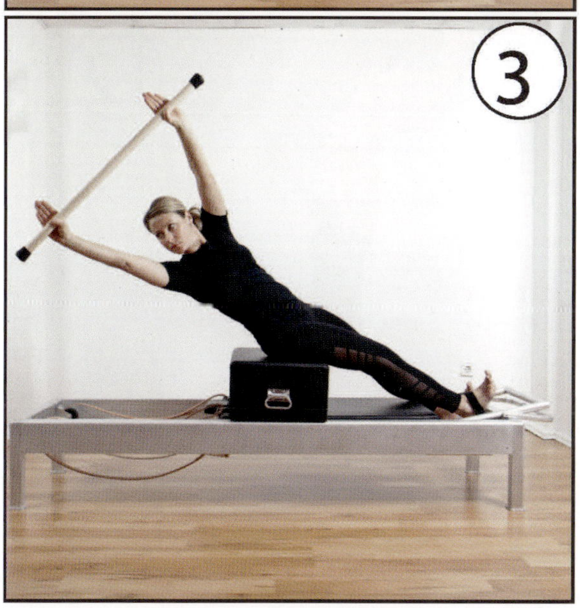

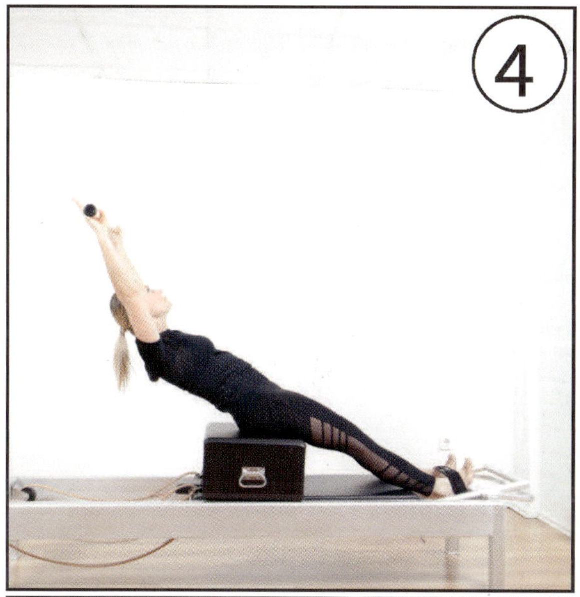

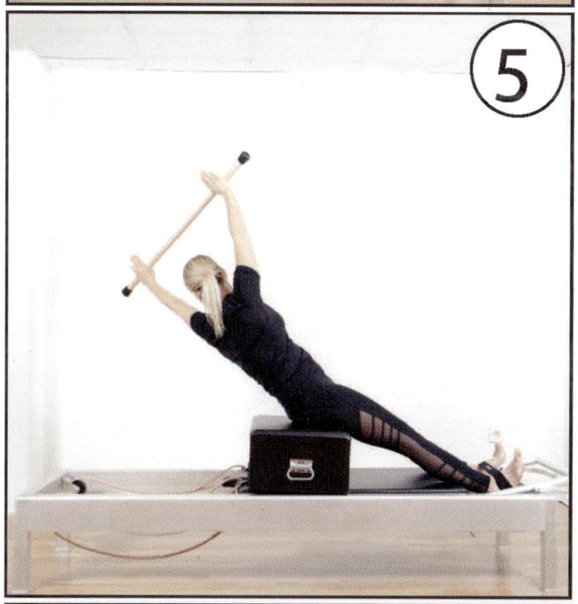

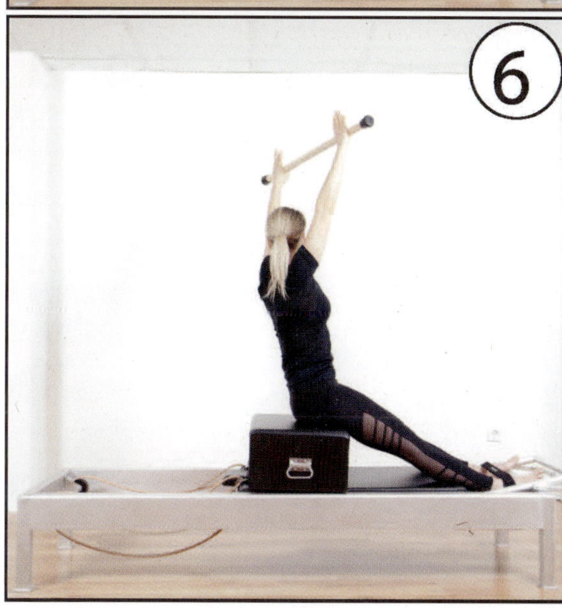

47. 쇼트 박스 시리즈-어라운드 더 월드 Short Box Series-Around the World
2/4

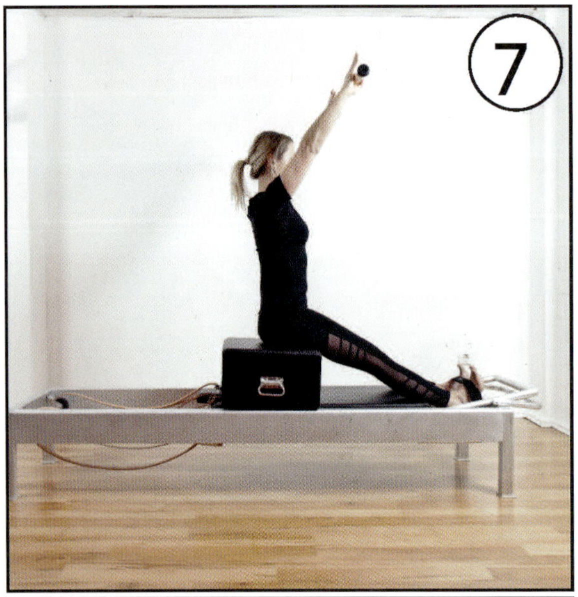

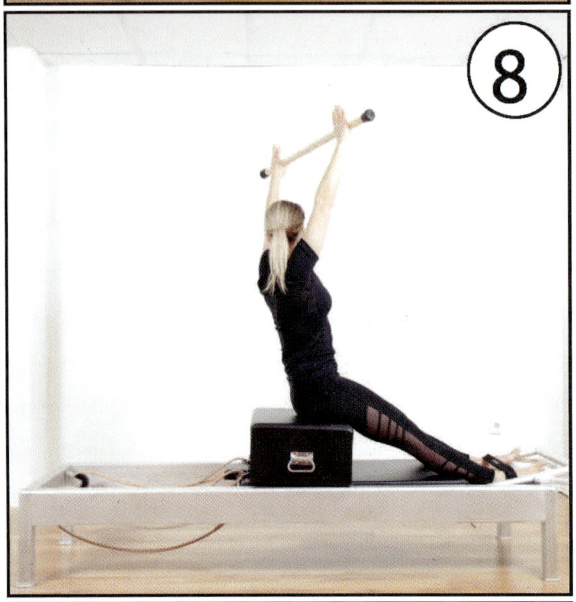

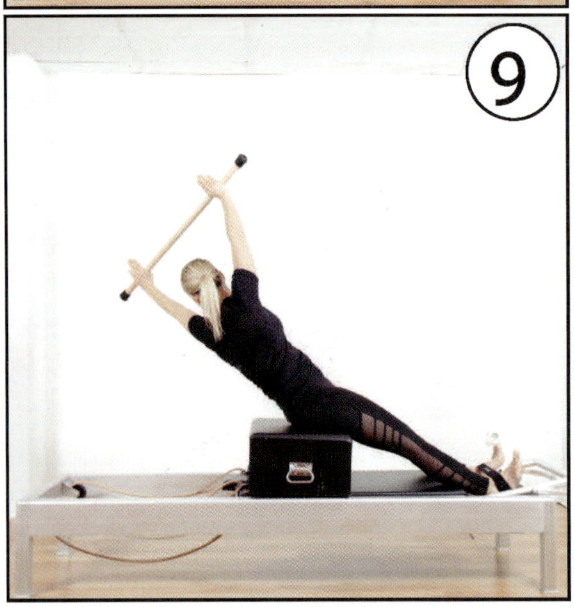

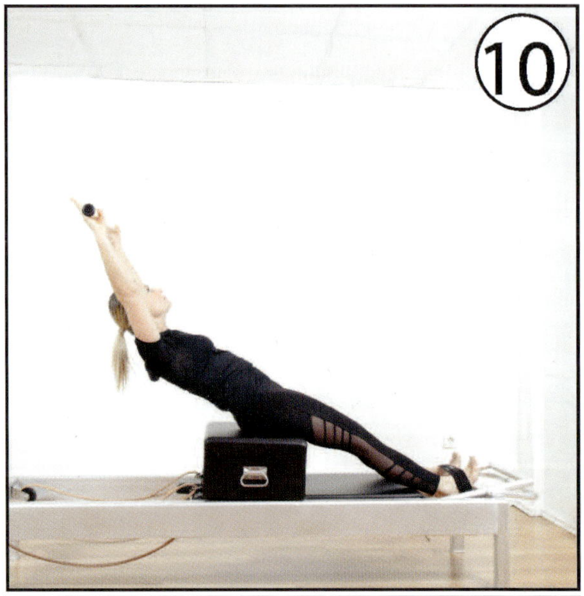

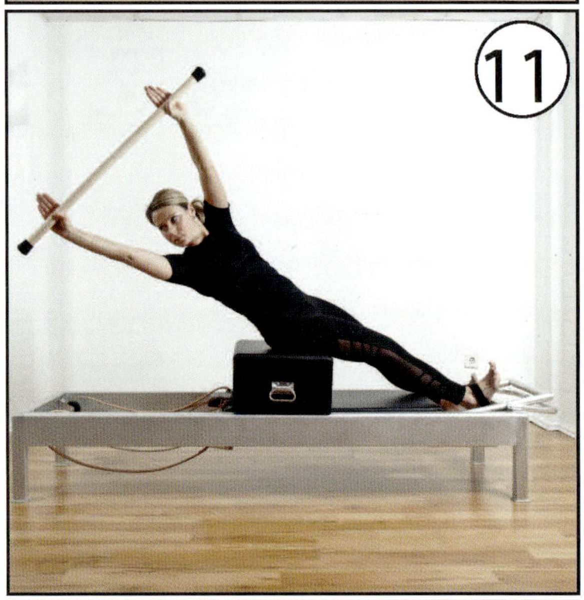

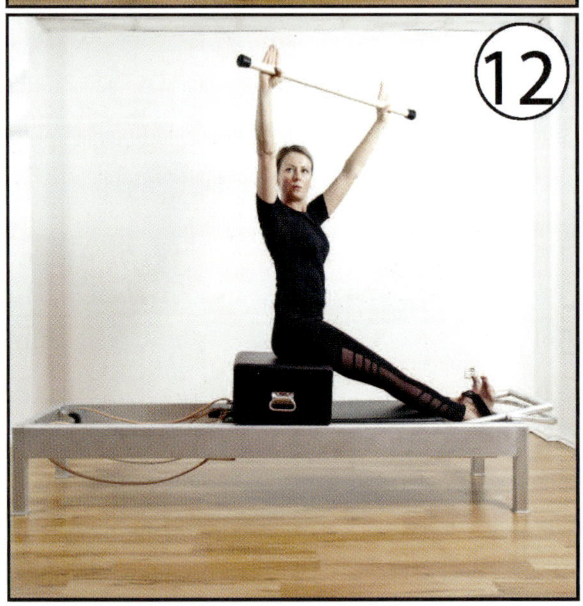

47. 쇼트 박스 시리즈-어라운드 더 월드 Short Box Series-Around the World

3/4

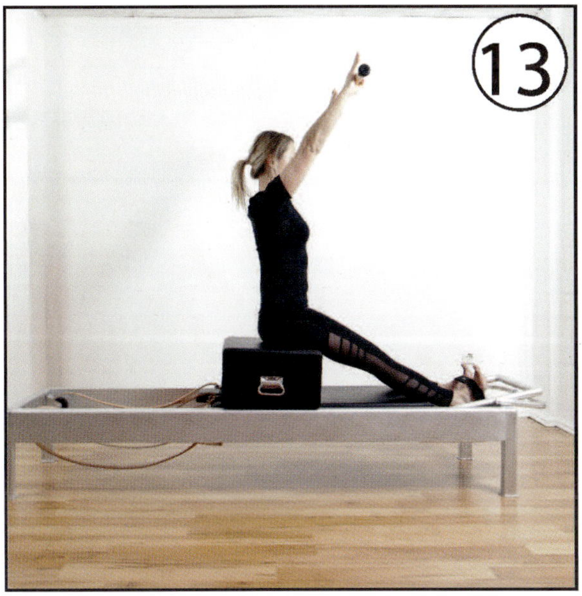

47. 쇼트 박스 시리즈-어라운드 더 월드 Short Box Series-Around the World 4/4

일반적인 시작자세: 2-4 스프링, 풋바는 아래로, 박스는 가로로

- 양 손을 어깨너비보다 조금 더 넓게 벌려서 스트레칭 봉을 잡고, 바깥쪽으로 잡아당기는 느낌을 준다.
- 팔은 위로 들어 올려서 편다. 어깨의 유연성에 따라서 올라가는 높이는 다르다. 팔은 몸이 불편해지거나, 흐트러지지 않을 정도의 높이까지만 들어 올린다.

운동 목적:

- 고관절굴곡근, 배 근육, 등근육의 강화

운동 실행: 3-5회

배를 안쪽으로 집어넣는다. 왼쪽 갈비뼈가 처음으로 움직여져서 오른쪽으로 돌아간다는 느낌이 들 수 있도록 시작한다. 위로 잡아당겨 키가 커지게 한다. 드라이버로 돌린다는 느낌이 든다. 골반을 말아 넣으며 오른쪽 리포머 끝부분에 닿는다고 생각하며 뒤로 기울어진다. 그 상태를 유지하며 왼쪽으로 돌아간다. 돌아간 왼쪽 상태를 유지하며 올라온 후에 몸을 중앙으로 돌린다.

오른쪽 갈비뼈가 처음으로 움직여져서 왼쪽으로 돌아간다는 느낌이 들 수 있도록 시작한다. 위로 잡아당겨 키가 커지게 한다. 드라이버로 돌린다는 느낌이 든다. 골반을 말아 넣으며 오른쪽 리포머 끝부분에 닿는다고 생각하며 뒤로 기울어진다. 이 위치에서 중심을 지나 왼쪽으로 돈다. 등을 평편하게 한 상태에서 대각선으로 왼쪽으로 돌아와 똑바로 앉았다가 다시 중앙으로 회전한다. 반대 방향으로 동작을 반복한다.

흔한 실수:

- 처음 시작에 길게 앉아 시작되지 않는 것
- 운동하는 동안 골반이 비틀리고 다리의 길이가 바뀐다.
- 상체가 돌아갈 때, 한쪽으로 기울어지는 것
- 옆으로 상체가 돌아간 상태에서 뒤로 넘어갈 때, 골반을 제대로 말아서 운동을 시작하지 않는것
- 척추가 전만되어 꺾이는 것

변형 또는 응용 동작:

- 손바닥을 편 후에 가슴 위로 겹쳐서 엑스자를 만들어 올린다.
- 손을 머리 뒤로 가져와서 팔꿈치를 바깥쪽으로 구부린다.
- 스트레칭 봉 대신 돌돌 말은 수건, 세라밴드, 또는 캐티 코레이의 코어밴드를 사용한다.
- 박스를 가로로 놓지 않고, 세로로 바꿔 올려서 운동을 한다. 세로로 올렸지만, 박스의 맨 앞부분에 앉고, 스트랩은 사용하지 않고, 발은 풋바나 캐리지에 올려놓는다.

금기증/주의점:

- 옆으로 상체가 돌아간 상태에서 뒤로 넘어갈 때, 골반의 움직임이 제대로 진행되지 않아서, 척추가 전만되어 꺾이는 것과 허리에 쥐가 날 수 있는 것
- 골다공증이 있는 경우, 회전하는 동안 척추 중립을 늘어난 상태로 유지할 수 없는 경우(척추 그라인드 금지), 운동을 피하거나 회전 시 운동 범위를 줄이고 축 신장에 중점을 두고 아주 작은 회전으로 늘린다.

48. 쇼트 박스 시리즈 – 클라임 어 트리 Short Box Series–Climb a Tree

1/5 (조셉 필라테스: 백–벤딩 3 / 대체: 트리)

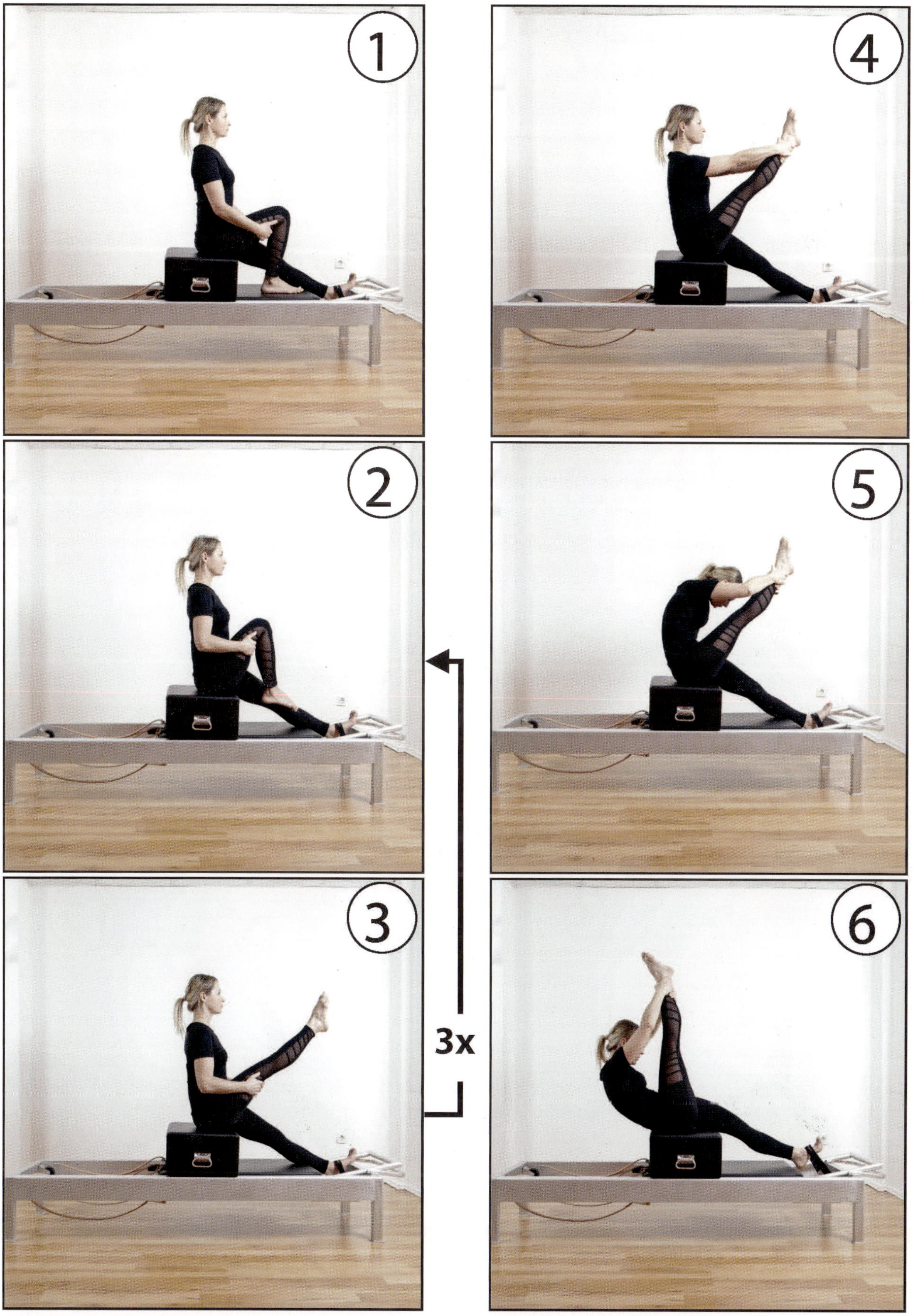

48. 쇼트 박스 시리즈 – 클라임 어 트리 Short Box Series–Climb a Tree

2/5 (조셉 필라테스: 백–벤딩 3 / 대체: 트리)

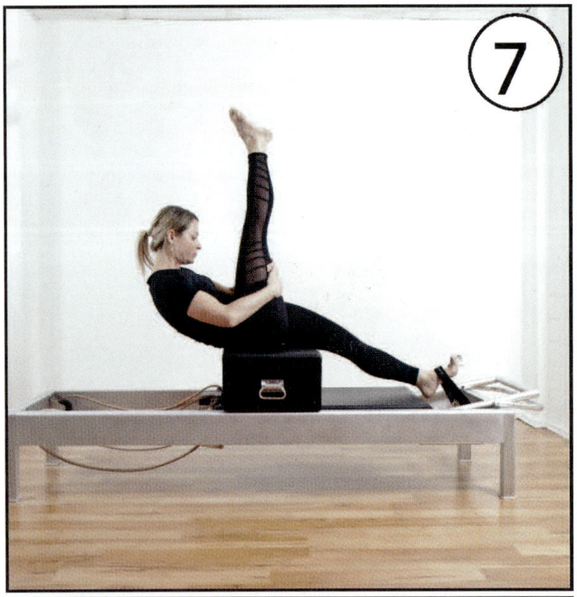

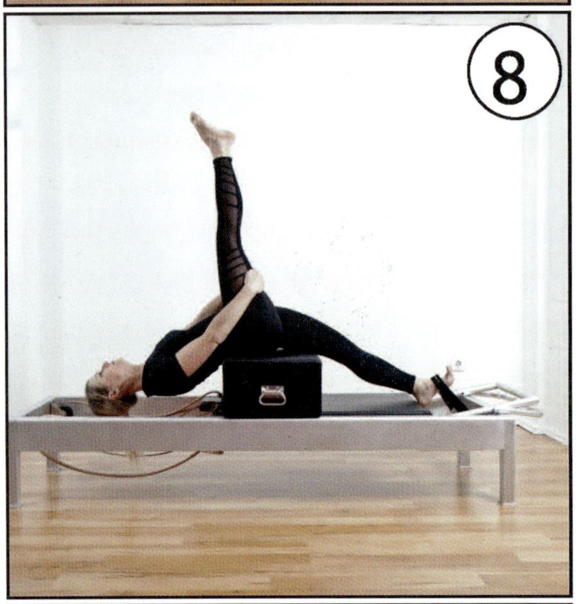

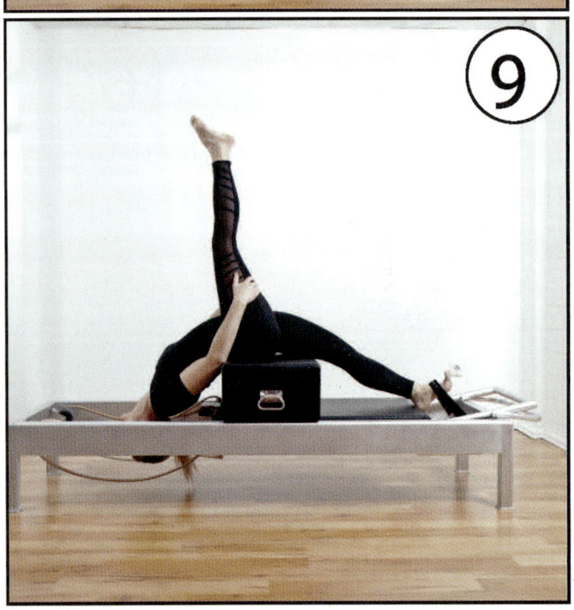

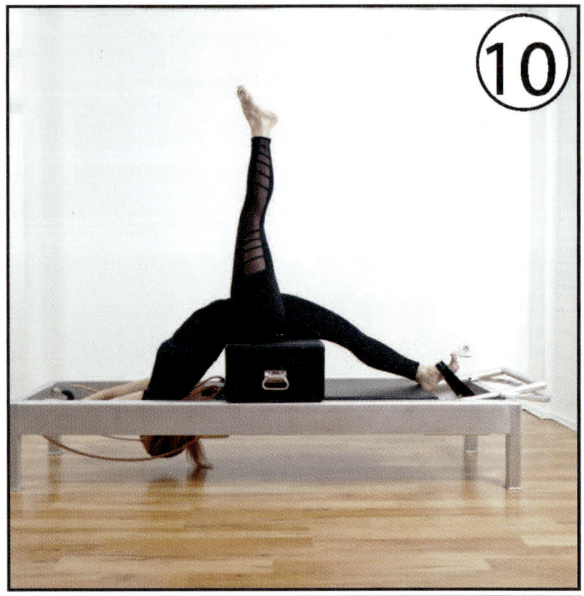

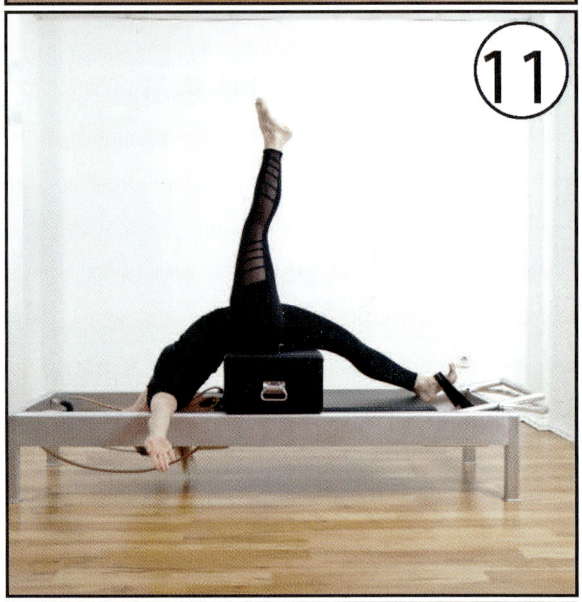

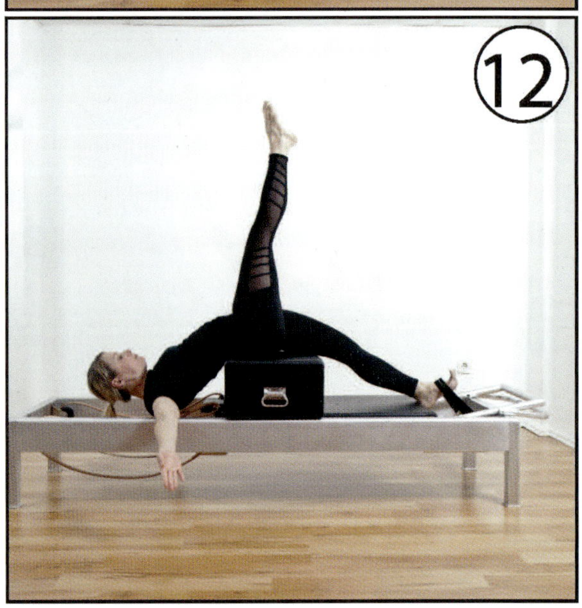

48. 쇼트 박스 시리즈 - 클라임 어 트리 Short Box Series-Climb a Tree

3/5 (조셉 필라테스: 백-벤딩 3 / 대체: 트리)

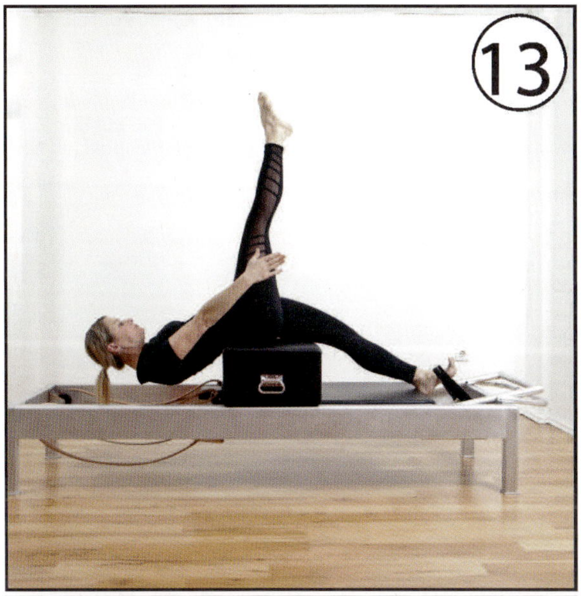

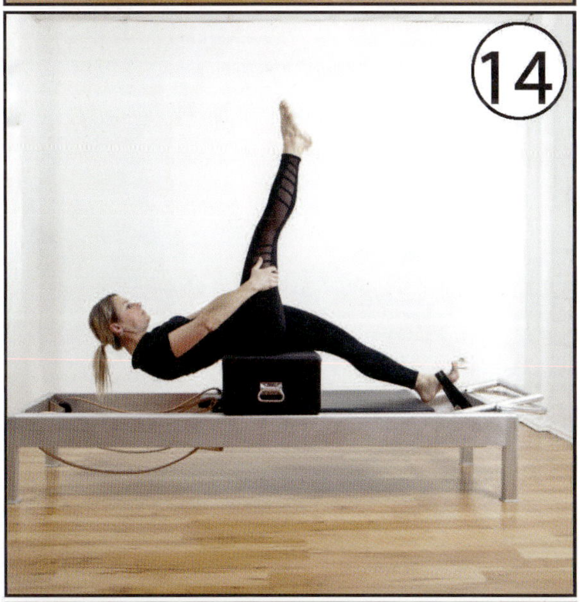

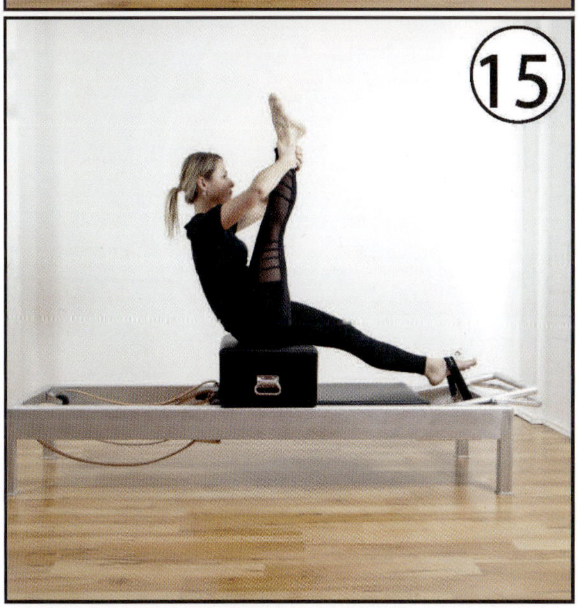

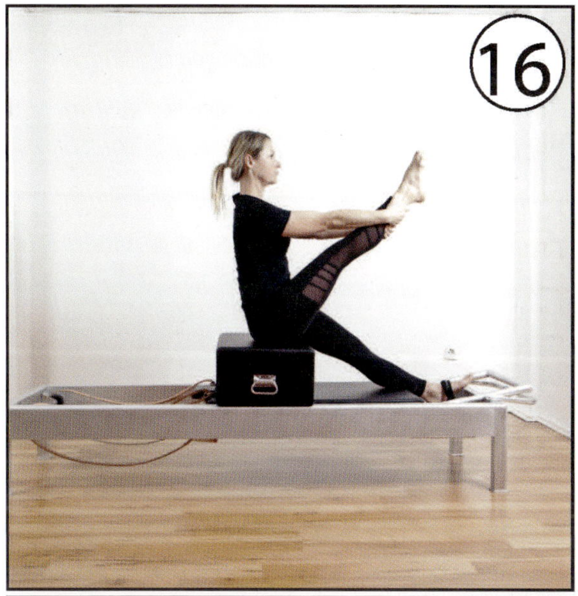

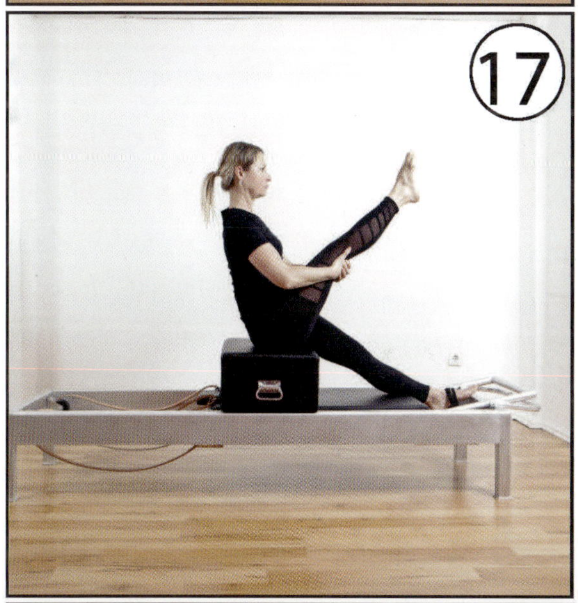

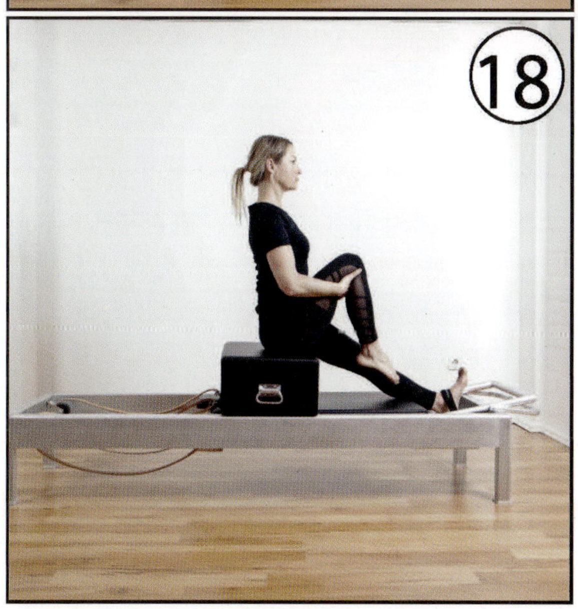

48. 쇼트 박스 시리즈 – 클라임 어 트리 Short Box Series–Climb a Tree

4/5 (조셉 필라테스: 백–벤딩 3 / 대체: 트리)

일반적인 시작자세: 2–4 스프링, 풋바는 아래로, 박스는 가로로

- 오른쪽 발은 박스 앞에 가까이 세우고, 왼쪽 발은 스트랩 안으로 넣어준다. 양 손으로 오른쪽 허벅지 밑을 감싼다. 척추는 곧게 뻗어져 있어야 한다.

운동 목적:

- 배 근육과 고관절굴곡근의 강화
- 움직여지는 다리 후면의 스트레칭
- 상체 측면의 신전

운동 실행: 1–3회

오른쪽 무릎을 요추를 말지 않고, 뒤로 넘어가지 않으며 가슴쪽으로 잡아당긴다. 오른쪽 다리를 구부렸다 폈다가를 3번 반복한다. 허리가 곧게 펴져 있는 것과 허벅지의 높이가 다리를 완전히 펴는 것보다 중요하다. 마지막 반복인 3번째 반복을 할 때, 오른쪽 다리를 편 상태를 유지하고, 손은 윗쪽으로 3번 향하며 발목을 잡을 수 있도록 만든다. 등을 둥글게 말면서, 머리를 다리쪽으로 잡아당기는데, 이때 다리는 내려가지 않는다.
배는 오른쪽 허벅지의 반대쪽으로 잡아당긴다.

이 자세를 유지하면서 골반을 말아 넣고 뒤로 눕는다. 이때 다리는 하늘 위를 향해 90°를 만든다.
3번에 걸쳐서 팔을 밑으로 이동시킨다.

이제 손을 놓아주며, 상체를 밑으로 떨어뜨려서, 목뼈에 휴식을 취할 수 있게 굴곡을 살짝 준다. 그렇지만 과도하게 꺾여서는 안된다. 팔은 뒤로 보내서 리포머 끝부분을 잡아당길 수 있게 한다. 다른 방법으로는 양 손은 바닥으로 떨어뜨리거나, 리포머 옆부분으로 눌러서 내 몸의 모양이 다리(Bridge)처럼 되게 한다. 양 팔을 양옆으로 벌려서 오른쪽 다리 앞으로 보낸다. 머리로부터 시작해서 다시 천천히 올라온다. 상체가 바닥과 평행이 되었을 때, 양 손을 앞으로 뻗어 오른쪽 다리를 잡아 손을 3번 올려서 발목을 잡아당긴다.

골반부터 어깨까지 일자가 되었을 때 자세를 유지하고, 상체를 최대한 꼿꼿하게 펴려고 노력한다. 3번 손은 사용해서 양 손이 무릎 뒤쪽으로 걸어 나간다. 첫 번째 반복때는 오른쪽 다리를 세우고, 두 번째에는 다리를 3번 폈다 구부렸다가를 반복한다. 전체 동작을 3회 반복한 후에 다리를 바꾼다.

흔한 실수:

- 등을 똑바로 세우고 시작하는 대신 몸이 기울어져 있다.
- 오른쪽 다리가 들어 올려지거나 펴질 때부터 허리가 구부려지는 것
- 상체가 평행을 넘어서 뒤로 젖혀질 때, 머리가 상체의 신전을 위해서 과도하게 꺾이는 것
- 골반이 수평을 이루지 않는다.
- 다시 올라올 때 머리가 계속 젖혀져 있는 것

48. 쇼트 박스 시리즈 – 클라임 어 트리 Short Box Series–Climb a Tree

5/5 (조셉 필라테스: 백–벤딩 3 / 대체: 트리)

변형 또는 응용 동작:

- 들어 올린 다리를 바깥쪽으로 돌리면 골반의 수평을 맞추는 데 도움이 된다.
- 사진 15번과 같이 오른쪽 다리를 상체쪽으로 잡아 당길때: 자두의 모양과 닮았다.
- 상자 위로 다리를 뻗고 있을 때 "나무" 다리 각 방향으로 다리 돌리기 3회를 추가한다.
- 박스를 가로로 놓지 않고, 세로로 바꿔 올려서 운동을 한다. 세로로 올렸지만, 박스의 맨 앞부분에 앉고, 스트랩은 사용하지 않고, 발은 풋바나 캐리지 위에 올린다.

금기증/주의점:

- 손을 떼어낸 후에 요추를 자극해 통증을 유발할 수 있다. 이 운동은 건강하거나, 필라테스를 오래한 사람만 하도록 한다.
- 골다공증이 있는 사람은 운동 중 굽히는 동작은 하지 않는다. 그러므로 사진 5번 단계를 건너뛰고 플랫백 자세에서 등을 힌지한다. 플랫백 상태에서 손을 위·아래로 움직인다.
- 골반의 문제가 있는 사람은 마지막 신전은 하지 않도록 한다.

49. 사이드 싯업 Side Sit Ups

1/3

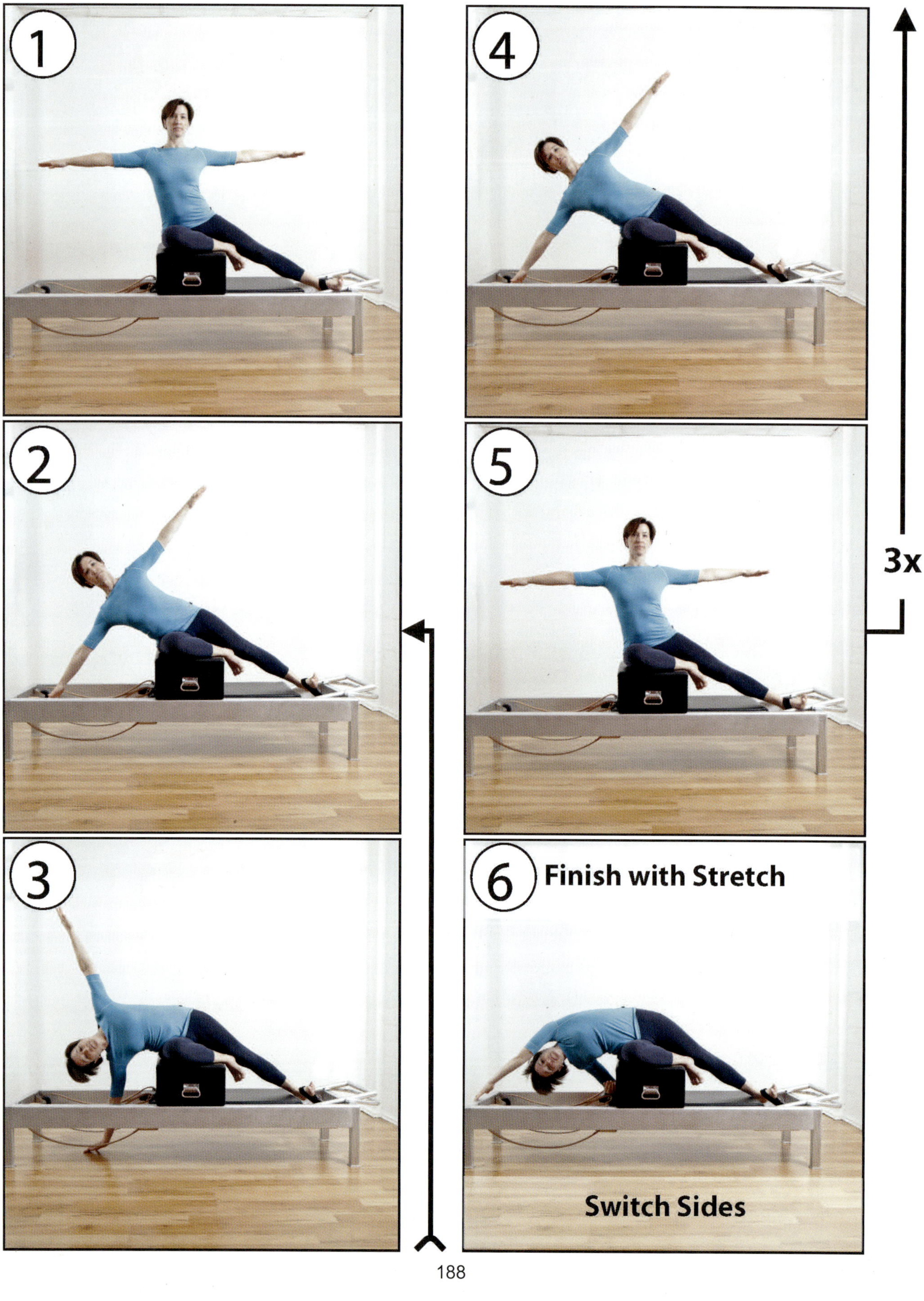

49. 사이드 싯업 Side Sit Ups
2/3

일반적인 시작자세: 2-4 스프링, 풋바는 아래로, 박스는 가로로, 헤드레스트는 아래로

- 리포머의 옆을 바라보고 앉는다.
- 윗쪽 다리는 스트랩 쪽으로 편다. 발은 스트랩 밑에 위치한다.
- 스트랩에 고정시키는 두 가지 방법
  a. 다리를 스트랩의 공간이 없어질 때까지 최대한 앞으로 보내서 고정시킨다.
  장점: 안전하고 간단하다.
  단점: 다리가 상체보다 더 앞에 위치해 있다.
  b. 다리를 스트랩 바로 밑으로 보낸다.
  장점: 머리부터 발끝까지 하나의 선으로 연결되어 있다.
  단점: 스트랩이 다리가 올려지거나, 상체가 옆으로 기울어지기 시작해야 고정되기 시작한다.
  움직임의 범위가 좁아진다.
- 아랫쪽 다리는 구부린 채로 상체 앞 박스 위에 올린다. 종아리는 리포머 박스 바깥쪽과 평행을 유지한다. 이때 발은 보통 박스 밑으로 살짝 떨어져 있거나, 발이 허벅지와 매우 가까이 붙어있다.
- 팔은 T 모양이 될 수 있도록 만들어주며 바깥쪽으로 벌린다(쉬운 버전).

운동 목적:

- 배 근육(배곧은근, 배바깥빗근, 배속빗근, 늑간근, 허리네모근), 등근육, 어깨의 강화와 스트레칭

운동 실행: 3-5회

배를 안쪽으로 집어넣는다. 리포머 뒷쪽으로 눕는다고 생각하며 상체를 곧게 펴주고, 천천히 조금씩 큰 공처럼 상체를 옆으로 구부린다. 상체와 머리가 앞이나 뒤로 기울어지지 않게 한다. 천천히 펴주며 시작자세로 돌아온다.

3-5회 반복을 하고, 마지막 반복에는 스트레칭을 한다. 스트레칭을 하기 위해서는 아래 팔꿈치를 구부려서 숄더레스트 위에 올린다. 아랫쪽 팔은 안전을 위해서, 또 스트레칭의 도움을 주기 위해서 필요하다. 운동을 많이 해본 사람이라면 아래쪽 팔을 상체와 함께 밑으로 일자로 유지하며 내린다. 리포머의 크기가 작거나, 키가 큰 사람이라면, 위에 손이 리포머 끝에 닿을 수 있으며, 닿은 상태에서 아래로 잡아당겨서 스트레칭을 더 할 수 있다.

흔한 실수:

- 처음 시작에 길게 앉아 시작되지 않는 것
- 상체가 옆으로 구부려질 때, 상체가 앞으로 또는 뒤로 돌아가는 것
- 상체가 뒤로 젖혀지는 것
- 길이 감소(척추 균형이 무너지고, 척추를 뒤로 뻗거나 늘릴 수 없다.)
- 시선이 앞을 향하지 않는 것
- 양 팔이 귀와 점점 가까워 지는 것
- 겁이 나서 운동을 제대로 하지 못하는 것

49. 사이드 싯업 Side Sit Ups
3/3

변형 또는 응용 동작:

- 내려가는 쪽 팔은 머리 뒤로 가져오고, 바깥쪽 손은 'T' 자세를 유지한다.
- 내려가는 쪽 팔은 'T' 자세를 유지하고, 바깥쪽 손은 머리 뒤로 가져온다.
- 손을 머리 뒤로 가져와서 팔꿈치를 바깥쪽으로 구부린다.
- 스트레칭 봉을 잡거나, 돌돌 말은 수건, 세라밴드, 또는 캐티 코레이의 코어밴드를 사용한다.
- 강사는 밑으로 내려가서, 상체가 일자가 되었을 때, 이 운동을 도와줄 수 있다. 한 발은 캐리지 위에, 한 발은 박스 위에 올린다. 발은 고객의 엉덩이 뒤쪽에 위치해 있다. 고객은 팔을 펴주고, 강사는 그 손을 잡아준다.

금기증/주의점:

- 골반 수술을 하거나, 문제가 있는 사람은 이 운동을 하지 않는다.

50. 쇼트 스파인 마사지 Short Spine Massage

1/4 (조셉 필라테스 & 캐롤라 트리어: 스파인 마사지, 대체: 쇼트 스파인)

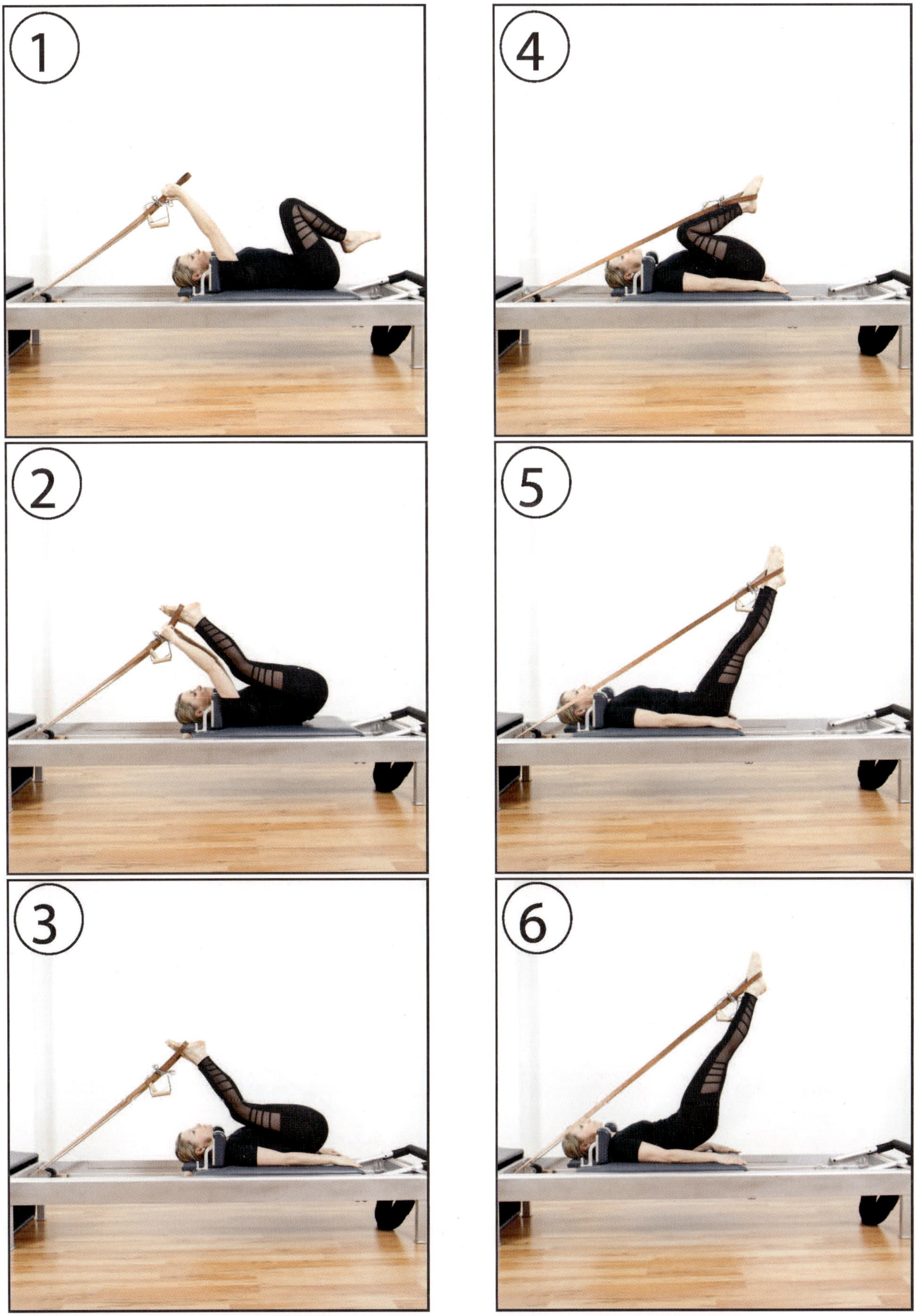

50. 쇼트 스파인 마사지 Short Spine Massage

2/4 (조셉 필라테스 & 캐롤라 트리어: 스파인 마사지, 대체: 쇼트 스파인)

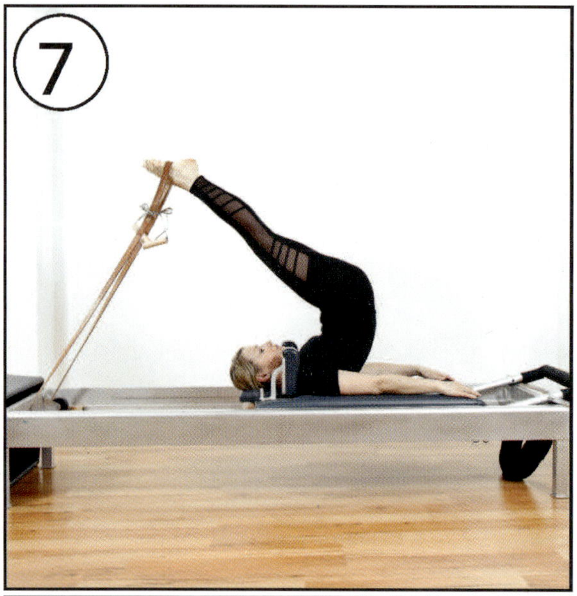

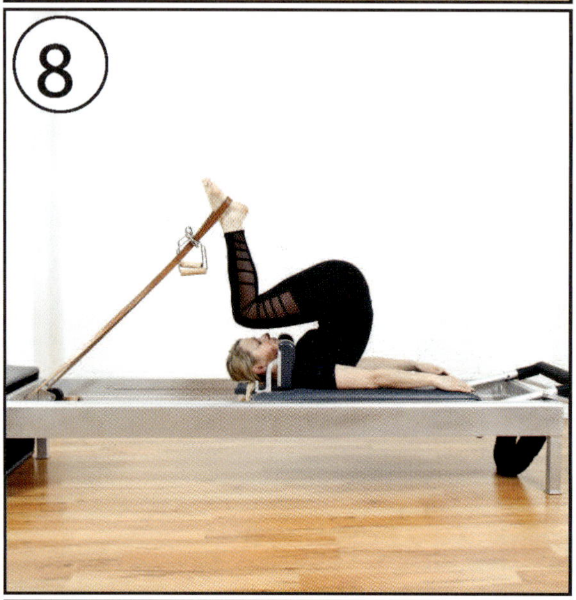

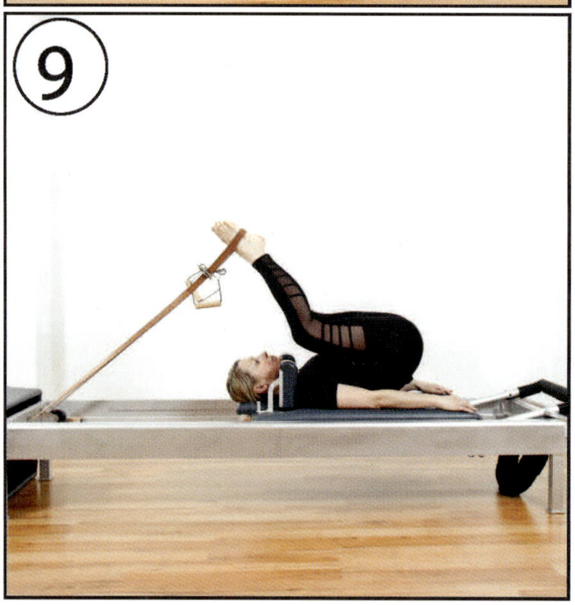

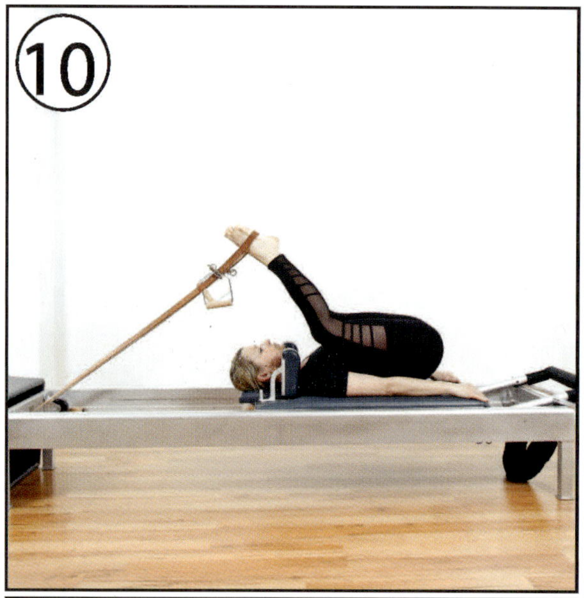

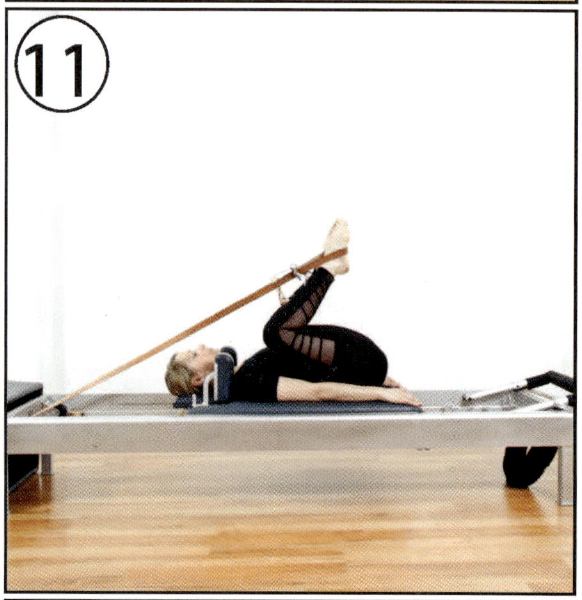

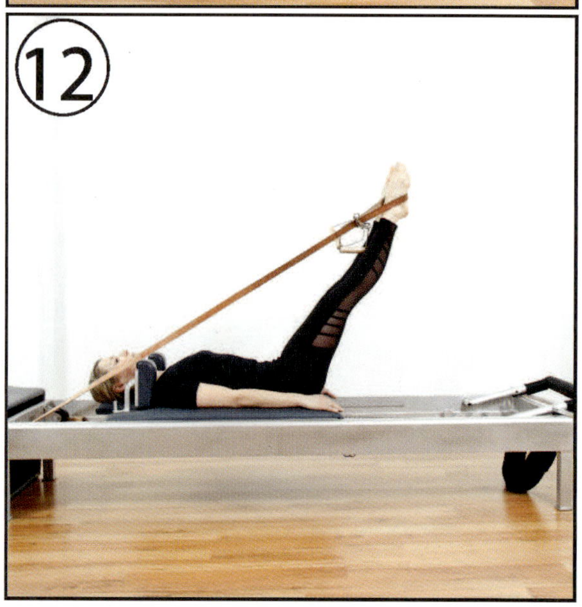

50. 쇼트 스파인 마사지 Short Spine Massage

3/4 (조셉 필라테스 & 캐롤라 트리어: 스파인 마사지, 대체: 쇼트 스파인)

일반적인 시작자세: 1–3 스프링, 풋바는 위로 또는 아래로, 헤드레스트는 아래로

- 숄더레스트 사이에 머리를 두고 발은 풋바 또는 리포머 가까이 세워두고 등을 대고 눕는다.
- 이때 헤드레스트는 아래로 내려와 있어야 하며, 쿠션 또는 수건이 머리 밑에 있어서는 안된다.
- 손을 쇼트 스파인 스트랩 안으로 넣어주며, 팽팽하게 당겨주는데, 이때 스프링의 움직임은 없다.
- 핸들을 잡아당겨서 발을 조금 더 쉽게 넣을 수 있도록 한다.
- 골반을 살짝 말아 넣고, 다리를 가슴쪽으로 잡아당겨 머리 윗쪽으로 보내서 발을 스트랩 안쪽으로 넣어준다. 이때 캐리지는 움직이지 않아야 한다. 캐리지가 움직인다면, 지금 이 운동을 진행해도 되는지에 대해 생각해 보아야 한다.
- 팔을 몸 옆으로 가져와 붙이고, 척추를 하나씩 말아내리며 내려온다.
- 무릎은 살짝 바깥쪽으로 구부리며, 발은 머리 위에 위치한다(사진 3).
- 다 내려오지 못할 경우에는 팔을 엉덩이쪽으로 보내며, 스트랩을 무릎사이 안쪽에 끼워준 후에 내려오지 못한 골반을 내려준다(사진 4). 골반이 중립을 지킬 수 있도록 만들어주고, 두 발이 골반 바로 밑으로 올 수 있도록 만든다.

운동 목적:

- 허리 밑부분(요추)에 중점을 둔 모든 척추의 안정화
- 다리 후면의 스트레칭

운동 실행: 3–7회

사진 5: 다리는 45°가 될 수 있도록 편다. 스트랩은 숄더레스트에 닿지 않는다.

사진 6: 골반은 뒤로 말아내고, 배 근육의 힘으로 골반을 살짝 들어낸다. 다리가 이 자세를 잠시동안 유지할 수 있도록 만들어준다.

사진 7: 상체를 들어내고 다리를 위로 올려주며 뒤로 보낸다. 그래서 캐리지가 다시 돌아올 수 있도록 만들어준다. 스트랩은 계속 팽팽하게 유지된다. 경추에 최대한 무리가 가지 않도록 만든다. 이때 캐리지는 다 돌아오지 않아도 된다.

사진 8: 다리는 구부리되, 허벅지와 종아리가 90°를 유지할 수 있도록 만들어준다. 발은 머리 위로 보낸다. 무릎이 숄더레스트 위에 위치한다. 발뒤꿈치는 붙어있다. 캐리지는 움직이지 못하게 하고, 한번에 떨어지지 못하게 한다. 배와 다리는 최대한 많은 간격을 띄어주며 유지한다.

사진 9–10: 다리는 머리 위에 위치한 상태를 유지하고, 천천히 등을 말아내며 내려온다. 무릎은 바깥쪽을 향하며 가슴 앞쪽에 공간을 확보한다. 다리는 다이아몬드 모양을 한다. 발은 서로 안쪽을 향한다.

사진 11–12: 다리는 엉덩이쪽으로 보내며, 남아 있는 허리를 밑으로 말면서 내린다. 골반이 중립에 위치할 수 있는 만큼 내리면서 양 다리는 45° 앞으로 편다.

50. 쇼트 스파인 마사지 Short Spine Massage

4/4 (조셉 필라테스 & 캐롤라 트리어: 스파인 마사지, 대체: 쇼트 스파인)

흔한 실수:

- 사진 6. 골반을 위로 구부리면 캐리지가 움직인다.
- 사진 7번 참고. 다리를 스프링에서 많이 멀리 보내게 되는 것. 내 몸을 팬케이크처럼 접는다고 생각하는 것. 뒤집어진 티져라고 생각하며 운동을 하는 것이 좋다.
- 사진 6–7의 움직임이 정확하지 않고 너무 빠르게 진행되는 것
- 사진 7–8의 움직임을 진행할 때, 경추가 많이 눌리게 되는 것
- 가슴 근육이 짧은 사람은 다리를 머리 위로 보내게 될 때 팔이 옆으로 벌어지게 된다. 종종 팔이 캐리지 밖에 위치할 때가 있다. 이것은 짧은 시간 안에 고칠 수 있지 않으므로, 눈여겨 보며, 숙제로 가슴을 열어주는 동작을 내준다.
- 삼두근을 과하게 사용한다.
- 동작 중에 골반의 수평이 유지되지 않는다.

변형 또는 응용 동작:

- 팔은 넓은 등근의 개입 없이 위로 펴주며 운동을 진행한다.
- 쉬운 변형동작: 다리는 붙이며 하늘 위로 펴준다. 그런 후에 다리를 다이아몬드 모양으로 만들어주며 구부린다. 발은 엉덩이쪽으로 보내서 시작자세를 만들 수 있도록 한다.
- 사진 9–10: 발을 서로 떼어내지 않고, 발 아치 부분을 붙여서 다이아몬드 모양을 만든다.
- 사진 8번처럼 다리를 구부리지 않고, 다리는 90°를 만들되, 무릎을 숄더레스트를 향해 구부린다.
- 다리는 캐리지를 움직이지 않은 채로 위로 뻗어 올라가고, 그 후에 다리를 구부리고, 숄더레스트쪽으로 무릎을 구부린다. 캐리지는 다리를 다시 구부릴때 돌아간다.
- 등을 말아서 내려올 때, 다리를 옆으로 보내지 않고, 다리를 붙인 채로 내려온다. 처음에는 발을 먼저 조금 내리고, 그 다음에 골반을 내린다. 그 뒤에 다리를 그리고 다시 골반을, 세 번째에도 같은 방법으로 다리를 내리고, 골반을 내려준다. 보통 이쯤에는 다 내려오게 된다.

금기증/주의점:

- 척추와 어깨에 무리가 많이 가해지는 운동이기 때문에, 건강한 척추와 건강한 어깨를 가진 사람만 운동을 진행해야 한다.
- 머리 위로 다리를 올렸을 때, 요추에 무리가 많이 가지 않는지 확인해야 한다.
- 골다공증이 있는 사람은 이 운동을 피하고 녹내장을 앓고 있는 사람은 주의한다.

51. 하이 프로그 High Frog

1/3

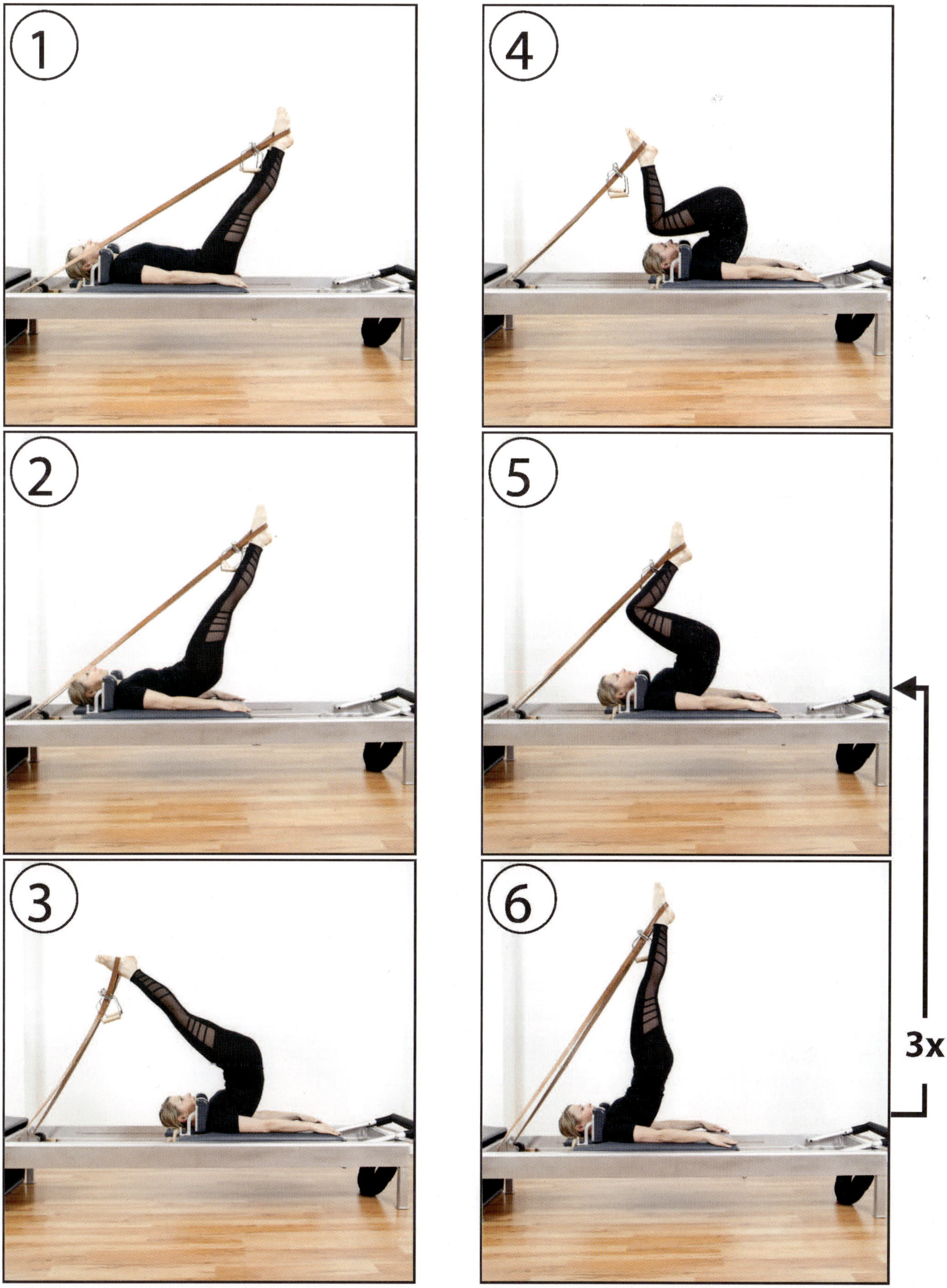

51. 하이 프로그 High Frog

2/3

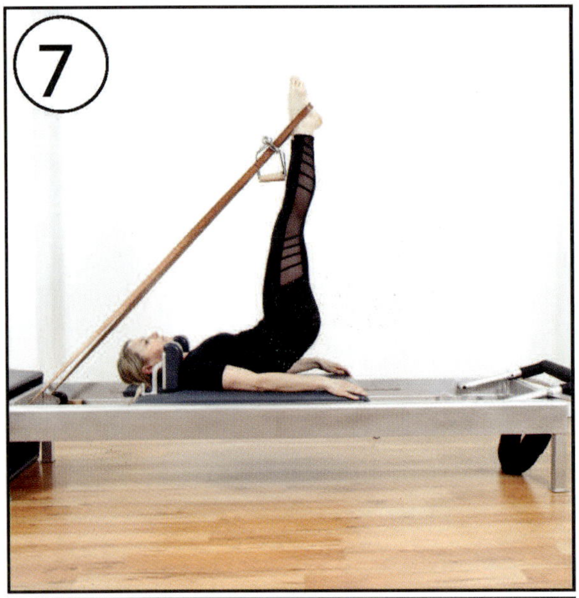

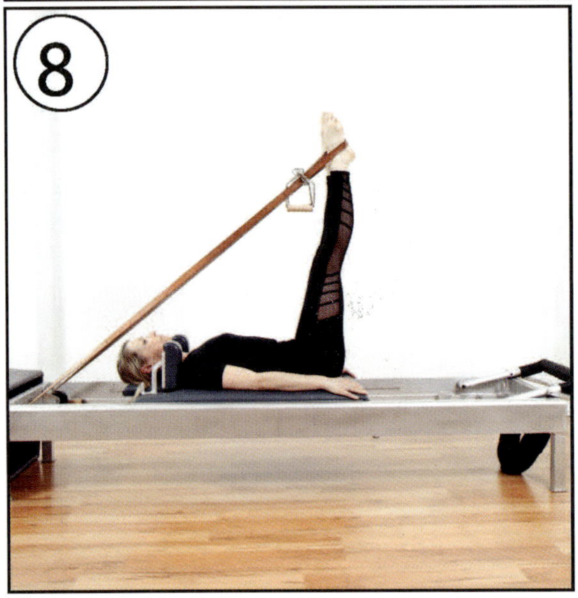

일반적인 시작자세: 1-3 스프링, 풋바는 위로 또는 아래로, 헤드레스트는 아래로

- 숄더레스트 사이에 머리를 두고 발은 풋바 또는 리포머 가까이 세워두고 등을 대고 눕는다.
- 이때 헤드레스트는 아래로 내려와 있어야 하며, 쿠션 또는 수건이 머리 밑에 있어서는 안된다.
- 다리를 마지막 반복 후에 45°를 유지하며 풋바쪽으로 편다.
- 스트랩이 숄더레스트에 닿지 않아야 한다.

운동 목적:

- 상체 후면과 배근육의 강화
- 역 자세에서 힘의 개발

51. 하이 프로그 High Frog
3/3

운동 실행: 3-5회

사진 2: 배의 힘으로 시작해서 골반을 뒤로 말아넣으며 들어준다. 다리는 그 상태를 유지한다.

사진 3: 상체와 다리를 뒤로 접어주며 캐리지는 다시 뒤로 보내준다. 스트랩은 팽팽함을 유지한다. 경추에 무리가 되지 않을 정도만 뒤로 보내야 한다. 캐리지는 이때 다 돌아오지 않아도 된다.

사진 4: 다리는 구부리되, 허벅지와 종아리가 90°를 유지할 수 있도록 만들어준다. 발은 머리 위로 보낸다. 무릎이 숄더레스트 위에 위치한다. 발뒤꿈치는 붙어있다. 캐리지는 움직이지 못하게 하고, 한번에 떨어지지 못하게 한다. 배와 다리는 최대한 많은 간격을 띄어주며 유지한다.

여기까지는 쇼트 스파인과 같다.

사진 5: 골반과 다리는 풋바를 향해 동시에 접어주는데, 다리를 사선으로 펼수 있을 수 있도록 만들어준다 (풋바를 향해). 골반의 위치를 최대한 유지하려고 한다. 다리는 구부리고, 개구리 자세를 만든다.

사진 6: 허리 또는 골반의 자세를 변형하지 않는 채로 다리를 개구리 자세에서 폈다 구부렸다를 반복한다.

캐리지는 움직인다.

3-5회 반복한다.

사진 6-8: 마지막 반복 후에 상체와 다리를 90° 유지하고, 다리를 편 채로 말아내려 내려온다.

흔한 실수:

- 다리를 위로 펼때 경추가 눌리게 되는 것
- 불안정한 것과 요추가 가라앉는 것

변형 또는 응용 동작:

- 쉬운 변형 동작으로는 늘어져 있는 스트랩으로 운동을 진행하는 것. 그러나 캐리지의 움직임은 없어야 한다.
- 다리를 구부리고 곧게 펴면서 골반을 안정적으로 유지하고 들어 올리는 방법에 대한 피드백을 얻기 위해 폼 롤러나 골반 아래에 소프트 볼을 사용하여 안착시킨다.

금기증/주의점:

- 척추와 어깨에 무리가 많이 가해지는 운동이기 때문에, 건강한 척추와 건강한 어깨를 가진 사람만 운동을 진행해야 한다.
- 머리 위로 다리를 올렸을 때, 요추에 무리가 많이 가지 않는지 확인해야 한다.
- 골다공증이 있는 사람은 이 운동을 피하고 녹내장을 앓고 있는 사람은 주의한다.

52. 클라라의 세미써클 Clara´s Semicircle

1/5

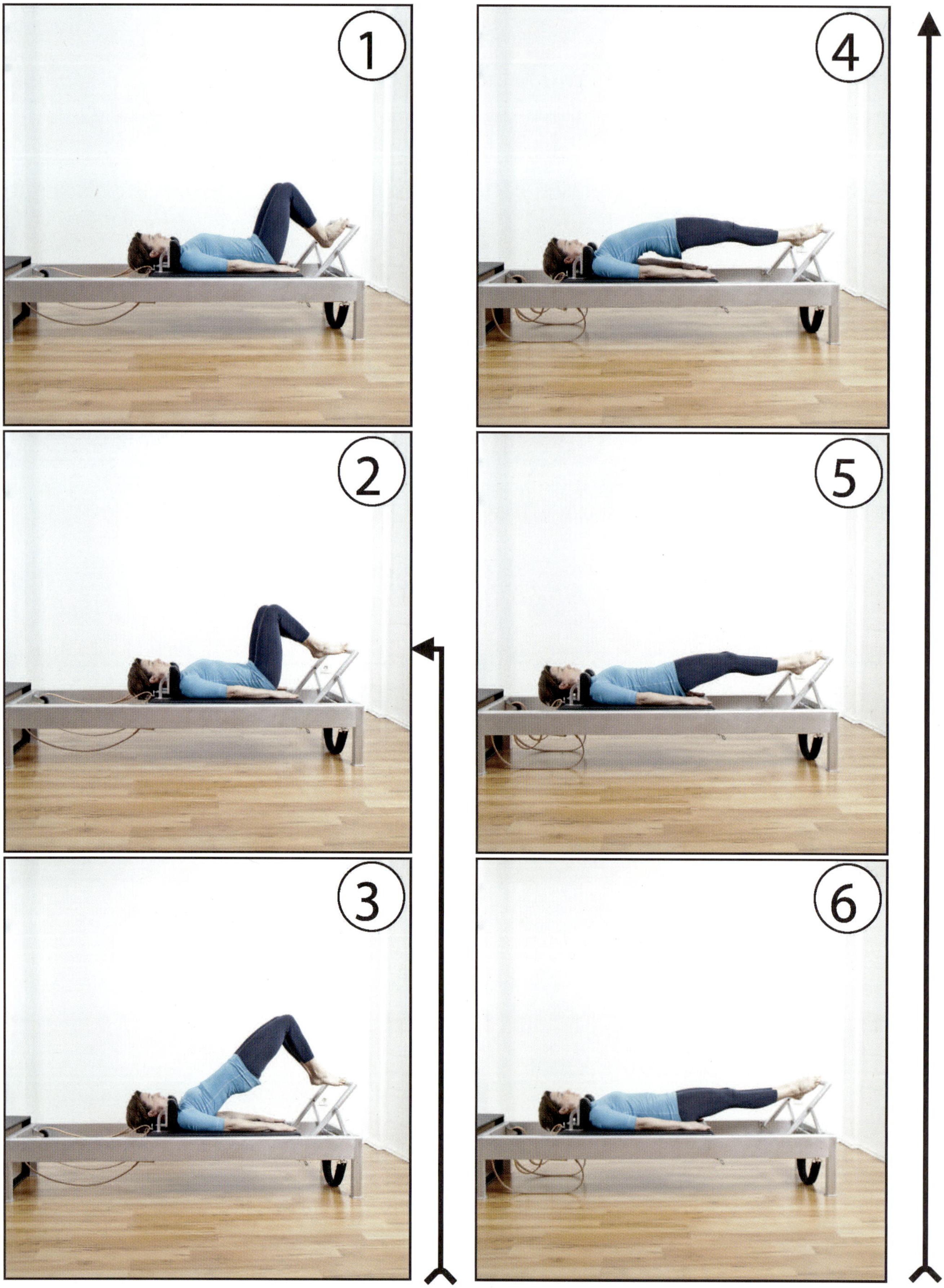

52. 클라라의 세미써클 Clara´s Semicircle

2/5

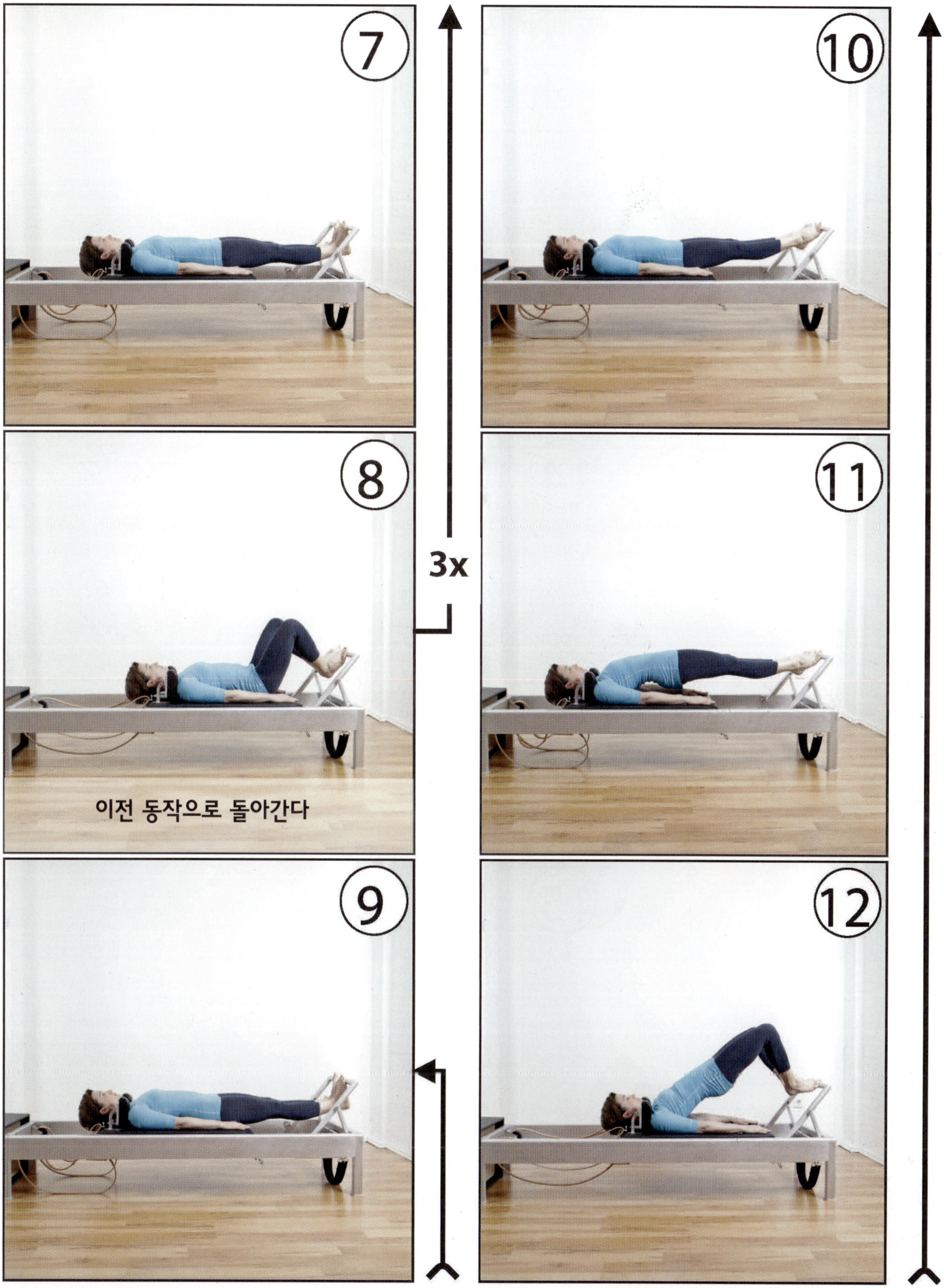

52. 클라라의 세미써클 Clara´s Semicircle

3/5

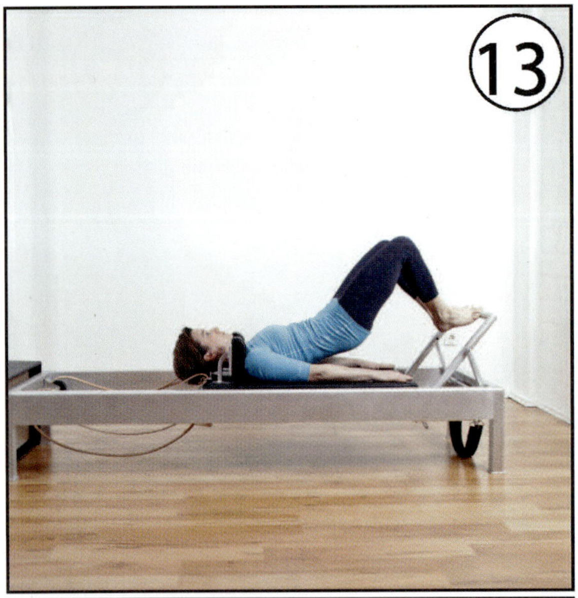

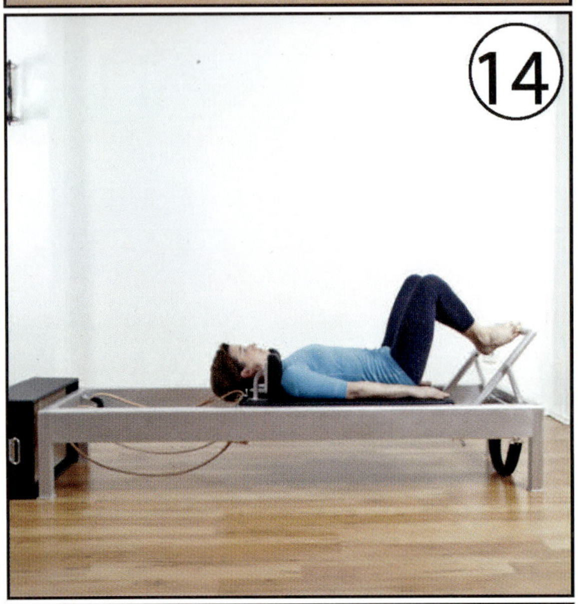

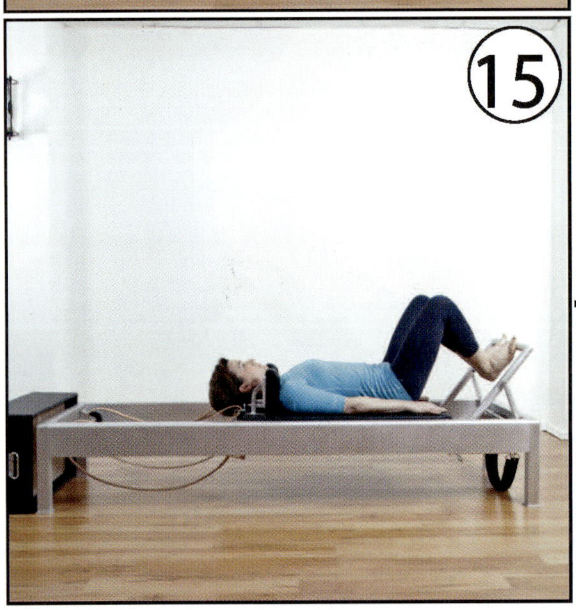

3x

52. 클라라의 세미써클 Clara's Semicircle

4/5

이 운동의 이름과 같이 이 운동은 클라라 필라테스가 가르쳤다. 론 플레쳐가 이 운동을 배워서 캐티 코레이에게 전수하였다.

일반적인 시작자세: 1-2 스프링, 풋바는 위로, 헤드레스트는 아래로

- 숄더레스트 사이에 머리를 두고, 발은 풋바 또는 리포머 가까이 세워두고 등을 대고 눕는다.
- 이때 헤드레스트는 아래로 내려와 있어야 하며, 쿠션 또는 수건이 머리 밑에 있어서는 안된다.
- 팔은 몸 옆에 가까이 두며 같은 힘 주며 캐리지를 누른다.
- 손가락은 펴져 있다.
- 골반은 중립을 지킨다.
- 무릎은 구부리고 어깨너비만큼 벌린다.
- 발은 작은 'V'를 만들고 발뒤꿈치를 붙여 풋바 위로 올린다. 양 엄지발가락 사이에 손가락 네 개 정도 들어갈 수 있는 공간을 확보한다.
- 발 앞부분과 발가락 전체를 최대한 풋바 위에 올린다.
- 두 엄지발가락과 두 번째 발가락 사이의 힘을 주며 풋바를 누른다.
- 발뒤꿈치는 내린다.
- 캐리지는 스토퍼에 멈춰져 있다. 스프링은 열리거나 팽팽하지 않다.

운동 목적:

- 척추의 가동화
- 상체 후면과 다리 안쪽 근육의 강화

운동 실행: 1-3회

발뒤꿈치를 올리고 바로 골반은 말아 올리는데, 이때 캐리지는 움직이지 않아야 한다. 어깨부터 무릎까지 하나의 선으로 이어지게 되면, 다리를 완전히 편다. 다리를 다 편 후에, 이 자세를 고정시키고 척추를 하나씩 말아내리며 내려온다. 골반이 중립자세로 다시 오게되면 발뒤꿈치를 내리고 무릎을 구부리면서 캐리지를 다시 돌려서 가져온다. 발뒤꿈치는 최대한 깊게 눌러 유지한다. 3-5회 반복 후에 방향을 변경한다.

발뒤꿈치는 밑으로 밀어낸 상태에서 다리를 편다. 발뒤꿈치를 들어 올리고 캐리지에서 상체의 힘을 주며 들어 올린다. 골반을 조금씩 더 들어 올리며 캐리지를 원상복귀시킨다. 어깨부터 무릎까지는 최대한 일자를 유지해야 한다. 척추를 하나씩 말아내리며 내려온다. 골반이 다시 중립으로 돌아오면 발뒤꿈치를 내려준다. 3-5회를 반복한다.

흔한 실수:

- 발의 움직임이 정확하게 진행되지 않는것
- 골반이 충분히 들어지지 않는 것
- 흉추에 무리를 많이 주며 꺾는 것

52. 클라라의 세미써클 Clara´s Semicircle

5/5

변형 또는 응용 동작:

- 다리 후면에 쥐가 나는 것을 대비한다.
  - a. 발뒤꿈치 쪽을 풋바 가까이 올리거나, 발뒤꿈치를 올린다.
  - b. 캐리지를 조금 밀어낸 상태에서 시작하거나 풋바를 스토퍼 쪽으로 내려줘서 공간 확보를 한다.
  - c. 발을 더 큰 'V'를 만들어서 다리가 바깥 쪽으로 더 돌아갈 수 있도록 한다.
  - d. 발은 발가락을 올려 둔 풋바 너비보다 더 큰 'V'자 모양으로 한다. 풋바가 리포머의 프레임(예: Balanced Body Allegro®) 밖으로 돌출된 경우, 발 위치를 안쪽으로 조절하여 뒤꿈치가 숄더레스트와 일직선이 되도록 한다.

금기증/주의점:

- 다리 후면에 쥐가 나는 것
- 골다공증이 있는 경우, 위·아래 관절이 없는 아치형 또는 중립/평편한 자세를 유지한다.

53. 세미써클 – 풋바 다운 Semicircle-Footbar Down

1/3 (조셉 필라테스 (with 풋바 다운): 세미써클 업 & 다운)

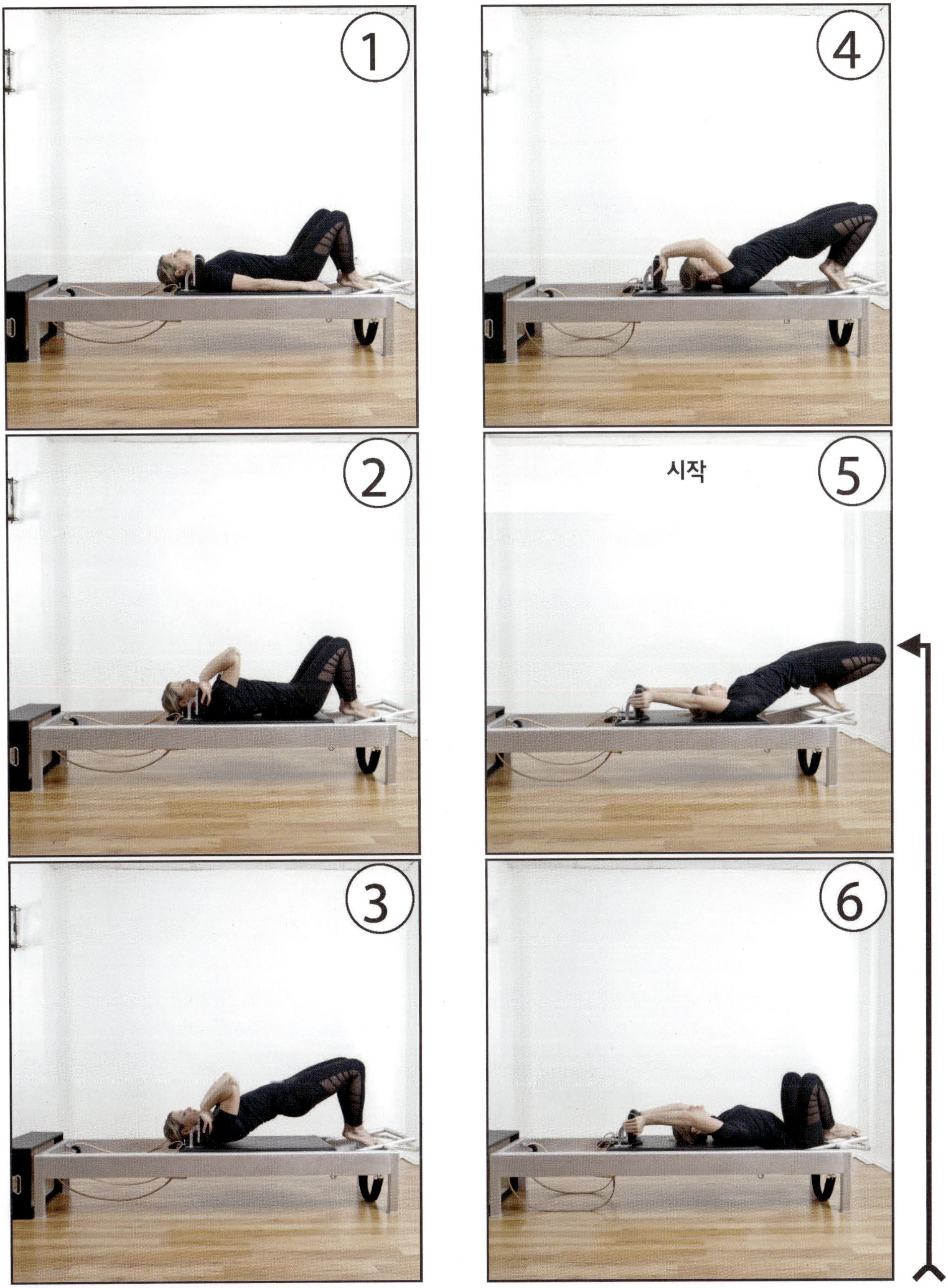

53. 세미써클 – 풋바 다운 Semicircle-Footbar Down

2/3 (조셉 필라테스 (with 풋바 다운): 세미써클 업 & 다운)

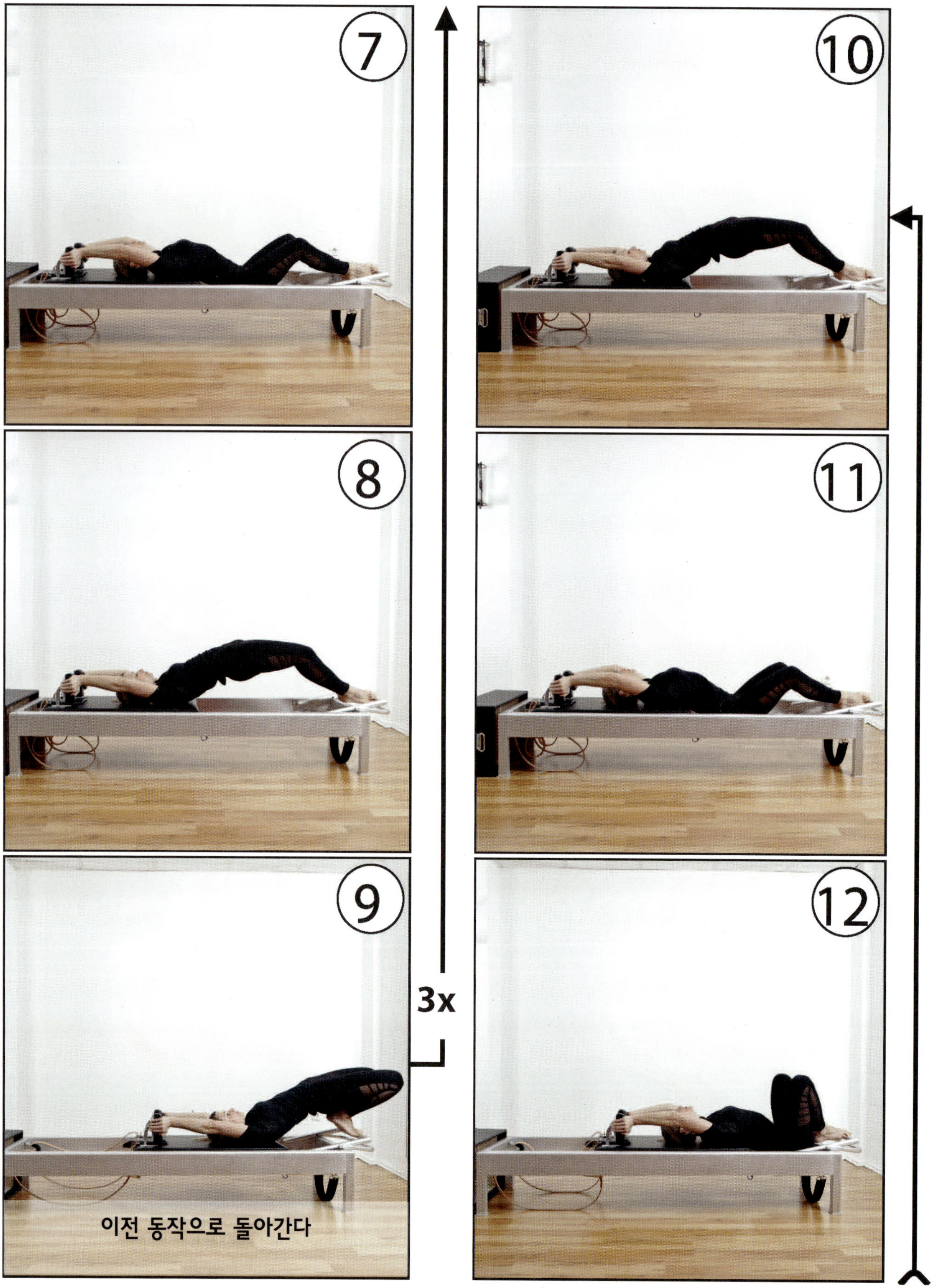

53. 세미써클 - 풋바 다운 Semicircle-Footbar Down

3/3 (조셉 필라테스 (with 풋바 다운): 세미써클 업 & 다운)

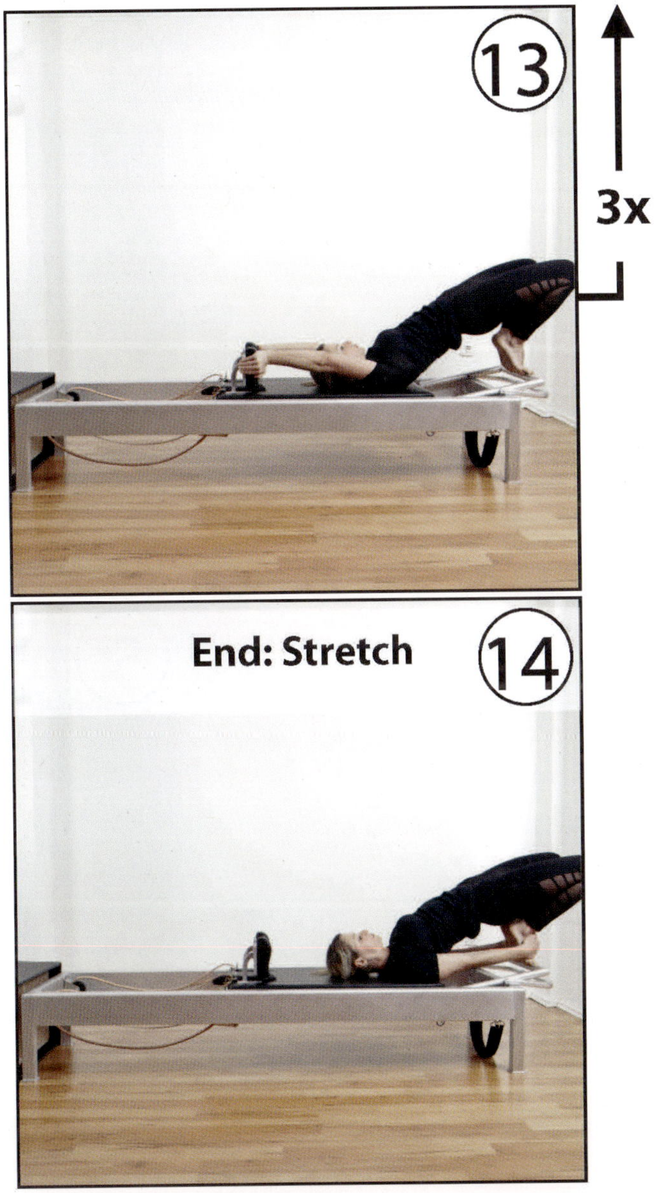

일반적인 시작자세: 1-2 스프링, 풋바는 위로 또는 아래로

일반적인 시작 자세와 운동 방법은 54. 세미써클 - 풋바 업과 동일하다. 54. 세미써클에 운동 방법을 적어두었다.

54. 세미써클 – 풋바 업 Semicircle-Footbar Up

1/4 (캐롤라 트리어 (with 풋바 업): 세미-써클)

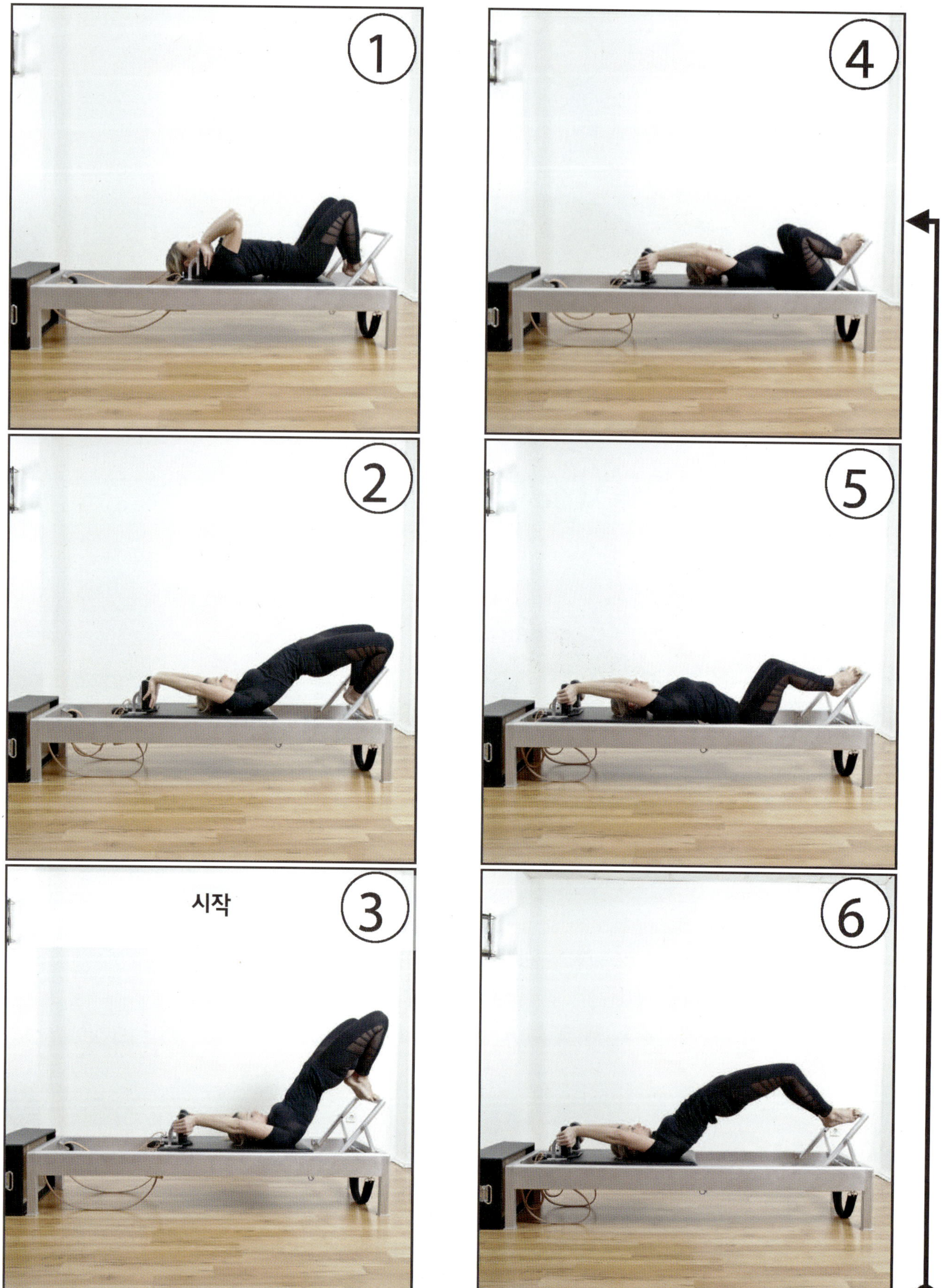

54. 세미써클 – 풋바 업 Semicircle–Footbar Up

2/4 (캐롤라 트리어 (with 풋바 업): 세미–써클)

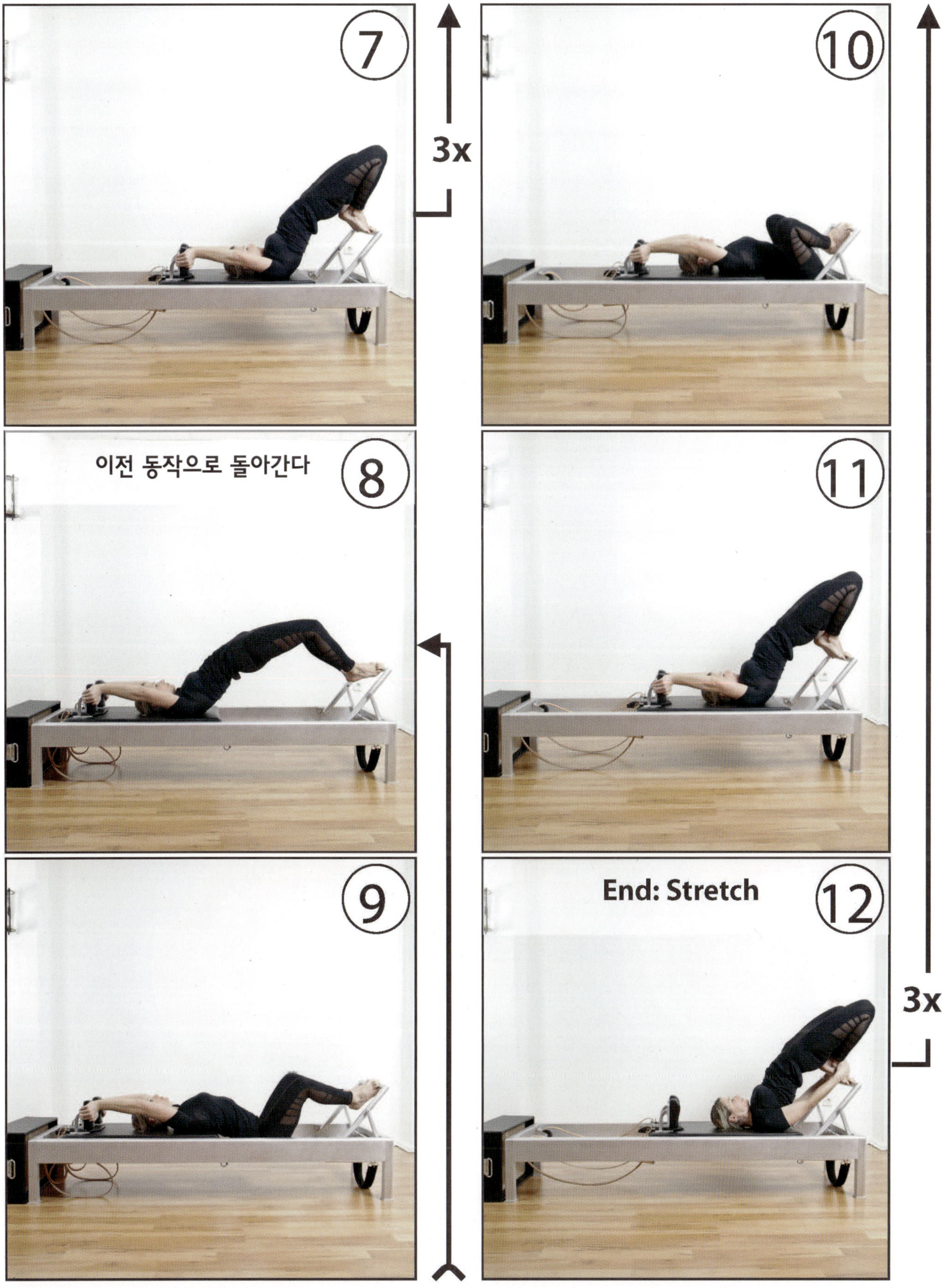

54. 세미써클 - 풋바 업 Semicircle-Footbar Up

3/4 (캐롤라 트리어 (with 풋바 업): 세미-써클)

일반적인 시작자세: 1-2 스프링, 풋바는 위로

- *풋바 업 운동이 풋바 다운 운동보다는 조금 더 강도가 높다. 그러므로 풋바 다운을 먼저 진행한 후에 풋바 업을 진행한다.*
- 숄더레스트 사이에 머리를 두고 발은 풋바 또는 리포머 가까이 세워두고 등을 대고 눕는다.
- 손으로 숄더레스트를 잡아서 손바닥이 숄더레스트 위에 올려질 수 있도록 만든다. 쉽게 다리모양(Bridge)을 만들 수 있도록 잡아줘야 한다. 골반은 들어 올리고 나서 손으로 살짝 눌러주며 상체를 들어준다. 캐리지를 밀어줄 수 있을 때까지 밀어준다.
- 손 전체는 숄더레스트를 감싸는데, 이때 손가락이 바깥쪽을 향할 수 있도록 손 모양을 바꿔준다. 손바닥은 숄더레스트에 붙어 있다.
- 팔이 다 펴져 있지 않다면, 손으로 더 눌러주며 펴거나 견갑골을 움직여서 이 동작을 만들어 낸다. 골반은 들어 올린다.
- 발은 작은 'V'를 만들어 풋바 위에 올리고, 발뒤꿈치는 들어 올린다.
- 무릎은 어깨너비 만큼 벌리거나 더 넓게 벌린다. 그런 후에 풋바 쪽으로 밀어낸다.
- 캐리지는 시작 전에 최대한 스토퍼 가까이 가져온다.

운동 목적:

- 흉추와 요추의 가동화
- 상체 측면, 고관절굴곡근, 넙다리네갈래근의 스트레칭
- 상체 후면 근육의 강화

운동 실행: 3-5회

방향 1

캐리지는 최대한 조금만 움직이며 골반을 밑으로 떨어뜨린다. 골반은 이때 최대한 내릴 수 있는 만큼 내리며, 요추가 밑으로 매달려 있도록 한다. 리포머가 언제 만들어졌느냐에 따라 스프링의 위치가 달라진다(옷이 끼지 않도록 주의한다). 발뒤꿈치는 계속 들은 상태를 유지한다. 흉추는 리포머 끝부분에 휘어져 있다. 전통적인 리포머들은 보통 이 부분이 더 많이 둥글거나, 쿠션을 넣어 폭신하게 만들었다. 이러한 경우가 아닐 때는 불편함을 느낄 수 있으므로, 얇은 쿠션 또는 조금 두꺼운 미끄럼 방지 패드를 이용한다.

골반이 밑으로 떨어져 있는 상태에서 캐리지를 뒤로 밀어낸다. 리포머가 만들어진 연도나 사람 신장에 따라서 스프링에 몸이 닿을 수 있다. 203cm 리포머일 경우, 다리를 다 펴지 못할 수 있다. 큰 리포머일 경우에는 다리를 다 펼수 있지만, 무릎이 살짝 구부러진 상태를 유지하는 것을 추천한다. 골반은 뒤로 밀어내려 척추를 느끼고 최대한 보낼 수 있는 만큼 위로 들어 올린다. 이때 흉추가 꺾이지 않아야 한다. 갈비뼈와의 연결을 느껴야 한다. 위로 올라갈 때, 캐리지는 움직이지 않아야 한다. 그 후에 다시 캐리지를 가져오는데, 이때 골반 높이는 유지하거나 더 들어 올린다. 이때 팔이 펴져 있어야 한다. 3-5회 반복하고 방향을 변경한다.

54. 세미써클 – 풋바 업 Semicircle-Footbar Up

4/4 (캐롤라 트리어 (with 풋바 업): 세미–써클)

방향 2

골반이 들어진 채로 캐리지를 밀어낸다. 다리가 다 펴지기 전에 멈춘다. 캐리지의 상태를 유지하며 척추를 천천히 말아 내린다. 203cm인 리포머는 멈춰져 있을 때, 스토퍼에 저항하며 눌러준다. 골반이 최대한 내려온 상태를 도달한 후에 캐리지와 함께 돌아온다. 스프링 바가 내려오는 데 방해가 된다면 상체를 조금 올려줘도 좋다. 골반은 다시 뒤로 말아낸 후에 올라오고, 캐리지는 최대한 스토퍼에 가까이 가져온다.

3–5회 반복을 한 후에 발목 또는 발을 잡고, 무릎은 풋바보다 앞으로 보내며 스트레칭을 한다.

흔한 실수:

- 발뒤꿈치가 올려져 있는 상체가 유지되지 않거나 운동을 진행할 때 끝부분에 닿게 된다.
- 운동을 진행할 때 팔꿈치가 구부려져서 상체가 숄더레스트쪽으로 당겨지는 것
- 흉추가 과도하게 굽는다.
- 몸이 과도하게 긴장해 움직임의 유동성을 방해한다.

변형 또는 응용 동작:

- 리포머를 밀어내고 다시 돌아올 때, 최대한 캐리지를 스토퍼 가까이 가져오려고 한다.
- 리포머를 밀어낼 때 다리를 다 펴는 것
- 팔 길이에 따라 팔을 구부려서 흉추의 제일 많이 튀어나온 부분이 (척추후만) 캐리지 끝부분에 휘어지지 않도록 만든다.
- 발 앞꿈치나 발가락을 대신해서 발뒤꿈치를 올려서 다리 후면에 쥐가 나는 것을 방지한다.
- 발을 더 큰 'V'를 만들어서 다리가 바깥쪽으로 더 돌아갈 수 있도록 한다.

금기증/주의점:

- 어깨통증이 있는 사람은 클라라의 세미써클 운동을 진행한다.
- 다리 후면에 쥐가 날 수 있다. 발 앞꿈치나 발가락을 대신해서 발뒤꿈치를 올려서 다리 후면에 쥐가 나는 것을 방지한다.
- 골다공증을 앓고 있다면 "클라라 세미 서클"의 플랫백 버전을 유지한다.

55. 헤드스탠드 프론트 Headstand Front

1/3 (조셉 필라테스: 헤드-프론트 / 캐롤라 트리어: 헤드 스탠드 프론트)

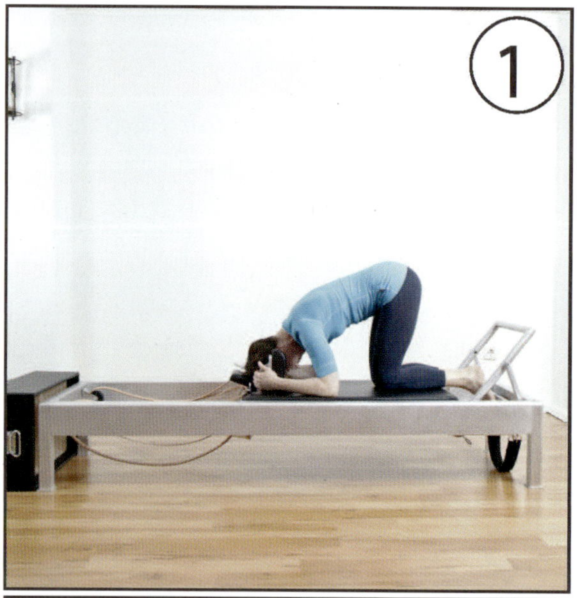

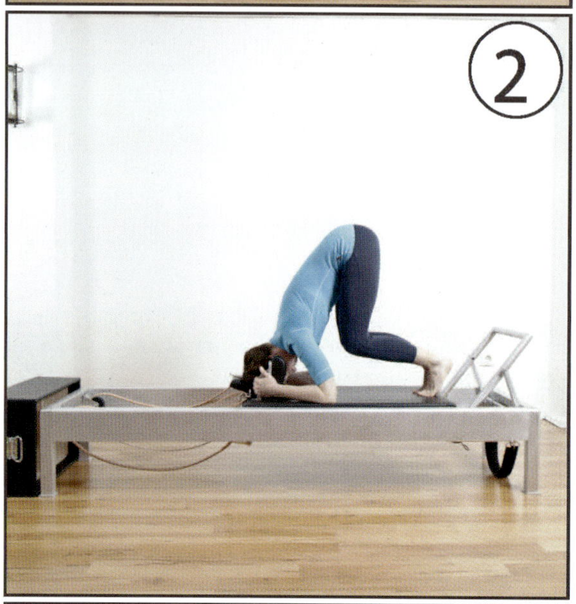

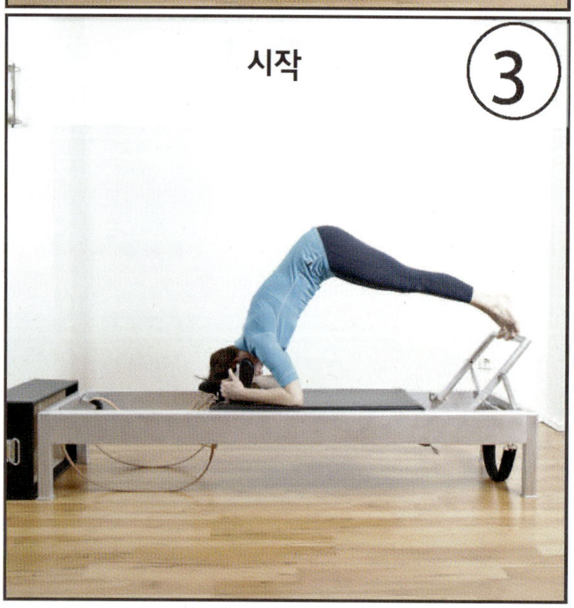

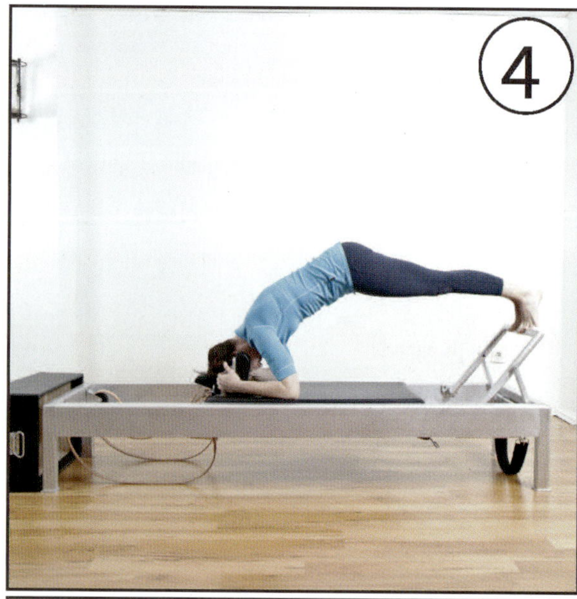

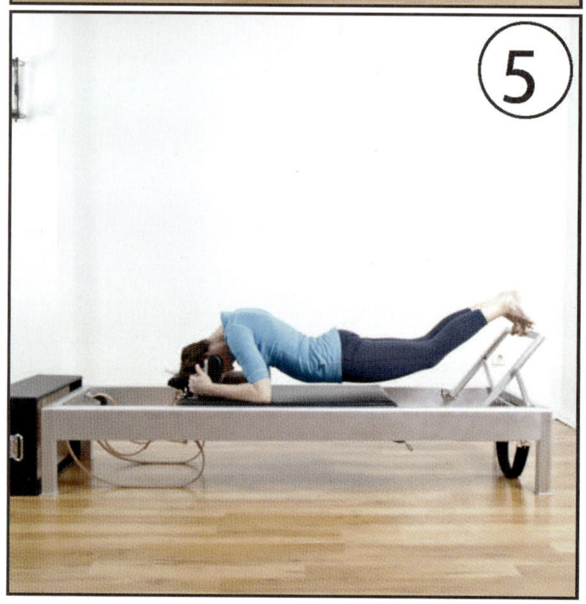

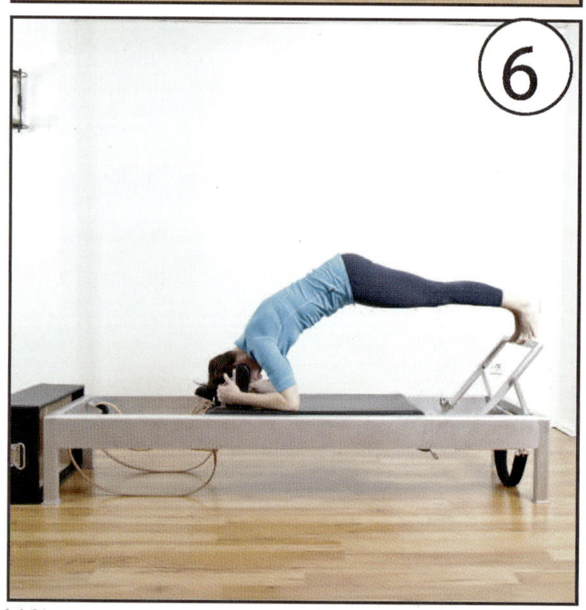

55. 헤드스탠드 프론트 Headstand Front

2/3 (조셉 필라테스: 헤드-프론트 / 캐롤라 트리어: 헤드 스탠드 프론트)

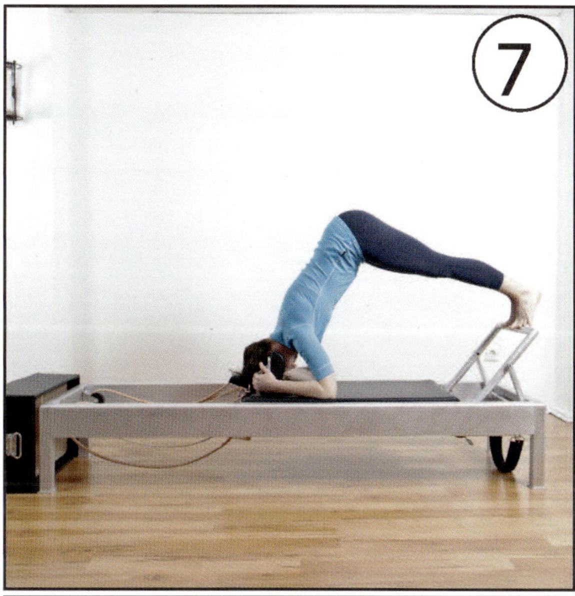

3x

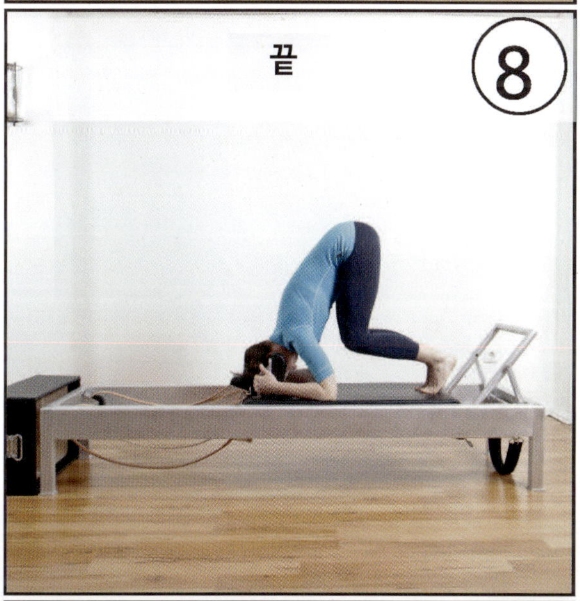

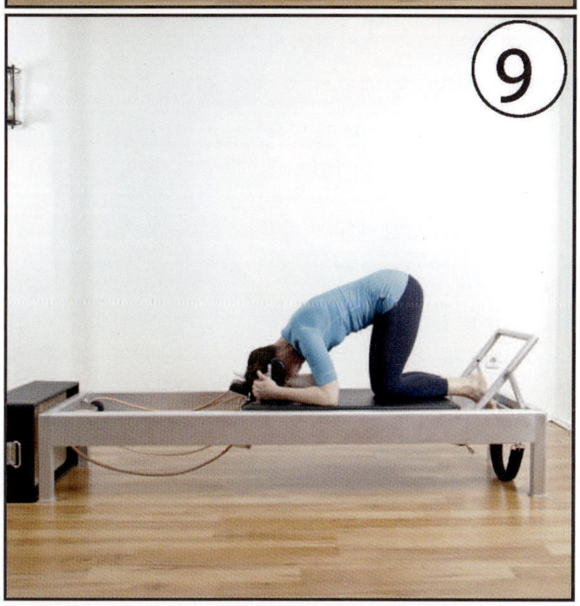

55. 헤드스탠드 프론트 Headstand Front

3/3 (조셉 필라테스: 헤드-프론트 / 캐롤라 트리어: 헤드 스탠드 프론트)

일반적인 시작자세: 1-2 스프링, 풋바는 위로, 접은 수건

- 캐리지에 숄더레스트를 바라보며 무릎을 구부리고 앉는다.
- 손을 이용해서 숄더레스트 뒷쪽에 있는 철봉을 잡는다.
- 팔꿈치가 캐리지 위에 구부려져 올라가고, 이마와 정수리 사이 머리를 헤드레스트 시작점에 올린다.
- 다리를 눌러줘서 양 무릎이 뜨게 만든다.
- 캐리지는 움직이지 않아야 하며, 양 발은 풋바 위로 올리며 작은 'V'를 만들며, 발뒤꿈치는 붙인다. 다리를 편다. 몸의 체중은 팔과 다리에 실어준다.

운동 목적:

- 배근육, 고관절굴곡근, 목근육의 강화
- 척추의 가동화
- 목 스트레칭

운동 실행: 1-3회

캐리지는 반만 밀어내고 몸이 최대한 굴곡된 상태에서 신전시킬 수 있도록 만들어준다.
이때 캐리지는 더 밀리지 않아야 한다.
상체 중에 골반, 요추, 그리고 흉추의 끝부분이 꺾일 수 있도록 만들어준다.
이때 상체 앞부분인, 경추와 나머지 흉추는 굴곡을 유지한다. 배의 힘으로 도움을 준다.
캐리지를 움직이지 않은 채로 상체를 다시 위로 들어 올린다.
캐리지는 다시 뒤로 가져온다.
1-3회 반복 후에 다시 조심히 풋바에서 내려온다.

흔한 실수:

- 경추에 체중을 너무 많이 실어줘서 어깨가 운동할 때 과도하게 사용되는 것
- 배의 힘을 개입되지 않은 채로 허리가 꺾여지는 것

변형 또는 응용 동작:

- 조셉 필라테스의 사진을 확인해보면, 양 손은 숄더레스트 옆에 위치되어 있으며, 팔꿈치는 시작에서부터 끝까지 위에 위치해있다. 내려올 때는 팔꿈치가 나와 있는 응용동작과 같이 옆으로 구부려지면서 내려온다.
- 이 운동은 등으로부터 진행될 수 있다. 경추에 압박을 더 많이 주게 되므로, 오랫동안 운동을 해온 사람이나, 건강하고 목 근육의 힘이 좋은 사람만 트레이너의 도움 아래 하도록 한다. 이 변형 운동은 조셉 필라테스의 헤드 프론트 2라고 불리운다.
- 목에 가해지는 무게/압력이 너무 높거나 편안하지 않은 경우 머리 위쪽이 아닌 엇갈린 손과 팔꿈치로 형성된 삼각형 바닥에 놓을 수 있다. 이것은 파이크/역V-자세 운동과 비슷하지만 손 대신 팔꿈치/팔뚝에서 수행된다. 또는 손가락을 깍지 끼고 손으로 컵/그릇 모양을 만들어 머리를 받쳐준다. 팔꿈치는 숄더레스트의 안쪽에 두고 손과 머리로 삼각형 기반을 만든다.

금기증/주의점:

- 경추에 통증이 있는 사람은 이 운동을 절대 진행하지 않는다.
- 이 운동을 처음 시도하는 사람은 이 운동을 알고 있는 공인 필라테스 교사의 지도와 지원 없이 혼자 시도하지 않는다.

56. 헤드스탠드 백 Headstand Back

1/2 (조셉 필라테스: 헤드-백 / 캐롤라 트리어: 헤드 스탠드 백)

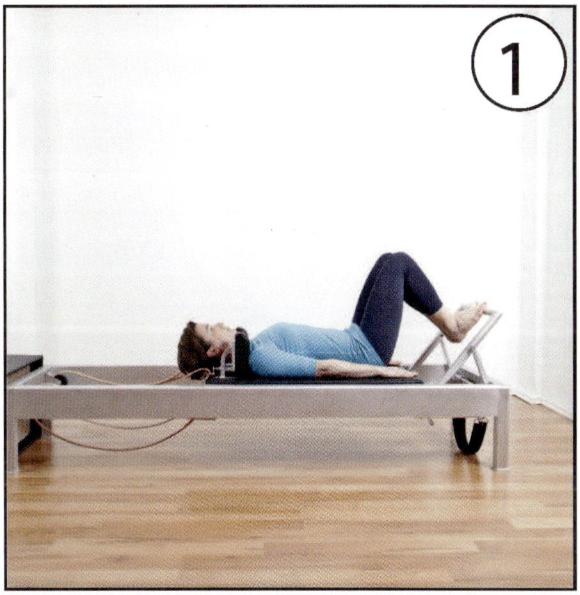

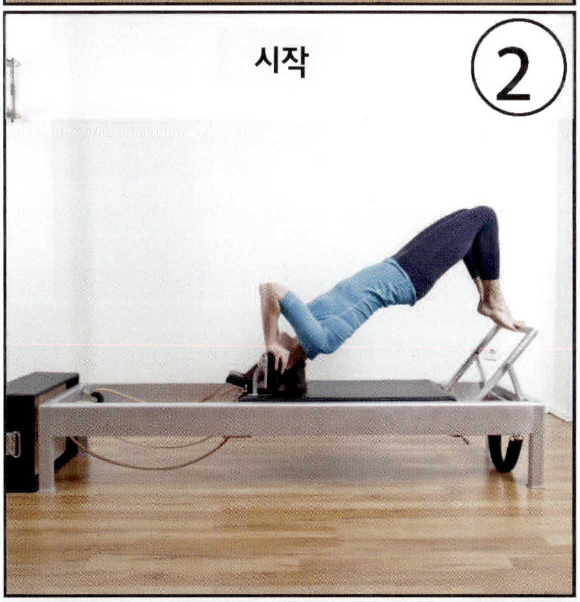

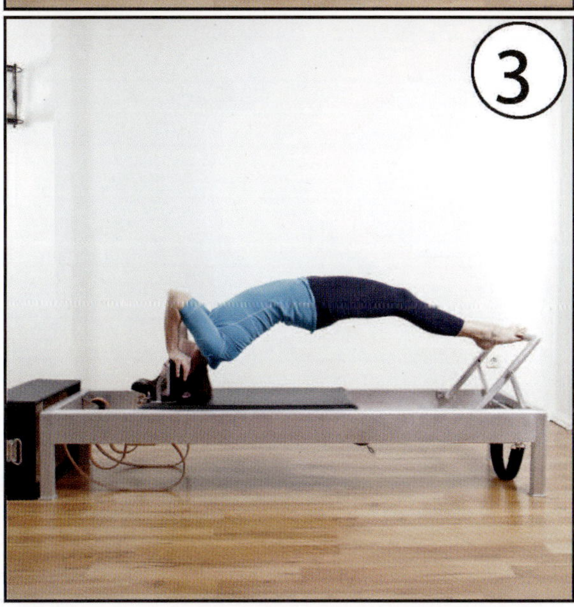

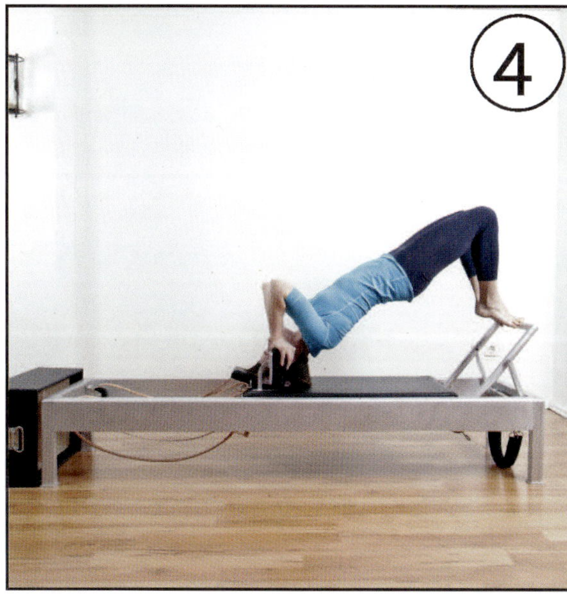

3x

56. 헤드스탠드 백 Headstand Back

2/2 (조셉 필라테스: 헤드-백 / 캐롤라 트리어: 헤드 스탠드 백)

일반적인 시작자세: 1-2 스프링

- 숄더레스트 사이에 머리를 두고 발은 풋바 위에 작은 'V'를 만들어 세워두고 등을 대고 눕는다.
- 손바닥은 숄더레스트 위에 올리며 잡아주는데, 손가락은 밑을 향한다. 다리(Bridge)를 만들수 있게 숄더레스트를 잡아줘야 한다.
- 골반을 들어 올린 후에 손으로 살짝 눌러주며 머리 뒷면과 정수리 중앙부분을 헤드레스트 시작부분에 올려준다. 손으로 눌러주며 지탱한다.
- 골반은 들어져 있다. 무릎은 어깨너비 만큼 벌리며 풋바 앞으로 밀어낸다.

운동 목적:

- 흉추와 요추의 가동화
- 상체 측면, 고관절굴곡근, 넙다리네갈래근의 스트레칭
- 목, 어깨, 팔 근육인 상체 후면의 근육의 강화

운동 실행: 3-5회

발뒤꿈치는 계속적으로 들어주며 캐리지를 밀어낸다. 다리는 펼 수 있는 만큼 펴준다. 이때 몸의 높이가 낮아져서는 안된다. 캐리지는 이 상태를 유지하며 가져오고, 골반의 높이를 유지하거나 더 들어 올려준다. 3-5회 반복을 한다.

흔한 실수:

- 발뒤꿈치가 들려 있는 상태가 유지되지 않는 것
- 숄더레스트를 손으로 계속적으로 눌러주지 않아서 몸의 체중이 경추에 다 실리게 되는 것

변형 또는 응용 동작:

- 이 운동은 팔이 펴진 상태로 진행할 수 있다. 경추에 압박을 더 많이 주게 되므로, 오랫동안 운동을 해온 사람이나, 건강하고 목 근육의 힘이 좋은 사람만 트레이너의 도움 아래 하도록 한다.

금기증/주의점:

- 경추에 통증이 있는 사람은 이 운동을 절대 진행하지 않는다.

57. 체스트 익스팬션 핏 픽스트 Chest Expansion Feet Fixated

1/4 (조셉 필라테스: 체스트-익스팬션)

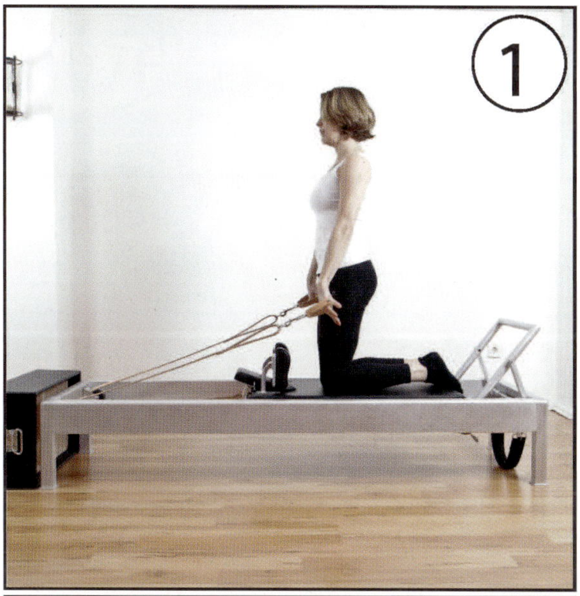

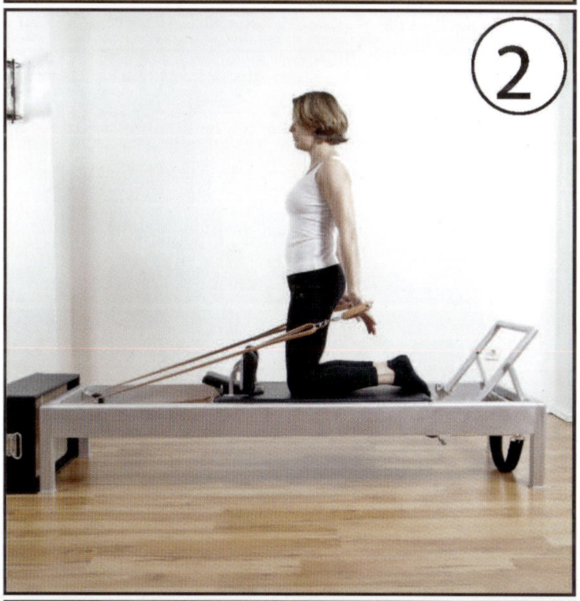

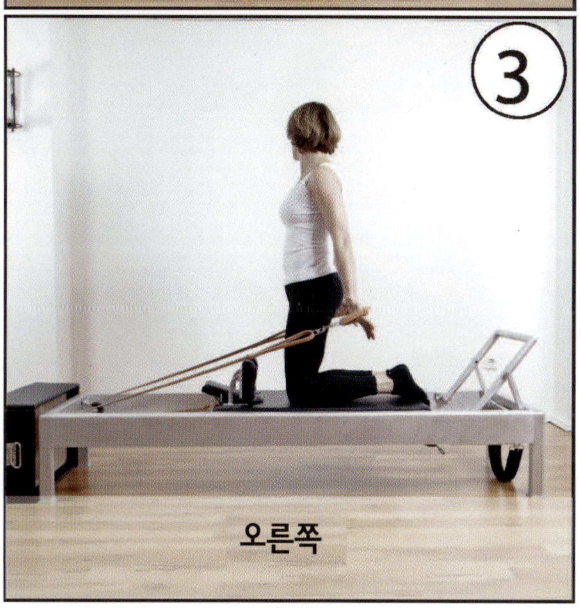

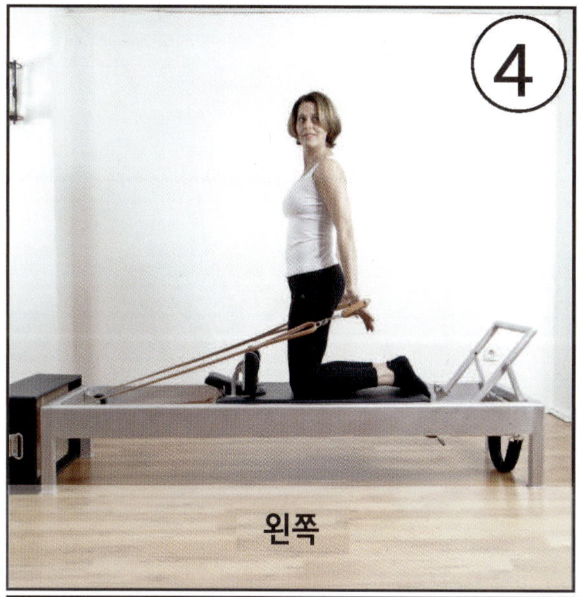

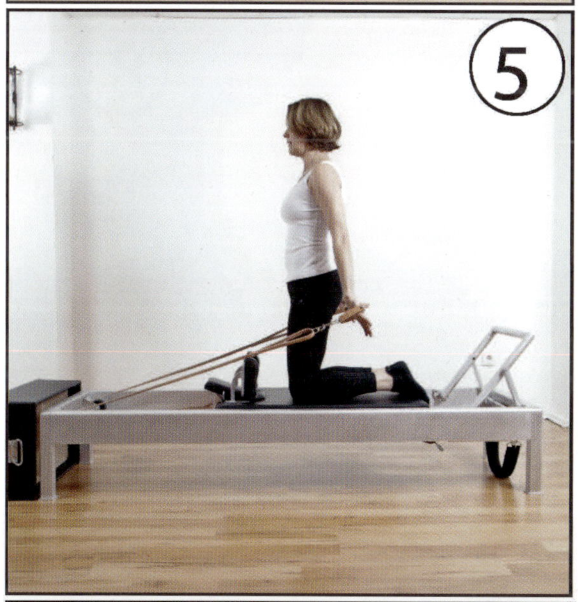

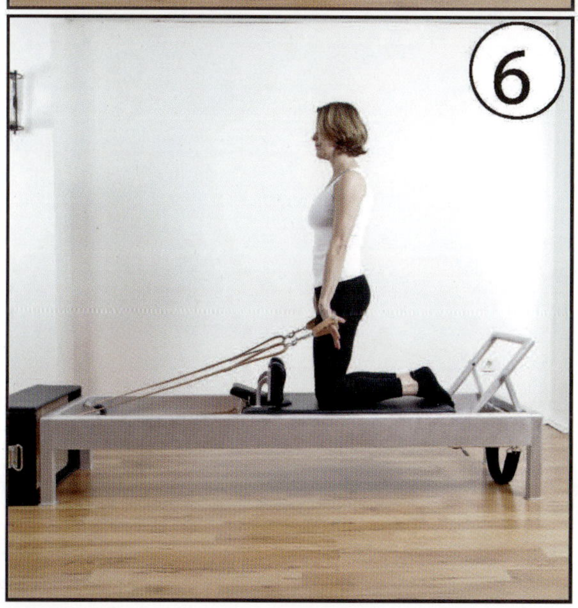

57. 체스트 익스팬션 핏 픽스트 Chest Expansion Feet Fixated

2/4 (조셉 필라테스: 체스트-익스팬션)

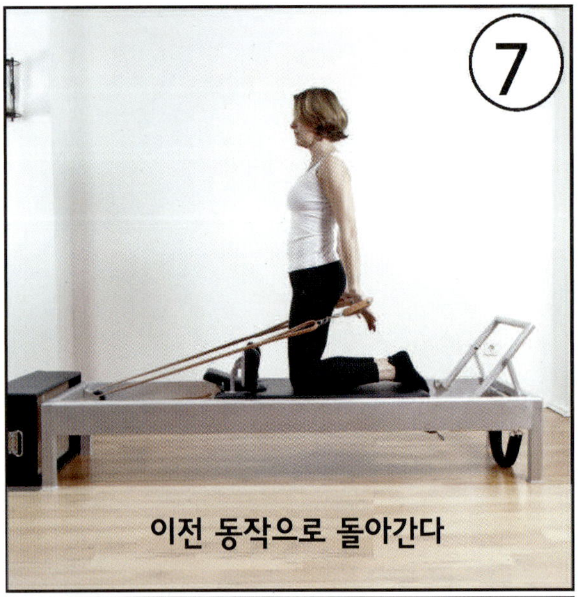

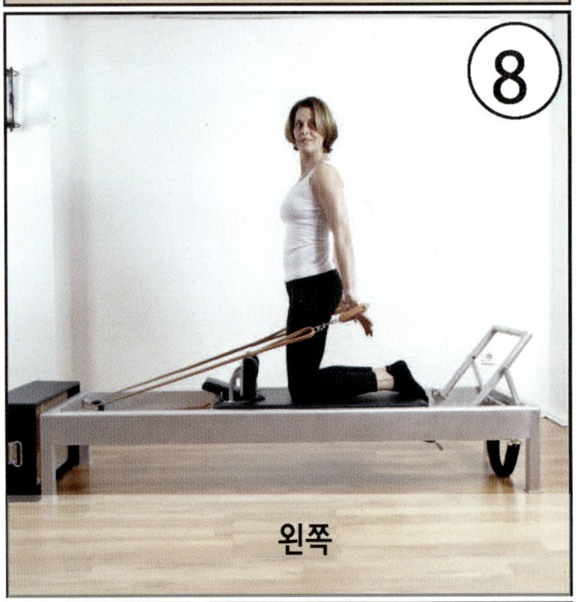

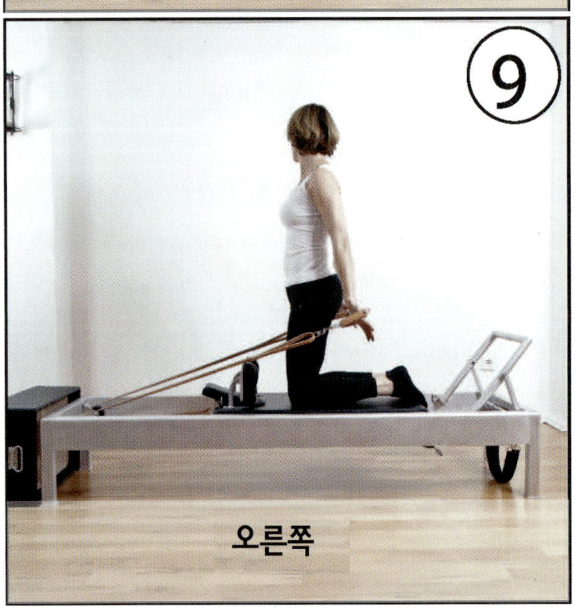

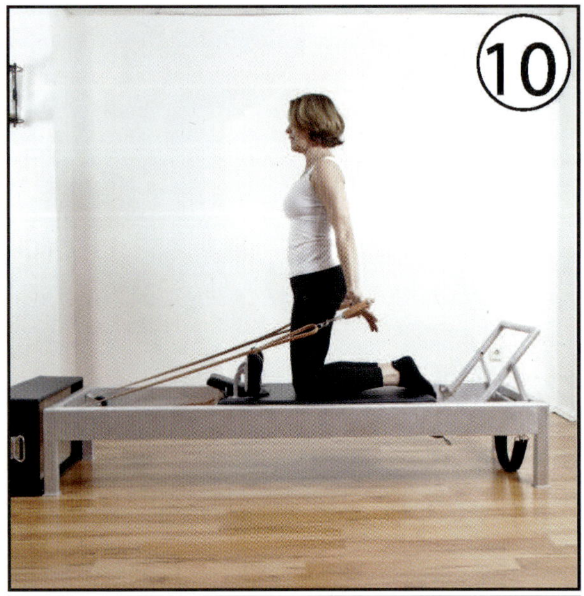

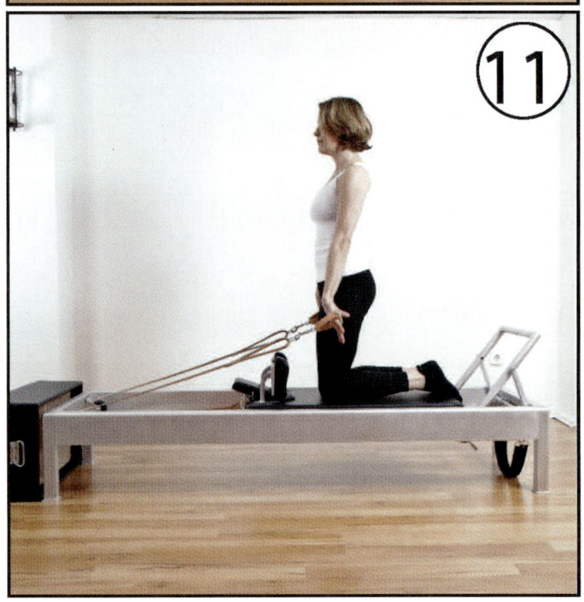

57. 체스트 익스팬션 핏 픽스트 Chest Expansion Feet Fixated

3/4 (조셉 필라테스: 체스트-익스팬션)

일반적인 시작자세: 1,2 또는 3 스프링

- 무릎을 구부리고 리포머 끝부분을 바라본다.
- 발가락으로 캐리지 끝부분을 잡아준다. 앞으로 넘어지지 않을 만큼만 앞으로 보내준다.
- 핸들을 잡고, 손가락은 최대한 펴준다.
- 팔은 펴서 상체 옆에 가까이 붙여준다.
- 스트랩이 살짝 팽팽할 수 있게 만들어주는데, 이때 스프링은 열리지 않는다.

운동 목적:

- 넓은등근, 위팔세갈래근, 아랫쪽 어깨세모근, 손목근육의 강화
- 윗쪽 어깨세모근의 스트레칭
- 짧은 근육인 넓다리곧은근의 스트레칭
- 안정화: 척추세움근의 강화, 엉덩근육의 강화
- 유연성: 목과 윗쪽 흉추
- 숨쉬기 운동

운동 실행: 세트당 3회 = 6회 당기기

(1세트는 당긴 후에 머리를 오른쪽에서 왼쪽으로 돌렸다가 다시 뒤로 보내고, 다시 당겨서 왼쪽에서 오른쪽을 바라본 후 다시 돌아오는 것)

숨을 내쉬며 팔은 상체 옆으로 당긴다. 이때 팔, 스트랩은 몸 옆에 가까이 붙여준다. 팔이 몸 옆에 가까이 있을 수 있을 만큼만 뒤로 보내주고, 팔은 돌리지 말아야 하며, 어깨는 열어주고, 가슴은 내려앉지 않아야 한다. 머리는 앞으로 밀어내지 않아야 한다. 숨을 참아주며, 머리를 오른쪽으로 돌리고, 왼쪽으로 보내고, 다시 중앙으로 가져온다. 숨을 내쉬며 스프링에 힘이 더 이상 가해지지 않을 때까지 뒤로 보낸다. 어깨는 운동을 하는 동안 열어주며, 상체는 곧게 펴준다. 머리가 돌아갈 때 어깨는 밑으로 계속 내려줘서 어깨를 들어 올리는 근육에 힘이 적게 가해지도록 한다.
다음 반복은 머리를 왼쪽으로 먼저 돌려서 시작한다.

흔한 실수:

- 상체가 가라앉고, 머리가 앞으로 튀어나오고, 어깨는 앞으로 말리게 된다. 이 상태에서 머리를 돌리는 것은 효과가 없다.
- 상체가 뒤로 젖혀지는 것
- 넓다리곧은근이 짧아서 무릎부터 어깨까지가 하나의 선으로 이어지지 않는 것
- 팔이 안쪽으로 돌아가거나 바깥쪽을 열리는 것
- 손목이 불안정한 것
- 머리가 수평을 유지하며 돌아가지 않는 것. 턱이 머리를 돌릴 때 밑으로 떨어지는 것
- 팔이 구부려지고, 팔꿈치가 바깥쪽으로 돌아가는 것

57. 체스트 익스팬션 핏 픽스트 Chest Expansion Feet Fixated

4/4 (조셉 필라테스: 체스트-익스팬션)

변형 또는 응용 동작:

- 핸들 대신 스트랩을 잡는다. 이것으로 움직임이 더 커지고, 강도 높게 운동을 진행할 수 있다.
- 주먹을 쥔 후에 새끼손가락의 움직임을 느끼며, 상체 뒷부분을 더 많이 활성화시킨다.
- 숨쉬는 방법의 변형: 숨을 내쉴 때 머리를 돌리기 시작하고 팔을 다시 앞으로 보낼 때까지 숨을 참는다.
- 호흡 패턴의 변화: 팔을 뒤로 보내면서 숨을 들이쉬고, 머리를 돌릴 때마다 숨을 짧게 내쉰다. 숨을 길게 내쉬며 시작 위치로 돌아온다.
- 머리를 돌리는 것을 제외하고 운동을 진행한다.
- 무릎에서부터 윗몸을 넘어지지 않을 정도까지 최대한 앞으로 기울인다.

금기증/주의점:

- 캐리지를 빠른 속도로 되돌려 가져올 때 앞으로 넘어질 수 있다.

58. 체스트 익스팬션 니즈 앳 숄더 레스트 Chest Expansion Knees at Shoulder Rests

1/4

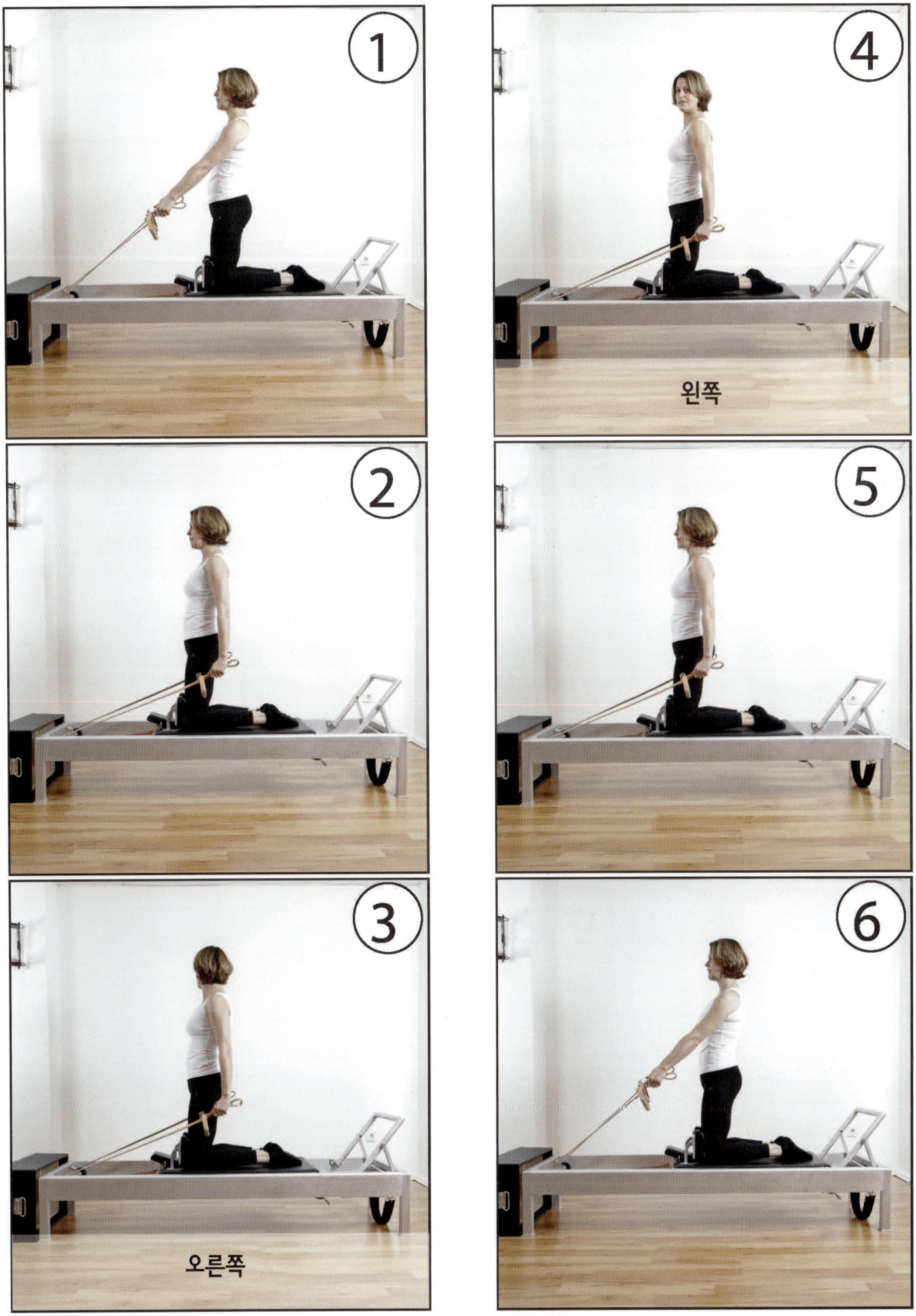

58. 체스트 익스팬션 니즈 앳 숄더 레스트 Chest Expansion Knees at Shoulder Rests

2/4

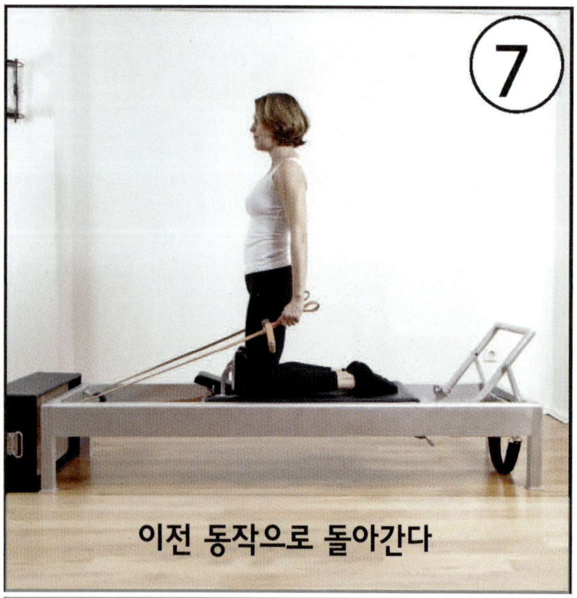

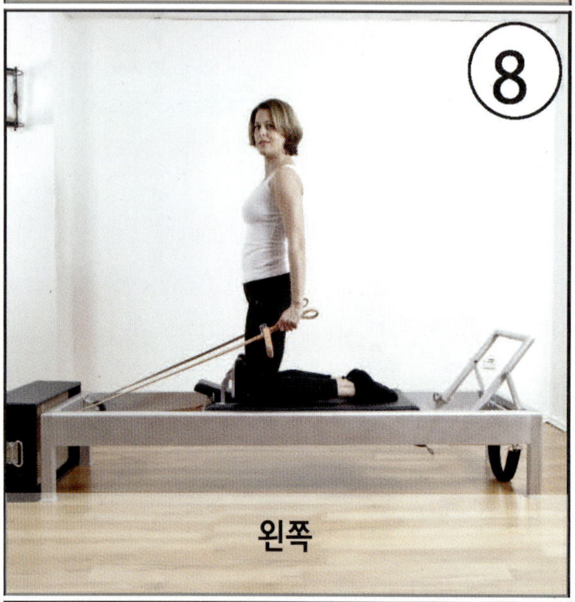

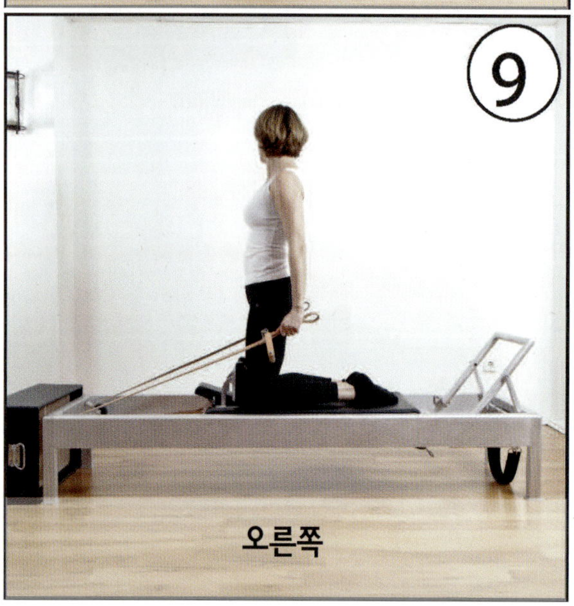

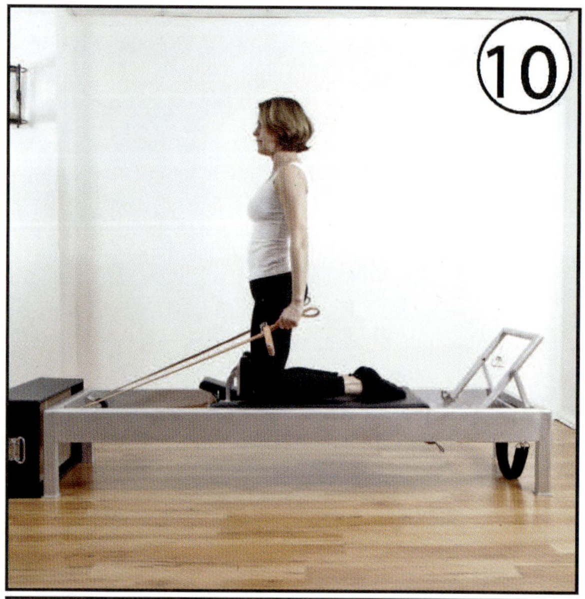

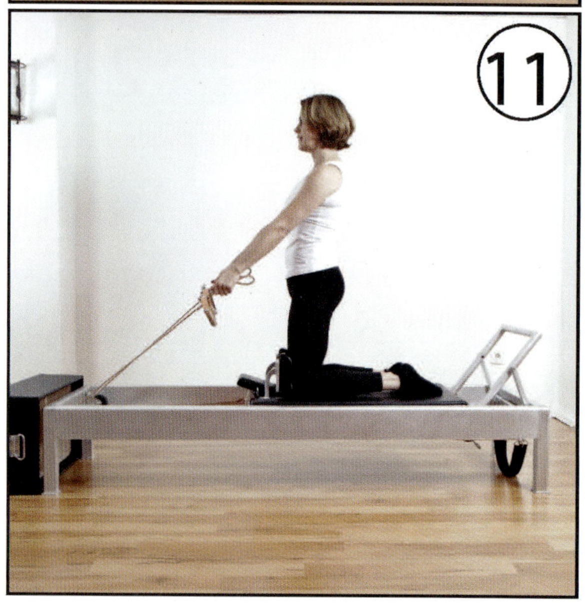

58. 체스트 익스팬션 니즈 앳 숄더 레스트 Chest Expansion Knees at Shoulder Rests

3/4

일반적인 시작자세: 1, 2 또는 3 스프링

- 무릎을 구부리고 리포머 끝부분을 바라본다.
- 무릎을 숄더레스트에 대어준다.
- 양 손으로 스트랩을 잡고, 손가락 끝은 스트랩 위에 올린 후에 손바닥으로 누른다. 엄지손가락이 스트랩 위에 올라가 있으면 손목의 방향을 조절하기 편리하다.
  시각적 이미지: 이는 소셜 미디어에서 엄지손가락을 올린 '좋아요' 아이콘 모양과 비슷하다.
- 새끼손가락의 움직임을 느끼며, 팔의 뒷부분을 더 많이 활성화시킨다.
- 팔은 펴서 상체 옆에 가까이 붙여준다.
- 스트랩이 살짝 팽팽할 수 있게 만들어주는데, 이때 스프링은 열리지 않는다.

운동 목적:

- 넓은등근, 위팔세갈래근, 아랫쪽 어깨세모근, 손목근육의 강화
- 윗쪽 어깨세모근의 스트레칭
- 짧은 근육인 넓다리곧은근의 스트레칭
- 안정화: 척추세움근의 강화, 엉덩근육의 강화
- 유연성: 목과 윗쪽 흉추
- 숨쉬기 운동

운동 실행: 세트 당 3회 = 6회 당기기

(1세트는 당긴 후에 머리를 오른쪽에서 왼쪽으로 돌렸다가 다시 뒤로 보내고, 다시 당겨서 왼쪽에서 오른쪽을 바라본 후 다시 돌아오는 것.)

숨을 내쉬며 팔은 상체 옆으로 당긴다. 이때 팔, 스트랩은 몸 옆에 가까이 붙여준다. 팔이 몸 옆에 가까이 있을 수 있을 만큼만 뒤로 보내주고, 팔은 돌리지 말아야 하며, 어깨는 열어주고, 가슴은 내려앉지 않아야 한다. 머리는 앞으로 밀어내지 않아야 한다. 숨을 참아주며, 머리를 오른쪽으로 돌리고, 왼쪽으로 보내고, 다시 중앙으로 가져온다. 숨을 내쉬며 스프링에 힘이 더 이상 가해지지 않을 때까지 뒤로 보낸다. 어깨는 운동을 하는 동안 열어주며, 상체는 곧게 펴준다. 머리가 돌아갈 때 어깨는 밑으로 계속 내려줘서 어깨를 들어 올리는 근육에 힘이 적게 가해지도록 한다.
다음 반복은 머리를 왼쪽으로 먼저 돌려서 시작한다.

흔한 실수:

- 상체가 가라앉고, 머리가 앞으로 튀어나오고, 어깨는 앞으로 말리게 된다. 이 상태에서 머리를 돌리는 것은 효과가 없다.
- 상체가 뒤로 젖혀지는 것
- 넓다리곧은근이 짧아서 무릎부터 어깨까지가 하나의 선으로 이어지지 않는 것
- 팔이 안쪽으로 돌아가거나 바깥쪽을 열리는 것
- 손목이 불안정한 것.
- 머리가 수평을 유지하며 돌아가지 않는 것. 턱이 머리를 돌릴때 밑으로 떨어지는 것
- 팔이 구부려지고, 팔꿈치가 바깥쪽으로 돌아가는 것

58. 체스트 익스팬션 니즈 앳 숄더레스트 Chest Expansion Knees at Shoulder Rests 4/4

변형 또는 응용 동작:

- 호흡 패턴의 변화: 숨을 내쉴 때 머리를 돌리기 시작하고 팔을 다시 앞으로 보낼 때까지 숨을 참는다.
- 호흡 패턴의 변화: 팔을 뒤로 보내면서 숨을 들이쉬고, 머리를 돌릴 때마다 숨을 짧게 내쉰다. 숨을 길게 내쉬며 시작 위치로 돌아온다.
- 머리를 돌리는 것을 제외하고 운동을 진행한다.

금기증/주의점:

- 캐리지를 빠른 속도로 되돌려 가져올 때 앞으로 넘어질 수 있다.

59. 넓적다리 스트레치 Thigh Stretch

1/2

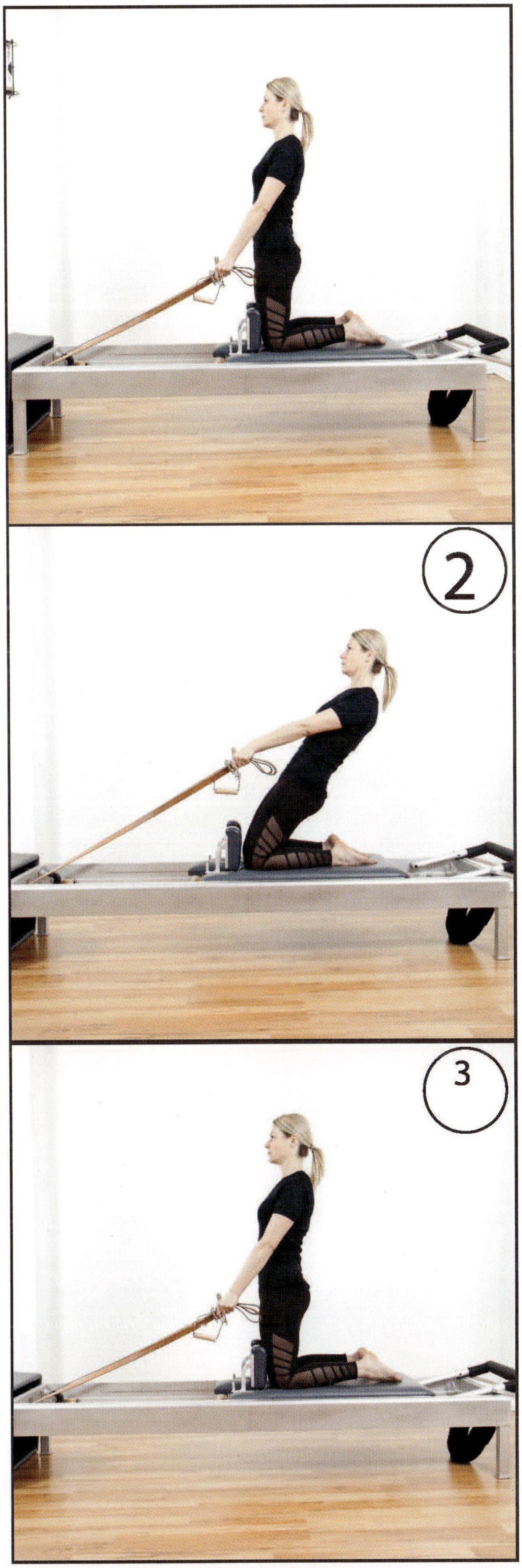

59. 넓적다리 스트레치 Thigh Stretch
2/2

일반적인 시작자세: 1- 3 스프링

- 무릎을 구부리고 리포머 끝부분을 바라본다.
- 무릎을 숄더레스트에 대어준다.
- 골반을 살짝 후방경사를 준다.
- 양 손으로 스트랩을 잡는다. 엄지손가락이 스트랩 위에 올라가 있으면 손목의 방향을 조절하기 편리하다. 시각적 이미지: 이는 소셜 미디어에서 엄지손가락을 올린 '좋아요' 아이콘 모양과 비슷하다.
- 새끼손가락의 움직임을 느끼며, 팔의 뒷부분을 더 많이 활성화시킨다.
- 팔은 펴져 있다.
- 스트랩이 살짝 팽팽할 수 있게 만들어주는데, 이때 스프링은 열리지 않는다.

운동 목적:

- 넙다리네갈래근의 강화. 스프링 갯수의 따라 다르다. 스프링이 적을수록 넙다리네갈래근이 많이 쓰인다.
- 배와 허리근육을 통한 안정화
- 넙다리네갈래근과 정강근의 스트레칭

운동 실행: 3-7회

무릎부터 어깨까지 하나의 선으로 이어진다. 정강이뼈로 매트를 누른다. 뒤로 상체를 넘길 때, 시선은 계속 앞으로 향하고 있으며, 턱은 가슴을 향해 살짝 당겨줘서 바닥과 평행이 될 수 있도록 만든다. 무릎과 허벅지의 통증이 느껴지지 않을 만큼만 뒤로 넘어간다. 허벅지의 힘을 사용해서 다시 올라온다.

흔한 실수:

- 무릎부터 어깨까지 하나의 선으로 이어지게 유지하는 것이 아닌 다리가 움직이지 않았는데 불구하고 상체가 꺾이게 되는 것
- 넙다리네갈래근이 스트레칭 될 때, 엉덩이가 떨어지면서 운동이 제대로 진행되지 않는 것
- 운동을 진행할 때 머리가 뒤로 젖혀지는 것
- 캐리지 위에서 무릎이 떨어지는 것
- 운동을 진행할 때 무릎에 무리가 오는 것
- 팔이 구부려지는 것

변형 또는 응용 동작:

- 마지막 반복할 때, 뒤로 최대한 몸을 보내면서 엉덩이는 발뒤꿈치랑 최대한 멀어질 수 있도록 누른다. 넓적다리 스트레치 위드 아치와 비슷하지만, 더 깊게 내려간다.
- 팔을 살짝 들어 올려줘서 다시 올라올 때 조금 더 쉽게 올라올 수 있게 한다.
- 목을 곧게 펴주며 운동을 진행해서 앞쪽 목근육을 강화시킨다.
- 무릎에 문제가 있는 경우 무릎 사이에 공을 넣어 허벅지 안쪽이 더 많이 맞물리도록 한다. 이렇게 하면 무릎에 가해지는 압력이 줄어든다.

금기증/주의점:

- 무릎의 통증이 있거나, 문제가 있는 사람은 이 운동을 진행하지 않는다.
- 대퇴사두근이 조여지면 허벅지에 경련이 발생할 위험이 있다.
- 발바닥 구부리고 있으면 발에 쥐가 날 위험이 있다.

60. 넓적다리 스트레치 조오 버젼 Thigh Stretch Joe's Version

1/2 (조셉 필라테스: 넓적다리-스트레치)

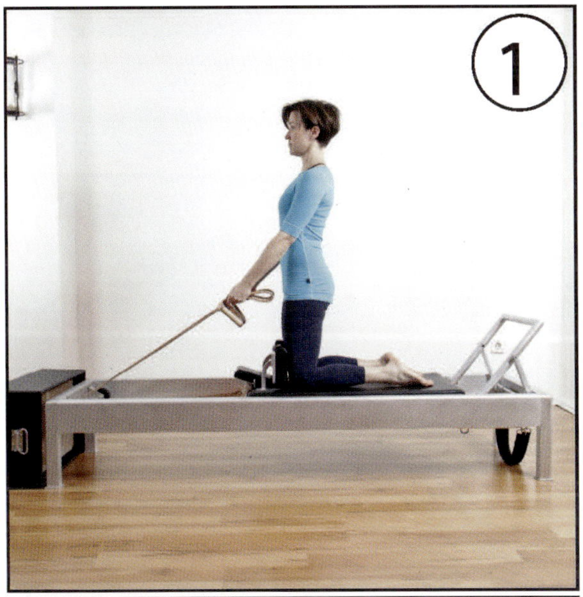

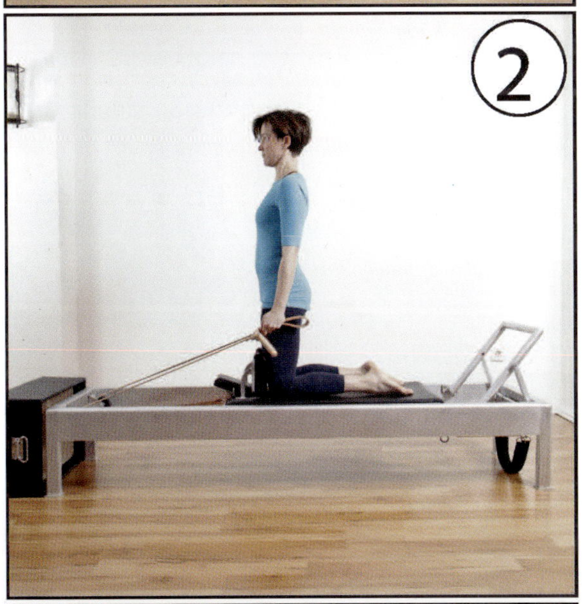

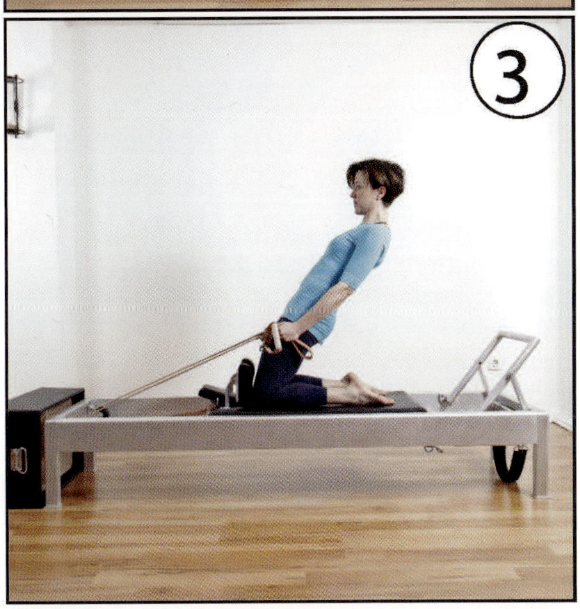

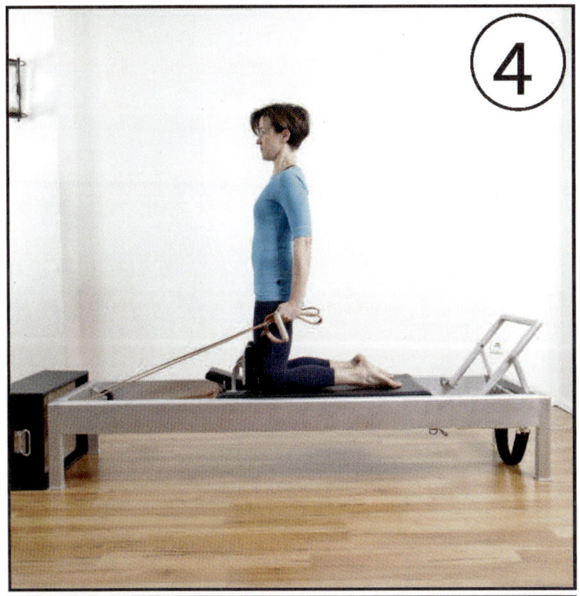

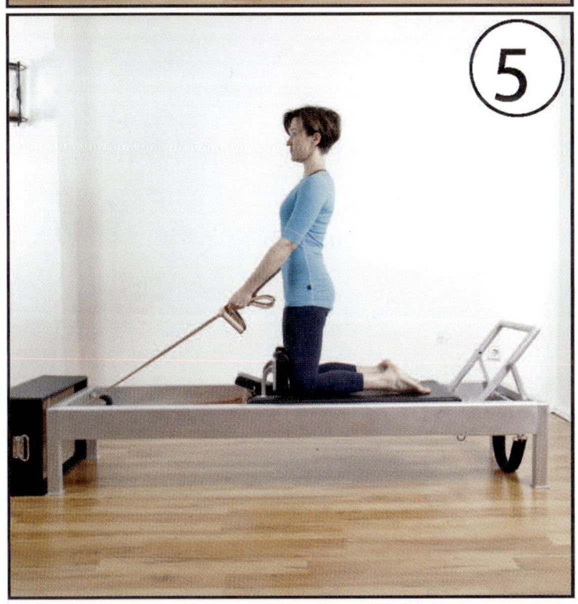

60. 넓적다리 스트레치 조오 버젼 Thigh Stretch Joe's Version

2/2 (조셉 필라테스: 넓적다리-스트레치)

일반적인 시작자세:

- 무릎을 구부리고 리포머 끝부분을 바라본다.
- 무릎을 숄더레스트에 대어준다.
- 골반을 살짝 후방경사를 준다.
- 양 손으로 스트랩을 잡는다. 엄지손가락이 스트랩 위에 올라가 있으면 손목의 방향을 조절하기 편리하다. 시각적 이미지: 이는 소셜 미디어에서 엄지손가락을 올린 '좋아요' 아이콘 모양과 비슷하다.
- 새끼손가락의 움직임을 느끼며, 팔의 뒷부분을 더 많이 활성화시킨다.
- 팔은 펴져 있다.

운동 목적:

- 넙다리네갈래근의 강화. 스프링 갯수의 따라 다르다. 스프링이 적을수록 넙다리네갈래근이 많이 쓰인다. 위팔세갈래근과 넓은등근의 강화
- 배와 허리근육을 통한 안정화
- 넙다리네갈래근과 정강근의 스트레칭

운동 실행: 3-5회

팔은 상체 옆쪽으로 잡아당긴다. 사람의 힘의 강도에 따라 당겨지는 거리가 다르다. 스트랩은 상체 가까이 붙인다(사진 2). 무릎부터 어깨까지 하나의 선으로 이어지게 뒤로 눕는다. 정강이뼈로 매트를 누른다. 뒤로 상체를 넘길 때, 시선은 계속 앞으로 향하고 있으며, 턱은 가슴을 향해 살짝 당겨줘서 바닥과 평행이 될 수 있도록 만든다. 무릎과 허벅지의 통증이 느껴지지 않을 만큼만 뒤로 넘어간다. 허벅지의 힘을 사용해서 다시 올라온다.

흔한 실수:

- 무릎부터 어깨까지 하나의 선으로 이어지게 유지하는 것이 아닌 다리가 움직이지 않았는데 불구하고 상체가 꺾이게 되는 것
- 넙다리네갈래근이 스트레칭 될 때, 엉덩이가 떨어지면서 운동이 제대로 진행되지 않는 것
- 운동을 진행할 때 머리가 뒤로 젖혀지는 것
- 캐리지 위에서 무릎이 떨어지는 것
- 운동을 진행할 때 무릎에 무리가 오는 것
- 팔이 구부려지는 것

변형 또는 응용 동작:

- 조셉 필라테스의 넓적다리 스트레치와 똑같은 자세를 만들고, 체스트 익스팬션 및 픽스드와 같이 무릎을 숄더레스트에서 떨어뜨려주면서 간격을 유지한다. 마지막 반복할 때, 조셉 필테스는 최대한 몸을 뒤로 보내면서 머리가 발보다 더 밑으로 향했으며, 엉덩이는 발뒤꿈치에 붙여서 앉았다. 손으로 스트랩을 잡고 허벅지 앞쪽으로 보낸다.
- 마지막 반복할 때, 뒤로 최대한 몸을 보내면서 엉덩이는 발뒤꿈치랑 최대한 멀어질 수 있도록 누른다.
- 목을 곧게 펴주며 운동을 진행해서 앞쪽 목근육을 강화시킨다.
- 무릎에 문제가 있는 경우, 무릎 사이에 공을 넣어 허벅지 안쪽이 더 많이 맞물리도록 한다. 이렇게 하면 무릎에 가해지는 압력이 줄어든다.

금기증/주의점:

- 무릎의 통증이 있거나, 문제가 있는 사람은 이 운동을 진행하지 않는다.
- 특히 스프링이 가벼우면 허리가 굽혀지고 허리에 과도한 압력이 가해질 위험이 있다.

61. 넓적다리 스트레치 위드 아치 Thigh Stretch with Arch

1/2 (캐롤라 트리어: 넓적다리 스트레치)

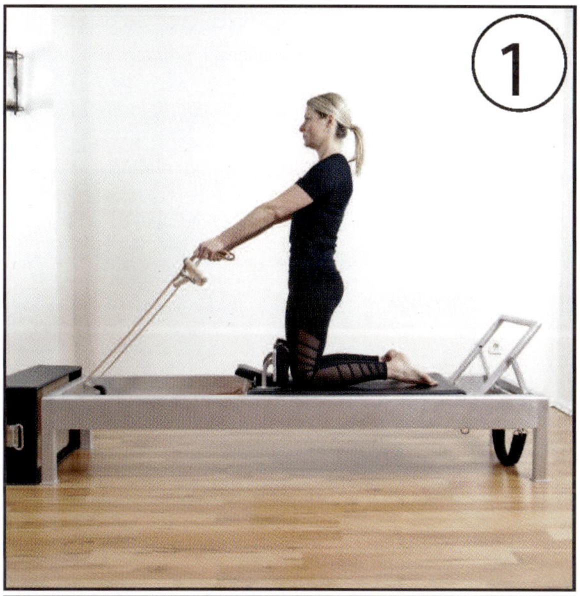

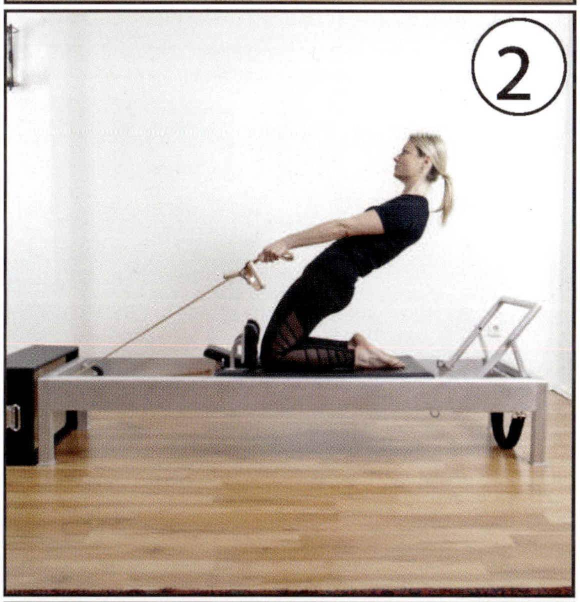

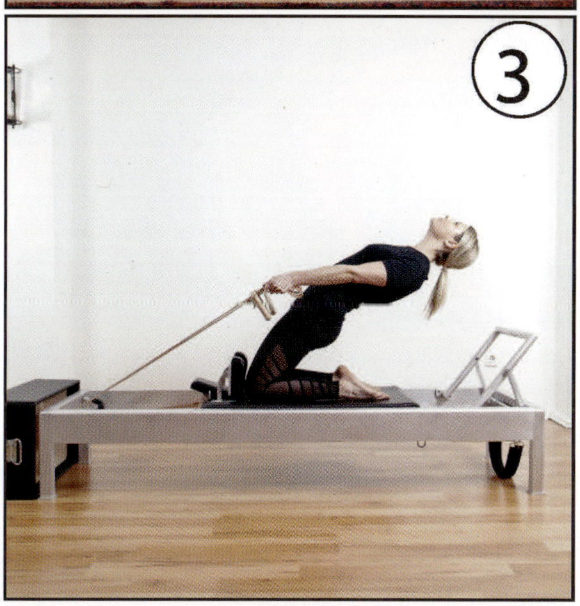

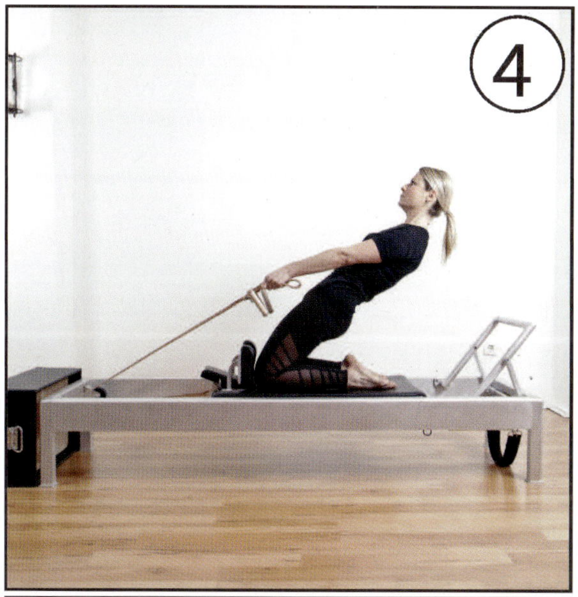

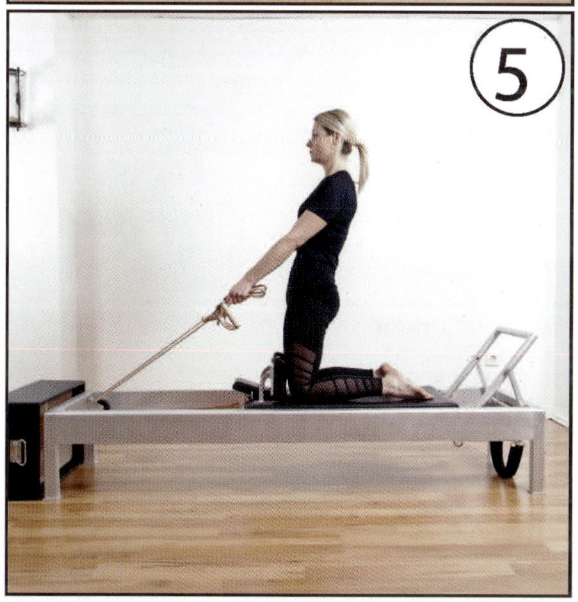

61. 넓적다리 스트레치 위드 아치 Thigh Stretch with Arch

2/2 (캐롤라 트리어: 넓적다리 스트레치)

일반적인 시작자세:

- 무릎을 구부리고 리포머 끝부분을 바라본다.
- 무릎을 숄더레스트에 대어준다.
- 골반을 살짝 후방경사를 준다.
- 양 손으로 스트랩을 잡는다. 엄지손가락이 스트랩 위에 올라가 있으면 손목의 방향을 조절하기 편리하다.
  시각적 이미지: 이는 소셜 미디어에서 엄지손가락을 올린 '좋아요' 아이콘 모양과 비슷하다.
- 새끼손가락의 움직임을 느끼며, 팔의 뒷부분을 더 많이 활성화시킨다.
- 팔은 펴져 있다.

운동 목적:

- 넙다리네갈래근의 강화. 스프링 갯수에 따라 다르다. 스프링이 적을수록 넙다리네갈래근이 많이 쓰인다.
- 확장을 통한 척추 이동
- 배와 허리근육을 통한 안정화
- 넙다리네갈래근의 스트레칭
- 정강근의 스트레칭

운동 실행: 3-5회

무릎부터 어깨까지 하나의 선으로 이어진다. 정강이뼈로 매트를 누른다. 뒤로 상체를 넘길 때, 시선은 계속 앞으로 향하고 있으며, 턱은 가슴을 향해 살짝 당겨줘서 바닥과 평행이 될 수 있도록 만든다. 무릎과 허벅지의 통증이 느껴지지 않을 만큼만 뒤로 넘어간다(사진 2).

다리, 골반, 팔의 자세를 유지하면서 상체만 꺽어준다. 배근육 힘으로 도움을 준다. 캐리지는 움직이지 않는다(사진 3). 다시 넓적다리 스트레치 자세로 돌아온다. 캐리지는 아직까지도 움직이지 않았다. 허벅지의 힘만을 사용해서 다시 올라온다.

흔한 실수:

- 무릎부터 어깨까지 하나의 선으로 이어지게 유지하는 것이 아닌 다리가 움직이지 않았는데 불구하고 상체가 꺾이게 되는 것
- 넙다리네갈래근이 스트레칭 될 때, 엉덩이가 떨어지면서 운동이 제대로 진행되지 않는 것
- 운동을 진행할 때 머리가 뒤로 젖혀지는 것
- 캐리지 위에서 무릎이 떨어지는 것

변형 또는 응용 동작:

- 마지막 반복할 때, 뒤로 최대한 몸을 보내면서 엉덩이는 발뒤꿈치랑 최대한 멀어질 수 있도록 누른다.
- 처음 운동을 진행할 때, 목을 곧게 펴주며 운동을 진행해서 앞쪽 목근육을 강화시킨다.
- 무릎에 문제가 있는 경우, 무릎 사이에 공을 넣어 허벅지 안쪽이 더 많이 맞물리도록 한다. 이렇게 하면 무릎에 가해지는 압력이 줄어든다.

금기증/주의점:

- 무릎의 통증이 있거나, 문제가 있는 사람은 이 운동을 진행하지 않는다.

62. 백 벤드 Backbend

1/3

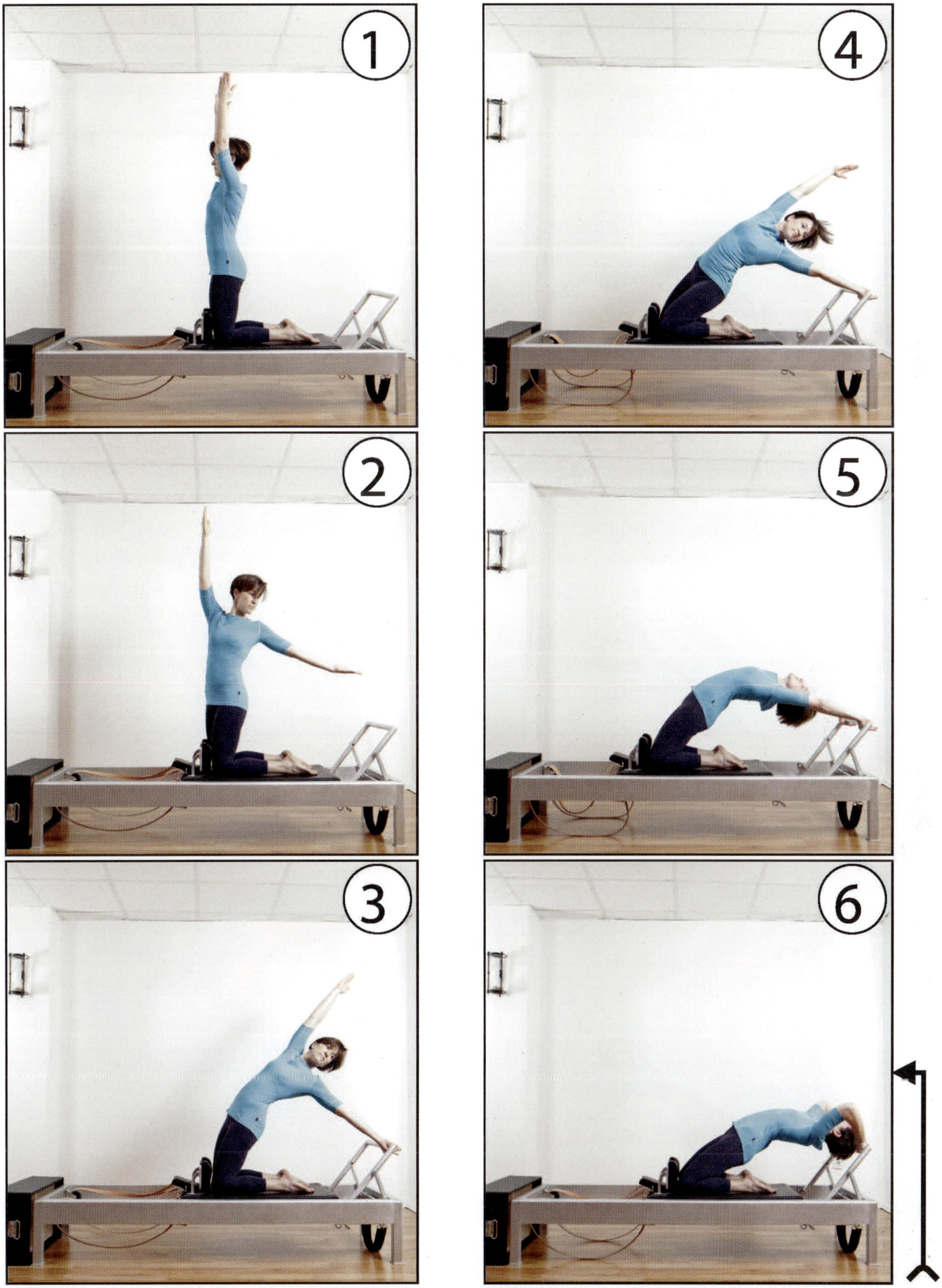

62. 백 벤드 Backbend

2/3

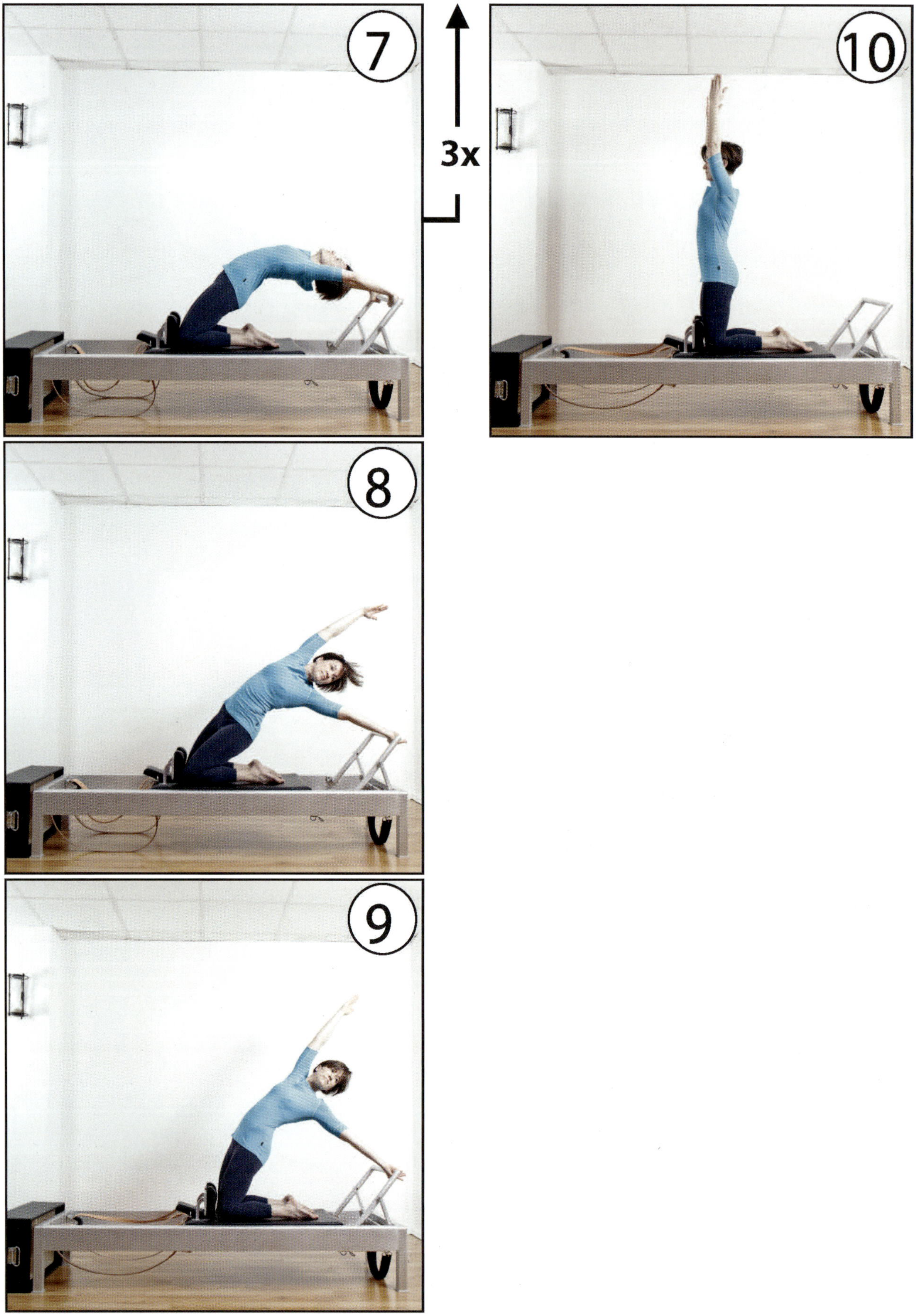

62. 백 벤드 Backbend
3/3

일반적인 시작자세: 1–2 스프링, 풋바는 위로

- 무릎을 구부리고 리포머 끝부분을 바라본다.
- 무릎을 숄더레스트에 대어준다.
- 팔은 위로 펴준다.

운동 목적:

- 넙다리네갈래근, 고관절굴곡근, 위팔세갈래근의 강화
- 배와 허리근육을 통한 안정화
- 상체 앞면의 스트레칭

운동 실행:

1단계(사진 2–3): 배를 안쪽으로 집어넣는다. 몸은 왼쪽으로 돌리면서 풋바를 향해 왼쪽 팔을 편다. 왼쪽 팔을 길게 뻗어주고 바라보며 뒤로 넘어간다. 왼쪽 손으로 풋바의 밑부분을 감싼다. 손바닥은 위를 향한다. 엄지손가락만 위에 올라갈 수 있게 풋바를 잡는다.

2단계(사진 4–5): 왼쪽 손으로 캐리지를 멀리 밀어낸다. 캐리지를 움직이지 않은 채로 허리를 들어 올려주며 오른쪽 손을 풋바 밑으로 보내서 감싼다. 양 손바닥은 위를 향한다.

3단계(사진 6–7): 팔꿈치가 위를 향할 수 있게 구부려주면서 캐리지를 당겨온다. 그런 후에 팔꿈치를 다시 편다. 골반의 높이와 상체의 형태는 변하지 않아야 한다. 3회를 반복한다.

4단계(사진 8–10): 마지막 반복을 한 후에 팔은 편 채로 오른쪽 손을 놓아주며 왼쪽을 다시 바라보며 시작자세로 다시 돌아온다.

반대쪽으로 바꿔서 진행한다.

흔한 실수:

- 넙다리네갈래근의 힘과 유연성이 부족하여 풋바로 넘어갈 때, 사진 2에서 3번으로 넘어가는 과정이 천천히 진행되지 않는 것. 변형 또는 응용 동작을 진행하거나 이 운동을 하기 전에 밑에 써져 있는 운동을 먼저한다.
- 어깨의 유연성이 떨어져서 사진 5번과 같이 자세를 잡을 때, 풋바를 편안하게 잡지 못하는 것
- 힘이 부족하여 정확하게 돌아오지 못하는 것과 운동이 끝까지 진행되지 못하거나 조절하기 힘든 것
- 이 운동을 처음 접해보는 고객을 무조건 옆에서 도와줘야 한다. 상체가 다시 올라올 때 팔을 잡아주며 당겨준다.

변형 또는 응용 동작:

- 사진 1에서 3번만을 이 운동과 익숙해지기 위해서 진행한다. 뒤로 갔다가 다시 돌아오고, 다시 반대쪽을 진행한다. 시간을 두고 천천히 캐리지를 밀었다가 다시 가져온다(사진 4번).
- 푸쉬업을 진행한 후에 캐리지를 가져올 때 허리를 꺾지 않고, 평편하게 만들면서 가져온다.

금기증/주의점:

- 무릎 통증, 어깨 통증 또는 척추에 문제가 있는 사람은 이 운동을 진행하지 않는다.
- 이 운동을 진행할 때 허리를 꺾어야 하므로, 운동을 진행하기 위해서 오랫동안 준비를 하고 난 후에 운동을 진행해야 한다.

63. 스와케이트 시리즈 – 크로스 암 풀 Swakate Series–Cross Arm Pull

1/2 (대체: 스와케이트 또는 Swockety)

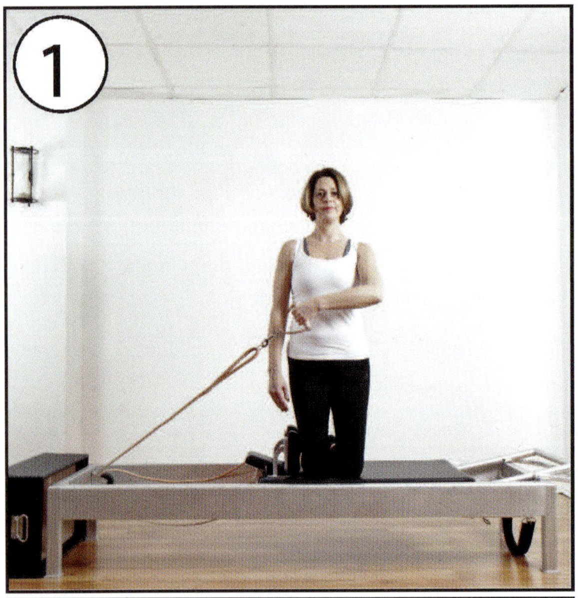

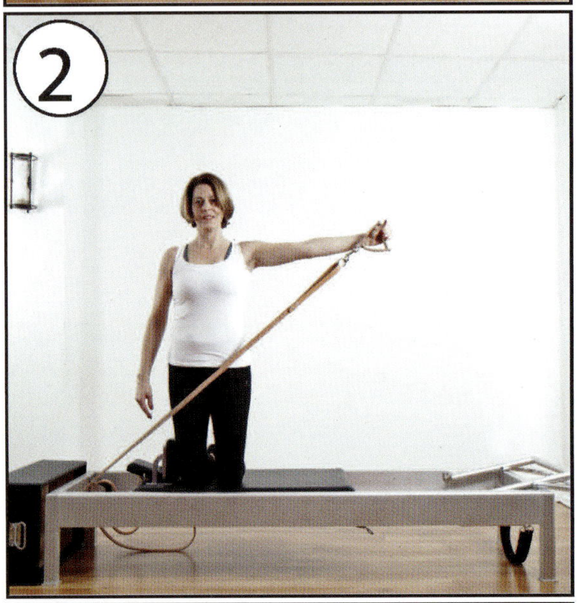

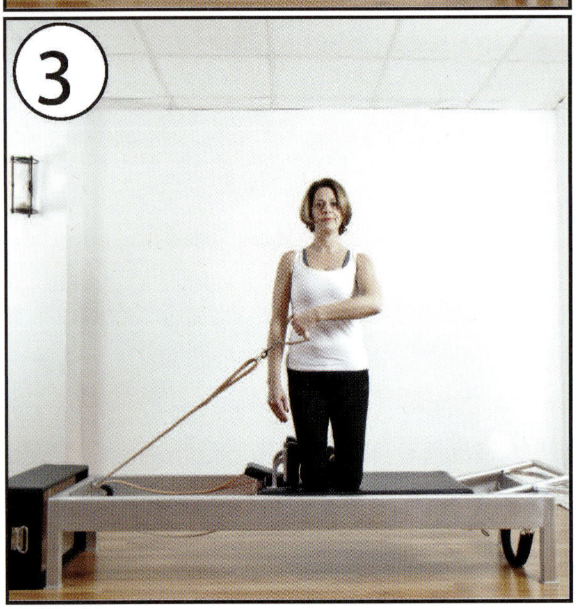

63. 스와케이트 시리즈 – 크로스 암 풀 Swakate Series–Cross Arm Pull

2/2 (대체: 스와케이트 또는 Swockety)

일반적인 시작자세: 0,25–1,5 스프링

- 다리를 붙인 채 무릎을 꿇고 숄더레스트 옆에 앉는다. 사진 속에는 풋바는 왼쪽에, 숄더레스트는 오른쪽에 있다.
- 왼손으로 핸들을 잡아주고 왼쪽 팔꿈치는 상체 앞쪽으로 보내서 스트랩이 평편할 수 있도록 유지한다. 이때 스프링은 열리지 않는다.

운동 목적:

- 뒷쪽 어깨세모근과 위팔세갈래근의 강화
- 상체와 손목의 안정화

운동 실행: 3–5회

왼쪽 팔의 움직임은 자연스럽게 큰 문을 바깥쪽으로 열어준다고 생각하며 진행한다. 주먹을 쥔채로 운동을 진행한다. 팔은 똑같은 방법으로 다시 가지고 온다. 3–5회 반복을 한 후에 "세이빙 업 더 사이드 오브 더 헤드"를 진행하거나 반대쪽을 진행한다.

흔한 실수:

- 팔의 움직임의 두 가지의 움직임으로 나눠지는 것: 팔꿈치를 먼저 구부린 채로 보낸 후에 팔을 펴는 것. 팔꿈치 관절에 무리가 많이 가해진다.
- 손목이 다 펴지지 않고 구부려져 있는 것
- 상체가 꼿꼿이 펴져 있지 않는 것

변형 또는 응용 동작:

- 머리가 마지막 반복을 할 때, 돌아가며 손을 바라보는 것
- 불안정하면 무릎을 조금 넓게 벌려준다.
- 어렵게 변형한 동작: 다리를 벌려준 채로 캐리지 위에 선다. 스트랩의 길이를 맞춰 진행한다. 필요하다면 줄을 길게 만들어준다.
- 더 쉬운 방법: 캐리지나 롱박스 위에 앉는다.
- (가장 가벼운) 스프링이 여전히 너무 무거우면, 오른손으로 줄을 잡아당길 수 있다.
- 쉽게 변형한 동작: 암 체어에서 이 동작을 진행한다.

금기증/주의점:

- 사용하는 리포머에 따라서 스프링의 강도가 차이나 어깨 또는 팔꿈치에 무리가 갈 수 있다.
- 스와케이트 시리즈는 리포머 운동 중에서도 강도가 높은 운동이지만, 필라테스를 짧은 기간 접해본 고객들도 할 수 있다.

64. 스와케이트 시리즈 – 세이빙 업 더 사이드 오브 더 헤드

1/2(조셉 필라테스: 컨트롤 스트레치–리프팅)(**Swakate Series–Shaving up the side of the head**)

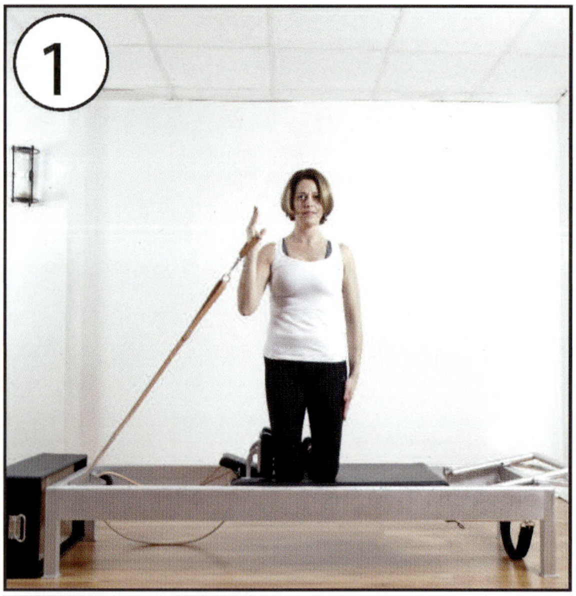

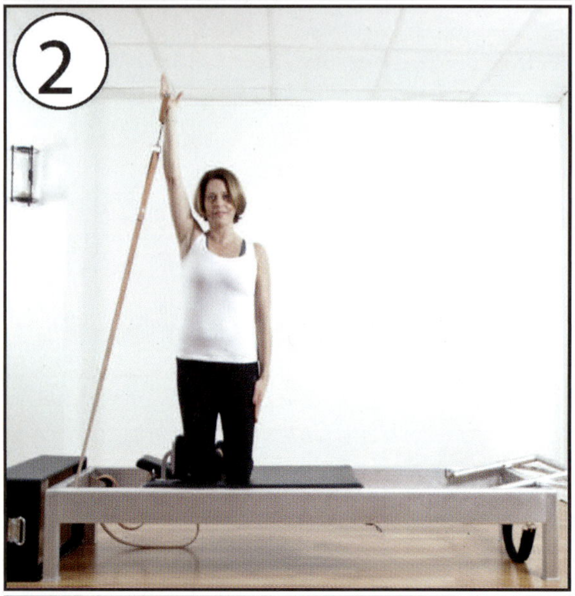

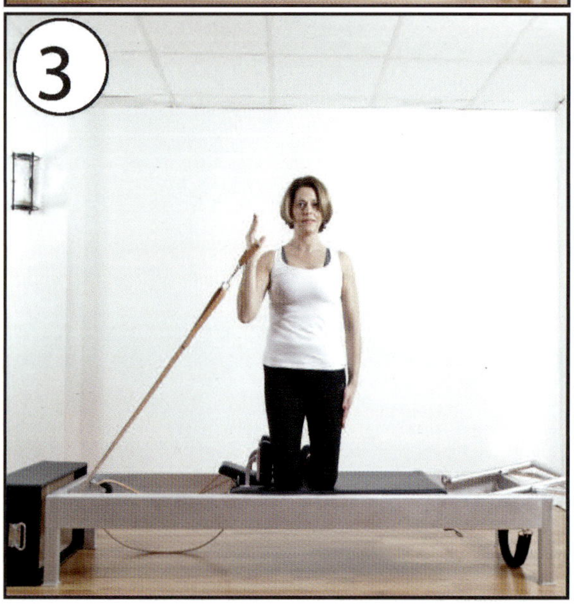

64. 스와케이트 시리즈 – 세이빙 업 더 사이드 오브 더 헤드

1/2(조셉 필라테스: 컨트롤 스트레치–리프팅) (Swakate Series–Shaving up the side of the head)

일반적인 시작자세: 0,25 – 1,5 스프링

- 다리를 붙인 채로 무릎을 꿇고 숄더레스트 옆에 앉는다. 사진 속에는 풋바는 왼쪽에, 숄더레스트는 오른쪽에 있다.
- 오른손으로 핸들을 잡아주고 오른쪽 팔꿈치는 상체 앞쪽으로 보내서 스트랩이 평편할 수 있도록 유지한다. 이때 스프링은 열리지 않는다.

운동 목적:

- 전체 어깨세모근과 위팔세갈래근의 강화
- 상체와 손목의 안정화

운동 실행: 한 쪽당 4회씩

어깨 끝선을 따라 천장을 향해 위로 팔을 뻗어줬다가 다시 귀 밑으로 구부려서 가져온다. 3에서 5회 반복한 후에 "크로스 암 풀과 쉐이빙 업 더 사이드 오브 더 헤드" 또는 "프로필" 동작을 진행하거나 반대쪽을 진행한다.

흔한 실수:

- 팔이 위로 곧게 뻗어지는 것이 아닌 앞이나 뒤로 휘어지며 올라가는 것
- 어깨의 안정성이 떨어지거나 어깨가 귀쪽으로 당겨지는 것
- 머리가 곧게 세워져 있지 않는 것

변형 또는 응용 동작:

- 불안정하면 무릎을 조금 넓게 벌려준다.
- 어렵게 변형한 동작: 다리를 벌려준 채로 캐리지 위에 선다. 스트랩의 길이를 맞춰 진행한다. 필요하다면 줄을 길게 만들어준다.
- 더 쉬운 방법: 캐리지나 롱박스 위에 앉는다.
- 쉽게 변형한 동작: 암 체어에서 이 동작을 진행한다.
- 조셉 필라테스의 로토스 플라워 동작을 이 운동과 엮어서 진행한다. 팔이 윗쪽으로 뻗어진 후에 바깥쪽으로 열었다가 다시 구부린다.

금기증/주의점:

- 사용하는 리포머에 따라서 스프링의 강도가 차이나 어깨 또는 팔꿈치에 무리가 갈 수 있다.

65. 스와케이트 시리즈 – 콤비네이션 Swakate Series–Combination

1/2

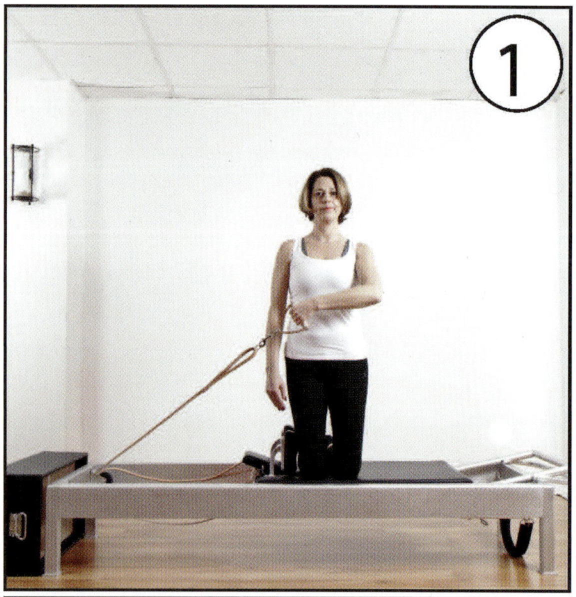

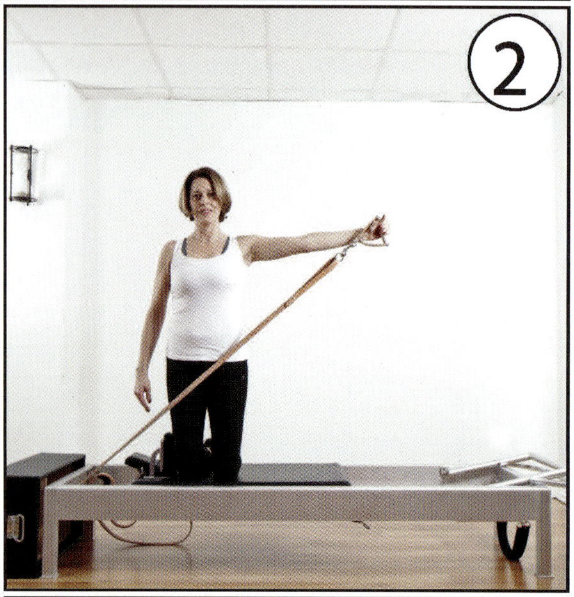

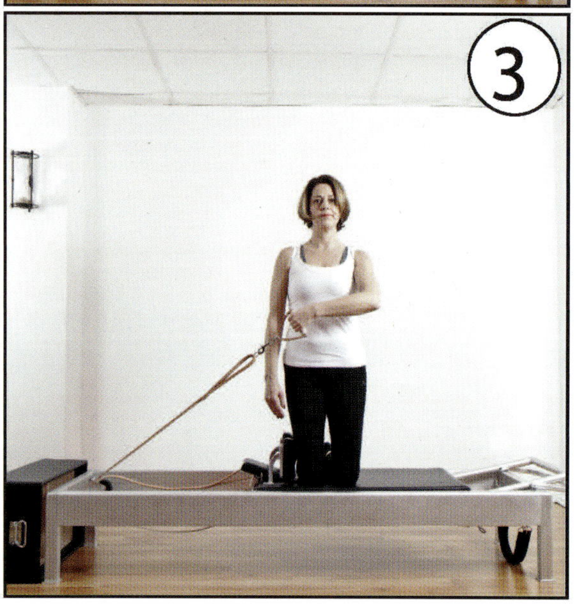

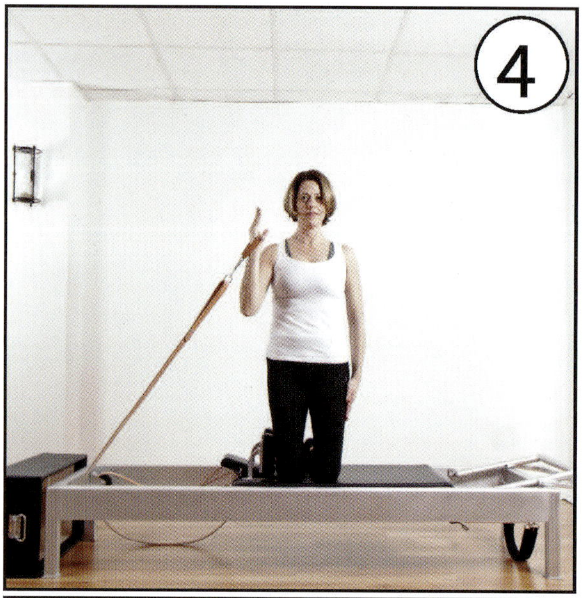

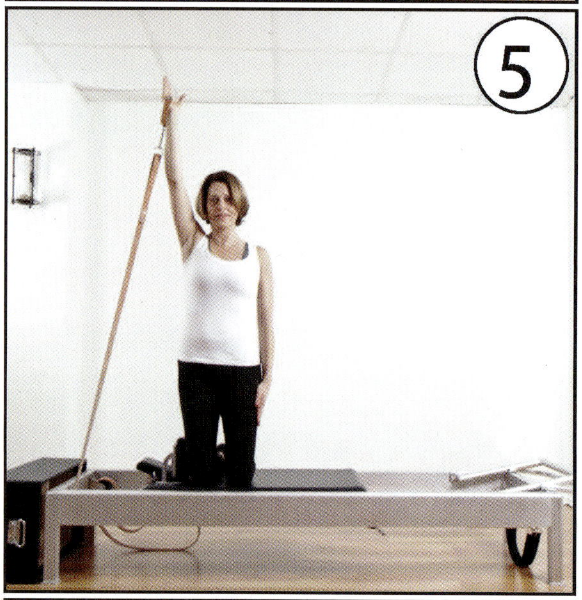

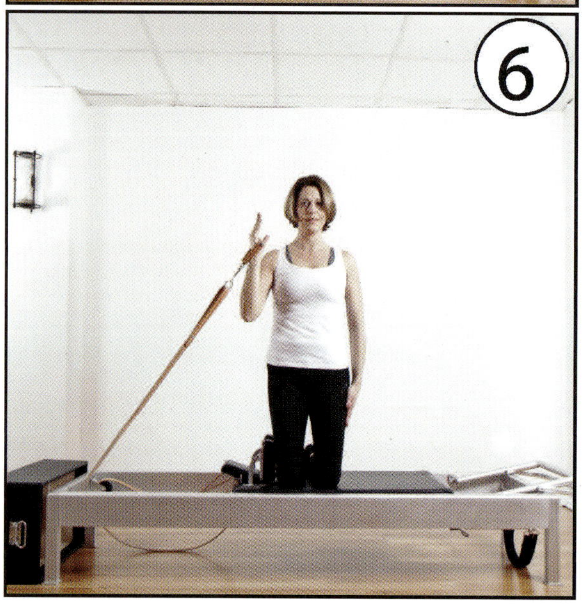

65. 스와케이트 시리즈 – 콤비네이션 Swakate Series–Combination 2/2

일반적인 시작자세: 0,25 – 1,5 스프링

- 다리를 붙인 채로 무릎을 꿇고 숄더레스트 옆에 앉는다. 사진 속에는 풋바는 왼쪽에, 숄더레스트는 오른쪽에 있다.
- 왼손으로 핸들을 잡아주고 왼쪽 팔꿈치는 상체 앞쪽으로 보내서 스트랩이 평편할 수 있도록 유지한다. 이때 스프링은 열리지 않는다.

운동 목적:

- 어깨세모근과 위팔세갈래근의 강화
- 상체와 손목의 안정화

운동 실행:

크로스 암 풀: 왼쪽 팔의 움직임은 자연스럽게 큰 문을 바깥쪽으로 열어준다고 생각하며 진행한다. 주먹을 쥔 채로 운동을 진행한다. 팔은 똑같은 방법으로 다시 가지고 온다.

손과 팔을 바꿔서 진행한다.

세이빙 업 더 사이드 오브 더 헤드: 오른손으로 핸들을 잡아주고 오른쪽 팔꿈치는 상체 앞쪽으로 보내서 스트랩이 평편할 수 있도록 유지한다. 이때 스프링은 열리지 않는다. 어깨 끝선을 따라 천장을 향해 위로 팔을 뻗어줬다가 다시 귀 밑으로 구부려서 가져온다.
두 개의 운동을 3에서 5회 반복한 후에 프로필 동작을 진행하거나 반대쪽을 진행한다.

흔한 실수:

- 크로스 암 풀: 팔의 움직임의 두 가지의 움직임으로 나눠지는 것: 팔꿈치를 먼저 구부린 채로 보낸 후에 팔을 펴는 것. 팔꿈치 관절에 무리가 많이 가해진다.
- 손목이 다 펴지지 않고 구부려져 있는 것
- 세이빙 업 더 사이드 오브 더 헤드: 팔이 위로 곧게 뻗어지는 것이 아닌 앞이나 뒤로 휘어지며 올라가는 것
- 어깨의 안정성이 떨어지거나 어깨가 귀쪽으로 당겨지는 것
- 두 개 운동 모두 포함: 머리가 곧게 세워져 있지 않는 것

변형 또는 응용 동작:

- 마지막 반복을 진행을 할때, "크로스 암 풀" 자세에서 팔을 편 채로 머리를 돌려준다. 팔은 똑같은 방법으로 다시 가져온다.
- 어렵게 변형한 동작: 다리를 벌려준 채로 캐리지 위에 선다. 스트랩의 길이를 맞춰 진행한다. 필요하다면 줄을 길게 만들어준다.
- 더 쉬운 방법: 캐리지나 롱박스 위에 앉는다.
- 쉽게 변형한 동작: 암 체어에서 이 동작을 진행한다.

금기증/주의점:

- 사용하는 리포머에 따라서 스프링의 강도가 차이나 어깨 또는 팔꿈치에 무리가 갈 수 있다.

66. 스와케이트 시리즈 – 프로필 Swakate Series–Profile

1/2 (조셉 필라테스: 컨트롤 스트레치–밴딩/캐롤라 트리어: 교정 저항성 조절 립 케이지/대체: 프로펠러, 삼두근)

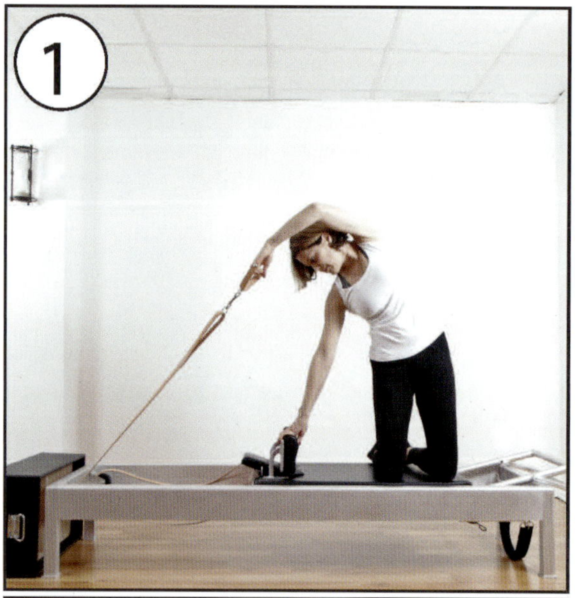

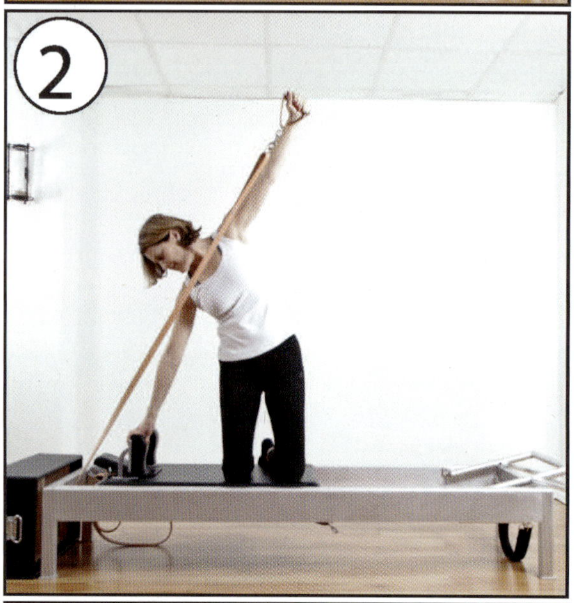

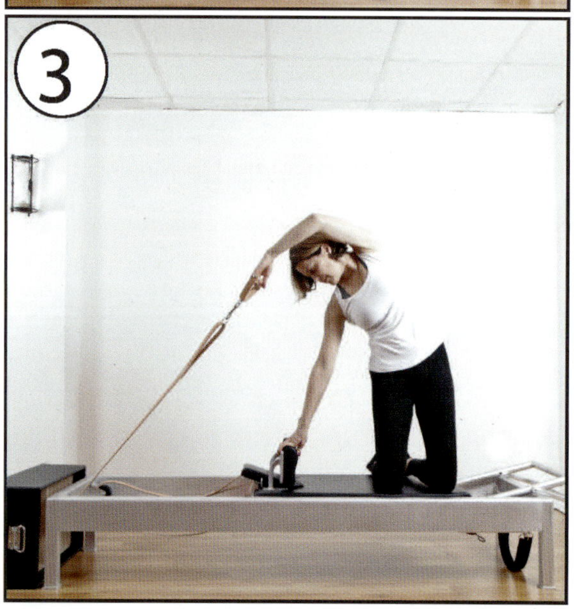

참고: 캐롤라 트리어의 "교정 저항성 조절 립 케이지"는 무릎을 넓게 벌리고 한쪽 무릎을 숄더레스트에 놓은 상태에서 수행된다. 머리는 몸이 향하는 방향과 같이 정면을 향한다. 팔을 뻗으면 몸통도 곧게 펴지고 머리도 따라온다.[1)]

일반적인 시작자세: 0,25 – 1,5 스프링

- 다리를 붙인 채로 무릎을 꿇고 왼쪽 캐리지 끝부분에 앉는다. 사진 속에는 풋바는 왼쪽에, 숄더레스트는 오른쪽에 있다.
- 오른손을 숄더레스트 위에 올려준다.
- 상체를 옆으로 구부린다. 숄더레스트 위에 있는 손을 바라본다.
- 왼쪽 손으로 핸들을 잡으며, 왼쪽 팔은 동시에 머리 위로 가져온다.
- 팔꿈치는 최대한 필요한 만큼 구부려주며, 스프링은 열리지 않도록 한다.
- 왼쪽 손은 아래를 향한다.
- 손은 스트랩과 얼굴 사이에 적당한 거리가 있게 만들어주며 올린다.

운동 목적:

- 위팔세갈래근, 큰원근, 가시아래근, 앞쪽과 중간 어깨세모근 강화
- 넓은 등근, 뱃속빗근, 고관절굴곡근의 스트레칭
- 요추와 흉추의 옆으로 저항 버티기

운동 실행: 3–5회

이 자세를 유지하면서 왼쪽 팔을 편다. 양 팔이 T 자세를 만들 수 있도록 만든다. 왼쪽 손을 펼 때, 상체에서 멀리 떨어질 수 있도록 돌려낸다. 그리고 나서 팔을 구부리고 시작자세로 다시 돌아온다.

3–5회를 반복한 후에, 프로필 서클 또는 로터스 플라워 동작을 이어서 하거나, 반대쪽을 진행한다.

---

1) R. Grootenhuis: Carola Trier: The first woman ever to open a Pilates studio–Portrait of an extraordinary journey–Plus: Photos of her Mat and Reformer Exercises(2020), p. 169

66. 스와케이트 시리즈 – 프로필 Swakate Series–Profile

2/2 (조셉 필라테스: 컨트롤 스트레치–밴딩 / 캐롤라 트리어: 교정 저항성 조절 립 케이지 / 대체: 프로펠러, 삼두근

흔한 실수:

- 위로 뻗어지는 팔의 팔꿈치가 다 펴지지 않으며 밑으로 당겨지는 것. 위팔세갈래근이 많이 개입되지 않는다.
- 골반이 뒤로 밀리게 되고, 풋바에서 바라봤을 때 상체가 더 이상 일자가 유지되지 않는 것

변형 또는 응용 동작:

- 리포머 캐리지가 너무 길다고 생각되면 무릎 꿇은 위치를 조정하여 양쪽 무릎을 캐리지에 지지하면서 숄더레스트를 잡는다.
- 운동의 현대적 변형: 손바닥이 위를 향하게 들고, 운동 중에 팔뚝을 수직 위치로 기울이면서 처음에는 팔 위쪽이 수직이 되게 한다. 하지만 이러한 변형으로 삼두근에 더 많은 압력이 가해진다.
- 어렵게 변형한 동작: 다리를 벌려준 채로 캐리지 위에 선다. 스트랩의 길이를 맞춰 진행한다. 필요하다면 줄을 길게 만들어준다.
- 쉽게 변형한 동작: 암 체어에서 이 동작을 진행한다.

금기증/주의점:

- 사용하는 리포머에 따라서 스프링의 강도가 차이나 어깨 또는 팔꿈치에 무리가 갈 수 있다.
- 골다공증이 있는 경우, 이 운동을 하지 않거나 롱박스 위에 옆으로 누워(척추 중립) 무릎을 꿇은 자세로 대체한다.

67. 스와케이트 시리즈 – 프로필 써클 Swakate Series–Profile Circles

1/3

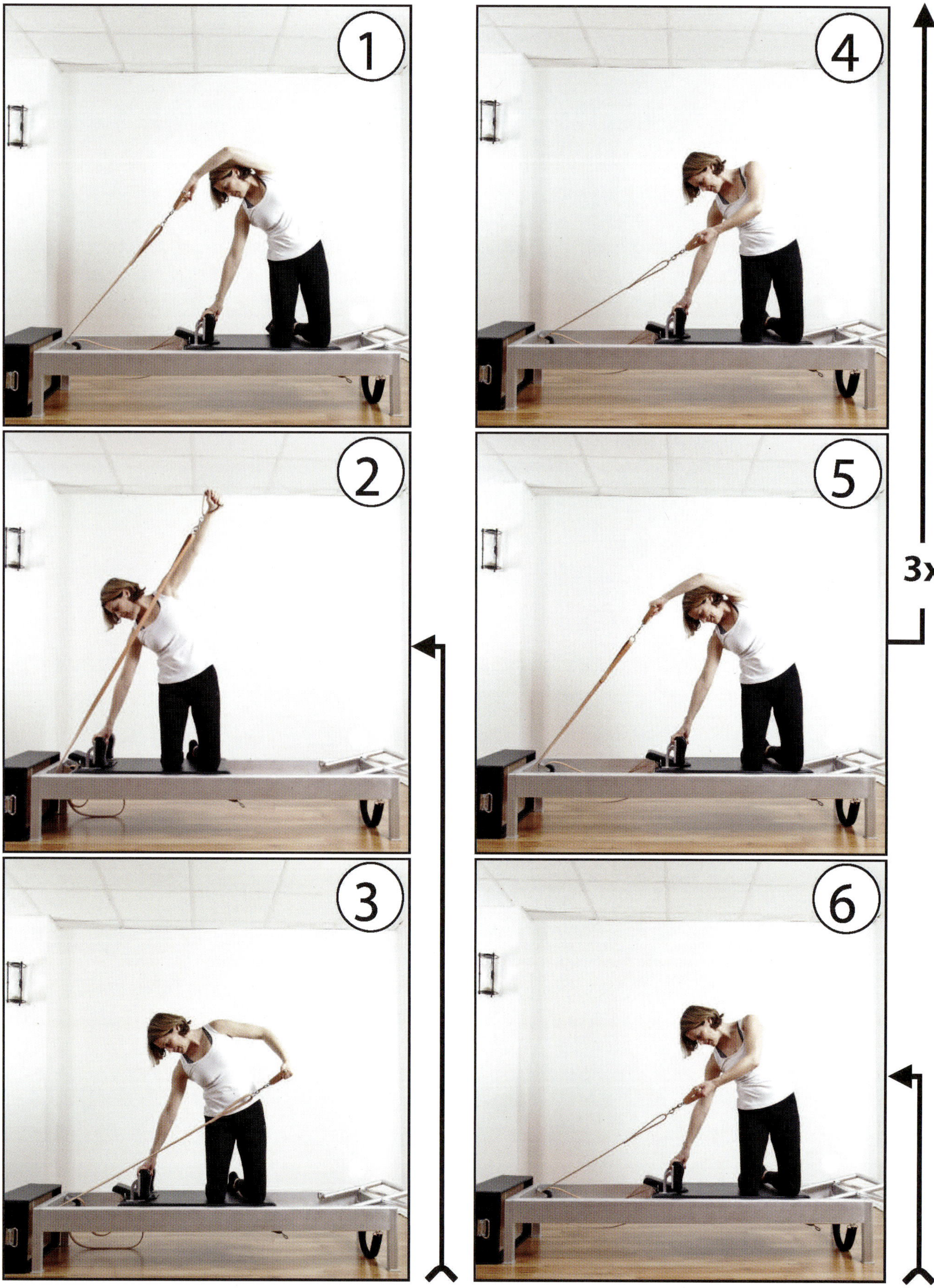

67. 스와케이트 시리즈 - 프로필 써클 Swakate Series-Profile Circles

2/3

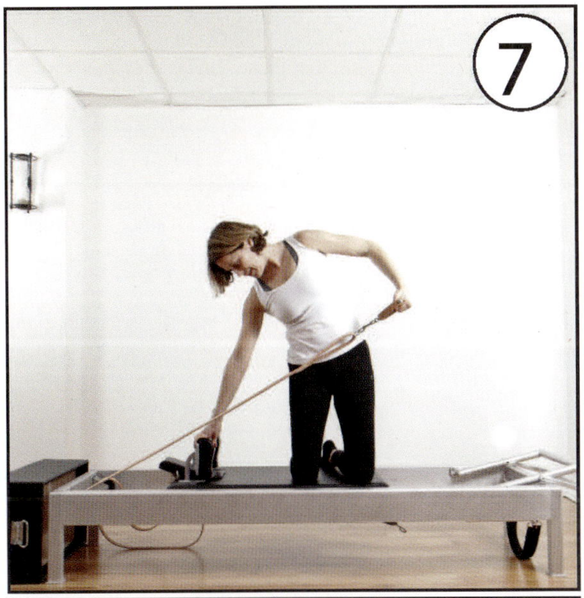

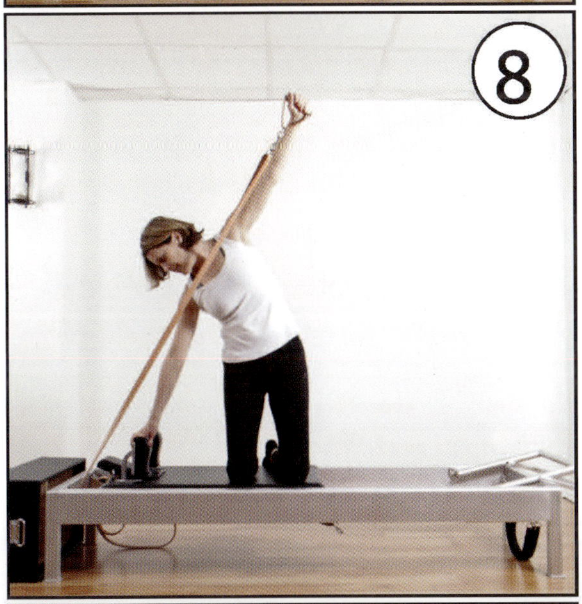

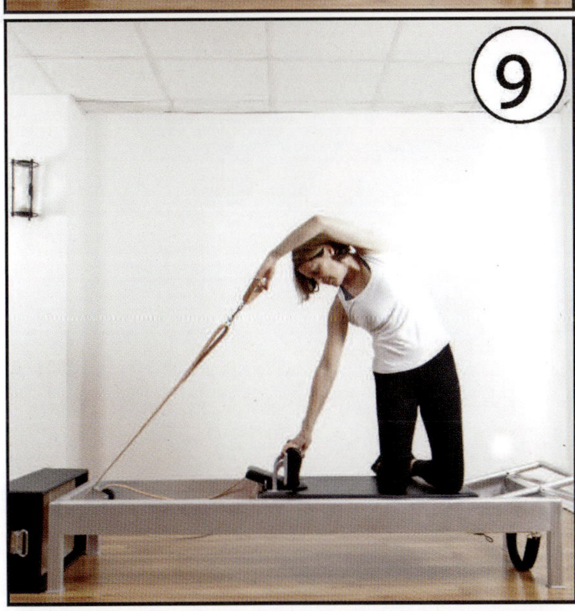

3x

67. 스와케이트 시리즈 - 프로필 써클 Swakate Series-Profile Circles 3/3

일반적인 시작자세: 0,25-1,5 스프링

- 다리를 붙인 채로 무릎을 꿇고 왼쪽 캐리지 끝부분에 앉는다.
  사진 속에는 풋바는 왼쪽에, 숄더레스트는 오른쪽에 있다.
- 오른손을 숄더레스트 위에 올려준다.
- 상체를 옆으로 구부린다. 숄더레스트 위에 있는 손을 바라본다.
- 왼쪽 손으로 핸들을 잡으며, 왼쪽 팔은 동시에 머리 위로 가져온다.
- 팔꿈치는 최대한 필요한 만큼 구부려주며, 스프링은 열리지 않도록 한다.
- 왼쪽 손은 아래를 향한다. 손은 스트랩과 얼굴 사이에 적당한 거리가 있게 만들어주며 올린다.

운동 목적:

- 위팔세갈래근, 큰원근, 가시아래근, 앞쪽 어깨세모근 강화
- 넓은 등근, 뱃속빗근, 고관절굴곡근의 스트레칭
- 요추와 흉추의 옆으로 저항 버티기

운동 실행: 3-5회

이 자세를 유지하면서 왼쪽 팔을 편다. 양 팔이 T 자세를 만들 수 있도록 만든다. 왼쪽 손을 펼 때, 상체에서 멀리 떨어질 수 있도록 돌려낸다. 팔로 반원을 크게 그리며 풋바를 향하게 뒤로 보내며, 평행이 이루어질 때부터 팔을 아래로 구부려준다. 손바닥은 위를 향한다. 이 자세에서 캐리지는 스토퍼 쪽으로 가져오고, 팔은 항상 리포머 뒷쪽으로 움직인다. 캐리지가 스토퍼에 닿았을 때, 팔을 구부리며 머리 윗쪽으로 다시 가져오는데, 이때 캐리지는 움직이지 않아야 한다.

3-5회를 반복한 후에 "로터스 플라워" 동작을 이어서 하거나, 반대쪽을 진행한다.

팔을 시작자세에서 상체 밑부분으로 내려준다. 팔꿈치는 구부려져 있고 손바닥은 위를 향한다. 팔이 움직이기 시작해서 스프링이 열리기 시작한다. 그 후에 팔이 사선으로 올려주며 펴주고, 양 팔이 T 자세가 될 수 있도록 만든다. 다시 시작자세로 팔을 가져오며 구부려준다. 손바닥은 아래를 향한다. 3-5회를 반복한 후에 "로터스 플라워" 동작을 이어서 하거나, 반대쪽을 진행한다.

흔한 실수:

- 움직임이 정확하게 진행되지 않는 것
- 견갑골의 힘을 잃거나 어깨가 앞으로 말리게 되는 것

변형 또는 응용 동작:

- 어렵게 변형한 동작: 다리를 벌려준 채로 캐리지 위에 선다. 스트랩의 길이를 맞춰 진행한다.
  필요하다면 줄을 길게 만들어준다.
- 쉽게 변형한 동작: 암 체어에서 이 동작을 진행한다.

금기증/주의점:

- 사용하는 리포머에 따라서 스프링의 강도가 차이나 어깨 또는 팔꿈치에 무리가 갈 수 있다
- 골다공증이 있는 경우, 이 운동을 하지 않거나 롱박스 위에 옆으로 누워(척추 중립) 무릎을 꿇은 자세로 대체한다.

68. 스와케이트 시리즈 - 로터스 플라워 Swakate Series-Lotus Flower

1/2

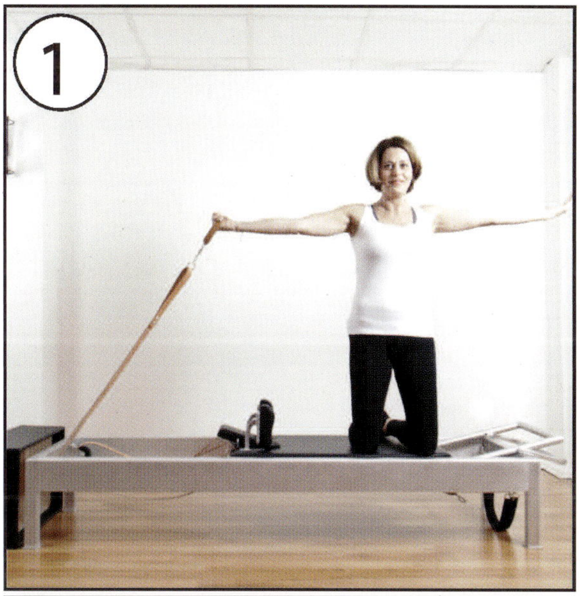

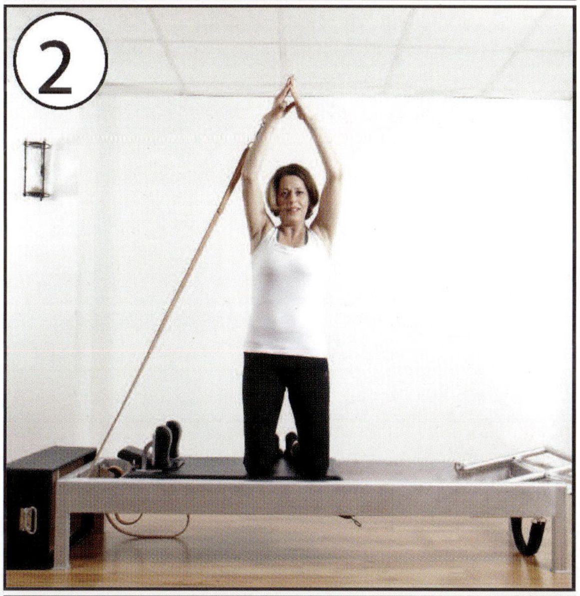

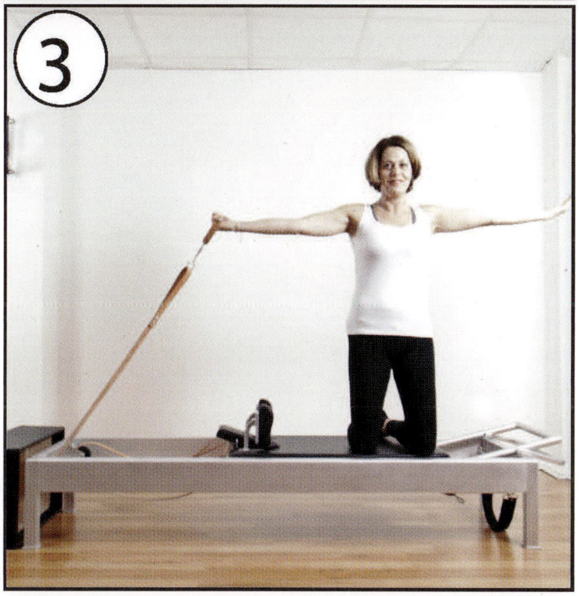

68. 스와케이트 시리즈 – 로터스 플라워 Swakate Series–Lotus Flower 2/2

일반적인 시작자세: 0,25-1,5 스프링

- 다리를 붙인 채로 무릎을 꿇고 왼쪽 캐리지 끝부분에 앉는다. 사진 속에는 풋바는 왼쪽에, 숄더레스트는 오른쪽에 있다.
- 양 팔은 양옆으로 벌려주며 손바닥을 위로 돌려준다.
- 오른쪽 손으로 핸들을 잡아준다.
- 팔은 스트랩이 팽팽할 때까지 올려주지만, 이때 스프링은 열리지 않는다.

운동 목적:

- 어깨세모근과 극상근의 강화
- 상체와 손목의 안정화

운동 실행: 3-5회

팔꿈치를 살짝 구부린 채로 양 팔을 서로 모아준다. 양 손의 손가락 끝이 서로 만난다. 양 팔을 다시 펴면서 양옆으로 보내주며 시작자세로 다시 돌아온다.
3-5회를 반복한 후에 반대쪽 "로터스 플라워" 동작을 이어서 하거나, 다른 쪽을 처음 시리즈부터 진행한다.

흔한 실수:

- 팔을 들어 올릴때 도움을 주기 위해서 상체가 풋바쪽으로 기울어지는 것
- 핸들을 잡은 손의 팔이 안잡은 손의 팔보다 많이 구부려지면서, 운동을 쉽게 진행하는 것
- 양쪽 무릎의 동일한 압력 손실
- 엉덩이가 옆으로 빠짐
- 어깨를 귀 쪽으로 들어 올림

변형 또는 응용 동작:

- 어렵게 변형한 동작: 다리를 벌려준 채로 캐리지 위에 선다. 스트랩의 길이를 맞춰 진행한다. 필요하다면 줄을 길게 만들어준다.
- 더 쉬운 방법: 숄더레스트 가까이에 무릎을 둔다.
- 쉽게 변형한 동작: 암 체어에서 이 동작을 진행한다.
- 무릎에 문제가 있는 경우, 무릎 사이에 공을 넣어 허벅지 안쪽이 더 많이 맞물리도록 한다. 이렇게 하면 무릎에 가해지는 압력이 줄어든다. 공이나 수건을 이용하면 골반을 좀 더 안정시키고 중심을 잘 유지할 수 있도록 도와준다.

금기증/주의점:

- 사용하는 리포머에 따라서 스프링의 강도가 차이나 어깨 또는 팔꿈치에 무리가 갈 수 있다.

69. 닐링 암 서클 Kneeling Arm Circles

1/3

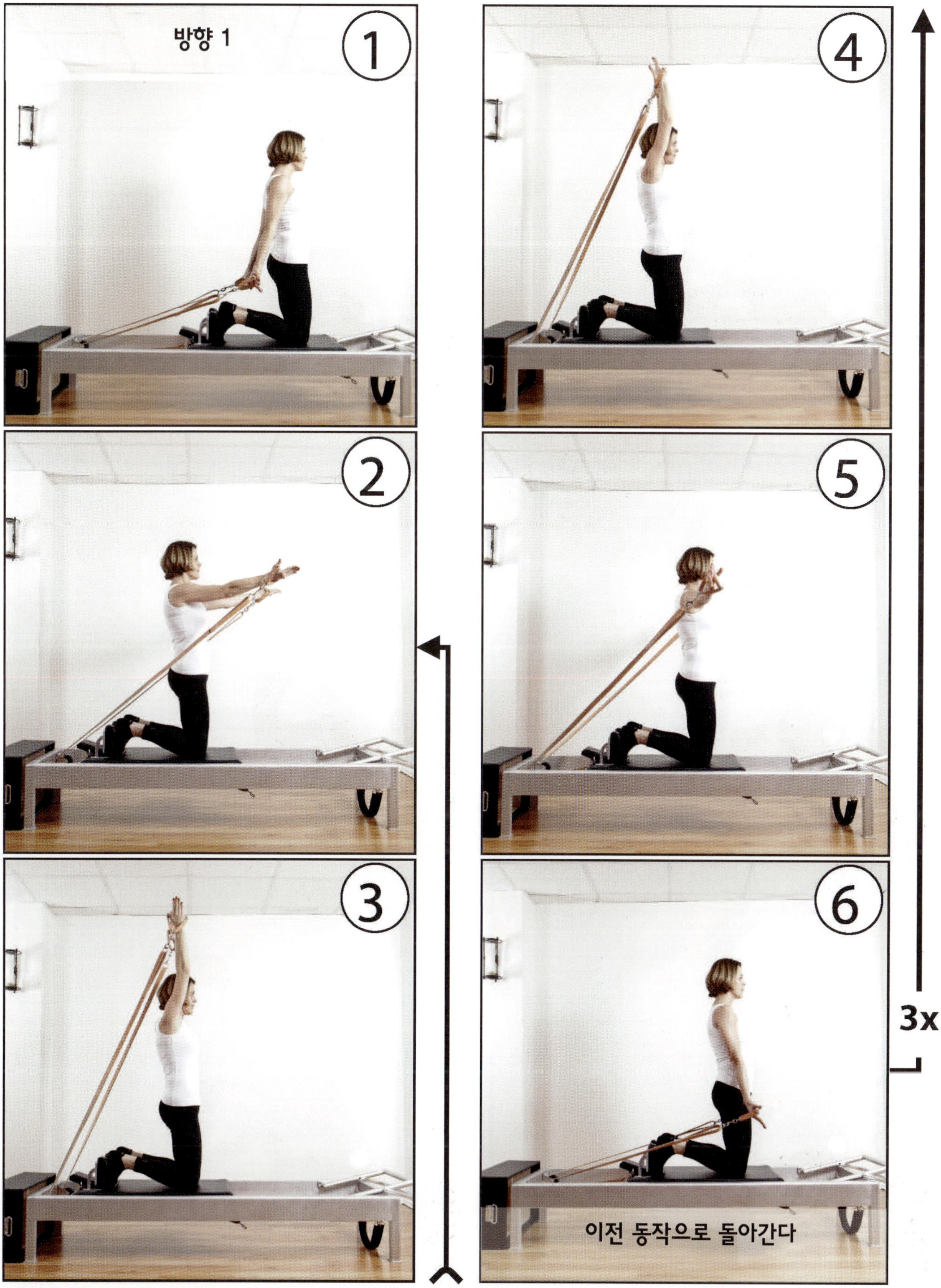

69. 닐링 암 서클 Kneeling Arm Circles

2/3

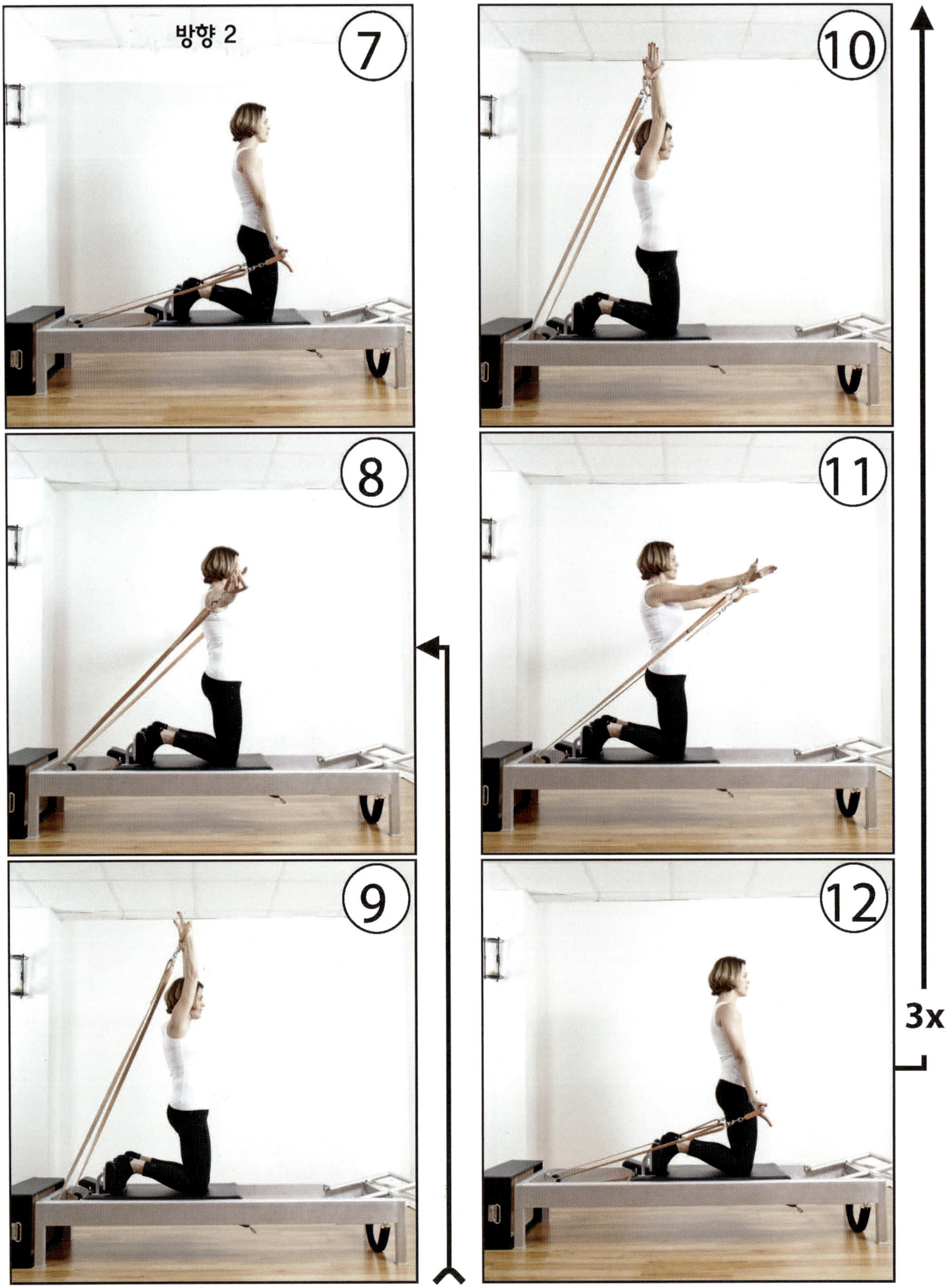

69. 닐링 암 서클 Kneeling Arm Circles
3/3

일반적인 시작자세: 1-2 스프링, 풋바 아래로

- 무릎을 꿇고, 발을 숄더레스트 앞에 세워주며 리포머에 앉는다.
- 양 손으로 핸들을 잡아주고, 손가락을 펴준다.
- 스트랩은 팽팽하지만, 스프링은 아직 열리지 않았다.

운동 목적:

- 어깨와 팔의 회외작용과 회내작용의 개선
- 상체의 안정화
- 어깨세모근, 극상근, 큰가슴근, 위팔두갈래근, 가시아래근, 작은원근, 아래팔의 회내작용의 강화

운동 실행: 한 방향 당 3-5회

방향 1: 엄지손가락이 바깥쪽을 향할 수 있도록 팔을 돌려주며, 양 팔의 평행을 유지해주며 귀 옆까지 위로 보내준다. 손바닥은 마지막 지점에서 위를 향한다. 제일 높은 지점에서 아래팔을 안쪽으로 돌려줘서 손바닥이 앞을 향할 수 있도록 해준다. 엄지손가락은 서로 겹쳐진다. 그리고 난 후에 팔을 바깥쪽에서 밑으로 보내며, 골반 옆이나 살짝 앞으로 보낸다. 손바닥은 앞을 향한다. 캐리지는 다시 돌아오지만, 스토퍼에 닿지 않게 보내준다.
3에서 5회 반복을 진행한 후에 반대쪽을 진행한다. 힘이 부족하다면 스프링을 적게 만든 후 운동을 진행한다.

방향 2: 팔을 시작자세에서 옆에서 귀 옆쪽으로 들어 올린다. 팔은 앞이나 상체 옆으로 가져오지만, 뒤로 빠져서는 안된다. 손바닥은 계속 앞을 향한다. 제일 높은 지점에서 아래팔을 바깥쪽으로 돌려서 손바닥이 아래를 바라본다. 엄지손가락은 바깥쪽을 향한다. 팔은 앞으로 그리고 또 밑으로 보낸다. 어깨 높이만큼 내려왔을 때는 손바닥이 아래를 향하고, 상체 옆에 위치할 때는 앞을 향한다. 골반 옆이나 앞으로 가져왔을 때 멈춘다. 3에서 5회 반복을 진행한다.

흔한 실수:

- 견갑골 (어깨뼈)의 안정성이 모든 방향에서 떨어지는 것
- 팔을 앞쪽으로 보내기 위해 몸무게를 이용한다.
- 팔이 위를 향했을 때, 어깨가 필요 이상으로 올라가는 것
- 갈비뼈의 움직임이 배의 힘으로 인해 포기되는 것
- 팔의 돌리는 움직임을 진행하지 않는것
- 방향 1: 팔을 위로 보낼 때 어깨가 말려지고, 가슴은 내려가고, 목은 앞으로 빠지게 되는 것
- 방향 2: 팔이 상체보다 뒤로 빠진 상태에서 위로 올라가게 되면서 가슴 근육과 위팔두갈래근이 스트레칭되고, 어깨는 안정되지 못하며 힘을 앞으로 주게 되는 것. 지금과 같은 운동은 프로선수들이 던지는 연습을 하기 위해 진행하는 운동이다.

변형 또는 응용 동작:

- 손가락을 펴지 않고 주먹을 쥐고 운동을 하는 것
- 넘어지는 것을 방지하기 위해서 "싯팅 하프 암 서클" 또는 "싯팅 빅 암 서클"을 리포머 박스에 앉은 상태에서 진행한다.

금기증/주의점:

- 넘어질 수 있는 위험

70. 스네이크 Snake

1/3

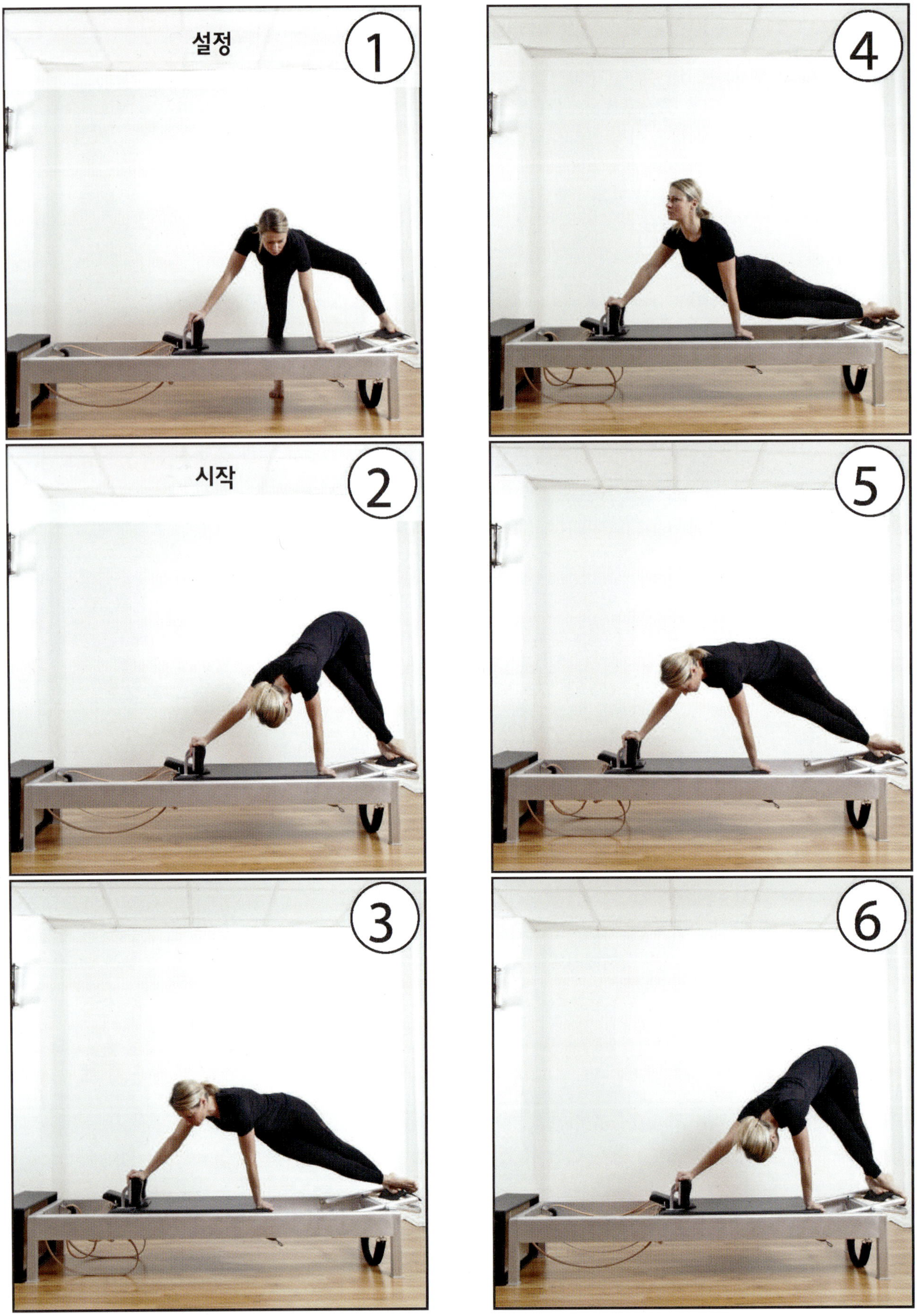

70. 스네이크 Snake
2/3

일반적인 시작자세: 1–2 스프링, 풋바 아래로 또는 위로

- *풋바가 아래 있는 것을 추천한다. 풋바가 위에 있으면 운동의 강도가 높아진다.*
- 리포머 한쪽에 서서 리포머를 바라보며 선다. 사진 속에 풋바는 왼쪽, 숄더레스트는 오른쪽에 위치해 있다.
- 오른쪽 손은 멀리 위치한 숄더레스트 위에 올리며, 손가락은 아래를 향한다. 손목이 최대한 꺾이지 않도록 주의한다.
- 왼쪽 발은 풋바 위에 올려주고, 발뒤꿈치가 풋바가 시작하는 지점에 올려질 수 있도록 만들어준다. 발뒤꿈치 뒤에 공간이 없게 만들어준다.
- 왼쪽 손은 왼쪽 캐리지 바깥쪽에 올려준다. 손가락으로 캐리지 면을 감싸서 손목에 무리가 가는 것을 줄여준다.
- 캐리지를 움직이지 않은 채로 한 번에 오른쪽 발을 왼쪽 발목 앞으로 겹쳐 올려주며, 오른쪽 다리를 바깥쪽으로 살짝 돌려준다. 발아치가 리포머쪽에서 돌려질 수 있도록 만들어준다.
- 이 운동의 순서는: 손–발–손–발이다.
- 체중을 최대한 뒤로 실어주면서 허리를 펴준다.
- 숄더레스트 위에 올려져 있는 오른쪽 손부터 꼬리뼈까지 하나의 긴 선으로 유지한다.
- 이 자세는 조금 돌려진 롱 스트레치 시리즈 업 스트레치 또는 요가 운동 중 아래를 바라보는 개 자세를 생각나게 한다.

운동 목적:

- 상체 측면의 열림
- 하체 후면, 측면(중간볼기근, 작은볼기근, 넙다리근막긴장근)의 스트레칭
- 척추의 가동화
- 상체의 안정화
- 팔, 어깨, 배바깥빗근의 강화

운동 실행: 한쪽 당 1–3회

캐리지는 밀어내주고, 상체는 펴주며, 골반은 아래로 내려준다. 골반의 위치는 수직으로 유지하고, 상체의 방향이 캐리지를 향할 때, 양 다리 또한 겹쳐져 있는 상태에서 수직을 유지한다(사진 3). 골반은 수직을 유지하고 있다가 가슴을 앞으로 내밀며 스완 동작과 비슷하게 상체를 들어 올릴때 골반을 밑으로 내려준다. 캐리지는 필요한 만큼만 앞으로 밀어내준다. 캐리지는 과도하게 밀어내면, 몸의 체중을 양 손에 분할하기 힘들다.

골반을 다시 들어 올려주고 캐리지는 가져오며, 시작자세로 돌아온다.

1에서 3회 반복을 한 후에 다른 쪽을 진행하거나 트위스트 동작을 진행한다.

70. 스네이크 Snake

3/3

흔한 실수:

- 손목이 꺾이는 것
- 캐리지가 너무 많이 밀려지는 것
- 팔꿈치와 목이 과도하게 꺾이지 않도록 주의한다.

변형 또는 응용 동작:

- 시작자세를 하기 두려운 경우에는 모든 스프링을 걸어주고, 필요한 경우에는 파트너가 캐리지 숄더레스트 앞쪽으로 한 발을 올려주며 안전하게 만들어준다.
- 처음에는 단순히 시작 자세로 오는 연습을 한다.
- 스프링의 강도와 도움을 받는 것을 느껴보기 위해서 서있는 자세에서 왼쪽 발만 풋바에 올려주고, 양 손으로 캐리지를 밀어내주며, 오른쪽 발을 바닥에서 살짝 들어 올려본다.
- 발을 풋바 위에 길게 올리지 않고, 로마나의 운동방식으로 발을 풋바의 윗쪽 끝부분에 올려준다. 발바닥과 발가락을 풋바에 올려준다.
- 작은 사람일 경우에는 풋바에 발을 올려주지 않고, 리포머 앞쪽에 발을 올려주며 발바닥을 시작점에 놓아준다.
- 손을 숄더레스트가 아닌 숄더레스트 앞부분이나 숄더레스트 사이 안쪽에 위치할 수 있도록 놓아준다. 손가락이 바깥쪽을 향하게 만들어준다. 양 팔이 서로 멀리 있어서 무게중심이 밑을 향하기 때문에 운동을 더 수월하게 진행할 수 있다.
- 큰 사람은 팔을 캐리지 중앙쪽으로 가져온다. 이때 손은 캐리지 바깥쪽에 위치해 있다.
- 로마나 크리자노브스카의 스네이크는 골반이 캐리지쪽으로 당겨지며 운동이 진행된다.

금기증/주의점:

- 이 운동은 어깨와 손목에 힘이 많이 필요하므로, 건강한 어깨와 손목을 가진 사람만 운동을 진행한다.

71. 트위스트 Twist

1/3 (조셉 필라테스 & 캐롤라 트리어: 트위스트)

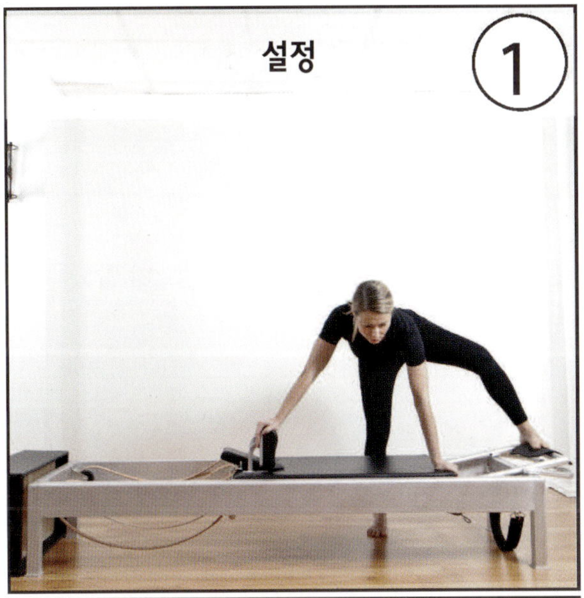

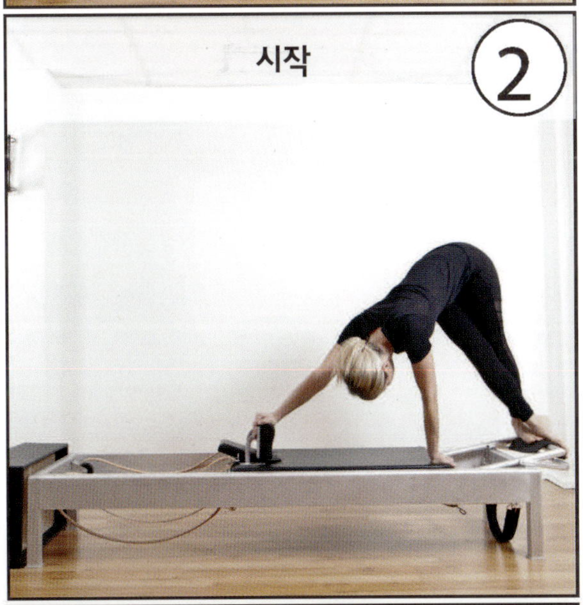

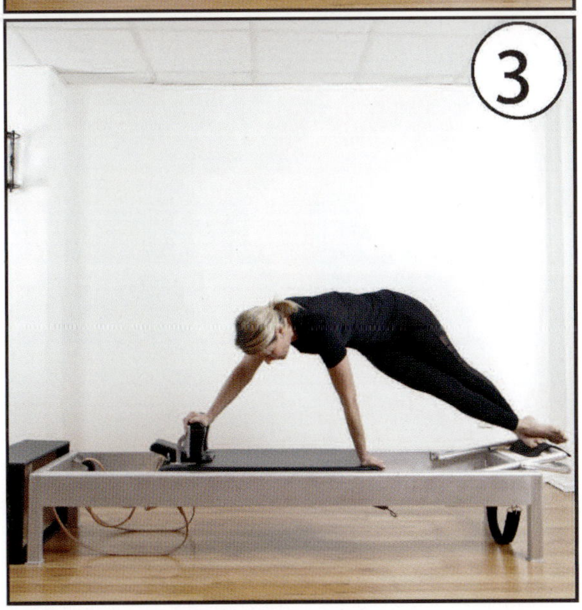

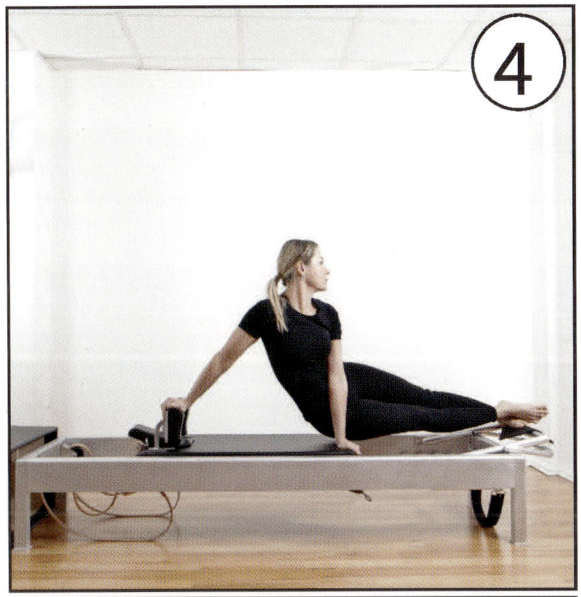

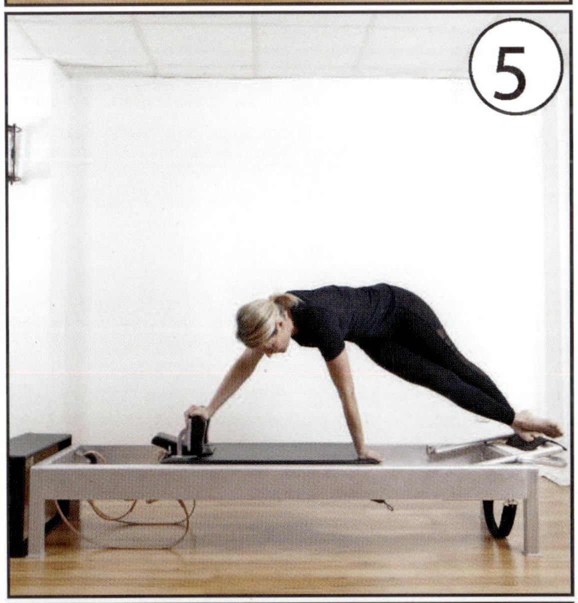

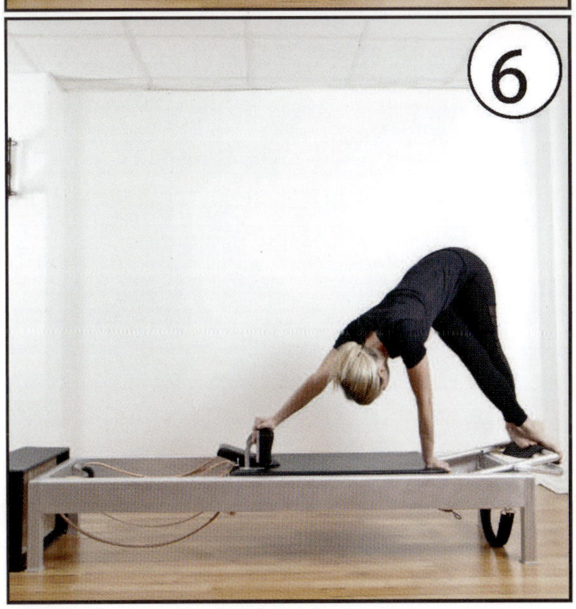

71. 트위스트 Twist

2/3 (조셉 필라테스 & 캐롤라 트리어: 트위스트)

일반적인 시작자세: 1-2 스프링, 풋바 아래로 또는 위로

- *풋바가 아래 있는 것을 추천한다. 풋바가 위에 있으면 운동의 강도가 높아진다.*
- 전통적으로 스네이크 앤 트위스트는 예를 들어, 처음 스네이크 2회와 트위스트 1회를 수행하는 복합 운동으로 간주된다. 따라서 시작 과정은 "스네이크"와 동일하다. 물론 따로 연습하는 것도 가능하다.
- 리포머 한쪽에 서서 리포머를 바라보며 선다. 사진 속에 풋바는 왼쪽, 숄더레스트는 오른쪽에 위치해 있다.
- 오른쪽 손은 멀리 위치한 숄더레스트 위에 올리며, 손가락은 아래를 향한다. 손목이 최대한 꺾이지 않도록 주의한다.
- 왼쪽 발은 풋바 위에 올려주고, 발뒤꿈치가 풋바가 시작하는 지점에 올려질 수 있도록 만들어준다. 발뒤꿈치 뒤에 공간이 없게 만들어준다.
- 왼쪽 손은 왼쪽 캐리지 바깥쪽에 올려준다. 손가락으로 캐리지 면을 감싸서 손목에 무리가 가는 것을 줄여준다.
- 캐리지를 움직이지 않은 채로 한 번에 오른쪽 발을 왼쪽 발목 앞으로 겹쳐 올려주며, 오른쪽 다리를 바깥쪽으로 살짝 돌려준다. 발아치가 리포머쪽에서 돌려질 수 있도록 만들어준다.
- 이 운동의 순서는: 손-발-손-발이다.
- 체중을 최대한 뒤로 실어주면서 허리를 펴준다.
- 숄더레스트 위에 올려져 있는 오른쪽 손부터 꼬리뼈까지 하나의 긴 선으로 유지한다.
- 이 자세는 조금 돌려진 "롱 스트레치 시리즈 업 스트레치" 또는 요가 운동 중 아래를 바라보는 개 자세를 생각나게 한다.

운동 목적:

- 하체 후면, 측면(중간볼기근, 작은볼기근, 넙다리근막긴장근)의 스트레칭
- 척추의 가동화
- 상체의 안정화
- 팔, 어깨, 배바깥빗근의 강화

운동 실행: 한쪽 당 1-3회

캐리지는 밀어내주고, 상체는 펴주며, 골반은 아래로 내려준다. 골반의 위치는 수직으로 유지하고, 상체의 방향이 캐리지를 향할 때, 양 다리 또한 겹쳐져 있는 상태에서 수직을 유지한다(사진 3).

상체가 바닥과 평행이 될 때까지 캐리지를 밀어준다. 캐리지를 조정시키며, 골반은 가라앉는다. 풋바를 바라보면서 골반을 최대한 내릴 수 있는 만큼 내려준다.
골반을 다시 들어주고 상체를 바닥과 다시 평행이 될 수 있도록 만들어준다.
캐리지는 가져오며, 시작자세로 돌아온다.
1에서 3회 반복을 한 후에 다른 쪽을 진행하거나 스네이크 또는 트위스트 동작을 진행한다.

71. 트위스트 Twist

3/3 (조셉 필라테스 & 캐롤라 트리어: 트위스트)

흔한 실수:

- 손목이 꺾이는 것
- 캐리지가 너무 많이 밀려지는 것
- 앉는 것
- 어깨가 귀 쪽으로 당겨지는 것
- 왼쪽 발의 지탱이 유지되지 않는 것. 이 경우에는 발을 사선으로 놓아주는 변형동작을 진행한다. 변형 또는 응용동작을 진행해 본다.

변형 또는 응용 동작:

- 시작자세를 하기 두려운 경우에는 모든 스프링을 걸어주고, 필요한 경우에는 파트너가 캐리지 숄더레스트 앞쪽으로 한 발을 올려주며 안전하게 만들어준다.
- 처음에는 단순히 시작 자세로 오는 연습을 한다.
- 스프링의 강도와 도움을 받는 것을 느껴보기 위해서 서있는 자세에서 왼쪽 발만 풋바에 올려주고, 양 손으로 캐리지를 밀어내주며, 오른쪽 발을 바닥에서 살짝 들어 올려본다.
- 발을 풋바 위에 길게 올리지 않고, 로마나의 운동방식으로 발을 풋바의 윗쪽 끝부분에 올려준다. 발바닥과 발가락을 풋바에 올려준다.
- 작은 사람일 경우에는 풋바에 발을 올려주지 않고, 리포머 앞쪽에 발을 올려주며 발바닥을 시작점에 놓아준다.
- 손을 숄더레스트가 아닌 숄더레스트 앞부분이나 숄더레스트 사이 안쪽에 위치할 수 있도록 놓아준다. 손가락이 바깥쪽을 향하게 만들어준다. 양 팔이 서로 멀리 있어서 무게중심이 밑을 향하기 때문에 운동을 더 수월하게 진행할 수 있다.
- 큰 사람은 팔을 캐리지 중앙쪽으로 가져온다. 이때 손은 캐리지 바깥쪽에 위치해 있다.
- 로마나 크리자노브스카의 스네이크 & 트위스트는 골반이 캐리지 쪽을 향한 상태에서 운동이 진행되고, 트위스트 운동을 진행할 때, 골반은 처음 캐리지가 밀릴 때 수직을 유지하지 않는다.
- 한 손으로 하는 변형동작: 캐리지를 밀어낸 후에 상체는 바닥과 수평을 유지시키고, 왼쪽 손을 떼어준다. 왼쪽 팔을 왼쪽 귀 위로 들어 올려줄 때, 골반은 아래로 내린다.

금기증/주의점:

- 이 운동은 어깨와 손목에 힘이 많이 필요하므로, 건강한 어깨와 손목을 가진 사람만 운동을 진행한다.

72. 웨슬러의 브릿지 Wrestler's Bridge

1/2 (조셉 필라테스: 웨슬링 브릿지)

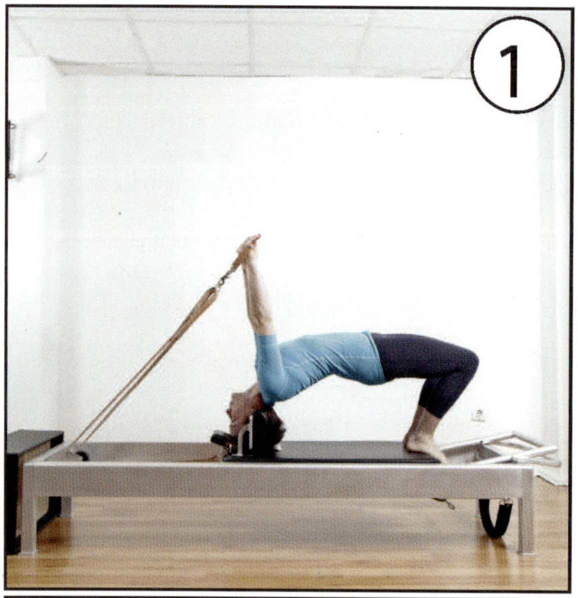

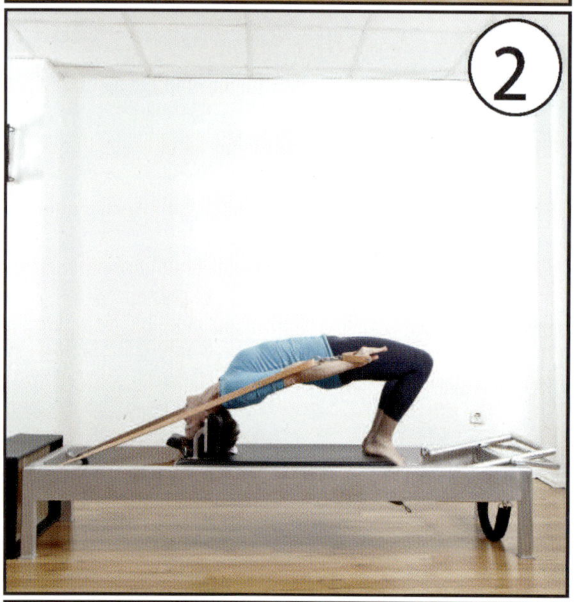

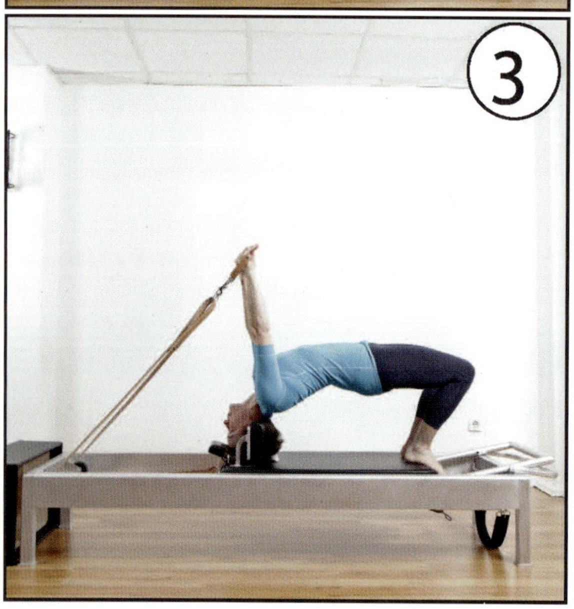

72. 웨슬러의 브릿지 Wrestler's Bridge

2/2 (조셉 필라테스: 웨슬링 브릿지)

일반적인 시작자세: 1-2 스프링, 풋바 아래로

- 캐리지에 등을 대며, 어깨는 숄더레스트에 대어주며 눕는다.
- 핸들은 바로 잡을 수 있도록 숄더레스트 홀터에 놓아준다.
- 손으로 발을 잡아 당겨줘서 캐리지 맨 끝부분에 세워준다. 발은 서로 떨어져 있다.
- 손으로 숄더레스트를 잡아주고 손바닥이 숄더레스트 위에 올라갈 수 있도록 만든다. 손을 잡는 방식이 매트 위에 다리(Bridge)를 만든다고 생각한다.
- 손으로 눌러주며 상체를 반 올려주고, 머리를 꺾어서 숄더레스트 사이에 올려준다.
- 이 자세에서 손을 놓으면 안되겠다는 느낌이 든다면 일단 준비된 전체 운동을 수행할 준비가 잘 된 것이다.
- 손은 놓아주고 핸들을 잡아준다. 팔은 위로 뻗어준다. 그렇지 않다면 완전한 운동을 수행할 수 있을 만큼 충분히 목이 강해질 때까지 이것을 연습한다.

운동 목적:

- 상체 측면, 고관절굴곡근, 넙다리네갈래근의 스트레칭
- 목근육, 넓은등근, 위팔세갈래근의 강화
- 척추의 활성화

운동 실행: 3-5회

팔을 골반 옆으로까지 내려주며 당겼다가 다시 올려준다.

3에서 5회 반복을 한다.

핸들은 내려주고 척추를 말아내려주며 내려온다.

흔한 실수:

- 발이 캐리지 위에 올라오지 않는 것. 이 경우에는 이 운동을 진행하지 않는다.
- 목이 너무 과도하게 꺾여지는 것

변형 또는 응용 동작:

- 준비 운동: 척추 교정기 또는 매트 위의 큰 공/피트 공을 사용하여 공으로 척추를 받치고 다리를 연습한다. 이것은 머리와 목에 가해지는 압력을 점차 증가시키는데 도움이 된다. 다음 단계는 브리징 중에 공을 들어 올리려고 시도하는 것이다.

금기증/주의점:

- 이 운동은 경추에 무리가 많이 가는 운동이므로, 오랫동안 운동을 해온 사람과 목 근육이 강한 사람만 트레이너의 지도하에 진행한다.
- 경추에 문제가 있는 사람은 이 운동을 진행하지 않는다.

73. 코르크스크루 Corkscrew

1/4 (조셉 필라테스: 코르크스크루)

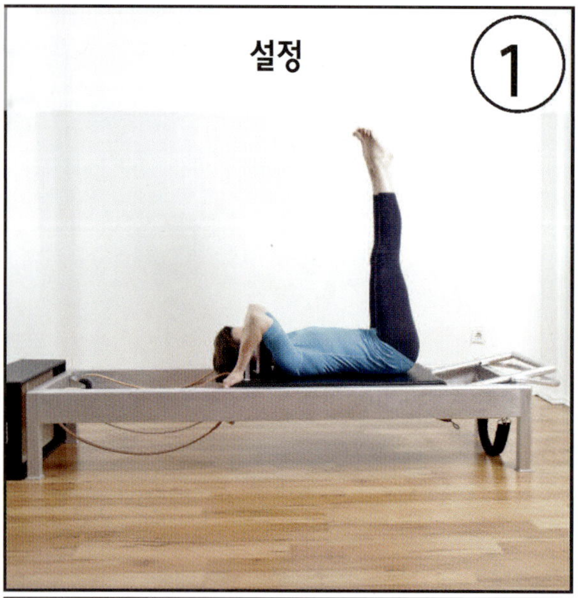

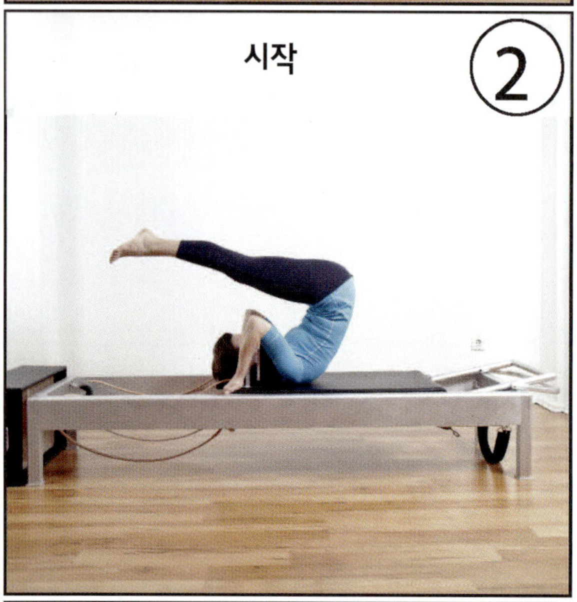

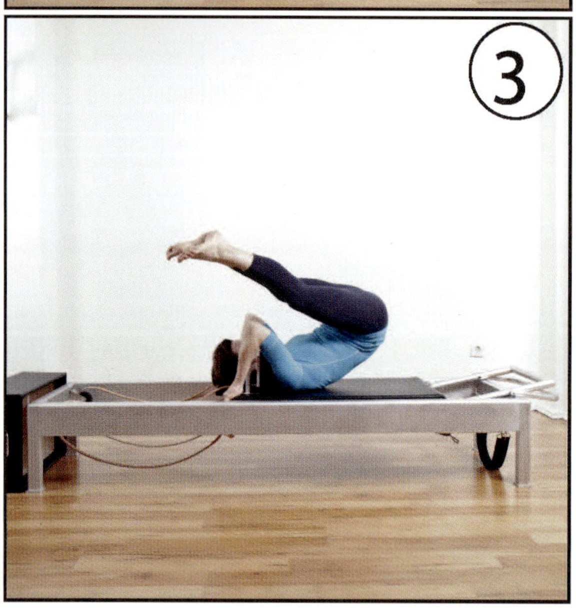

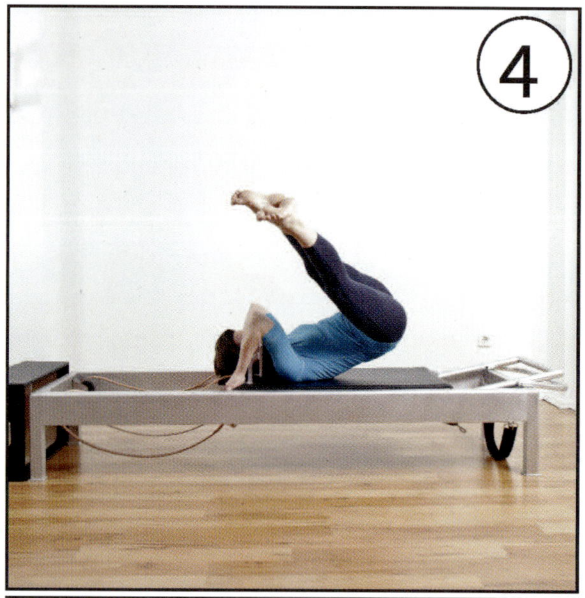

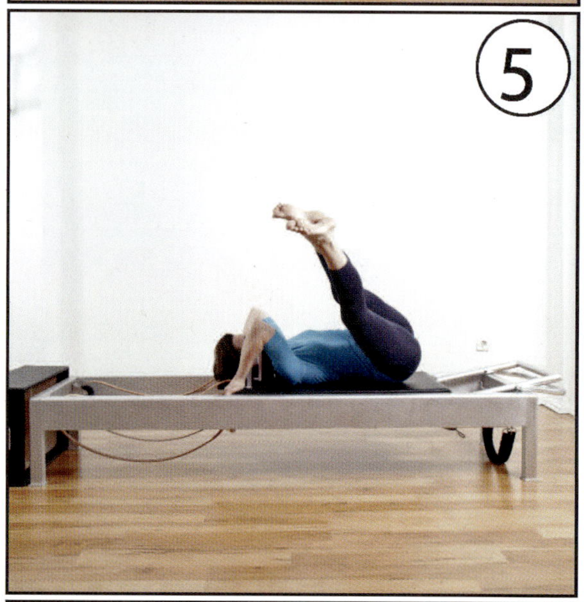

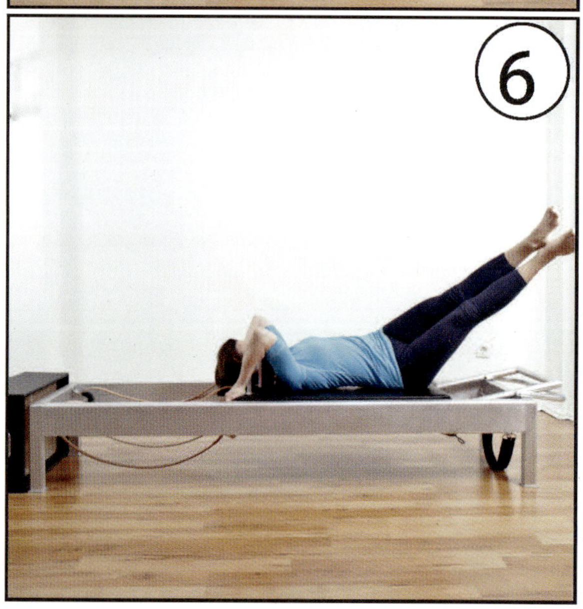

73. 코르크스크루 Corkscrew

2/4 (조셉 필라테스: 코르크스크루)

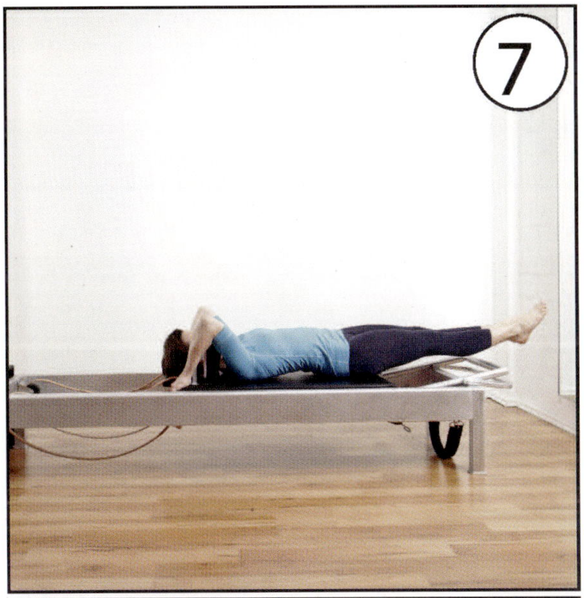

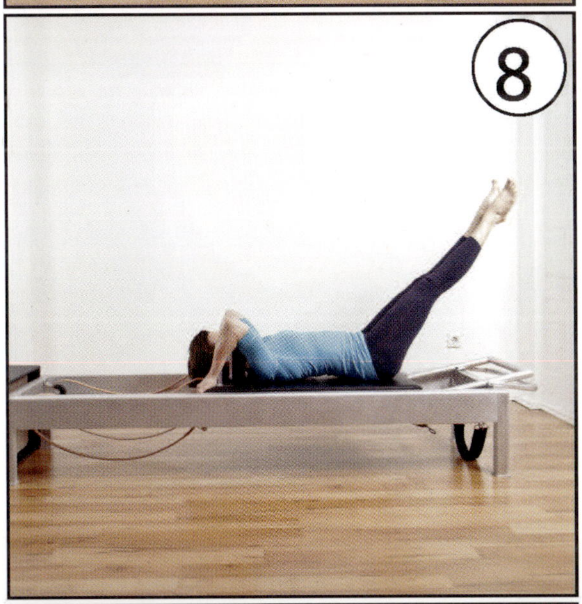

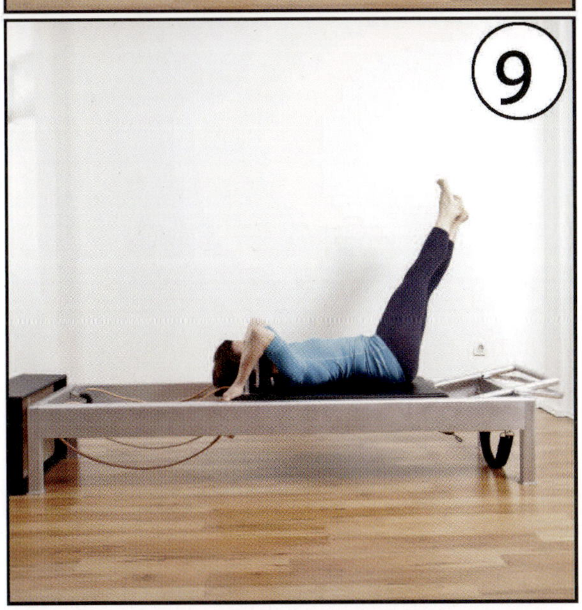

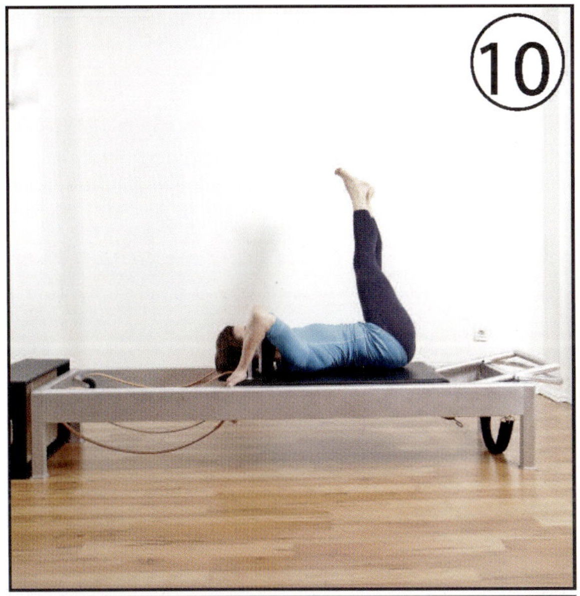

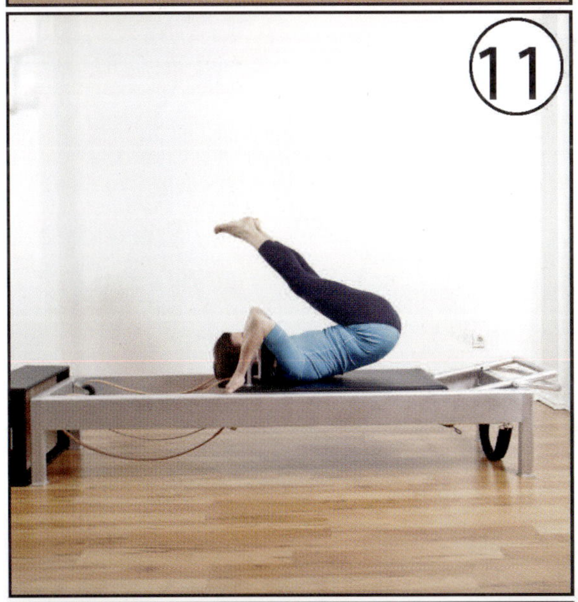

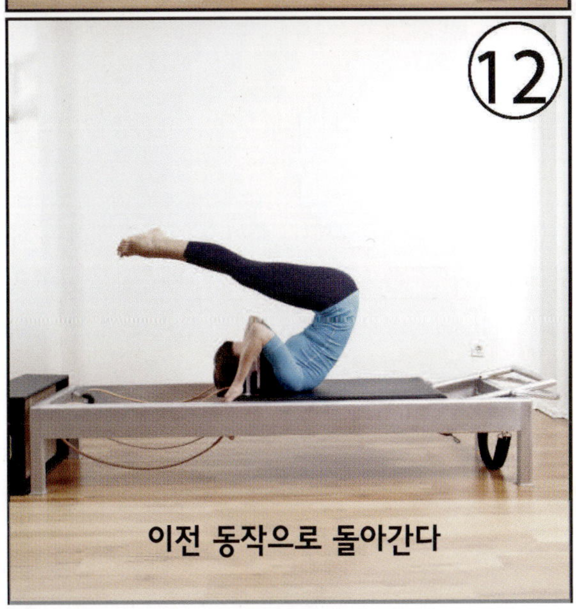

73. 코르크스크루 Corkscrew

3/4 (조셉 필라테스: 코르크스크루)

일반적인 시작자세: 2-4 스프링, 풋바 아래로, 헤드레스트 아래로

- 캐리지 위에 눕는다. 어깨는 숄더레스트에 대어주거나 살짝 떼어준다.
- 손은 캐리지 뒷쪽 끝부분은 잡아준다.
- 팔꿈치는 위를 향한다.
- 다리는 수직으로 들어 올린다.
- 다리는 살짝 바깥쪽으로 돌린다. 발은 작은 'V'자를 만든다.
- 다리 안쪽근육의 힘을 준다.
- 배는 안쪽으로 잡아당겨주고, 척추를 말아 올려주며, 다리가 롤-오버 자세가 될 수 있도록 보내준다.
- 처음에 배와 다리가 90°를 유지할 수 있도록 한다.
- 몸의 체중은 머리가 아닌 어깨와 팔에 분산시킨다.
- 머리 위치는 경추(목뼈)가 허용하는 범위에 위치할 수 있도록 한다.
- 이 자세는 몸의 유연성에 의해서 결정된다. 위에 그림처럼 다리가 바닥과 수평이 되는 것은 모든 사람의 몸에 적합하지 않다.

운동 목적:

- 배근육, 특히 배바깥빗근, 고관절굴곡근, 특히 대요근과 엉덩근의 강화
- 척추(흉추, 요추)의 가동화
- 상체 후면의 스트레칭

운동 실행: 한쪽 당 1-5회

발을 모은 상태에서 오른쪽으로 보낸다. 오른쪽으로 더 많이 보낼수록 운동의 강도는 높아진다. 그런 후에 상체의 오른쪽 면을 단계적으로 천천히 눌러주며 내려온다. 이때 처음 시작보다 상체가 오른쪽으로 더 휘지 않아야 한다.

다리는 천천히 풋바쪽으로 허리가 꺾이지 않게 유지하며 최대한 내릴 수 있는 만큼 내려준다. 상체를 동시에 캐리지 위에 닿게 한다. 발을 왼쪽으로 보내고, 몸의 체중을 왼쪽으로 실어준다. 한 단계씩 점차적으로 올라가고 끝에는 다리는 중앙으로 보내주며 롤 오버 자세를 취할 수 있도록 만들어준다.

반대쪽을 진행한다.

발을 모은 상태에서 왼쪽으로 보낸다. 오른쪽으로 보냈었던 만큼 다리를 보내준다. 그 후에 상체의 왼쪽 면을 단계적으로 천천히 눌러주며 내려온다. 이때 처음 시작보다 상체가 왼쪽으로 더 휘지 않아야 한다.

다리는 천천히 풋바쪽으로 허리가 꺾이지 않게 유지하며 최대한 내릴 수 있는 만큼 내려준다. 상체를 동시에 캐리지 위에 닿게 한다. 발을 오른쪽으로 보내고, 몸의 체중을 오른쪽으로 실어준다. 한 단계씩 점차적으로 올라가고 끝에는 다리는 중앙으로 보내주며 롤 오버 자세를 취할 수 있도록 만들어준다.

73. 코르크스크루 Corkscrew

4/4 (조셉 필라테스: 코르크스크루)

흔한 실수:

- 롤오버 자세에서 엉덩이는 수평 상태는 아니다.
- 다리가 한쪽으로 들려질 때 반대쪽 어깨가 같이 들리는 것
- 풋바쪽으로 다리가 가까워질 때, 허리가 꺾여지는 것
- 다리 안쪽 근육의 힘이 풀려지면서 양 다리가 서로를 밀어내는 것
- 캐리지에 똑바로 눕지 않는 것
- 상체의 힘을 과도하게 사용하는 것
- 척추뼈를 차례 차례 굴리면서 머리를 들어 올린다.

변형 또는 응용 동작:

- 도움을 조금만 받기: 팔꿈치가 바깥쪽을 향한 상태로 숄더레스트 뒤쪽에 위치한 쇠봉으로 잡아준다.
- 몸을 지지하기 위해 몸 옆의 캐리지에 팔을 둔다.
- 다리 뒷쪽 근육이 짧은 경우, 등 근육의 힘 또는 배 안쪽 근육 힘이 부족한 경우에는 롤 오버 동작을 하지 않고 이 운동을 진행하도록 한다. 다리를 수직으로 들어준 후에 다리를 오른쪽, 밑으로, 왼쪽으로, 그리고 다시 수직으로 들어준다.
- 다리가 조금 더 많이 옆으로 이동되거나 적게 이동될 수 있다. 그렇지만 골반이 많이 띄어져서는 안된다.

금기증/주의점:

- 목 또는 어깨의 문제가 있는 사람은 운동의 움직임을 작게 진행한다. 팔을 가슴 높이로 들어 올려준 후에 어깨와 목의 사용을 하지 않게 만든다.
- 골다공증이 있는 사람은 이 동작을 하지 않는다.

74. 틱 톡 Tic Toc

1/2

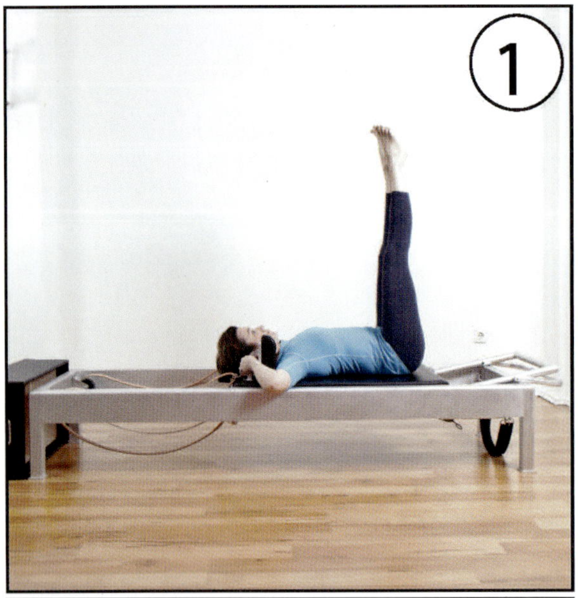

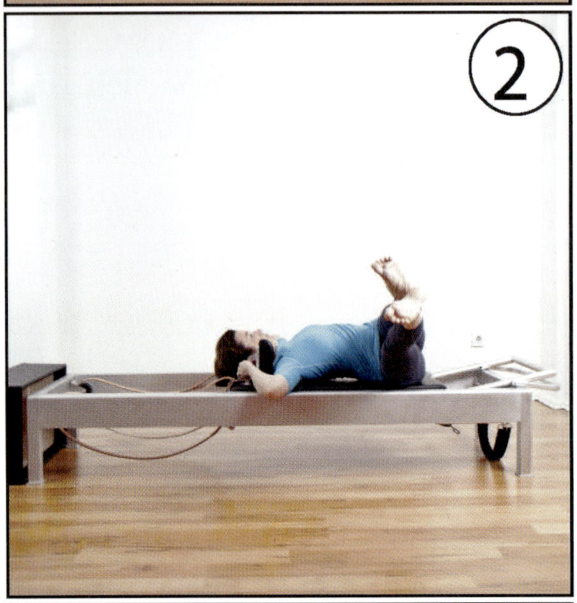

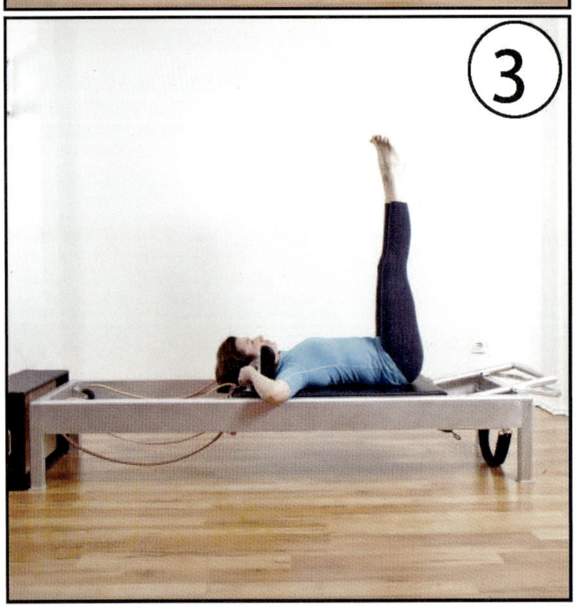

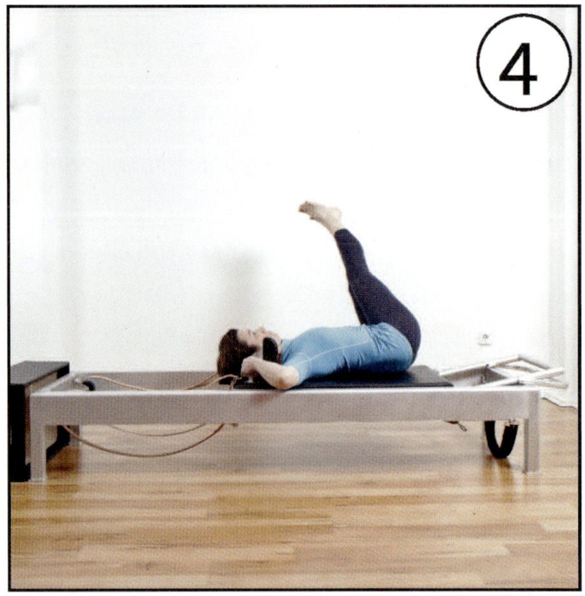

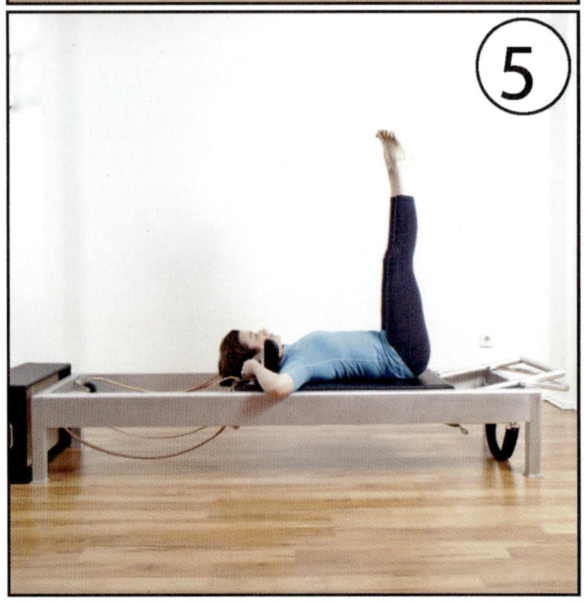

74. 틱 톡 Tic Toc
2/2

일반적인 시작자세: 3-4 스프링, 풋바 아래로, 헤드레스트 아래로

- 캐리지 위에 눕는다. 숄더레스트에 어깨를 대어준다.
- 손으로 숄더레스트 뒤에 위치한 봉을 잡아준다. 팔꿈치는 바깥쪽을 향하게 넓게 벌려준다.
- 손바닥은 안쪽을 향한다.
- 다리는 수직으로 위로 들어주며 발은 펴준다.
- 다리는 살짝 바깥쪽으로 돌려서 안쪽 근육의 힘을 준다. 발은 작은 'V'자를 만든다.

운동 목적:

- 배바깥빗근, 배속빗근, 허리뭇갈래근, 회전근개, 엉덩갈비근, 대요근과 엉덩근의 강화
- 어깨 외전의 넓은 등근, 큰가슴근, 큰원근, 부리위팔근, 위팔세갈래근을 통한 안정화

운동 실행: 한쪽 당 3-7회

다리를 최대한 오른쪽으로 보낸다. 왼쪽 골반이 들려진다. 배는 안쪽으로 집어넣어 주며 다리를 다시 수직이 될 수 있도록 위로 올려준다. 그런 후에 다리를 왼쪽으로 보낸다.

이때 조금 전과 같이 넘어가는 쪽의 반대 골반이 들어올려진다. 배는 다시 안쪽으로 집어넣어 주며 다리를 다시 돌려보낸다.

양쪽을 3에서 5회씩 반복한다.

흔한 실수:

- 다리가 한쪽으로 내려갈 때 반대쪽 어깨가 같이 들리는 것
- 움직임이 중앙이 아닌 다리에서 시작된다.
- 다리가 앞으로 내려가는 것
- 다리 안쪽 근육의 힘이 풀려지면서 양 다리가 서로를 밀어내는 것

변형 또는 응용 동작:

- 전체 운동을 하기에 힘이 부족한 경우에는 다리를 테이블 탑자세를 만든 후에 운동을 진행한다.
- 오른쪽 다리를 바깥쪽으로 보내고 왼쪽 다리는 수직을 유지한다. 왼쪽 다리가 골반이 돌아갈 때 살짝 들려진다면, 오른쪽 다리가 바깥쪽을 보내질 때 왼쪽 다리를 바깥쪽으로 살짝 보내줬다가 왼쪽 다리를 다시 수직으로 보내주고, 양 다리를 붙여준다. 똑같은 방식으로 반대쪽도 진행한다.

금기증/주의점:

- 척추에 문제가 있는 사람은 다리를 다 편 채로 회전을 시킬 때, 통증을 유발할 수 있다.
- 이 운동은 척추의 회전으로 인해 수준이 높은 운동이 됨으로써, 몸을 많이 풀어준 후에 진행을 해서 쥐가 나는 것을 방지하도록 한다.

75. 밸런스 컨트롤 스탭 오프 Balance Control Step Off

1/6 (대체: 밸런스 컨트롤 아라베스크로 내리기)

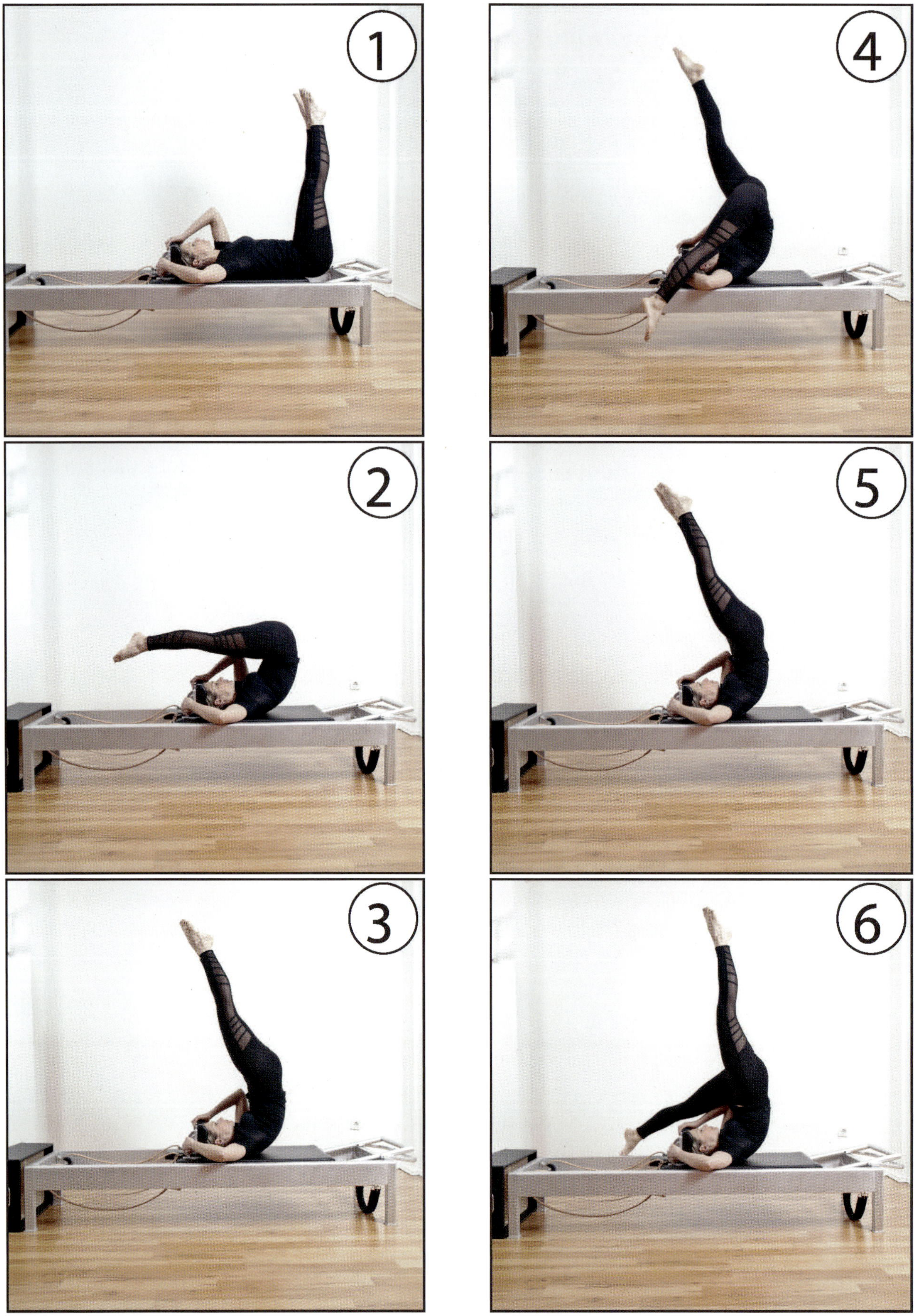

75. 밸런스 컨트롤 스탭 오프 Balance Control Step Off

2/6 (대체: 밸런스 컨트롤 아라베스크로 내리기)

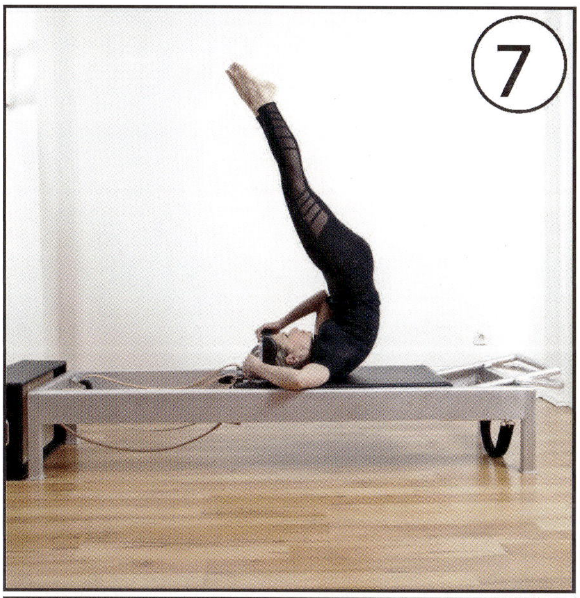

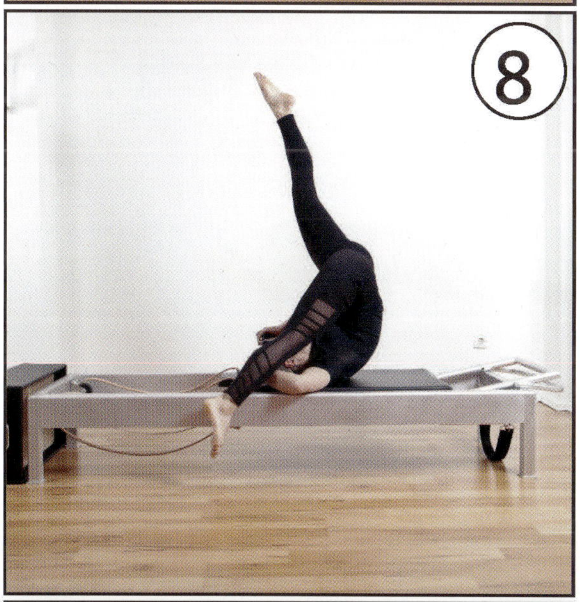

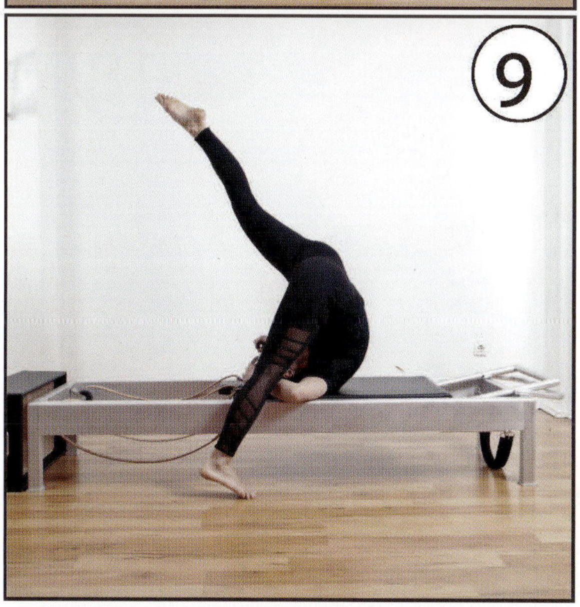

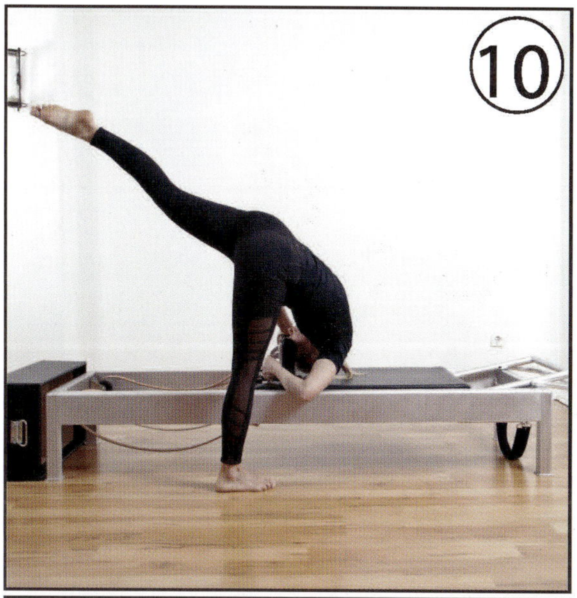

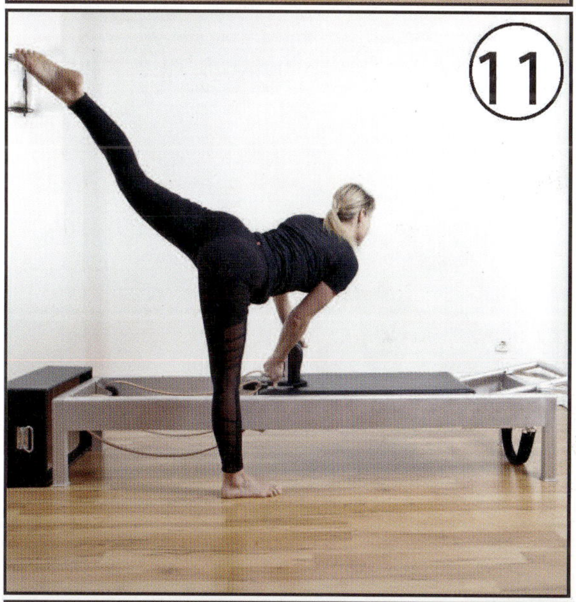

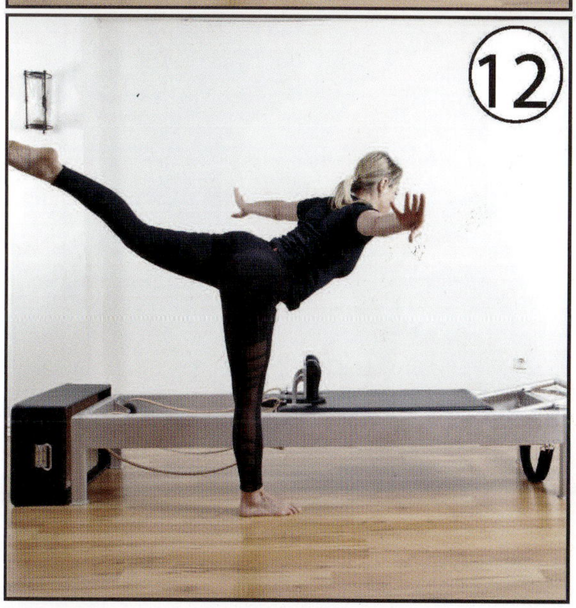

75. 밸런스 컨트롤 스탭 오프 Balance Control Step Off

3/6 (대체: 밸런스 컨트롤 아라베스크로 내리기)

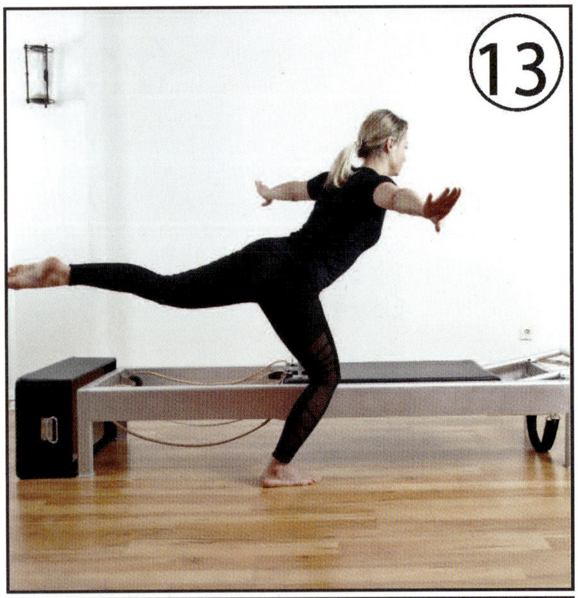

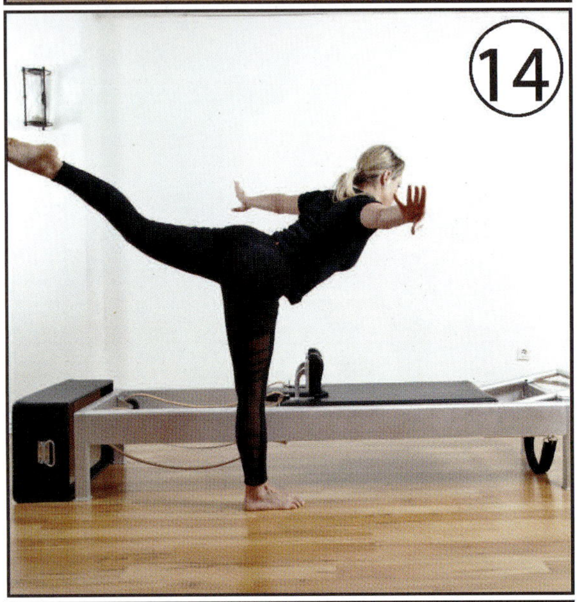

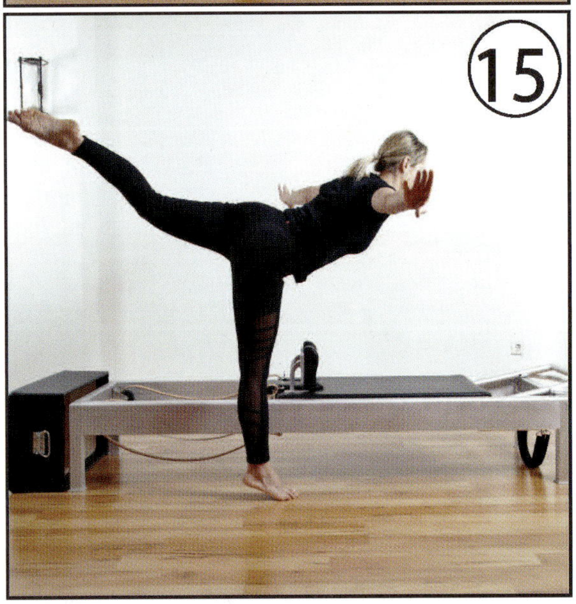

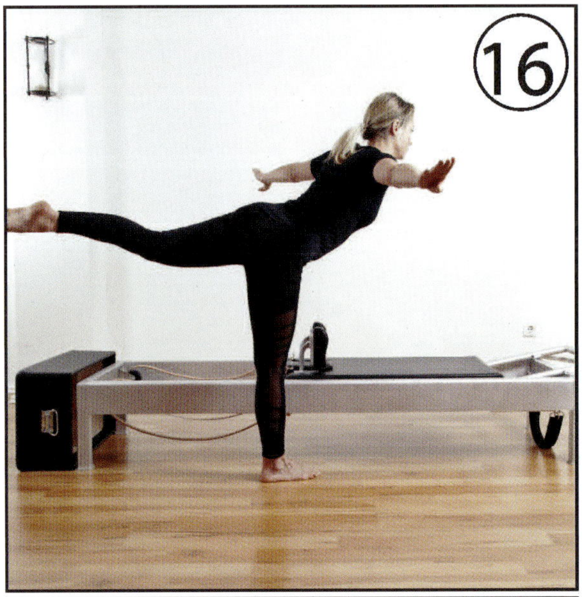

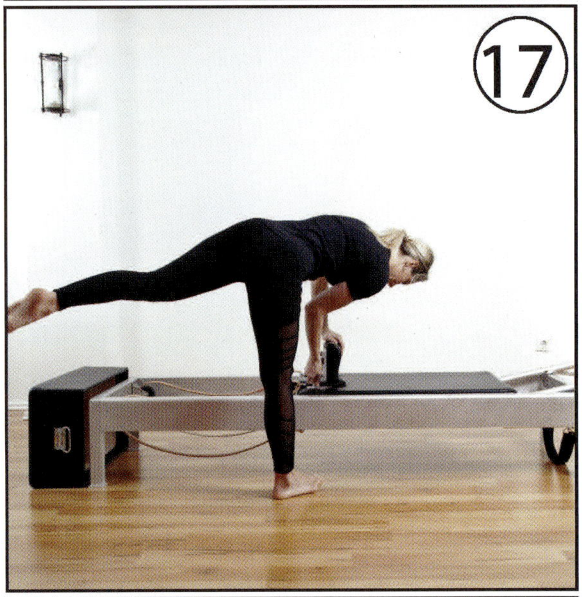

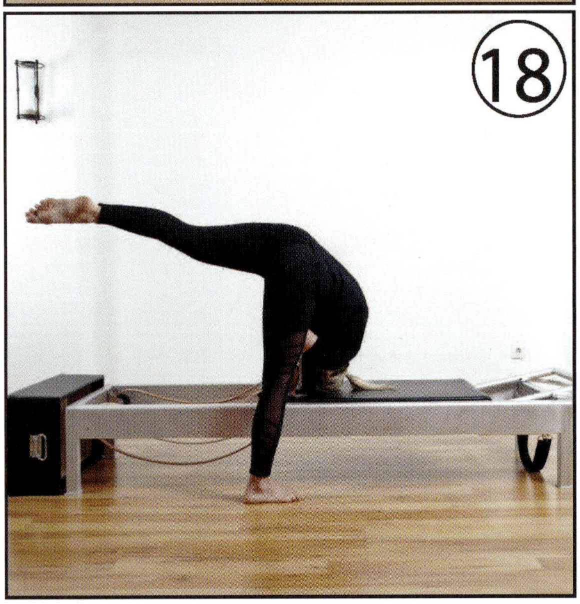

75. 밸런스 컨트롤 스탭 오프 Balance Control Step Off

4/6 (대체: 밸런스 컨트롤 아라베스크로 내리기)

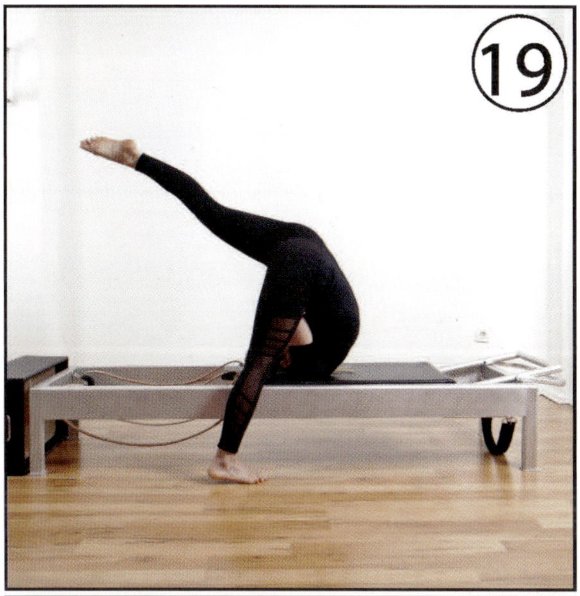

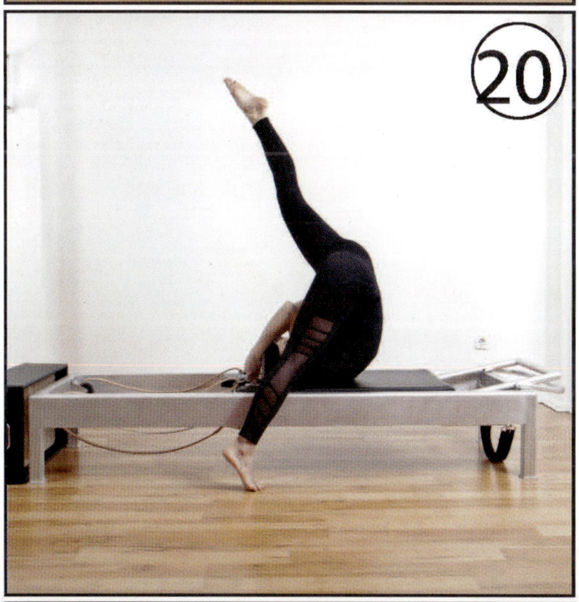

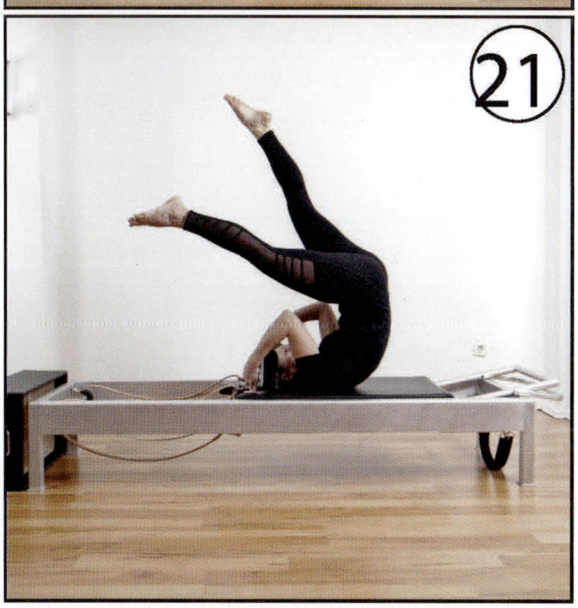

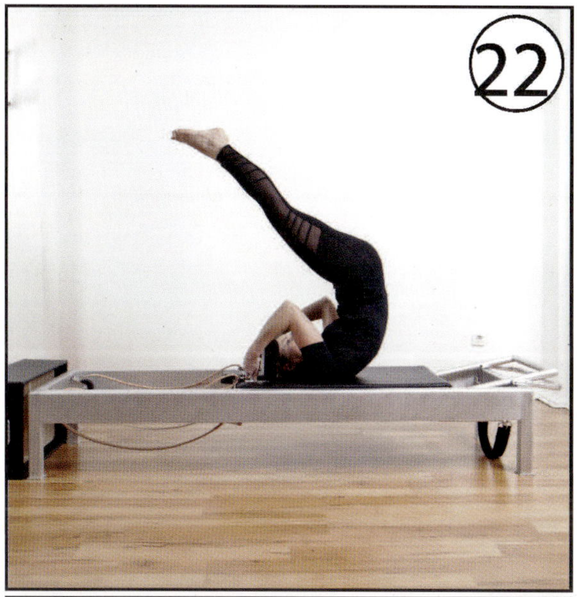

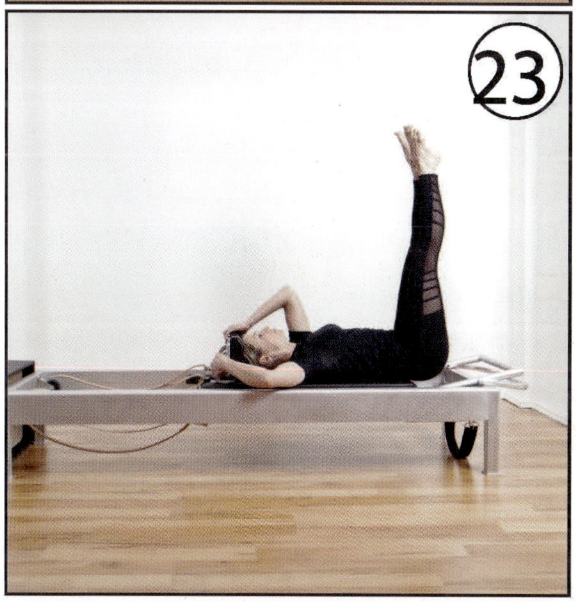

75. 밸런스 컨트롤 스탭 오프 Balance Control Step Off

5/6 (대체: 밸런스 컨트롤 아라베스크로 내리기)

일반적인 시작자세: 3-4 스프링, 풋바 아래로, 헤드레스트 아래로

- 머리가 숄더레스트 앞에 위치할 수 있도록 누워주는데, 이때 머리와 숄더레스트 사이에 팔 하나 정도의 간격을 띄어준다.
- 오른쪽으로 일어나기 위해서 오른쪽 손으로 숄더레스트 뒤에 위치한 쇠봉을 잡아주고, 팔꿈치는 바깥쪽을 향하게 보내준다.
- 왼쪽 손은 숄더레스트 위에 올려주고, 손가락은 뒤를 향한다.
- 다리는 살짝 바깥쪽으로 돌리며 수직으로 뻗어주고 발은 작은 'V'자를 만든다.

운동 목적:

- 다리를 머리 뒤로 보냈을 때에 조절, 방향감각, 균형 상태를 잡아주는 것
- 배 전체 근육, 넙다리네갈래근, 종아리와 발 근육의 강화
- 상체 후면의 스트레칭
- 척추의 가동화

운동 실행: 한쪽당 1-3회

파트 1: 잭 나이프 부분

롤 오버 동작을 진행하면서 다리를 머리 위로 보내준다. 다리는 최대한 바닥과 수평이 될 수 있도록 만들어준다(사진 2). 경추에 무리가 가지 않도록 주의한다. 다리와 가슴 사이 간격을 최대한 많이 확보해 주며 유지한다.
양 다리는 잭 나이프 자세로 가져오고 두 발은 얼굴 위로 보내준다(사진 3).

파트 2: 컨트롤 밸런스 부분

오른쪽 다리를 리포머 오른쪽 끝부분으로 보내준다. 이때 다리는 아직 바닥에 닿지 않아야 하고, 왼쪽 다리는 안정되어 있다(사진 4).

오른쪽 다리를 위로 보내고, 잭 나이프 자세를 다시 만들어준다(사진 5). 왼쪽 다리를 리포머 끝부분으로 보내준다.

왼쪽 다리를 다시 위로 보내면서 다시 잭 나이프 자세를 만들어준다(사진 7).

파트 3: 일어나는 부분

오른쪽 다리를 다시 오른쪽으로 보내주면서 왼쪽 다리를 위로 뻗어주며 들어준다. 왼쪽 손으로 숄더레스트를 눌러주고 오른쪽 다리가 바닥에 붙을때 경추를 동시에 띄어준다(사진 9). 한번에 일어나준다(사진 10-11).

손은 숄더레스트에서 떼어준다. 오른쪽 다리로 선다. 팔은 양옆으로 펴준다. 다리를 계속 펴져 있다. 서 있는 상태에서 중심을 잡아준다(사진 12).

오른쪽 다리를 구부려준다(사진 13). 다시 올라온다(사진 14). 발뒤꿈치를 들어 올려주며 오른쪽 발가락으로 서 있는다(사진 15). 다시 내려준다(사진 16).

파트 4: 리포머로 다시 돌아오는 부분

캐리지 위로 다시 구를 준비를 한다. 왼쪽 손으로 왼쪽 숄더레스트를 잡아주고 오른쪽 손으로는 오른쪽 숄더레스트 근처를 잡아준다(사진 17). 왼쪽 손으로 힘을 주며 눌러줘서 머리와 어깨가 다시 돌아갈 충분한 공간을 확보해준다.
캐리지 위에 굴러주며 다시 돌아오며 잭 나이프 자세를 취한다(사진 18-22).
등을 말아서 내려준다.

반대쪽을 진행한다.

75. 밸런스 컨트롤 스탭 오프 Balance Control Step Off

6/6 (대체: 밸런스 컨트롤 아라베스크로 내리기)

흔한 실수:

- 머리 위치가 숄더레스트 중앙에 위치하지 않고 그 앞에 위치하는 것
- 손으로 숄더레스트를 제대로 눌러주지 않아서 올라오거나 다시 내려갈 때 경추에 무리가 많이 가는 것
- 운동을 너무 빠르게 진행해서 다칠 수 있는 것

변형 또는 응용 동작:

- 컨트롤 밸런스 부분 동작만 진행을 한다.

금기증/주의점:

- 이 운동은 잘못된 동작 또는 제대로 이행하지 않아서 경추에 부상을 입힐 수 있다.
- 이 운동은 경추와 요추가 유연한 사람, 건강하고, 필라테스를 오랫동안 해온 사람만 실행해야 한다.
- 골다공증이 있는 사람은 이 동작을 하지 않는다.

76. 롱 스파인 마사지 Long Spine Massage

1/5 (조셉 필라테스: 롱 스파인 스트레치 / 캐롤라 트리어: 롱 스파인 마사지)

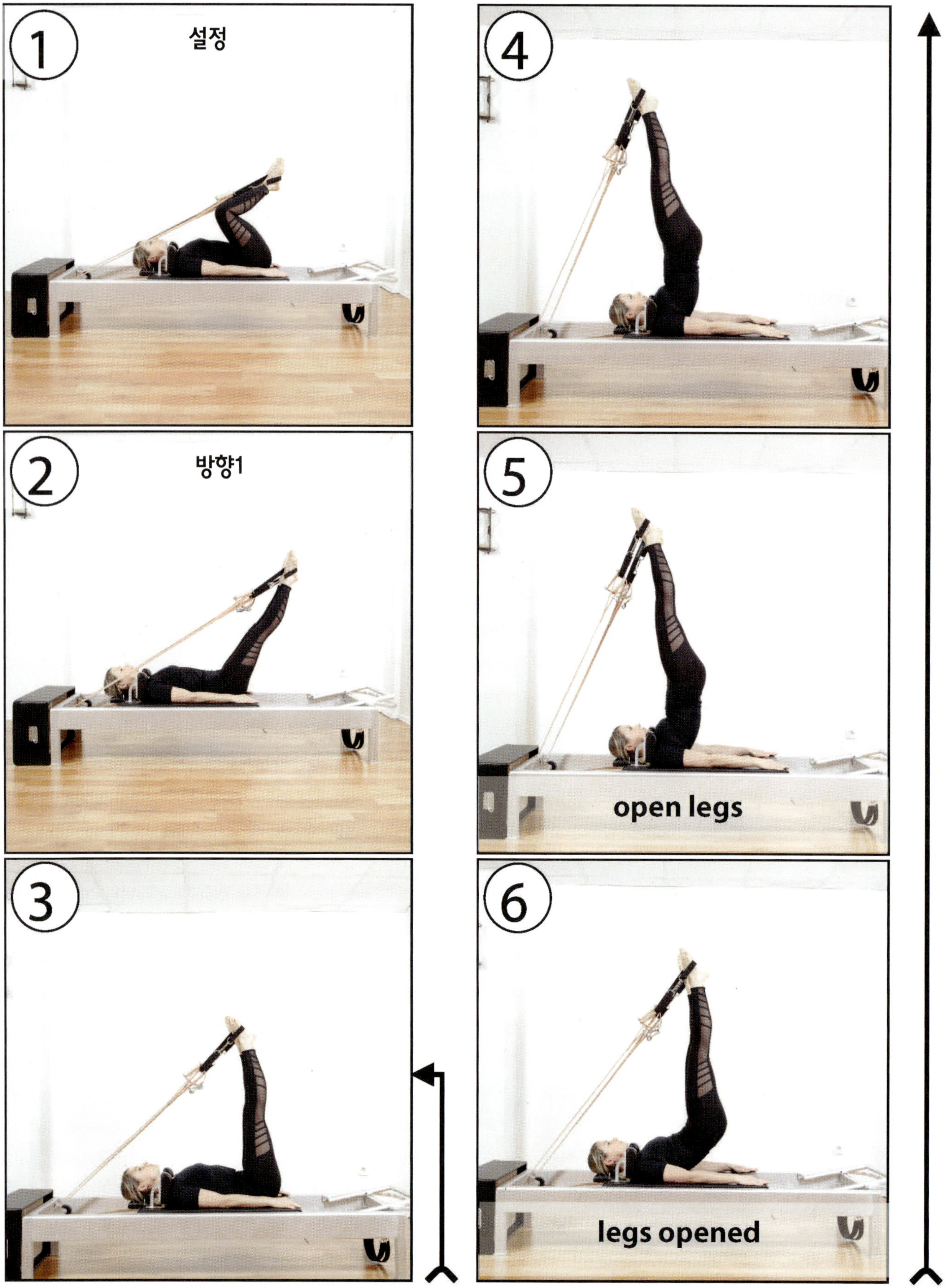

76. 롱 스파인 마사지 Long Spine Massage

2/5 (조셉 필라테스: 롱 스파인 스트레치 / 캐롤라 트리어: 롱 스파인 마사지)

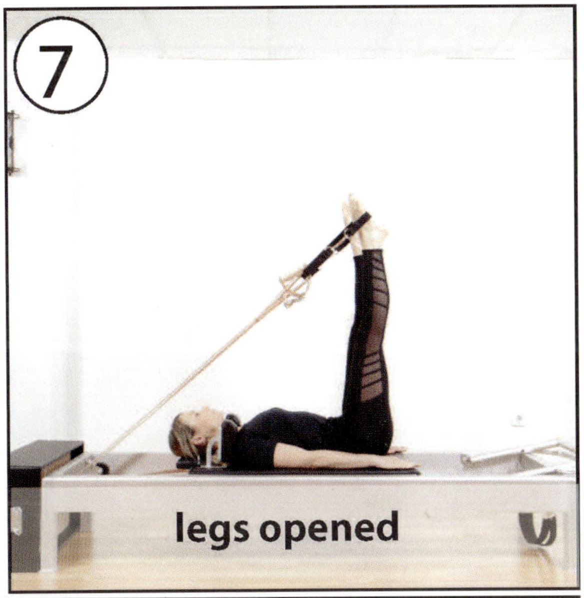

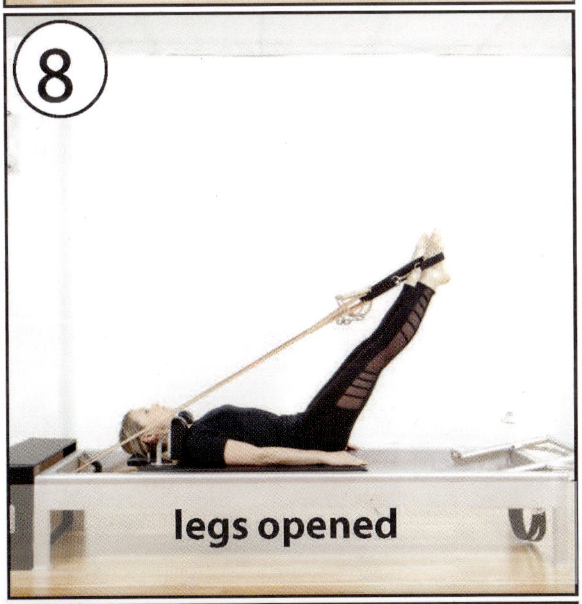

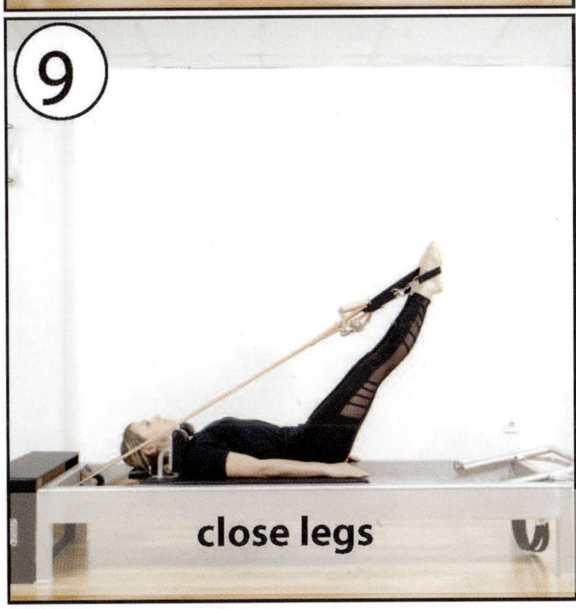

3x

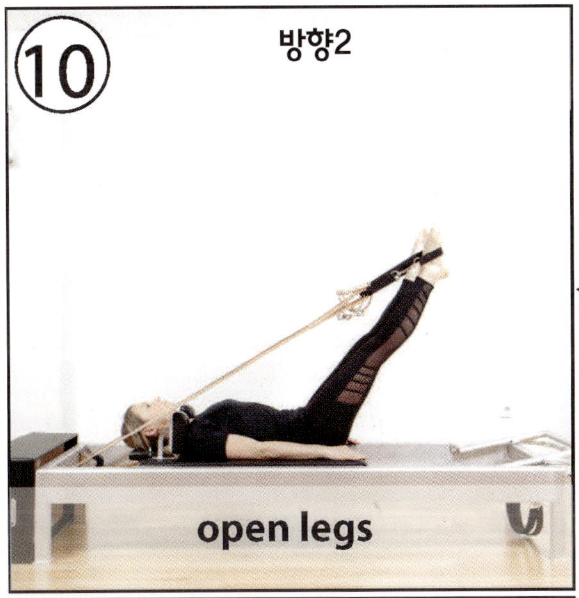

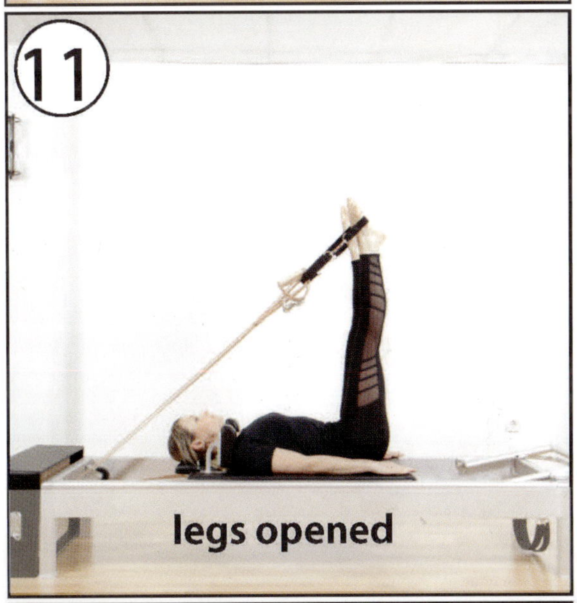

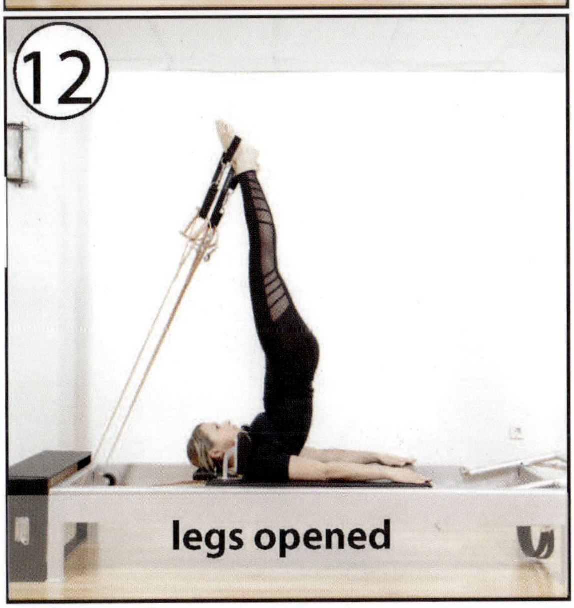

76. 롱 스파인 마사지 Long Spine Massage

3/5 (조셉 필라테스: 롱 스파인 스트레치 / 캐롤라 트리어: 롱 스파인 마사지)

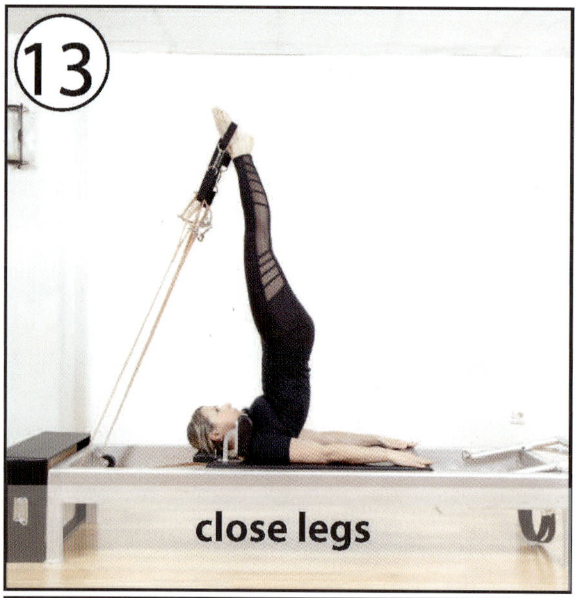

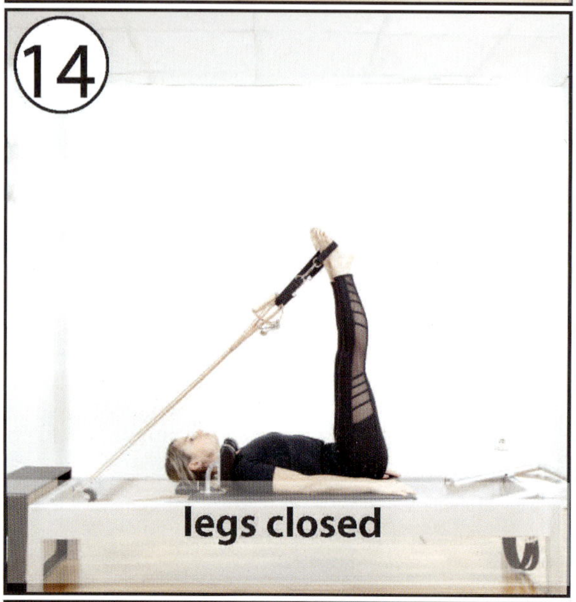

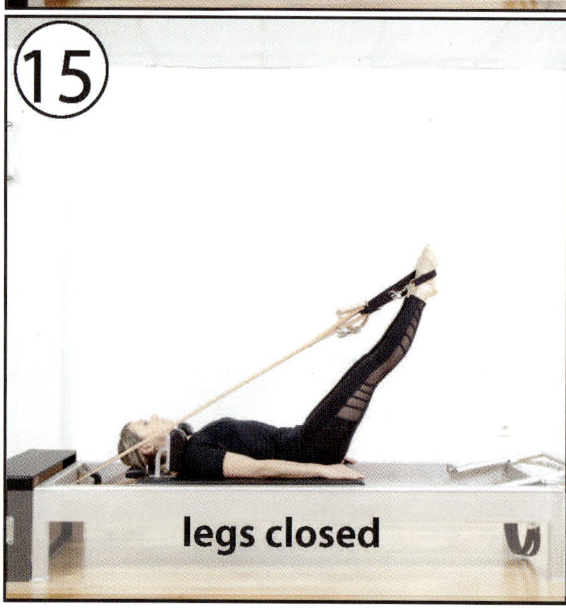

3x

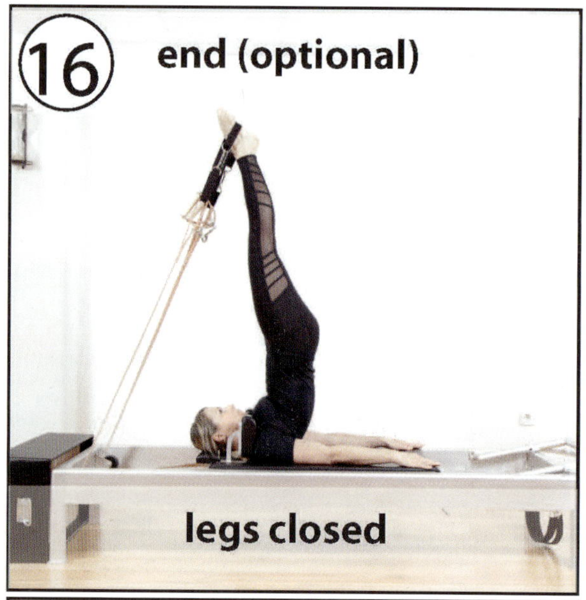

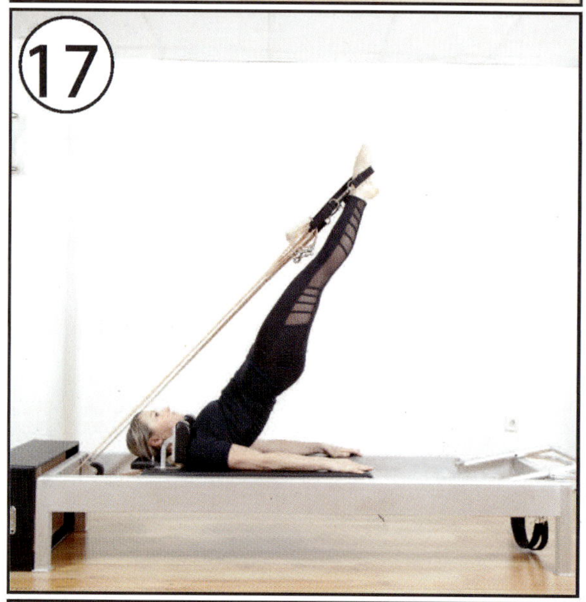

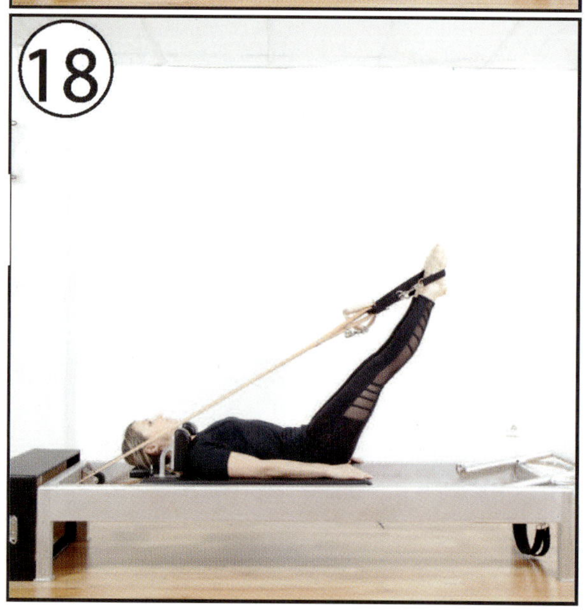

76. 롱 스파인 마사지 Long Spine Massage

4/5 (조셉 필라테스: 롱 스파인 스트레치 / 캐롤라 트리어: 롱 스파인 마사지)

일반적인 시작자세: 1-3 스프링(기본은 2개) 헤드레스트 아래로

- 캐리지 위에 눕는다. 어깨는 숄더레스트에 대어준다. 팔은 상체 옆에 가까이 둔다.
- 발은 롱 스파인 고리에 넣어주고, 발아치 사이에 걸어준다.
- 다리는 개구리 자세를 취하며, 무릎은 어깨너비만큼 벌려준다. 발은 작은 'V'를 만들어준다.
- 골반은 중립자세를 만들고, 척추는 편안한 자세를 유지한다.

운동 목적:

- 척추의 가동화
- 배 전체 근육의 강화

운동 실행: 3-5회

방향 1

사진 2: 다리를 45°로 펴준다. 이때 스트랩은 숄더레스트를 건드리지 않는다.

사진 3: 다리를 90°로 들어 올려준다.

사진 4: 다리가 수직으로 뻗어 있는 상태를 계속 유지시켜주며 다리를 최대한 위로 올려주며 말라 올라간다. 경추에 무리가 전혀 가지 않도록 만들어준다. 캐리지는 움직이지 않는다.

사진 5: 다리는 캐리지 넓이만큼 벌려준다.

사진 6-7: 다리를 벌려준 상태로 천천히 골반이 중립이 될 수 있을 때까지 척추를 말아 내린다. 캐리지는 이때 움직이지 않는다.

사진 8-9: 다리가 아직 열려있는 상태에서 45°로 먼저 보내고, 그 후에 다리를 모아준다.

3에서 5회 반복을 한다. 반대쪽을 진행한다.

방향 2:

사진 10-11: 다리를 어깨 너비 또는 캐리지보다 넓지 않게 열고 수직 위치로 가져온다.

사진 12: 다리가 수직으로 뻗어 있는 상태를 계속 유지시켜주며 다리를 최대한 위로 올려주며 말라 올라간다. 경추에 무리가 전혀 가지 않도록 만들어준다. 캐리지는 움직이지 않는다.

사진 13: 다리가 위에 위치해 있을 때 다리를 붙여준다.

사진 14: 다리를 모아준 상태로 천천히 골반이 중립이 될 수 있을 때까지 척추를 말아 내린다. 캐리지는 이때 움직이지 않는다.

사진 15: 다리가 모아져 있는 상태에서 45°로 다시 보내준다.

3에서 5회 다시 반복한다.

선택적인 마지막 운동: 마지막 반복에 진행한다.

사진 16-18: 다리를 붙인 상태에서 어깨부터 발까지 일자를 만들 수 있도록 다리를 풋바쪽으로 보낸다. 그 후에 척추를 하나씩 말아 내리며 내려온다.

76. 롱 스파인 마사지 Long Spine Massage

5/5 (조셉 필라테스: 롱 스파인 스트레치 / 캐롤라 트리어: 롱 스파인 마사지)

흔한 실수:

- 헤드레스트가 올려져 있어서 목에 무리가 갈 수 있다.
- 삼두근을 과도하게 사용한다.
- 코어를 사용하는 대신 모멘텀을 사용하여 일어난다.
- 편 다리를 굽히거나 굴릴 때 같은 너비를 유지하지 않는다.
- 캐리지가 위나 아래로 굴러 움직인다.
- 척추는 아래로 굽히면서 어깨를 앞으로 구부린다.
- 마지막 자세(사진 17)에서 몸을 낮추면서 둔부가 발뒤꿈치와 연결되지 않아 척추가 너무 일찍 무너진다.

변형 또는 응용 동작:

- 척추를 말아서 내려온 후에 양 다리가 수직에서 45°를 향하지 않고, 방향 1과 같이 다리를 바로 모아주며 바로 다시 반복을 진행하는 것.
- 조셉 필라테스의 운동에서는 캐리지가 척추를 말아 내려서 내려오기 전에 먼저 캐리지를 스토퍼 쪽으로 가져온다. 그리하여 다리는 머리 위에서 45°를 먼저 유지시킨다. 그는 내려올 때 다리를 최대한 많이 벌리고 내리게 한다. "79. 빅 레그 서클" 동작과 유사하다.

금기증/주의점:

- 다리가 머리 위로 올라갈 때, 경추에 무리가 가지 않도록 주의한다.
- 골다공증이 있는 사람은 이 동작을 하지 않는다.

77. 프로그 Frog

1/2

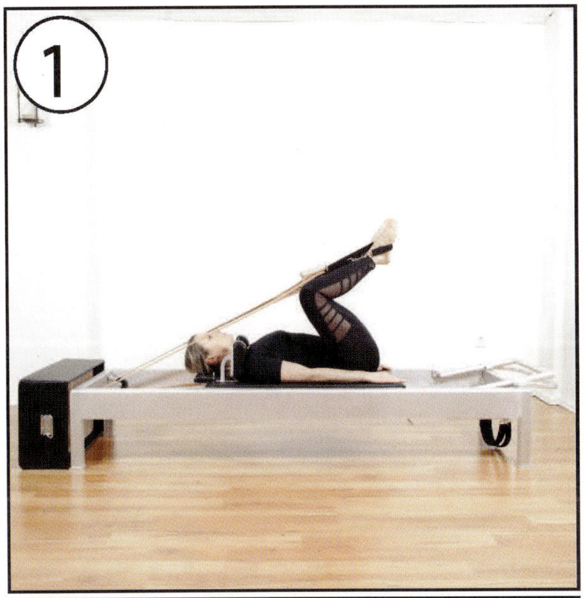

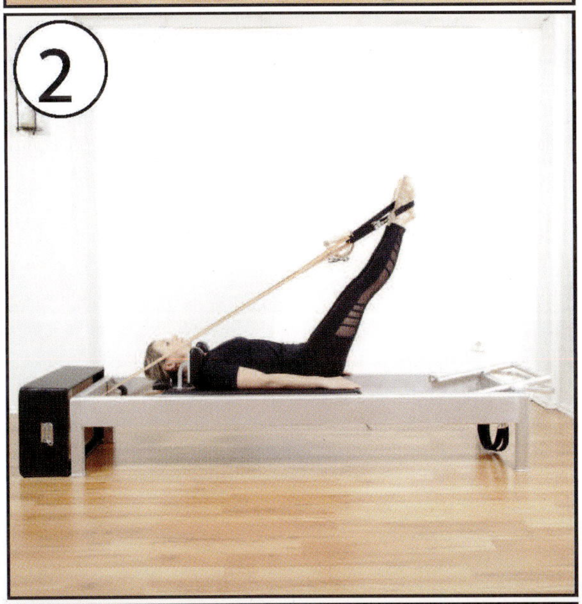

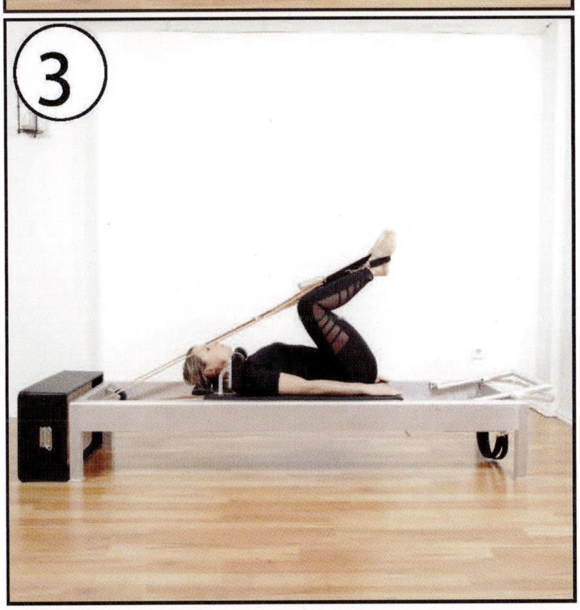

77. 프로그 Frog

2/2

일반적인 시작자세: 2 스프링, 헤드레스트 위로

- 캐리지 위에 눕는다. 어깨는 숄더레스트에 대준다.
- 팔은 상체 옆에 가까이 놓아주며 캐리지를 아래로 눌러준다. 손가락은 펴져 있다.
- 헤드레스트는 올려주고, 변형으로는 머리 밑에 쿠션을 깔아줘서 배 근육이 같이 작용할 수 있도록 만들어준다. 상체 전체는 들려 올려져 있는 머리와 다리로 인해 조금의 굴곡이 생긴다. 경추에 무리가 가게 된다면, 헤드레스트/쿠션을 바꿔준다. 이 경우에는 턱을 가슴 쪽으로 당겨주며 목은 길게 만들어준다.
- 발은 롱 스파인 스트랩에 넣어주고, 발 아치 사이에 위치할 수 있도록 만들어준다.
- 다리는 개구리 자세를 만들어주고, 무릎은 어깨 너비만큼 벌려준다. 발은 작은 'V'를 만들어준다.
- 골반은 중립을 유지하고, 척추는 편안하고 자연스러운 자세를 만들어준다.

운동 목적:

- 골반의 안정화
- 무릎 펴짐근과 다리 안쪽 근육의 강화
- 골반근육의 가동화

운동 실행: 5-10회

다리는 45° 각도로 펴주고, 스트랩은 숄더레스트에 닿지 않아야 한다. 다리 안쪽 근육으로부터 다리의 펴짐이 시작된다. 다리를 구부리기 전에 잠시동안 펴진 상태를 유지한다.

흔한 실수:

- 무릎이 어깨보다 넓게 벌려져서 처음 시작할 때 다리 안쪽 근육의 힘이 작용되지 않는 것
- 무릎 펴짐근의 힘으로만 움직임이 진행되는 것
- 다리가 수직으로 위로 뻗어지는 것

변형 또는 응용동작:

- 발의 굴곡을 준다.
- 원 레그 프로그 동작을 더해서 진행한다.

금기증/주의점: -

78. 레그 서클 Leg Circles

1/4

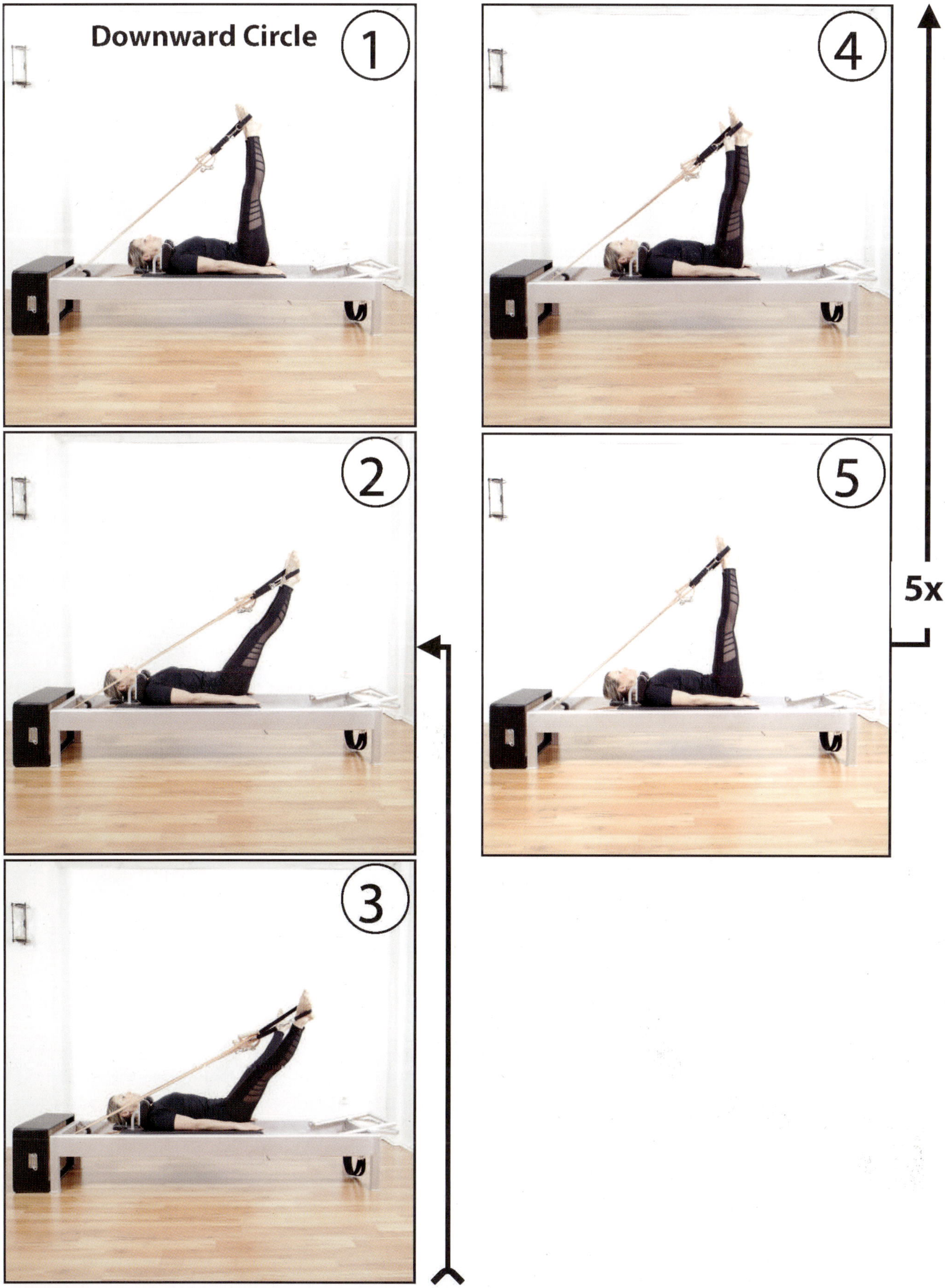

78. 레그 서클 Leg Circles

2/4

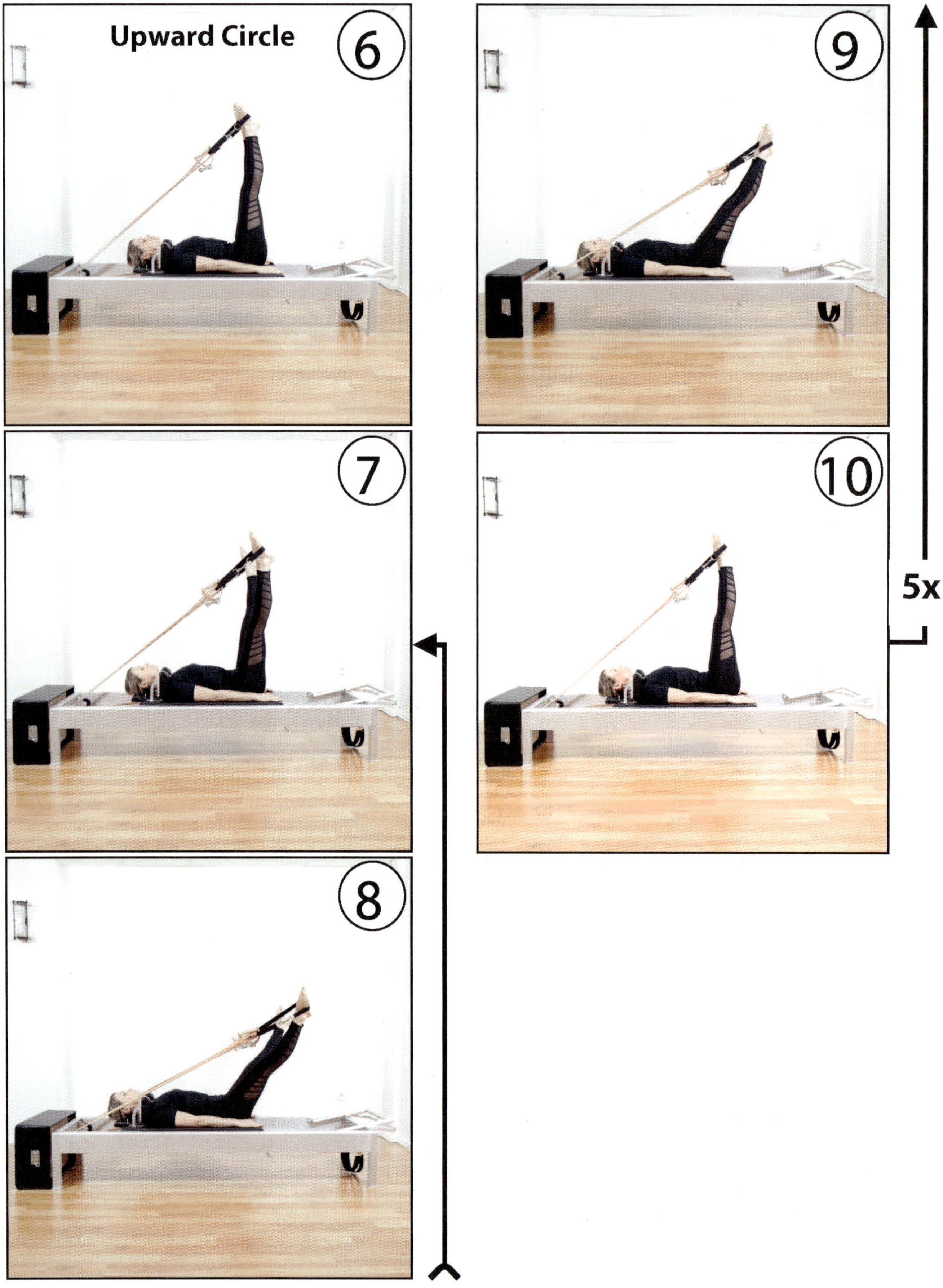

78. 레그 서클 Leg Circles
3/4

일반적인 시작자세: 1-2 스프링, 헤드레스트 위로

- 캐리지 위에 눕는다. 어깨는 숄더레스트에 대준다.
- 팔은 상체 옆에 가까이 놓아주며 캐리지를 아래로 눌러준다. 손가락은 펴져 있다.
- 헤드레스트는 올려주고, 변형으로는 머리 밑에 쿠션을 깔아줘서 배 근육이 같이 작용할 수 있도록 만들어준다. 상체 전체는 들려 올려져 있는 머리와 다리로 인해 조금의 굴곡이 생긴다. 경추에 무리가 가게 된다면, 헤드레스트/쿠션을 바꿔준다. 이 경우에는 턱을 가슴쪽으로 당겨주며 목은 길게 만들어준다.
- 발은 롱 스파인 스트랩에 넣어주고, 발 아치 사이에 위치할 수 있도록 만들어준다.
- 다리는 외전시켜주고, 다리를 수직으로 위로 뻗어준다.
- 발은 작은 'V'를 만들어준다(발뒤꿈치는 서로 붙이고, 발가락은 떨어져 있다). 발을 펴준다.
- 골반은 중립을 유지하고, 척추는 편안하고 자연스러운 자세를 만들어준다.

운동 목적:

- 배 전체 근육과 골반펴짐근의 강화
- 배와 등근육의 안정화
- 골반근육의 가동화

운동 실행: 5-10회

다운 서클

다리를 모은 채로 스트랩이 숄더레스트에 닿을 때까지 내려준다. 다리는 리포머 넓이보다 조금 더 넓게 벌려준다. 다리로 반원을 그리면서 다시 수직으로 다리를 보내주고, 작은 'V'를 만들어주며 닫아준다.

5에서 10회 반복을 한 후에 반대쪽을 진행한다.

업 서클

다리를 수직을 유지한 상태에서 리포머 넓이보다 조금 더 넓게 다리를 벌려준다.
다리로 반원을 그리면서 다리를 아래로 내려준다. 작은 'V'를 만들어주며 닫아준다. 다리를 수직으로 다시 올려준다.

5에서 10회 반복을 한 후에 다리를 수직으로 올려준다.

흔한 실수:

- 운동이 정확하게 진행되지 않는 것
- 다리가 올라갈 때 골반의 후방경사가 이루어지는 것
- 다리가 바깥쪽으로 필요한 만큼보다 더 많이 벌려지는 것.
- 다리를 바깥쪽으로 뻗을 때 다리 사이 간격이 너무 넓다. "빅 레그 서클" 운동 참고
- 다리가 같은 지점에서 만나지 않는다 / 발뒤꿈치가 높이가 다르다.
- 한쪽 다리의 동작 속도가 다른 쪽 다리보다 빠르다.
- 무릎이 과도하게 굽혀있다.

78. 레그 서클 Leg Circles

4/4

변형 또는 응용동작:

- 발의 굴곡을 준다.
- 다운 서클을 진행하며, 다리를 밑으로 내려줄 때 발을 펴주고, 다시 가져올 때 발에 굴곡을 준다.
  업 서클을 진행할 때, 중간 지점에서 발에 굴곡을 주고, 다리를 바깥쪽으로 보내주며 들어 올릴 때 발을 펴준다.
- 원 레그 서클 동작을 더해서 진행한다.

금기증/주의점: -

79. 빅 레그 서클 Big Leg Circles

1/3

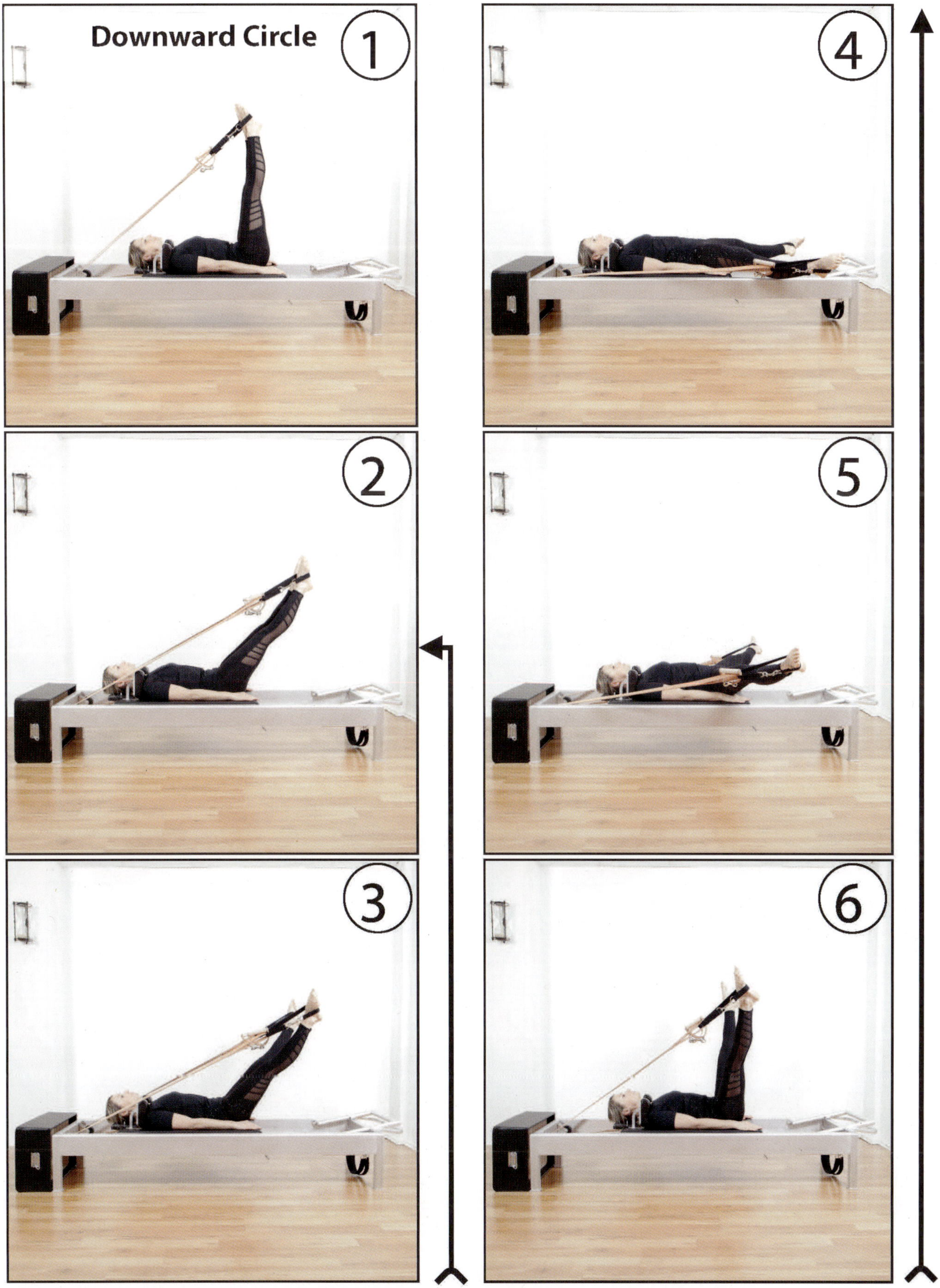

79. 빅 레그 서클 Big Leg Circles

2/3

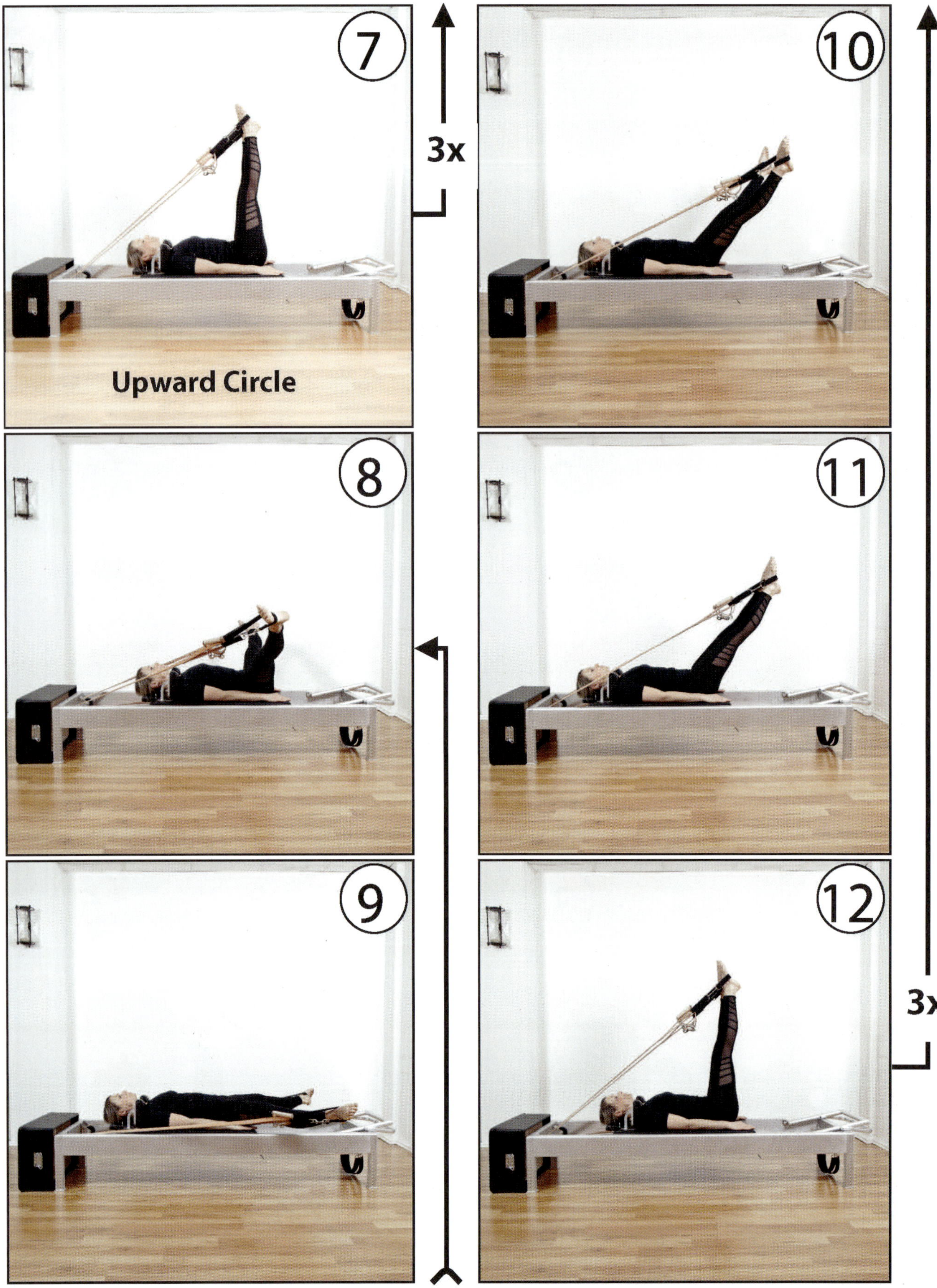

79. 빅 레그 서클 Big Leg Circles
3/3

일반적인 시작자세: 1-2 스프링, 헤드레스트 위로

- 캐리지 위에 눕는다. 어깨는 숄더레스트에 대준다.
- 팔은 상체 옆에 가까이 놓아주며 캐리지를 아래로 눌러준다. 손가락은 펴져 있다.
- 헤드레스트는 올려주고, 변형으로는 머리 밑에 쿠션을 깔아줘서 배 근육이 같이 작용할 수 있도록 만들어준다. 상체 전체는 들려 올려져 있는 머리와 다리로 인해 조금의 굴곡이 생긴다. 경추에 무리가 가게 된다면, 헤드레스트/쿠션을 바꿔준다. 이 경우에는 턱을 가슴쪽으로 당겨주며 목은 길게 만들어준다.
- 발은 롱 스파인 스트랩에 넣어주고, 발 아치 사이에 위치할 수 있도록 만들어준다.
- 다리는 외전시켜주고, 다리를 수직으로 위로 뻗어준다.
- 발은 작은 'V'를 만들어준다(발뒤꿈치는 서로 붙이고, 발가락은 떨어져 있다). 발을 펴준다.
- 골반은 중립을 유지하고, 척추는 편안하고 자연스러운 자세를 만들어준다.

운동 목적:

- 배 전체 근육과 골반펴짐근의 강화
- 작은 동작 범위에서 전체 다리 근육 및 엉덩 관절의 폄 근육 강화
- 배와 등근육의 안정화
- 다리 안쪽의 스트레칭
- 골반근육의 가동화

운동 실행: 5-10회

다운 서클

다리를 모은 채로 스트랩이 숄더레스트에 닿을 때까지 내려준다. 다리가 어깨높이에 위치했을 때 어깨너비보다 넓게 벌려주고, 숄더레스트에서 스트랩이 닿지 않게 해준다. 그런 후에 다리를 한번 더 밑으로 내려준다. 이때 다리가 끝부분에 닿을 때까지 스트랩이 몸에 닿지 않아야 한다. 다리로 최대한 큰 반원을 그리면서 다시 수직으로 다리를 보내주고, 작은 'V'를 만들어주며 닫아준다.

5에서 10회 반복을 한 후에 반대쪽을 진행한다.

업 서클

다리가 수직인 상태에서 최대한 큰 반원을 그려주며, 다리가 거의 끝부분에 닿을 때까지 내려준다. 다리가 어깨높이 만큼 위치할 수 있을 때까지 다리를 최대한 편 채로 유지하며 올려준다. 스트랩은 숄더레스트 안쪽으로 들어오고, 다리는 작은 'V'를 만들어주며 닫아준다. 다리를 수직으로 다시 올려준다.

5에서 10회 반복을 한 후에 다리를 수직으로 올려준다.

흔한 실수:

- 운동이 정확하게 진행되지 않는 것
- 다리가 올라갈 때 골반의 후방경사가 이루어지는 것
- 다리가 내려갈 때 골반의 전방경사가 이루어지는 것

변형 또는 응용동작: -

금기증/주의점:

- 허리가 과도하게 꺾여지는 것.

80. 머메이드(트레지셔널 싯팅 포지션) Mermaid(traditional sitting position)

1/3

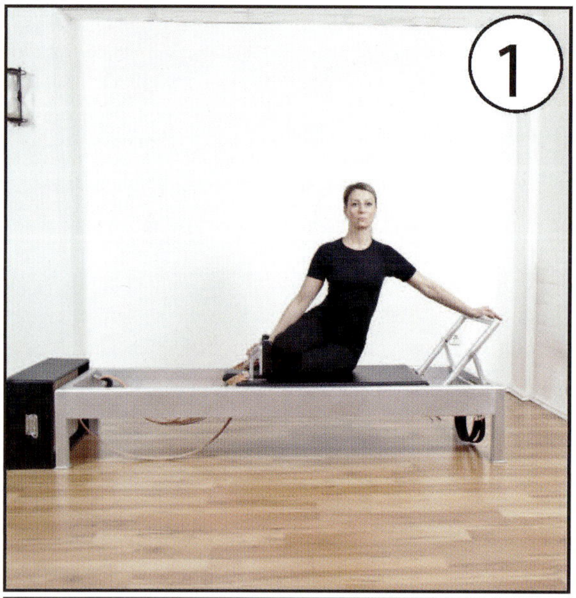

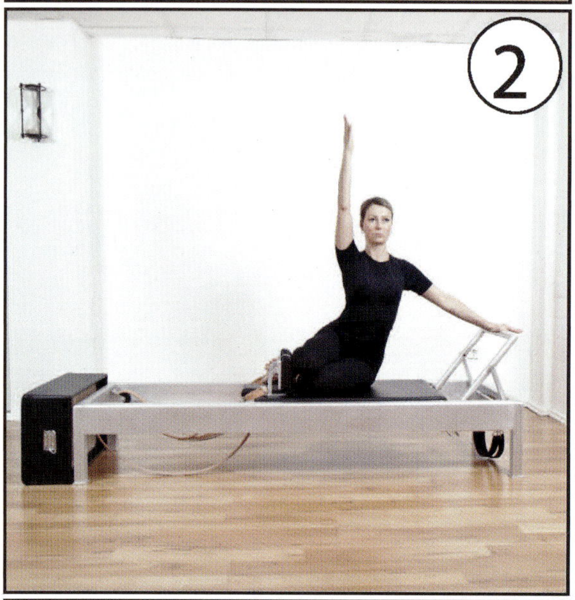

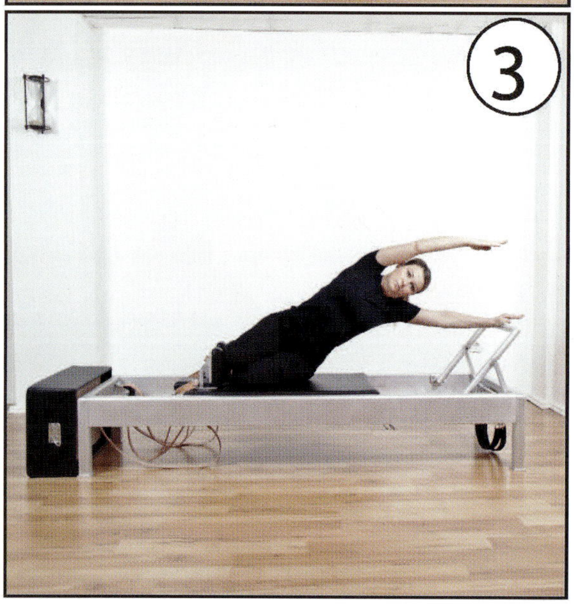

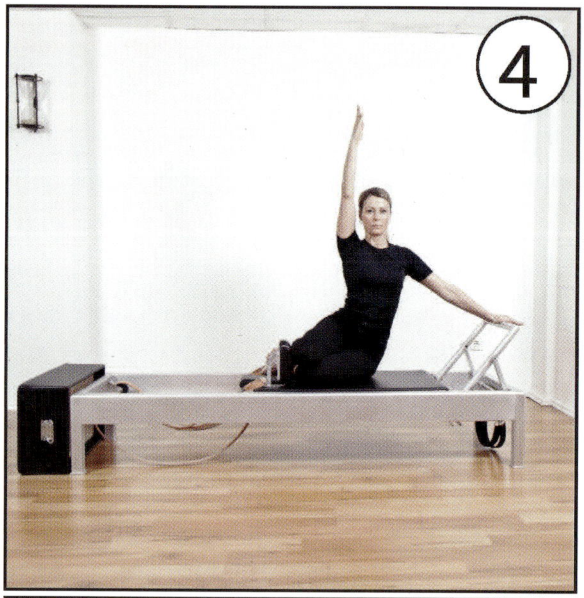

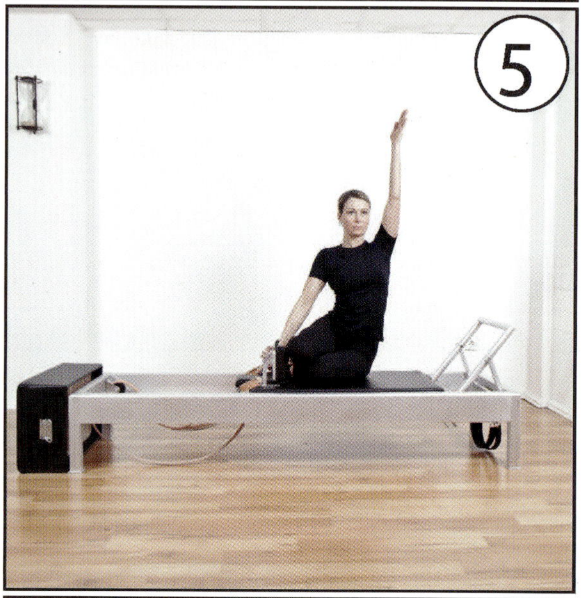

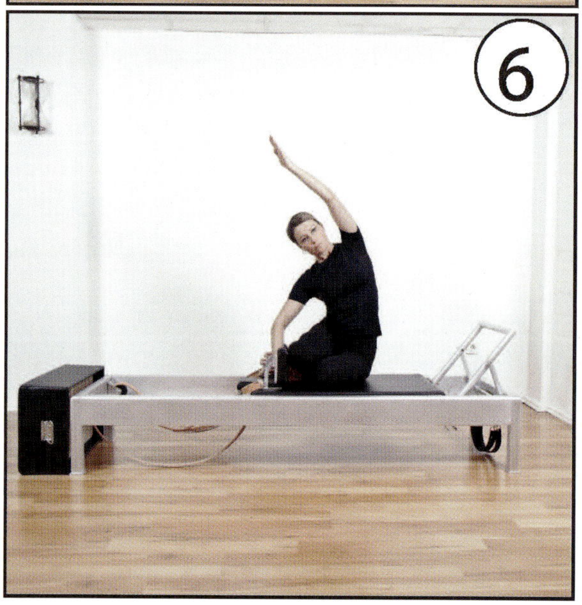

80. 머메이드(트레지셔널 싯팅 포지션) Mermaid(traditional sitting position) 2/3

일반적인 시작자세: 0,5-2 스프링, 풋바 위로

- 가로로 캐리지 위에 앉아준다. 사진 속에 풋바는 왼쪽, 숄더레스트는 오른쪽에 위치한다.
- 왼쪽 종아리는 숄더레스트에 대어주며, 대항하며 눌러준다. 오른쪽 다리는 왼쪽 다리 위에 올려준다.
- 오른쪽 팔은 수직으로 들어주며 귀 옆으로 가져온다.
- 왼쪽 손은 풋바 위에 올려주고, 상체와 하나의 선으로 이어질 수 있도록 만들어준다. 손바닥 전체를 풋바 위에 올려주는데, 이때 엄지손가락도 편안하게 풋바 위에 같이 올려준다. 손바닥이 최대한 높은 곳에 올라갈 수 있도록 해서 손목이 운동을 진행할 때 최대한 꺾이지 않도록 만든다.
- 상체는 꼿꼿이 펴준다.
- 왼쪽 팔은 펴준다. 이것은 캐리지가 조금 밀려져 있다는 뜻이다.

운동 목적:

- 척추 측면 굴곡의 가동화
- 배 근육(배곧은근, 배바깥빗근, 배속빗근, 늑간근, 허리네모근), 등근육, 넓은등근의 스트레칭
- 어깨의 안정화

운동 실행: 한쪽 딩 3-5회

운동 1

배는 안쪽으로 집어넣으며, 상체는 최대한 펴준다. 캐리지를 밀어내면서 상체는 큰 공에 눕는다고 생각하며 풋바쪽으로 기울어준다. 큰 'C' 커브를 옆으로 만들어준다고 생각한다. 오른쪽 엉덩이는 상체의 움직임과 대조적으로 배치한다. 오른쪽 팔은 어깨가 너무 많이 위로 올라가지 않게 유지하면서 귀와 최대한 가깝게 붙여준다.

살짝 들어 올려지는 것은 자연스럽게 필요하다. 캐리지는 편안하게 스트레칭을 할 수 있는 만큼 밀어내주거나 왼쪽 팔이 바닥과 평행을 만들 수 있을 때까지 보내준다. 오른쪽 손가락이 반대쪽에 위치한 벽을 향한다고 생각한다.

캐리지를 다시 가져올 때 더 커질 수 있도록 해준다. 양 팔은 펴져 있다. 왼쪽 견갑골은 다시 가져올 때 아래로 내려준다.

운동 2

오른쪽 손은 옆으로 세워주거나 오른쪽 종아리를 잡아준다. 왼쪽 팔은 수직으로 귀 옆으로 보내준다. 캐리지를 움직이지 않은 채 상체를 리포머 끝을 향해 공에 눕는다고 생각하며 옆으로 구부려준다. 큰 'C' 커브를 옆으로 만들어준다고 생각한다. 왼쪽 팔은 어깨가 너무 많이 위로 올라가지 않게 유지하면서 왼쪽 귀와 최대한 가깝게 붙여준다. 살짝 들어 올려지는 것은 자연스럽게 필요하다. 왼쪽 손가락이 천장 또는 벽을 향한다고 생각한다.

3에서 5회 반복한 한 후에,

반대쪽을 진행한다(풋바는 오른쪽에, 숄더레스트는 왼쪽에 위치한다.).

80. 머메이드(트레지셔널 싯팅 포지션) Mermaid(traditional sitting position) 3/3

흔한 실수:

- 운동 1: 상체가 옆으로 굴곡을 줄 때, 상체가 밑으로 쳐지는 것 또는 펴져 있는 것
- 캐리지를 밀어낼 때, 엉덩이 절반이 떨어져서 상체의 중심을 잃는 것
- 모든 운동: 위로 펴져 있는 팔의 어깨가 필요한 것보다 더 많이 올려지는 것
- 귀 옆에 있는 팔의 위치가 벗어나거나, 원하지 않는 방향으로 움직여지는 것

변형 또는 응용 동작:

- 풋바에 올려진 팔의 어깨의 문제가 있다면, 손을 살짝 앞으로 보내준다.
- 위로 펴준 팔의 어깨의 문제가 있다면, 팔을 a) 살짝 구부린다, b) 팔을 구부려서 머리 위에 올려준다, c) 손을 반대쪽 가슴 위에 올려준다.
- 무릎 통증이 있는 사람은 리포머 밑으로 다리를 떨어뜨려준다(리포머의 높이가 적당하다면).
- 운동 2번에 상체 측면 굴곡을 진행하는 것이 불가능하다면, 머메이드 동작 중 변형된 자세방법으로 진행한다.

금기증/주의점:

- 극심한 어깨 통증을 가진 사람은 이 운동을 진행하지 않는다.
- 골다공증이 있는 사람은 이 동작을 하지 않는다.

81. 하이 브릿지 High Bridge

1/2 (조셉 필라테스: 롱 브릿지-특히 무용수와 곡예사를 위한 저항성 균형)

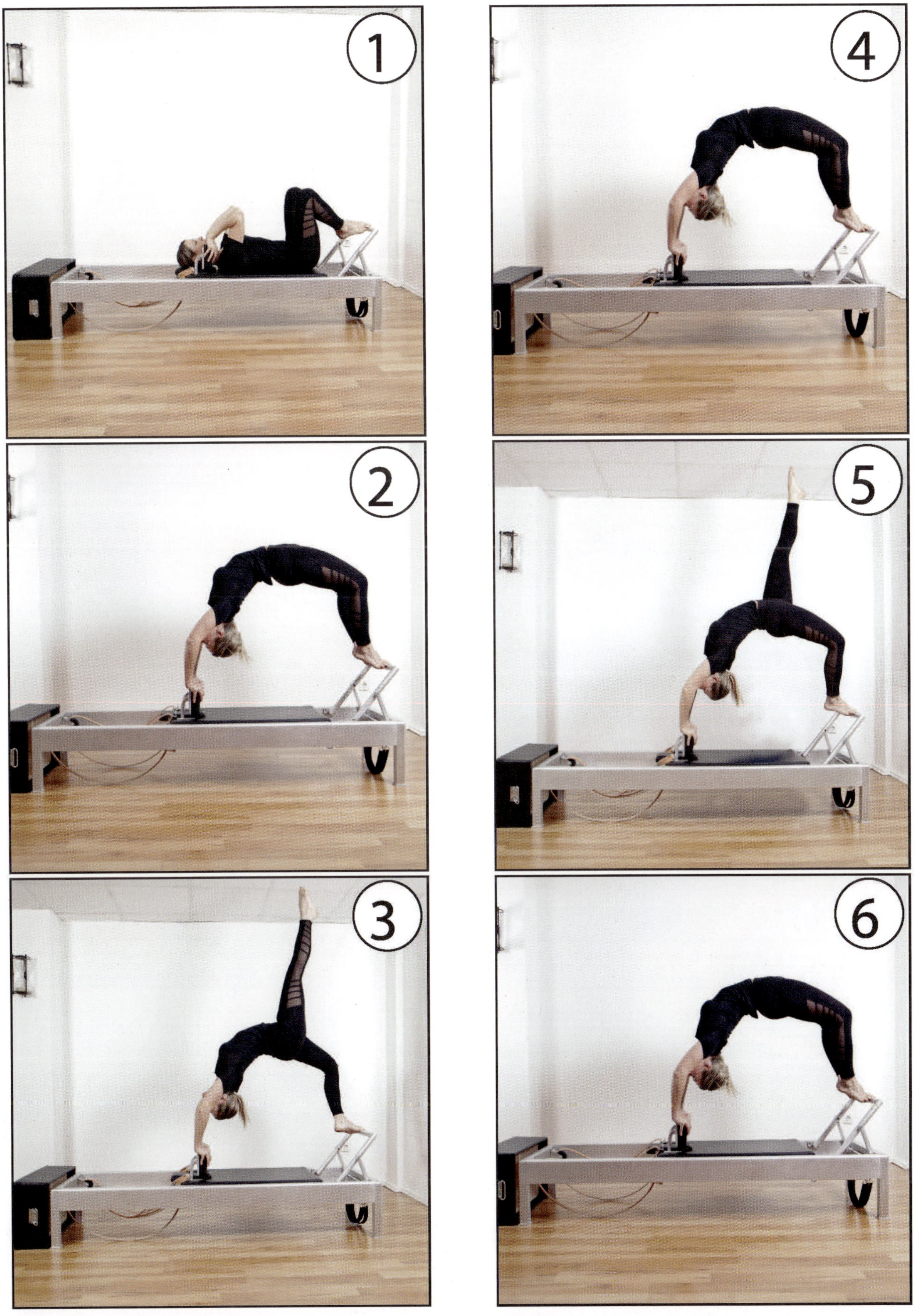

81. 하이 브릿지 High Bridge

2/2 (조셉 필라테스: 롱 브릿지-특히 무용수와 곡예사를 위한 저항성 균형)

일반적인 시작자세: 1-4 스프링, 풋바 위로

- 캐리지 위에 어깨를 숄더레스트에 대고 눕는다.
- 발은 작은 'V'를 만들어서 풋바 위에 올린다.
- 손바닥이 숄더레스트 위에 위치할 수 있도록 잡아준다. 매트 위에 다리(Bridge) 모양이 될 수 있도록 만들어준다.

운동 목적:

- 상체측면, 고관절굴곡근, 넙다리네갈래근의 스트레칭
- 윗팔세갈래근과 척추세움근의 강화
- 어깨의 안정화

운동 실행: 1회

양 손으로 눌러주며 다리모양이 될 수 있도록 올라온다.

캐리지의 움직임은 없다.

오른쪽 다리를 풋바 위에서 띄어 내주며 위로 올려준다. 최대한 높은 다리 자세를 만든다.

다리를 다시 내려준다. 왼쪽 다리를 위로 올려준다. 그리고 다시 내려준다.

상체가 천천히 캐리지 위로 가라앉는다.

흔한 실수:

- 이 운동을 할 수 있는 준비가 되지 않은 몸으로 이 운동을 진행하는 것

변형 또는 응용 동작:

- 리포머에서 이 동작을 수행하기에 적절하지 않은 경우, 바닥에 척추교정기나 큰 공/핏볼을 사용하여 연습한다.
- 다리 모양을 만들어 준 후에 캐리지는 밀어냈다가 다시 가져오는 것

금기증/주의점:

- 이 운동은 고관절굴곡근이 짧은 경우에 어깨와 허리에 큰 무리를 줄 수 있다.
- 이 운동은 척추와 어깨가 튼튼한 상태에서 특히 주의하며 수행해야 한다.

82. 니 스트레치 시리즈 – 라운드 Knee Stretch Series-Round

1/2 (조셉 필라테스: 타이거 스트레치 / 캐롤라 트리어: 무릎을 꿇고 수행하는 무릎 스트레칭)

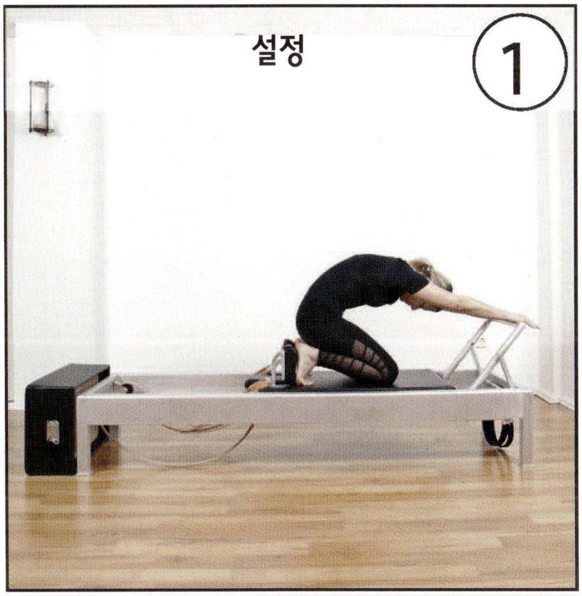

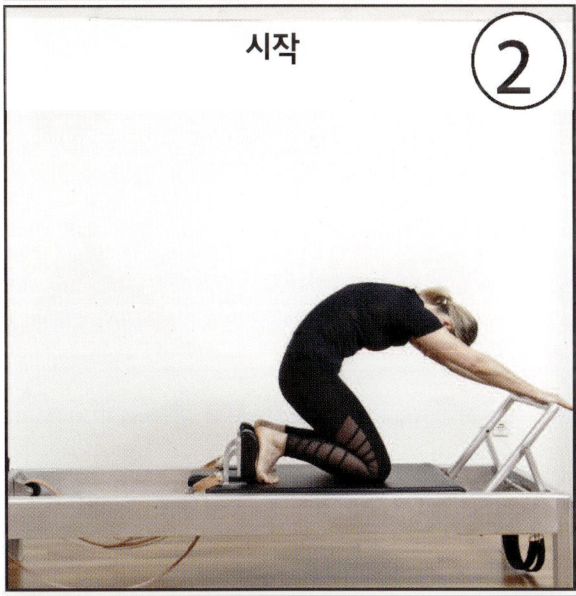

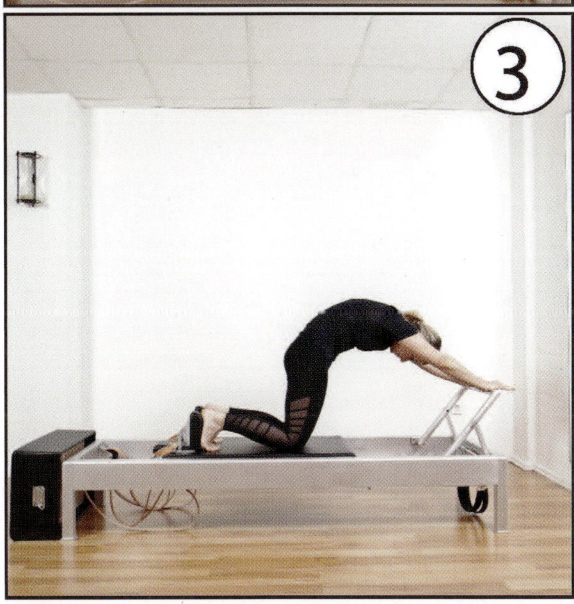

5x

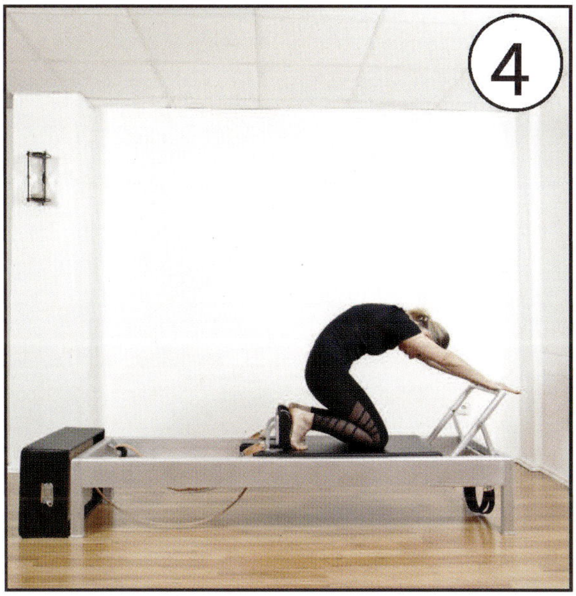

82. 니 스트레치 시리즈 - 라운드 Knee Stretch Series-Round

2/2 (조셉 필라테스: 타이거 스트레치 / 캐롤라 트리어: 무릎을 꿇고 수행하는 무릎 스트레칭)

일반적인 시작자세: 0,5-2 스프링, 풋바 위로

- 발가락을 꺾고 발을 숄더레스트에 대어주며 네발기기 자세를 만들어 리포머 위에 올라간다.
- 발뒤꿈치 위에 엉덩이를 올려주며 앉는다.
- 상체 중 골반부터 머리까지 큰 C 커브를 만들어준다(둥근 고양이 자세).
- 손은 어깨로부터 뻗어져 나가서 풋바 위에 올려준다. 어깨너비보다 넓어도 괜찮다.
- 손 전체, 엄지손가락까지 위에 올려져 있다.
- 골반을 1-2개 손 넓이만큼 띄어 올려준다. 등은 둥글게 계속 유지한다.
- 캐리지는 아직 움직임이 없다.

운동 목적:

- C 커브를 만들면서 생기는 안정화. 다리의 움직임으로 인해 생기는 배 근육의 안정화
- 배와 등근육의 동시수축
- 넙다리네갈래근의 스트레칭

운동 실행: 5-10회

캐리지가 다리로 인해 밀려 뒤로 빠질 때, 무릎은 골반보다 조금 더 뒤로 보내준다. 이때 등의 둥금과 상체와 팔의 각도를 유지하며, 어깨는 움직이지 않아야 한다. 쉬지 않고 다시 캐리지는 스토퍼에 대지 않으며 돌아온다. 스토퍼와 1mm의 공간만 유지한 채로 다시 뒤로 보내준다. 이 운동의 주의점은 캐리지를 다시 가져올 때 힘을 주는 것이다.

이 운동을 계속 진행하며 익숙해졌을 때, 조금 더 빠른 속도로 운동을 진행한다.

5에서 10회를 반복한 후에 보통 아치드 운동을 진행한다.

흔한 실수:

- 다리가 골반 뒤로 가기 시작할 때 등이 더 이상 둥글지 않는 것
- 캐리지가 너무 많이 밀려서 돌아와야 하는 시점에서 바로 다시 가져오는 것이 아닌 조금 멈춰져 있다 캐리지를 가져오게 되는 것
- 상체가 앞뒤로 같이 움직여지는 것
- 팔에서 부터 밀어냄
- 머리가 너무 많이 밑으로 가라 앉는 것과 흉추(등뼈)의 선을 따라가지 않는 것

변형 또는 응용 동작:

- 처음 반복을 진행하며 캐리지를 뒤로 밀어줄 때, C 커브를 만들지 않고, 바닥과 평행을 만든다. 어깨와 골반이 같은 높이에 위치하게 한다.
- 한 팔을 몸통 옆에 둔다(조셉 필라테스가 가정용 리포머를 위해 자신의 사진에서 보여준 변형).
- 무릎에 문제가 있는 경우, 무릎 안쪽에 공을 넣어 허벅지 안쪽이 더 많이 맞물리도록 한다. 이렇게 하면 무릎에 가해지는 압력이 줄어든다.
- 발가락이나 발에 문제가 있는 경우, 발목 아래에 필라테스 롤러를 넣으면 발가락과 발에 가해지는 압력이 줄어든다.

금기증/주의점:

- 무릎에 심각한 문제가 있는 경우, 이 운동 하지 않는다.
- 골다공증인 경우, 이 운동을 하지 않거나 플랫백/아치형 버전으로 수행한다.

83. 니 스트레치 시리즈 – 아치드 Knee Stretch Series–Arched

1/2 (조셉 필라테스: 타이거 스트레치 / 캐롤라 트리어: 니 스트레치 시리즈 아치드)

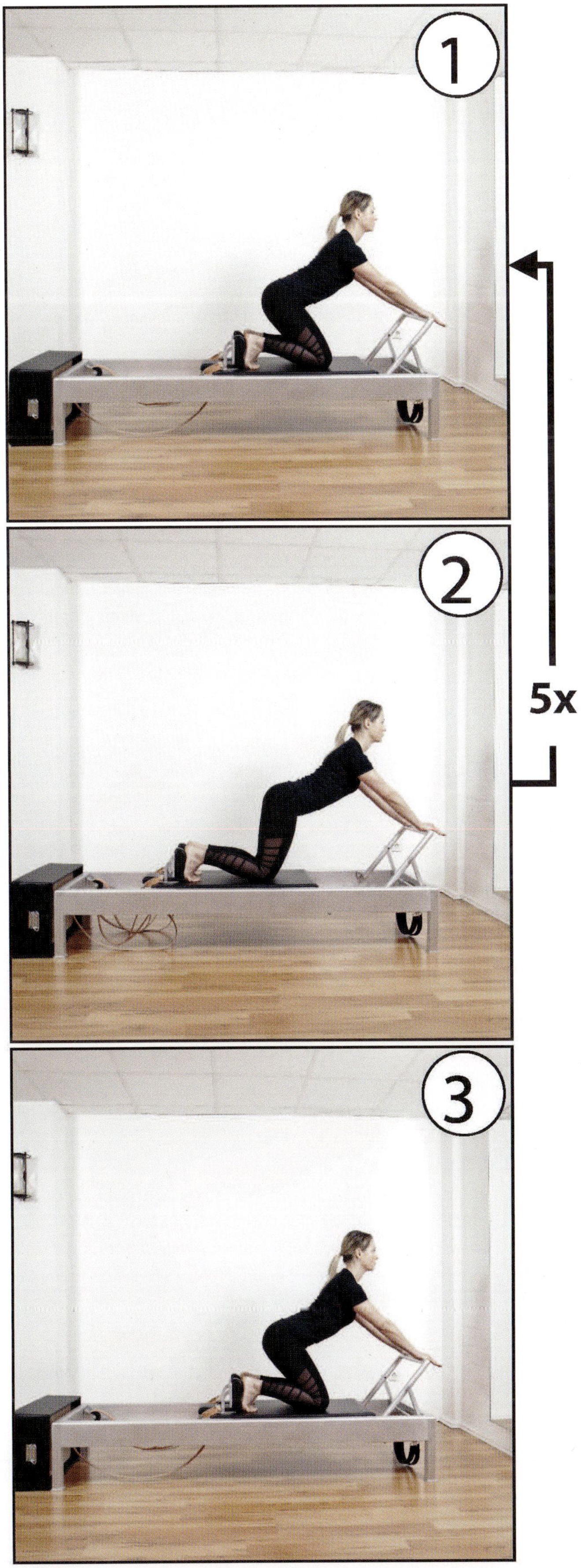

83. 니 스트레치 시리즈 – 아치드 Knee Stretch Series–Arched

2/2 (조셉 필라테스: 타이거 스트레치 / 캐롤라 트리어: 니 스트레치 시리즈 아치드)

일반적인 시작자세: 0,5–2 스프링, 풋바 위로

- 보통은 라운드에서 아치드로 바로 넘어가며 운동을 하여, 다른 셋업이 없다.
- 이 운동만 할 경우: 발가락을 꺾고 발을 숄더레스트에 대어주며 네발기기 자세를 만들어 리포머 위에 올라간다.
- 발뒤꿈치 위에 엉덩이를 올려주며 앉는다.
- 상체 중 골반부터 머리까지 살짝 꺾어준다/확장시킨다.
- 손은 어깨로부터 뻗어져 나가서 풋바 위에 올려준다. 어깨너비보다 넓어도 괜찮다.
- 손 전체, 엄지손가락까지 풋바 위에 올려져 있다.
- 골반을 1–2개 손 넓이 만큼 띄어 올려준다. 등은 계속 펴짐을 유지한다.
- 캐리지는 아직 움직임이 없다.

운동 목적:

- C커브를 만들면서 생기는 안정화. 다리의 움직임으로 인해 생기는 배 근육의 안정화
- 배와 등근육의 동시수축
- 넙다리네갈래근의 스트레칭

운동 실행: 5–10회

캐리지가 다리로 인해 밀려 뒤로 빠질 때, 무릎은 골반보다 조금 더 뒤로 보내준다. 이때 등의 둥금과 상체와 팔의 각도를 유지하며, 어깨는 움직이지 않아야 한다.

쉬지 않고 다시 캐리지는 스토퍼에 대지 않으며 돌아온다. 스토퍼와 1 미리미터의 공간만 유지한 채로 다시 뒤로 보내준다.

이 운동의 주의점은 캐리지를 다시 가져올 때 힘을 주는 것이다.

이 운동을 계속 진행하며 익숙해졌을 때, 조금 더 빠른 속도로 운동을 진행한다.

5에서 10회를 반복한 후에 보통 "니 오프" 운동을 진행한다.

흔한 실수:

- 무릎을 다시 구부리며 골반 밑으로 가져올 때 허리를 펴는 것을 포기하는 것
- 캐리지가 너무 많이 밀려서 돌아와야 하는 시점에서 바로 다시 가져오는 것이 아닌 조금 멈춰져 있다. 캐리지를 가져오게 되는 것
- 상체가 앞뒤로 같이 움직여지는 것
- 머리가 너무 많이 밑으로 가라 앉는 것과 흉추(등뼈)의 선을 따라가지 않는 것
- 어깨뼈가 날개처럼 뒤쪽으로 돌출됨, 어깨뼈 사이가 둥글게 휨

변형 또는 응용 동작:

- 처음 반복을 진행하며 캐리지를 뒤로 밀어줄 때, 상체를 확장시켜주며, 바닥과 평행을 만든다. 어깨와 골반이 같은 높이에 위치하게 한다.
- 한 팔을 몸통 옆에 둔다(조셉 필라테스가 가정용 리포머용으로 사진으로 보여준 변형).
- 무릎에 문제가 있는 경우, 무릎 안쪽에 공을 넣어 허벅지 안쪽이 더 많이 맞물리도록 한다. 이렇게 하면 무릎에 가해지는 압력이 줄어든다.
- 발가락이나 발에 문제가 있는 경우, 발목 아래에 필라테스 롤러를 넣어 발가락/발에 가해지는 압력을 줄인다.

금기증/주의점:

- 무릎에 심각한 문제가 있는 경우에는 이 운동을 하지 말아야 한다.

84. 니 스트레치 시리즈 – 니 오프 Knee Stretch Series–Knees Off

1/2 (조셉 필라테스: 니 스트레치 / 캐롤라 트리어: 니 스트레치 시리즈 스탠딩)

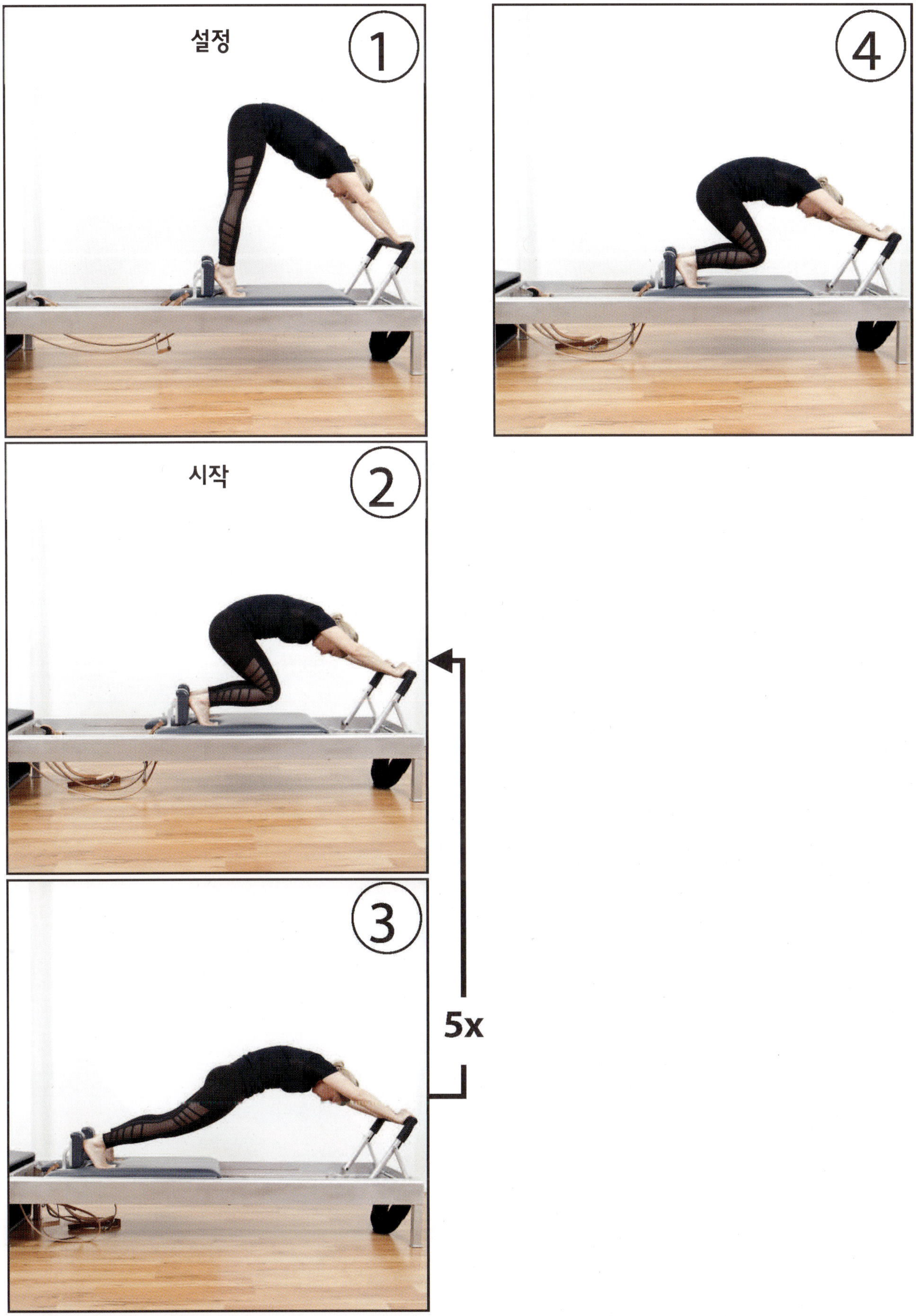

84. 니 스트레치 시리즈 – 니 오프 Knee Stretch Series–Knees Off

2/2 (조셉 필라테스: 니 스트레치 / 캐롤라 트리어: 니 스트레치 시리즈 스탠딩)

일반적인 시작자세: 1–2 스프링, 풋바 위로

- 보통은 "아치드"에서 "니 오프"로 무릎을 들어주면서 바로 연결해서 운동을 진행한다.
- 위에서부터 시작자세를 만들수 있다: 캐리지 위에 서서 발뒤꿈치 반을 들어 올려주고, 숄더레스트에 대어준다.
- 손은 어깨로부터 뻗어져 나가서 풋바 위에 올려준다. 어깨너비보다 넓어도 괜찮다. 손 전체, 엄지손가락까지 위에 올려져 있다. 이 자세는 "업 스트레치" 자세를 생각나게 한다.
- 정강이가 캐리지와 평행이 될 때까지 골반을 낮춘다. 필요한 만큼 위로 움직일 수도 있다.
- 상체중 골반부터 머리까지 큰 C 커브를 만들어준다.
- 캐리지는 아직 움직임이 없다.

운동 목적:

- 등을 둥글게 만들어줌으로써 오는 안정화
- 배와 등근육의 동시수축
- 넙다리네갈래근의 강화
- 어깨의 안정화

운동 실행: 5–10회

캐리지가 다리로 인해 뒤로 밀려질 때, 다리가 최대한 펴질 수 있을 때까지 밀어내준다.

이때 등의 둥금과 상체와 팔의 각도를 유지하며, 어깨는 움직이지 않아야 한다. 쉬지 않고 다시 캐리지는 스토퍼에 대지 않으며 돌아온다. 스토퍼와 1mm의 공간만 유지한 채로 다시 뒤로 보내준다.

이 운동의 주의점은 캐리지를 다시 가져올 때 힘을 주는 것이다.

이 운동을 계속 진행하며 익숙해졌을 때, 조금 더 빠른 속도로 운동을 진행한다.

5에서 10회를 반복한다.

흔한 실수:

- 다리가 뒤로 펴질 때 등을 둥글게 유지하지 못하는 것
- 상체가 앞뒤로 같이 움직여지는 것
- 체중을 앞으로 실어서 손에 무리가 가는 것
- 어깨뼈와 어깨의 안정성이 떨어짐
- 팔꿈치가 구부려지는 것
- 머리가 너무 많이 밑으로 가라 앉는 것과 흉추(등뼈)의 선을 따라가지 않는 것

변형 또는 응용 동작:

- 이 운동에 익숙해지기 위해서: 자세를 취한 후에 캐리지를 움직이지 않으며 동작을 유지한다.
- 이 운동 대신 "85. 팅커벨"을 진행한다.

금기증/주의점:

- 무릎에 심각한 문제가 있는 경우에는 이 운동을 하지 말아야 한다.
- 골다공증이 있는 경우, 이 운동을 하지 않는다. 또는 등을 곧게 펴거나 아치 형태를 유지한다.

85. 팅커벨 Tinkerbell

1/2

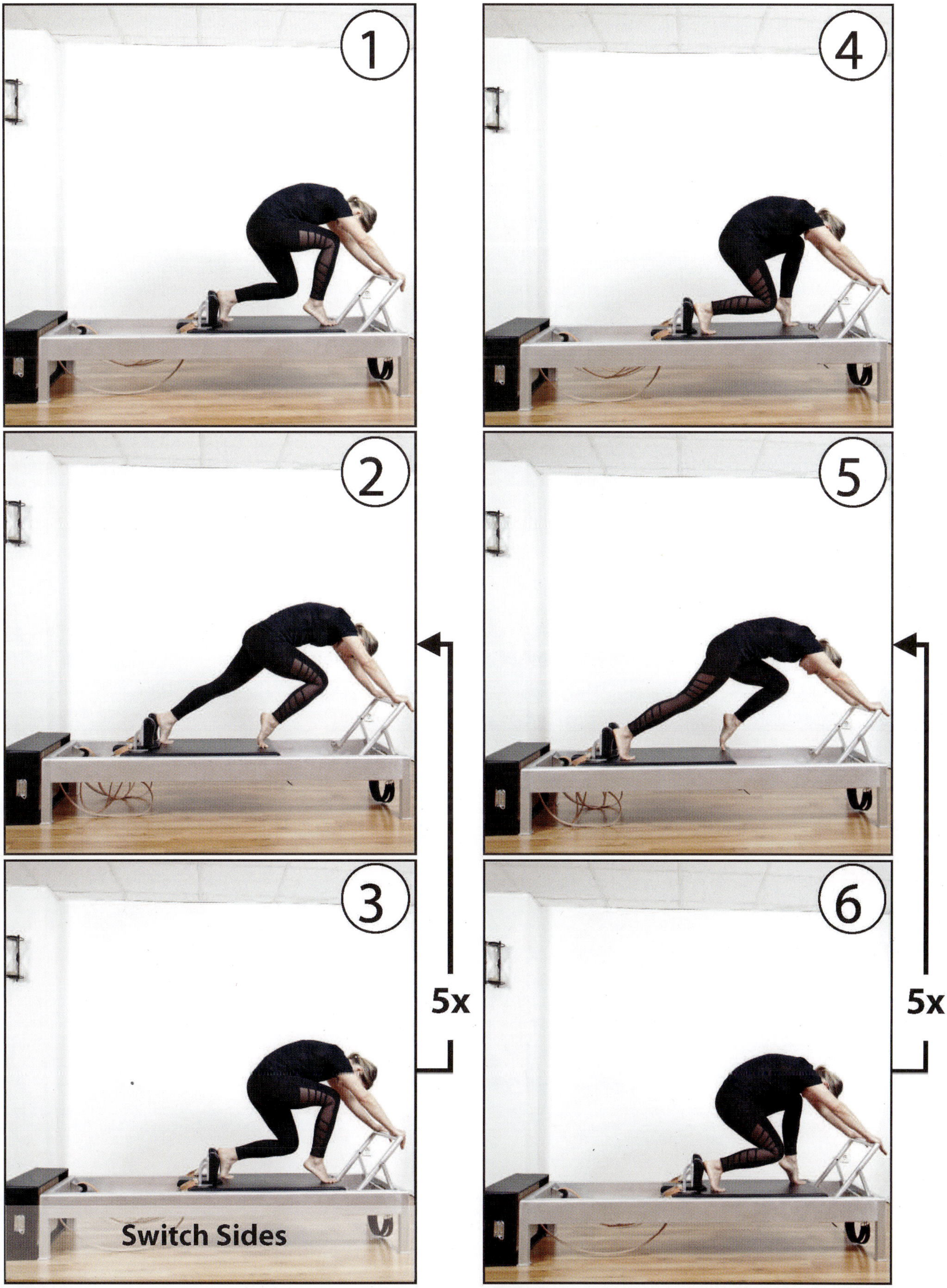

85. 팅커벨 Tinkerbell
2/2

일반적인 시작자세: 1-2 스프링, 풋바 위로

- 팅커벨은 니 스트레치 시리즈와 연관을 시킬 수 있다. 니 오프 싱글 레그를 하기 위해 준비를 시켜줄 수 있다.
- 왼쪽 발을 숄더레스트 앞에 세워준다.
- 오른쪽 발은 캐리지 앞쪽 끝부분에 위치할 수 있도록 만들어준다.
- 오른쪽 발뒤꿈치를 들어 올려준다.
- 손은 어깨로부터 뻗어져 나가서 풋바 위에 올려준다. 어깨너비보다 넓어도 괜찮다.
- 손 전체, 엄지손가락까지 위에 올려져 있다.
- 왼쪽 종아리는 캐리지와 평행을 이루는 것이 제일 이상적이다. 몸에 안정화를 줄 수 있는 이상적이며 필요한 자세이다.
- 상체 중 골반부터 머리까지 큰 C 커브를 만들어준다.
- 무게중심이 오른쪽 발에 쏠리지 않도록 한다.
- 캐리지는 아직 움직임이 없다.

운동 목적:

- 등을 둥글게 만들어줌으로서 오는 안정화
- 배와 등근육의 동시수축
- 넙다리네갈래근의 강화
- 어깨의 안정화

운동 실행: 5-7회

캐리지가 다리로 인해 뒤로 밀려질 때, 다리가 최대한 펴질 수 있을 때까지 밀어내준다. 이때 등의 둥금과 상체와 팔의 각도를 유지하며, 어깨는 움직이지 않아야 한다. 쉬지 않고 다시 캐리지는 스토퍼에 대지 않으며 돌아온다.
스토퍼와 1mm의 공간만 유지한 채로 다시 뒤로 보내준다.
이 운동의 주의점은 캐리지를 다시 가져올 때 힘을 주는 것이다.
이 운동을 계속 진행하며 익숙해졌을 때, 조금 더 빠른 속도로 운동을 진행한다.

5에서 7회를 반복한 후에 반대쪽을 진행한다.

흔한 실수:

- 상체가 앞뒤로 같이 움직여지는 것
- 체중을 너무 많이 앞으로 실어서 손에 무리가 가는 것
- 체중이 앞쪽 발에 실어지는 것
- 팔꿈치가 구부려지는 것
- C-커브의 손실
- 머리가 너무 많이 밑으로 가라 앉는 것과 흉추(등뼈)의 선을 따라가지 않는 것

변형 또는 응용 동작: -

금기증/주의점:

- 무릎에 심각한 문제가 있는 경우, 이 운동을 하지 않는다.
- 골다공증이 있는 경우, 이 운동을 하지 않는다. 또는 등을 곧게 펴거나 아치 형태를 유지한다.

86. 니 스트레치 시리즈 – 니 오프 싱글 레그

1/2 Knee Stretch Series–Knees Off Single Leg

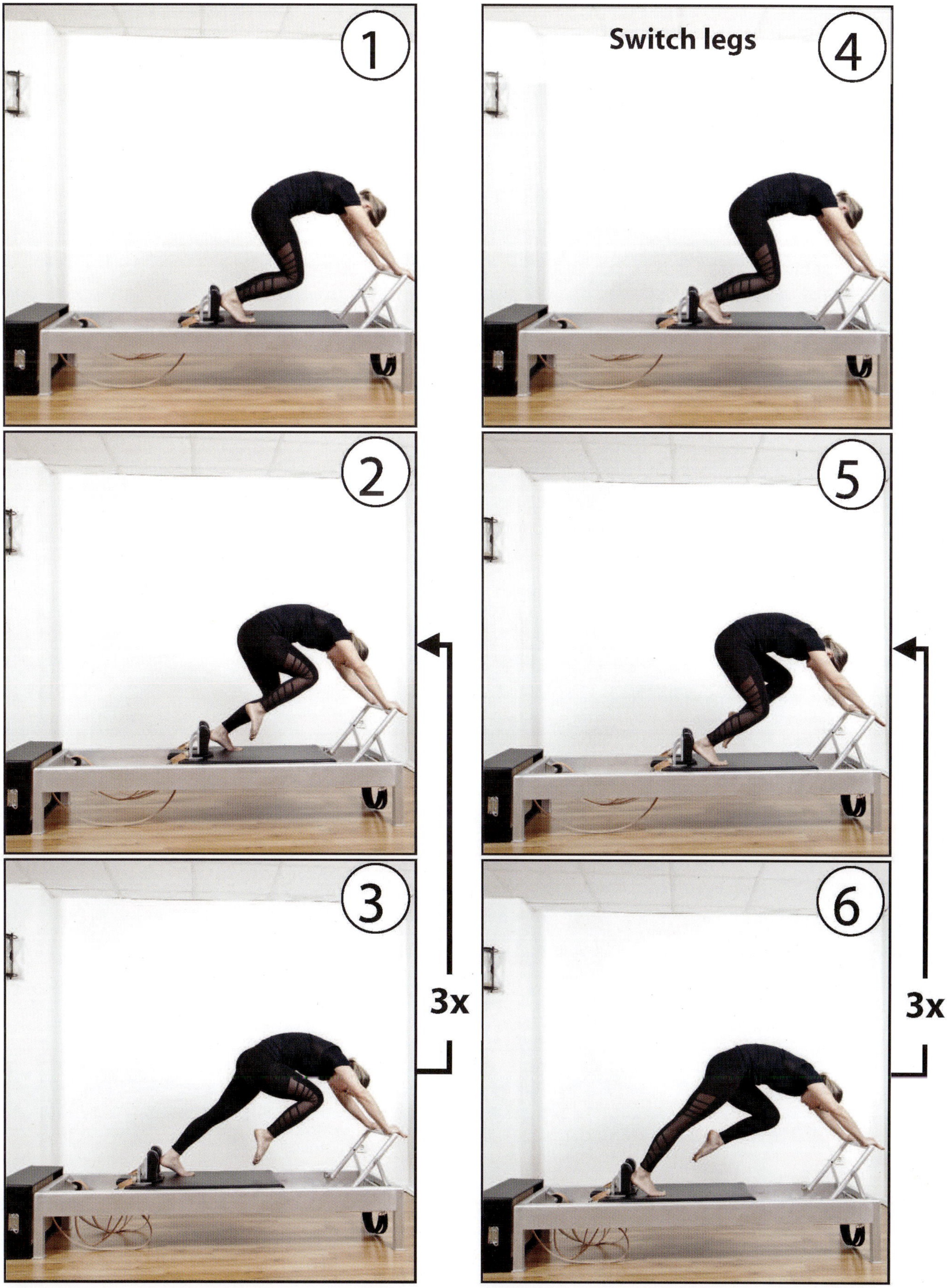

86. 니 스트레치 시리즈 – 니 오프 싱글 레그

2/2 Knee Stretch Series–Knees Off Single Leg

일반적인 시작자세: 1–2 스프링, 풋바 위로

- 보통은 니 오프에서 니 오프 싱글레그로 오른쪽 무릎을 당겨주면서 바로 연결해서 운동을 시작한다.
- 위에서부터 시작자세를 만들수 있다: 캐리지 위에 서서 발뒤꿈치 반을 들어 올려주고, 숄더레스트에 대어준다.
- 손은 어깨로부터 뻗어져 나가서 풋바 위에 올려준다. 어깨너비보다 넓어도 괜찮다.
- 손 전체, 엄지손가락까지 풋바 위에 올려져 있다.
- 이 자세는 업 스트레치 자세를 생각나게 한다.
- 왼쪽 종아리가 캐리지와 평행을 이룰 수 있도록 골반을 종아리 위치까지 내려준다.
- 상체 중 골반부터 머리까지 큰 C 커브를 만들어준다.
- 오른쪽 무릎을 가슴쪽으로 당겨준다.
- 캐리지는 아직 움직임이 없다.

운동 목적:

- 등을 둥글게 만들어줌으로써 오는 안정화
- 배와 등근육의 동시수축
- 어깨와 어깨뼈의 안정화

운동 실행: 3–7회

캐리지가 왼쪽 다리로 인해 뒤로 밀려질 때, 다리가 최대한 펴질 수 있을 때까지 밀어내준다.
이때 등의 둥금과 상체와 팔의 각도를 유지하며, 어깨는 움직이지 않아야 한다. 쉬지 않고 다시 캐리지는 스토퍼에 대지 않으며 돌아온다. 스토퍼와 1mm의 공간만 유지한 채로 다시 뒤로 보내준다.
이 운동의 주의점은 캐리지를 다시 가져올 때 힘을 주는 것이다.
이 운동을 계속 진행하며 익숙해졌을 때, 조금 더 빠른 속도로 운동을 진행한다.

3에서 7회를 반복한 후에 반대쪽을 진행한다.

흔한 실수:

- 숄더레스트 앞에 위치한 다리가 뒤로 펴질 때 등을 전혀 둥글게 유지하지 못하고 포기하는 것
- 상체가 앞뒤로 같이 움직여지는 것
- 체중을 앞으로 실어서 손에 무리가 가는 것
- 팔꿈치가 구부려지는 것
- 머리가 너무 많이 밑으로 가라 앉는 것과 흉추(등뼈)의 선을 따라가지 않는 것

변형 또는 응용 동작:

- 가슴쪽으로 들어 올려져 있는 다리가 캐리지를 다시 돌려서 가져올 때 뒤로 펴는 것. 캐리지가 밀릴 때는 무릎을 구부려 가슴쪽으로 당긴다. 이 움직임을 거꾸로 된 싱글 레그 스트레치를 생각나게 한다.
- 위와 같은 변형으로 운동을 진행하는데, 이때 다리를 뒤로 펴서 잡은 상태로 무릎을 구부리고 엉덩이를 차준다. 이로 인해서 마지막 자세에서 조금 휴식을 취한다.

금기증/주의점

- 무릎에 심각한 문제가 있는 경우, 이 운동을 하지 않는다.
- 골다공증이 있는 경우, 이 운동을 하지 않는다. 또는 등을 곧게 펴거나 아치 형태를 유지한다.

87. 러닝 Running

1/2 (조셉 필라테스 & 캐롤라 트리어: 러닝)

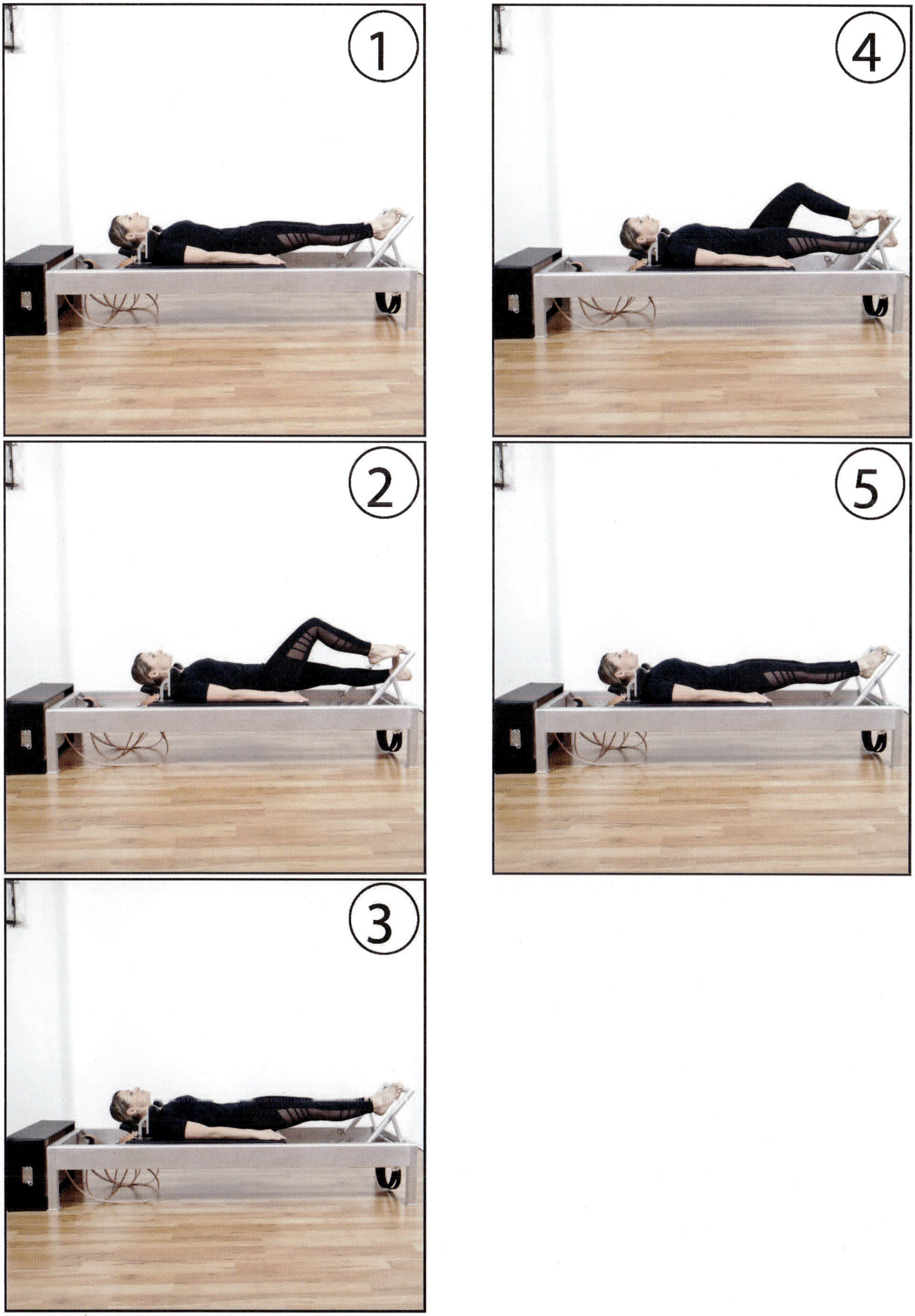

87. 러닝 Running

2/2 (조셉 필라테스 & 캐롤라 트리어: 러닝)

일반적인 시작자세: 2-4 스프링, 풋바 위로, 헤드레스트 위로

- 캐리지 위에 눕는다.
- 어깨는 숄더레스트에 대어준다.
- 팔을 상체 가까이 놓아주고 캐리지를 동시에 밑으로 눌러준다. 손가락은 펴져 있다.
- 다리는 평행으로 발바닥의 굽힘을 주며 발가락과 발바닥 사이를 풋바 위에 올려준다.
- 발가락은 부채꼴로 펼쳐준다.
- 무릎은 구부리고 다리는 보통 붙여준다.
- 발의 넓이는 다리부터 골반을 지나 발까지 일자를 유지할 수 있게 만들어준다.
- 헤드레스트는 올려주고, 변형으로는 머리 밑에 쿠션을 깔아줘서 배 근육이 같이 작용할 수 있도록 만들어준다. 상체 전체는 들려 올려져 있는 머리와 다리로 인해 조금의 굴곡이 생긴다. 경추에 무리가 가게 된다면, 헤드레스트/쿠션을 바꿔준다. 이 경우에는 턱을 가슴쪽으로 당겨주며 목은 길게 만들어준다.
- 캐리지는 스토퍼에 멈춰져 있다. 스프링은 열리지도 팽팽하지도 않다.
- 캐리지는 같은 속도로 밀어낸다.

운동 목적:

- 몸을 늘려주는 것
- 발목의 강화
- 종아리 근육, 비복근과 다리 후면의 스트레칭

운동 실행: 10회

사진 2: 한쪽 발에 굽힘을 주면서 동시에 반대쪽 다리를 구부린다.

사진 3: 굽힘을 줬던 발을 펴면서 동시에 구부려져 있던 무릎 또한 펴준다. 그러면서 양 다리를 펴고, 최대한 발가락을 세운 상태로 만들어준다.

사진 4: 그런 후에 반대쪽 발에 굽힘을 주면서 동시에 반대쪽 다리를 구부린다.

사진 5: 굽힘을 줬던 발을 펴면서 동시에 구부려져 있던 무릎 또한 펴준다. 그러면서 다시 양 다리를 펴고, 최대한 발가락을 세워준다.

양쪽 발에 지속적으로 하중이 동일하게 유지되게 한다.

아래로 움직이는 것 보다는 위로 움직이는 동작에 중점을 둔다.

이렇게 전체 움직임을 10번 반복한다. 양 무릎은 평행을 계속 유지해야 한다.

흔한 실수:

- 다리와 특히 발을 다 펴주지 않는 것. 그래서 캐리지가 최대한으로 움직여지지 않는 것
- 무릎과 발목이 평행하지 않고 바깥쪽이나 안쪽으로 회전한다.
- 종아리 스트레칭을 너무 강조한다.
- 엉덩이의 안정성이 떨어진다.

변형 또는 응용 동작:

- 운동을 진행할 때, 조금 더 스트레칭을 진행할 수 있도록 조금씩 자세를 잡고 머물러준다.
- 발이 예민한 사람의 경우, 미끄럼 방지 패드나 고무 패드, 펴지 등을 풋바에 깔아준다.

금기증/주의점: -

88. 펠빅 리프트 Pelvic Lift

1/2 (대체: Bottom 리프트)

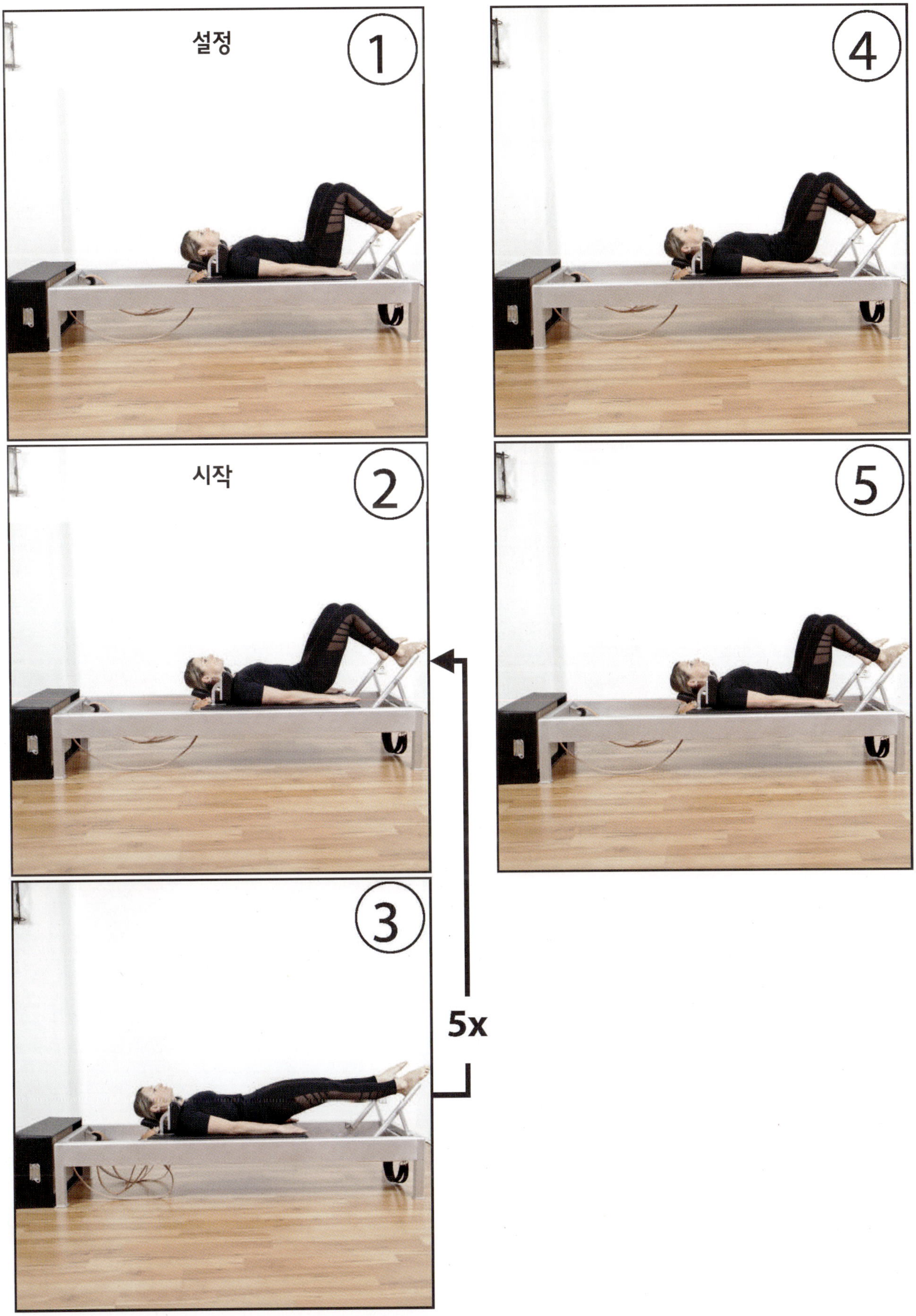

88. 펠빅 리프트 Pelvic Lift

2/2 (대체: Bottom 리프트)

일반적인 시작자세: 1-2-3 스프링, 풋바 위로, 헤드레스트 위로

- 캐리지 위에 눕는다.
- 어깨는 숄더레스트에 대어준다. 팔을 상체 가까이 놓아주고 캐리지를 동시에 밑으로 눌러준다. 손가락은 펴져 있다.
- 발 아치를 풋바 끝부분에 올려준다.
- 발은 큰 'V'자 모양으로 약간 바깥쪽을 향하게 한다.
- 발가락에는 힘을 빼주고 살짝 벌려준다.
- 무릎은 구부리고 어깨너비보다 조금 더 넓게 벌려준다.
- 헤드레스트는 올려주고, 변형으로는 머리 밑에 쿠션을 깔아줘서 배 근육이 같이 작용할 수 있도록 만들어준다. 상체 전체는 들려 올려져 있는 머리와 다리로 인해 조금의 굴곡이 생긴다. 경추에 무리가 가게 된다면, 헤드레스트/쿠션을 바꿔준다. 이 경우에는 턱을 가슴쪽으로 당겨주며 목은 길게 만들어준다.
- 캐리지는 스토퍼에 멈춰져 있다. 스프링은 열리지도 팽팽하지도 않다.
- 무릎이 엉덩이 위에 수직으로 위치하도록 리포머 기어에서 스프링 바를 조정한다. 조정 가능한 스프링 바가 없는 경우, 대신 풋바를 조정한다. 풋바를 잡지 않고 리포머에 오르고 내리기가 가능해야 한다.
- 골반은 살짝 후방으로 밀어내주며 엉덩이가 살짝 들릴 수 있도록 만들어준다. 이때 평편한 손 한 개가 들어갈 수 있는 공간을 확보해준다. 마지막 갈비뼈는 캐리지 위에 닿아있다.

운동 목적:

- 고관절신전근, 무릎펴짐근, 전체 배 근육의 강화

운동 실행: 5-7회

캐리지를 똑같은 속도로 밀어내는데, 이때 골반은 똑같은 자세를 유지한다. 캐리지를 다시 통제하며 다시 가져온다. 속도는 두 방향 다 같게 유지한다.

5에서 7회 반복을 한다.

흔한 실수:

- 다리가 다 펴지지 않는 것
- 캐리지가 통제 하에 돌아오지 않는 것
- 골반의 높이가 바뀌는 것

변형 또는 응용 동작:

- 발을 풋바의 바깥쪽의 위치에 올려주는 것
- 골반의 높이를 손 하나의 높이만큼 더 올려서 운동을 진행하는 것

금기증/주의점: -

89. 푸쉬 업 프론트 Push Up Front

1/2 (조셉 필라테스: 밸런스 컨트롤 1, 초기 사진에서 조셉 필라테스가 숄더 밸런스라고 불렀음 / 캐롤라 트리어: 밸런스 컨트롤 프론트)

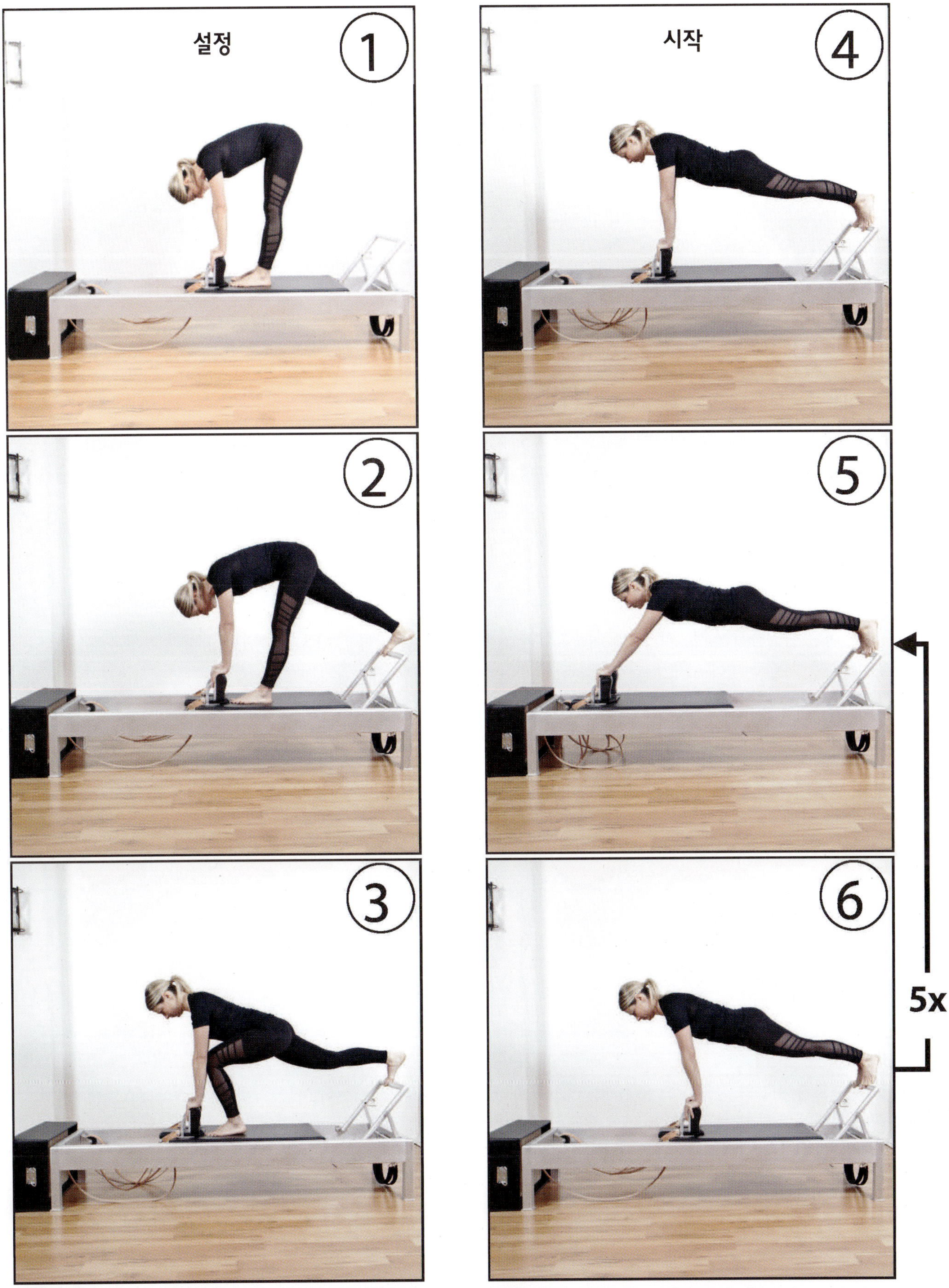

89. 푸쉬 업 프론트 Push Up Front

2/2(조셉 필라테스: 밸런스 컨트롤 1, 초기 사진에서 조셉 필라테스가 숄더 밸런스라고 불렀음 / 캐롤라 트리어: 밸런스 컨트롤 프론트)

일반적인 시작자세: 1 스프링, 풋바 위로, 풋바 두 번째 칸

- 뒤쪽을 바라보며 숄더레스트 가까이 캐리지 위에 선다.
- 척추를 말아내리며 내려가고 양 손은 숄더레스트 위에 올려준다.
- 보통은 손가락이 뒤를 향한다.
- 손목에 압축을 주면서 숄더레스트를 잡아주면서 손목에 무리가 가지 않도록 한다.
- 어깨는 숄더레스트 위에 위치한다.
- 오른쪽 발을 바깥쪽으로 외전시키고, 중간 발가락과 발바닥이 풋바 위에 올라갈 수 있도록 만들어준다.
- 오른쪽 다리를 펴준다.
- 왼쪽 다리를 구부리고 캐리지를 밀어내면서 몸 전체가 하나의 선으로 연결될 수 있도록 만들어준다.
- 어깨는 계속 숄더레스트 위에 수직으로 있다.
- 그런 후에 왼쪽 발을 뒤로 보내면서 오른쪽 발 옆, 풋바 위에 세운다.
- 발은 작은 'V'를 만들어준다.
- 몸 전체가 하나의 긴 선으로 이어진다.

운동 목적:

- 몸 전체 운동, 어깨의 안정화와 배 근육에 초점을 둔다.
- 넓은 등근, 위팔세갈래근의 강화
- 앞톱니근과 어깨의 회전근개의 안정화

운동 실행: 3-7 회

캐리지를 밀어냈다가 다시 가져온다. 캐리지를 최대한 밀어낼 수 있는 만큼 밀어냈다가 완전히 다시 가져온다.
캐리지를 다시 가져오는 것이 밀어내는 것보다 훨씬 중요하다.
3에서 7회 반복을 한 후에 보통 이어서 푸쉬 업 프론트 싱글 레그를 진행한다.

흔한 실수:

- 몸이 움직임을 진행할 때 중간지점에서 밑으로 가라앉는 것
- 엉덩이가 올라가 몸이 중심선에서 벗어남
- 머리가 밑으로 쳐지는 것
- 척추와의 연결이 되는 어깨가 운동도중 포기되는 것
- 팔꿈치가 과도하게 펴짐
- 캐리지를 너무 많이 밀어내고, 조금만 다시 가져오는 것

변형 또는 응용 동작:

- 똑같은 움직임을 진행하되, 팔꿈치를 구부린 상태에서 진행하는 것. 손으로 숄더레스트 뒤에 위치한 쇠 막대기를 잡아준다.
- 또는 기도자세로 양 손을 모으거나 헤드레스트 위에서 양 손을 움켜잡는다. 팔꿈치를 펴서 숄더레스트에 닿게 하면 삼각 지지대가 형성되고 팔에서 흉근/가슴을 통해 더 잘 연결할 수 있다. (가능한 경우) 몸이 바닥과 더 평행하도록 발을 프레임에 놓을 수 있다.

금기증/주의점:

- 현재 손목, 팔꿈치의 급성통증이나 어깨 문제가 있다면 이 운동을 진행하지 않는다.

90. 푸쉬 업 프론트 싱글 레그 Push Up Front Single Leg

1/2 (조셉 필라테스: 밸런스-컨트롤 1 / 대체: 컨트롤-프론트)

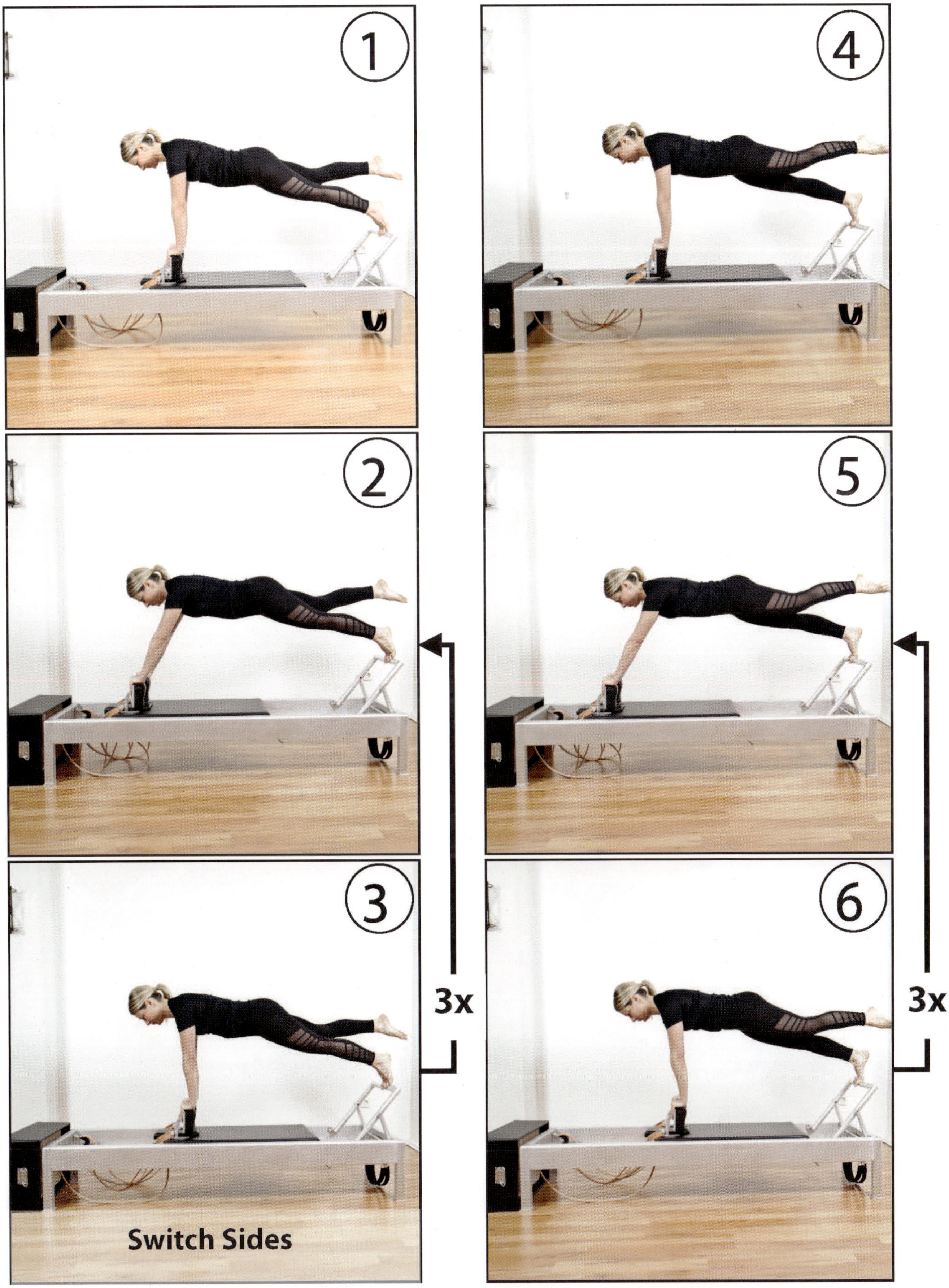

90. 푸쉬 업 프론트 싱글 레그 Push Up Front Single Leg

2/2 (조셉 필라테스: 밸런스-컨트롤 1 / 대체: 컨트롤-프론트)

일반적인 시작자세: 1 스프링, 풋바 위로, 풋바 두번째 칸

- 푸쉬 업 프론트자세에서 시작한다.
- 양 손은 숄더레스트 위에 올려준다.
- 보통은 손가락이 뒤를 향한다.
- 손목에 압축을 주면서 숄더레스트를 잡아주면서 손목에 무리가 가지 않도록 한다.
- 어깨는 숄더레스트 위에 위치한다.
- 발은 작은 'V'를 만들어준다.
- 몸 전체가 하나의 긴 선으로 이어진다.

운동 목적:

- 몸 전체 운동, 어깨의 안정화와 배 근육, 상체의 안정화에 초점을 둔다.
- 넓은 등근, 위팔세갈래근의 강화
- 앞톱니근과 어깨의 회전근개의 안정화

운동 실행: 3-5회

오른쪽 다리를 살짝 들어 올려준다.

캐리지를 밀어냈다가 다시 가져온다. 캐리지를 최대한 밀어낼 수 있는 만큼 밀어냈다가 완전히 다시 가져온다.

캐리지를 다시 가져오는 것이 밀어내는 것보다 훨씬 중요하다.

3에서 5회 반복을 한 후에 오른쪽 다리를 다시 내린다.

왼쪽 다리를 살짝 들어 올린 상태에서 움직임을 반복한다.

흔한 실수:

- 다리를 위로 너무 많이 올려서 골반의 전방경사에 생기는 것
- 몸이 움직임을 진행할 때 중간지점에서 밑으로 가라앉는 것(둘 다 복부가 아직 충분히 강하지 않다는 신호이다.)
- 엉덩이가 올라가 몸이 중심선에서 벗어남
- 머리가 밑으로 쳐지는 것
- 척추와의 연결이 되는 어깨가 운동도중 포기되는 것
- 팔꿈치가 과도하게 펴짐
- 캐리지가 너무 멀리 나가서 충분히 돌아오지 않음

변형 또는 응용 동작:

- 반복을 진행할 때, 캐리지를 최대한 스토퍼와 가까워지게 가져와주며, 필라테스 푸쉬 업을 진행한다.
- 또는 기도자세로 양 손을 모으거나 헤드레스트 위에서 양 손을 움켜잡는다. 팔꿈치를 펴서 숄더레스트에 닿게 하면 삼각 지지대가 형성되고 팔에서 흉근/가슴을 통해 더 잘 연결할 수 있다. (가능한 경우) 몸이 바닥과 더 평행하도록 발을 프레임에 놓을 수 있다.

금기증/주의점:

- 현재 손목, 팔꿈치의 급성통증이나 어깨에 문제가 있다면 이 운동을 진행하지 않는다.

91. 푸쉬 업 프론트 위드 푸쉬 업 Push Up Front with Push Up

1/2

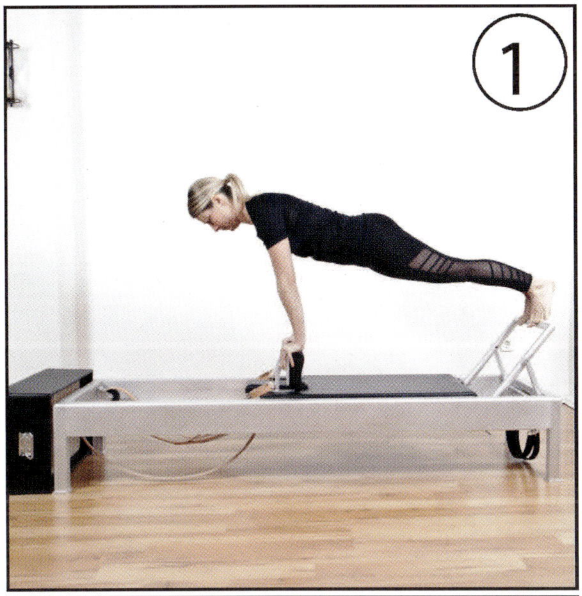

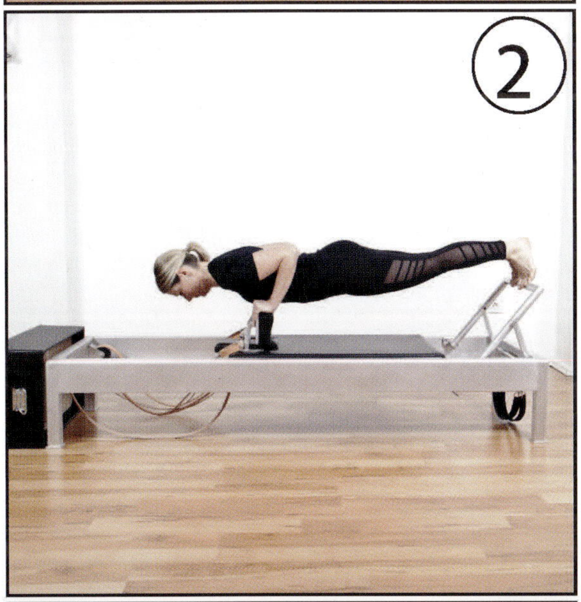

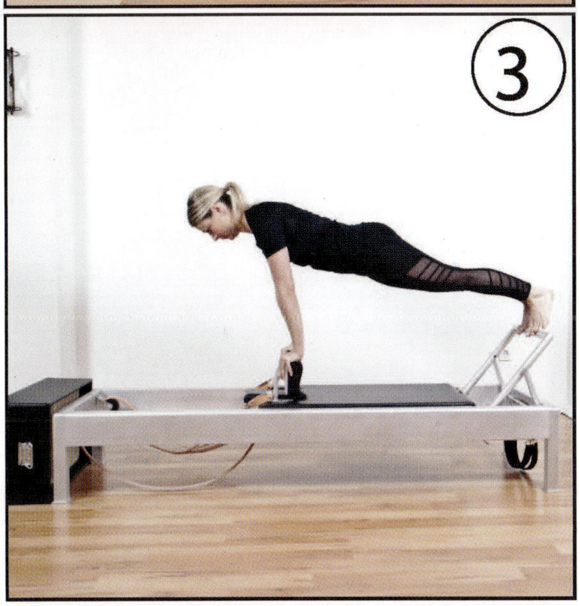

91. 푸쉬 업 프론트 위드 푸쉬 업 Push Up Front with Push Up 2/2

일반적인 시작자세: 1 스프링, 풋바 위로, 풋바 두번째 칸

- 푸쉬 업 프론트자세에서 시작한다.
- 양 손은 숄더레스트 위에 올려준다.
- 보통은 손가락이 뒤를 향한다.
- 손목에 압축을 주면서 숄더레스트를 잡아주면서 손목에 무리가 가지 않도록 한다.
- 어깨는 사람 신장에 따라서 위치가 달라진다. 숄더레스트 위에 위치하거나 더 앞에 위치할 수 있다. 예를 들어, 손이 가슴 높이에 위치한다.
- 발은 작은 'V'를 만들어준다.
- 몸 전체가 하나의 긴 선으로 이어진다.

운동 목적:

- 몸 전체 운동, 어깨의 안정화와 배 근육에 초점을 둔다.
- 위팔세갈래근의 강화
- 앞톱니근과 어깨의 회전근개의 안정화

운동 실행: 3-10회

팔꿈치를 최대한 상체 가까이 붙이며 구부리고, 이 상태를 유지하며 최대한 내려갈 수 있는 만큼 상체를 밑으로 내려준다.
팔꿈치는 뒤를 향한다.
팔을 다시 펴준다.
캐리지는 움직이지 않아야 한다.

3에서 10회를 반복한다.

흔한 실수:

- 몸이 움직임을 진행할 때 중간지점에서 밑으로 가라앉는 것
- 머리가 밑으로 쳐지는 것
- 척추와의 연결이 되는 어깨가 운동도중 포기되는 것
- 팔꿈치가 바깥쪽으로 벌려지는 것

변형 또는 응용 동작: -

금기증/주의점:

- 현재 손목, 팔꿈치의 급성통증이나 어깨 문제가 있다면 이 운동을 진행하지 않는다.

92. 푸쉬 업 백 Push Up Back

(조셉 필라테스: 밸런스-컨트롤 2/캐롤라 트리어: 밸런스-컨트롤 백/다른 이름: 컨트롤-백)

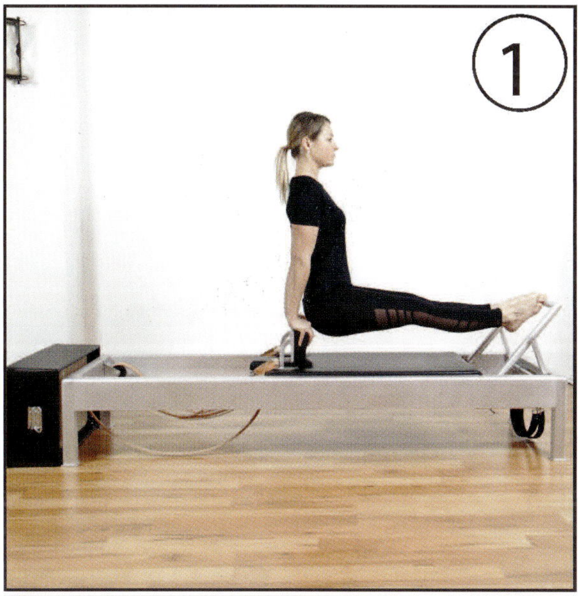

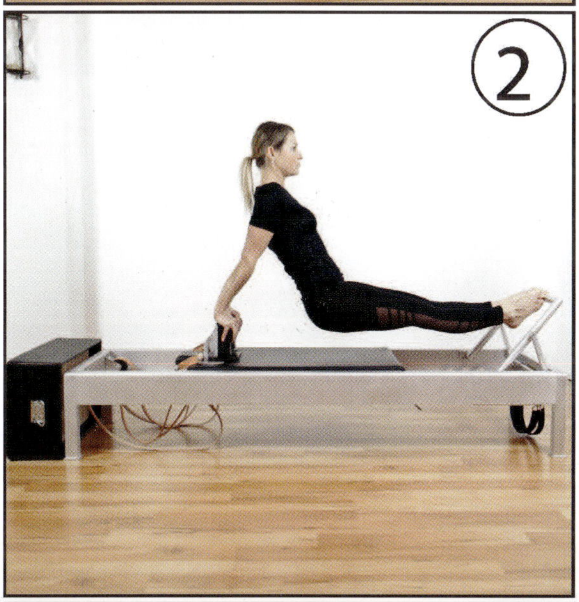

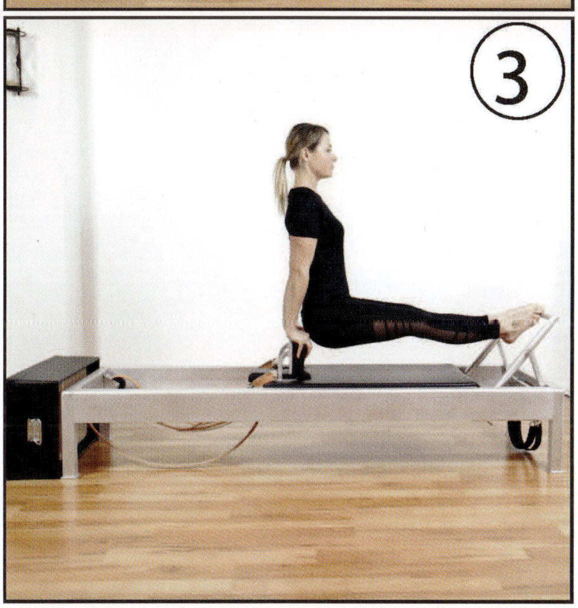

일반적인 시작자세: 1-2 스프링, 풋바 위로, 풋바 다시 첫 번째 칸

- 숄더레스트에 최대한 가까이 풋바를 바라보며 캐리지 위에 앉는다.
- 두 발은 작은 'V'자를 만든다.
- 양 손은 숄더레스트 위에 올리고 손가락은 풋바쪽을 향하도록 만든다.
- 손목에 압축을 주면서 숄더레스트를 잡아주면서 손목에 무리가 가지 않도록 한다.
- 팔은 펴주면서 누르고 올려준다.

운동 목적:

- 넓은 등근, 위팔세갈래근, 뒤쪽 삼각근, 밑에서 중간까지의 승모근, 앞톱니근, 어깨의 회전근개의 강화.
- 큰 가슴근, 앞쪽 삼각근과 위팔두갈래근의 스트레칭

운동 실행: 3-5회

캐리지를 뒤로 밀어준다. 허리는 펴진 상태를 유지한다. 캐리지를 다시 가져온다. 3에서 5회를 반복한 후에 "93. 푸쉬 업 백 킥"을 진행한다.

흔한 실수:

- 캐리지를 뒤로 밀어낼 때 등이 둥글어지는 것
- 어깨를 귀 쪽으로 들어 올림
- 팔꿈치가 과도하게 펴짐
- 손목이 과도하게 꺾여지는 것

변형 또는 응용 동작:

- 이 운동을 진행하기에 힘이 부족한 경우에는 양 손으로 숄더레스트만 눌러주었다가 다시 힘을 빼준다.
- 이 운동을 진행할 수 있지만, 힘이 조금 부족한 경우에는 양 손으로 숄더레스트를 눌러서 올라오고, 어깨로부터 더 밑으로 눌러준 후에 잠시 동안 자세를 유지하고, 몸을 조절하며 다시 내려온다.
- 손가락이 바깥쪽을 향하는 것이 편하다고 생각되는 경우에는 손을 돌려준다.

금기증/주의점:

- 현재 손목, 팔꿈치의 급성통증이나 어깨 문제가 있다면 이 운동을 진행하지 않는다.

93. 푸쉬 업 백 킥 Push Up Back Kicks

1/2 (조셉 필라테스: 밸런스-컨트롤 3; 다른 이름: 컨트롤-백)

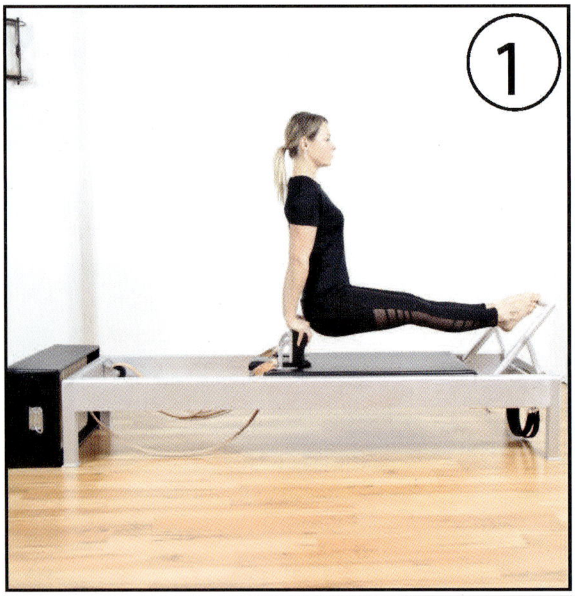

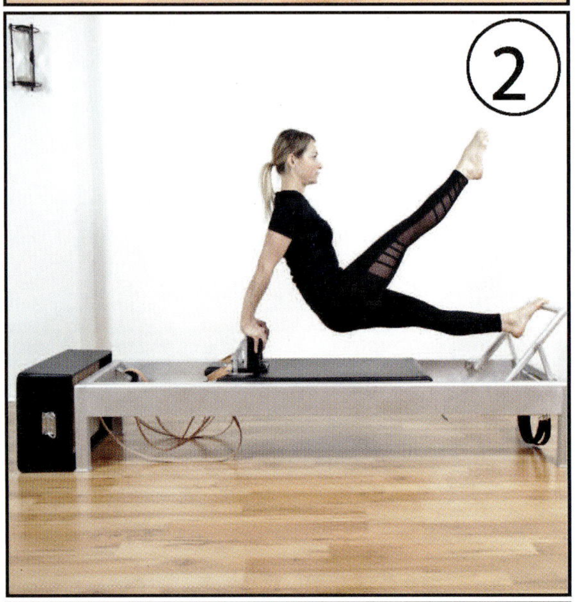

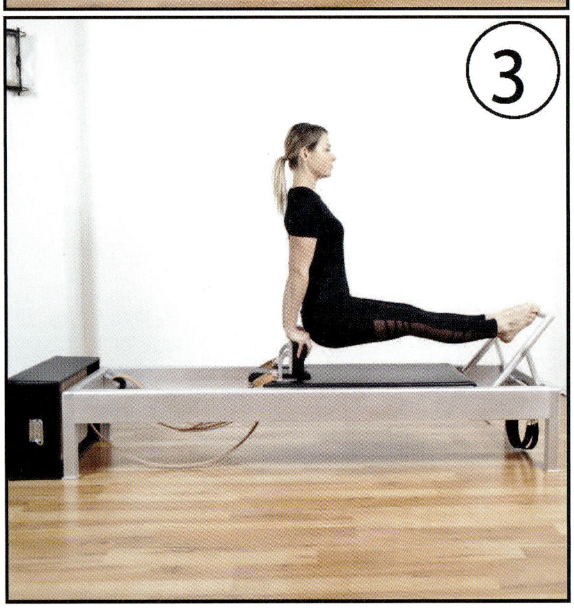

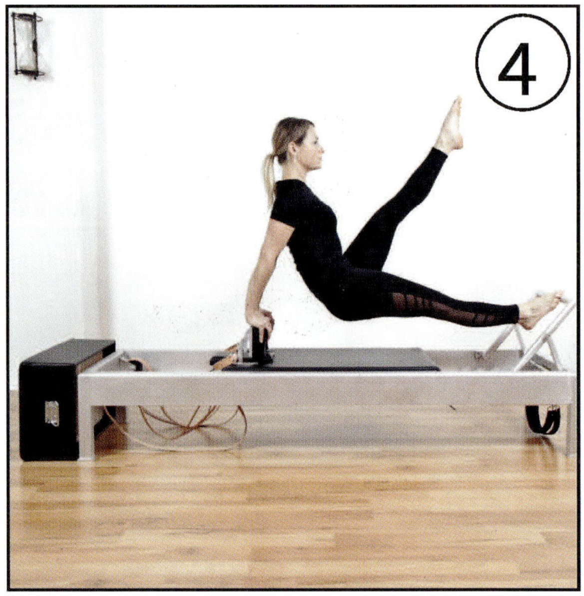

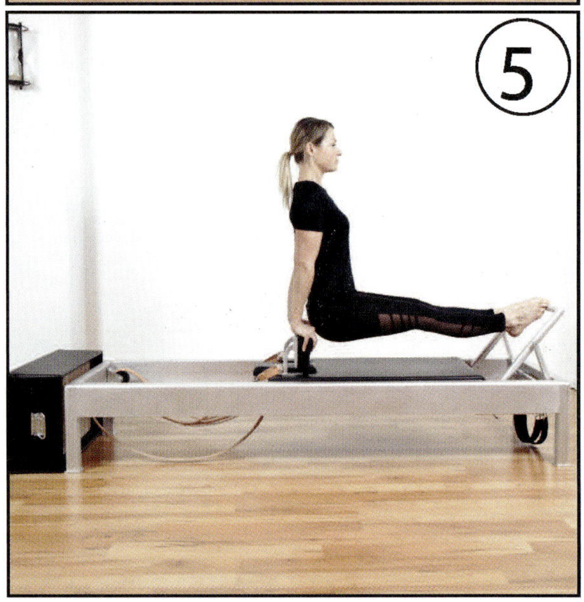

93. 푸쉬 업 백 킥 Push Up Back Kicks

2/2 (조셉 필라테스: 밸런스-컨트롤 3; 다른 이름: 컨트롤-백)

일반적인 시작자세: 1-2 스프링, 풋바 위로, 풋바 다시 첫 번째 칸

- 숄더레스트에 최대한 가까이 풋바를 바라보며 캐리지 위에 앉는다.
- 양 손은 숄더레스트 위에 올리고 손가락은 풋바쪽을 향하도록 만든다.
- 손목에 압축을 주면서 숄더레스트를 잡아주면서 손목에 무리가 가지 않도록 한다.
- 팔은 펴주면서 누르고 올려준다.

운동 목적:

- 넓은 등근, 위팔세갈래근, 뒤쪽 삼각근, 밑에서 중간까지의 승모근, 앞톱니근, 어깨의 회전근개의 강화
- 큰 가슴근, 앞쪽 삼각근과 위팔두갈래근의 스트레칭

운동 실행: 한쪽 다리 당 3-5회

캐리지를 뒤로 밀어주면서 오른쪽 다리를 위로 차준다. 캐리지를 다시 가져오면서 오른쪽 다리를 풋바 위로 다시 올린다.

다리 밀어내고 왼쪽 다리를 위로 차준다.
다시 돌아오면서 왼쪽 다리를 풋바 위로 올려준다.
한쪽 다리 당 3에서 5회를 반복한다.

흔한 실수:

- 등이 과도하게 둥글어지는 것
- 어깨를 귀 쪽으로 들어 올림
- 팔꿈치가 과도하게 펴짐
- 손목을 너무 많이 굽힘

변형 또는 응용 동작:

- 캐리지를 밀어낸 후에 오른쪽 다리를 위로 5번 차준다. 오른쪽 다리를 내려준 후에 왼쪽 다리를 5번 위로 차준다. 그리고 나서 왼쪽 다리를 다시 풋바 위로 올려준다.
- 골다공증이 있는 경우 등을 곧게 유지한다.

금기증/주의점:

- 현재 손목, 팔꿈치의 급성통증이나 어깨 문제가 있다면 이 운동을 진행하지 않는다.

94. 스타 Star

1/5 (조셉 필라테스: "사이드 스트레치" & "프론트 & 백 밸런스" 2 exercises / 캐롤라 트리어: 컨트롤 스트레치)

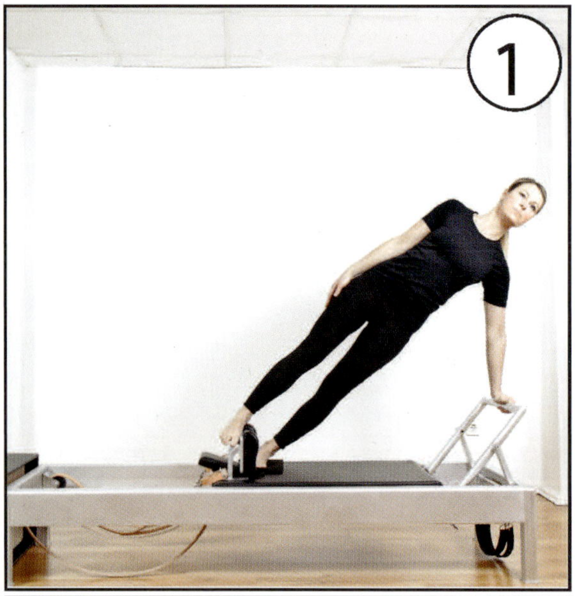

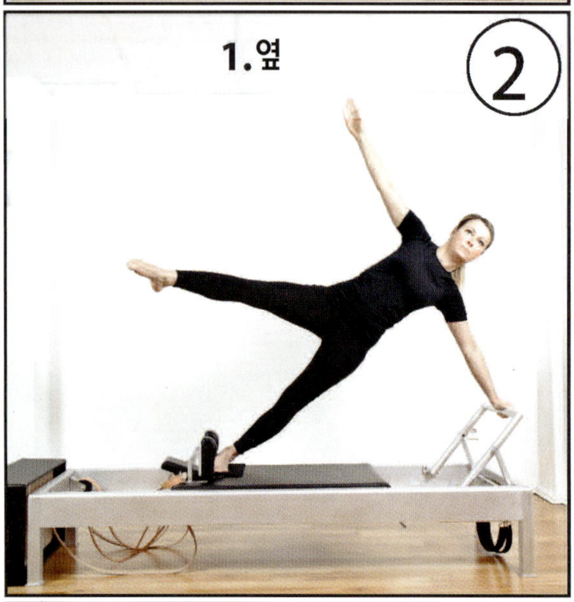

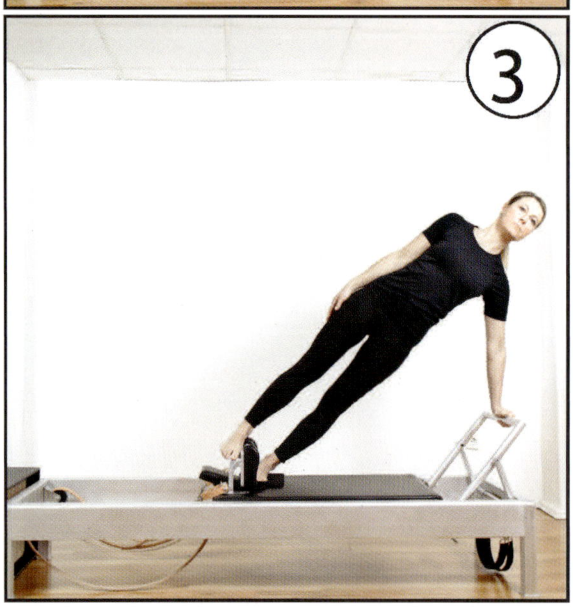

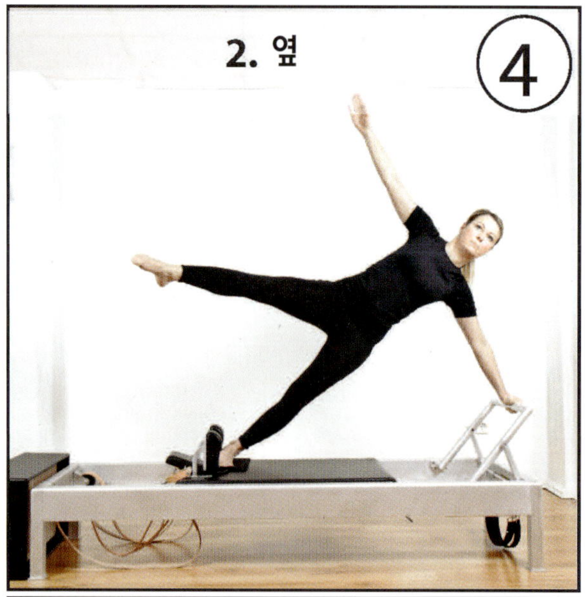

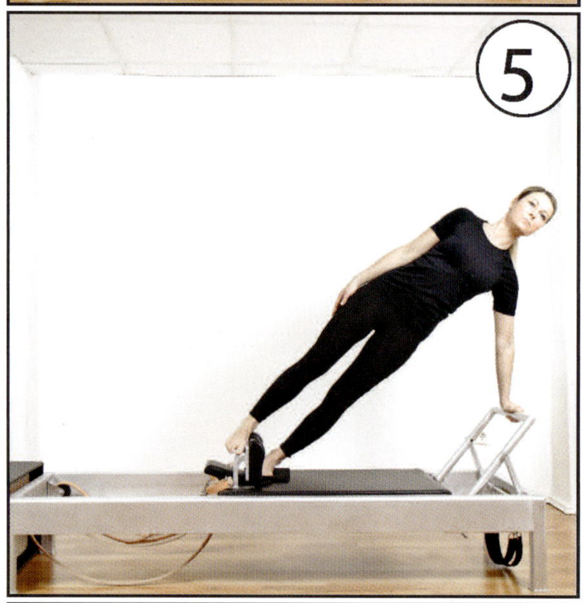

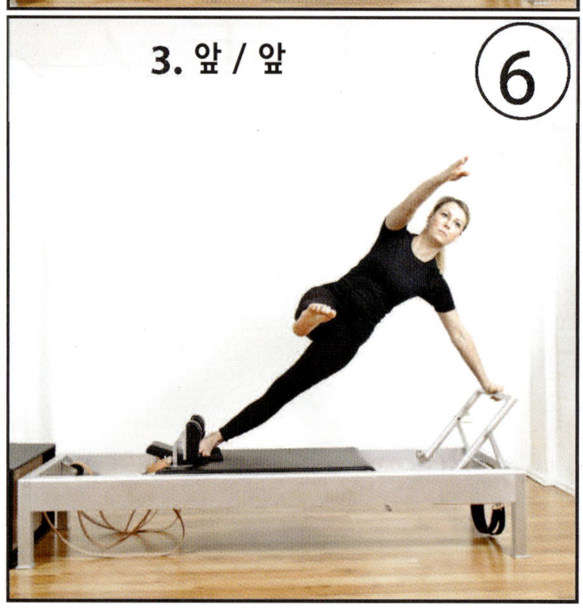

94. 스타 Star

2/5 (조셉 필라테스: “사이드 스트레치” & "프론트 & 백 밸런스” 2 exercises / 캐롤라 트리어: 컨트롤 스트레치)

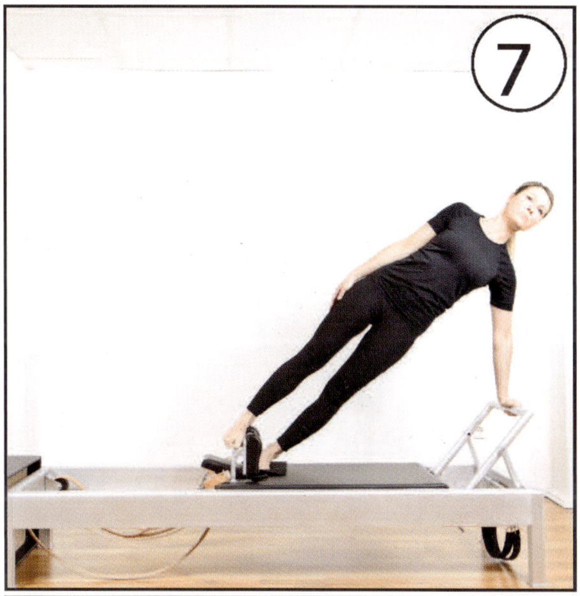

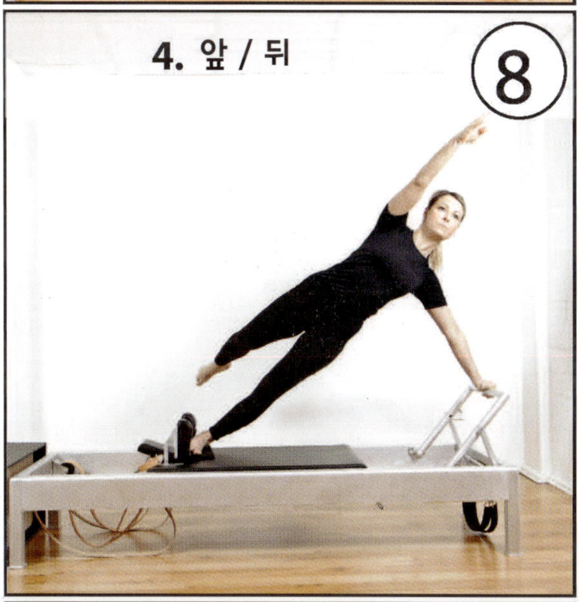

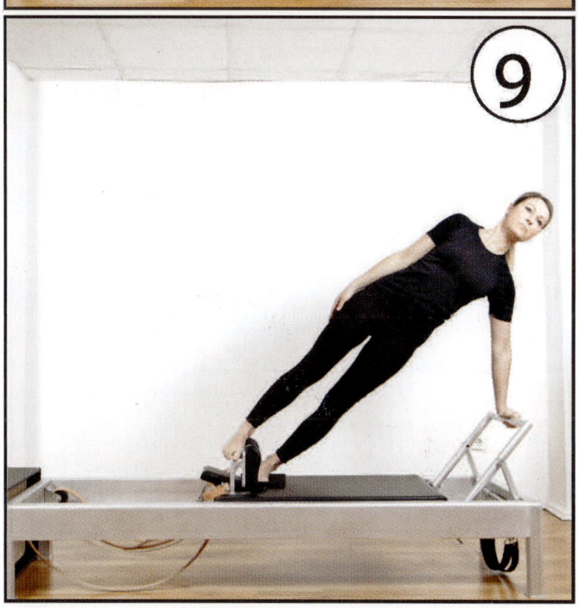

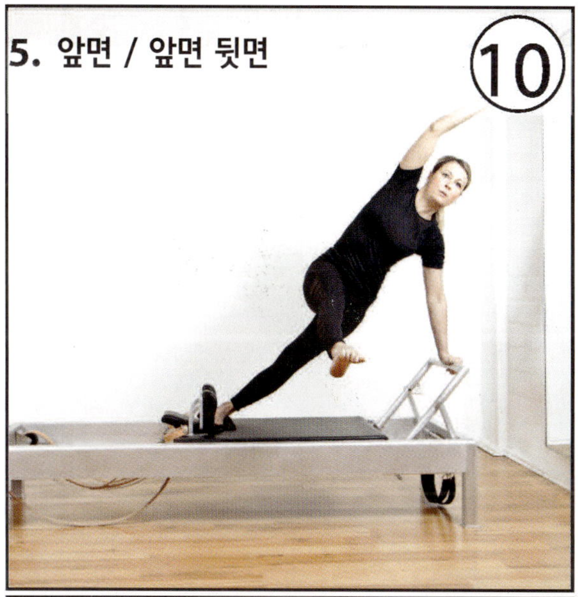

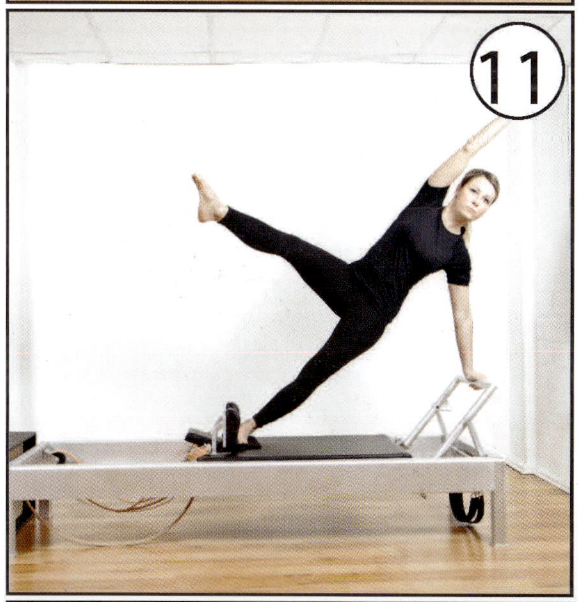

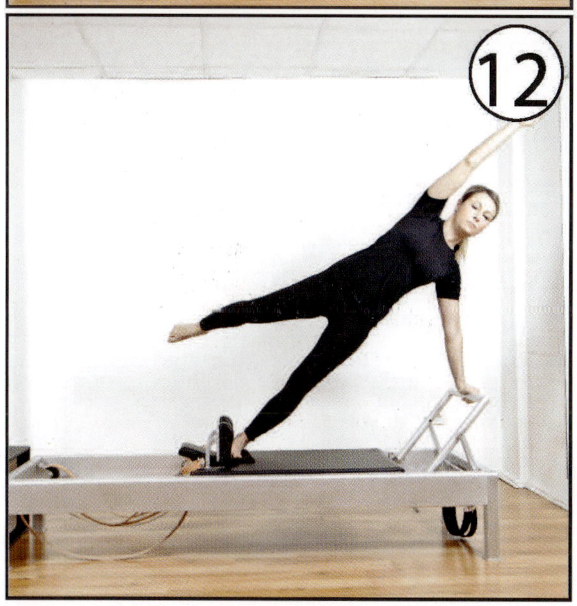

94. 스타 Star

3/5 (조셉 필라테스: “사이드 스트레치” & "프론트 & 백 밸런스” 2 exercises / 캐롤라 트리어: 컨트롤 스트레치)

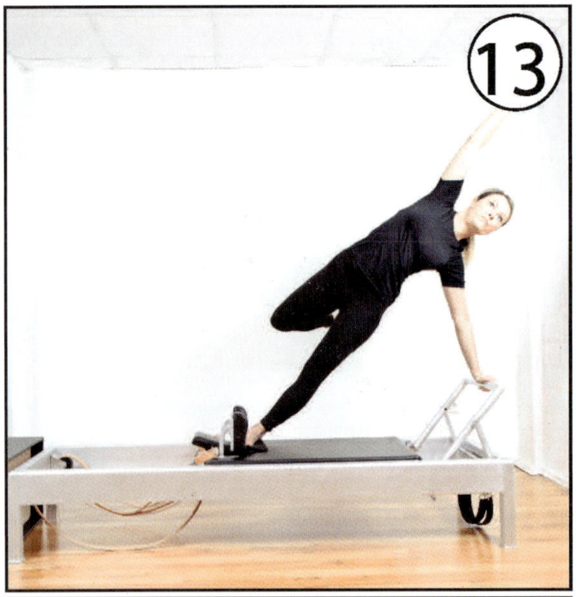

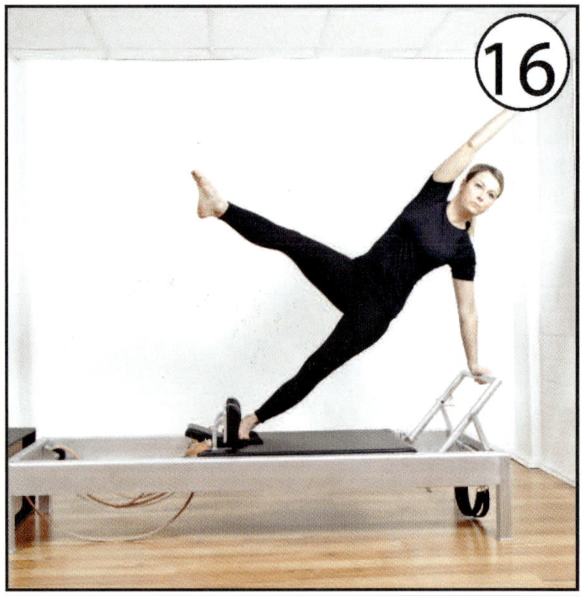

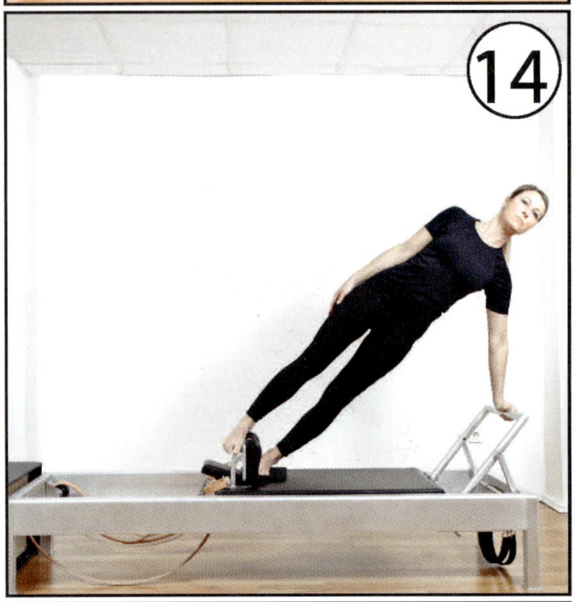

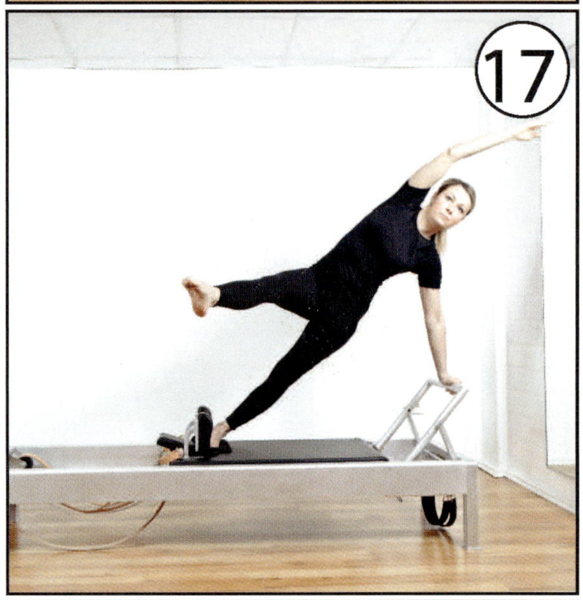

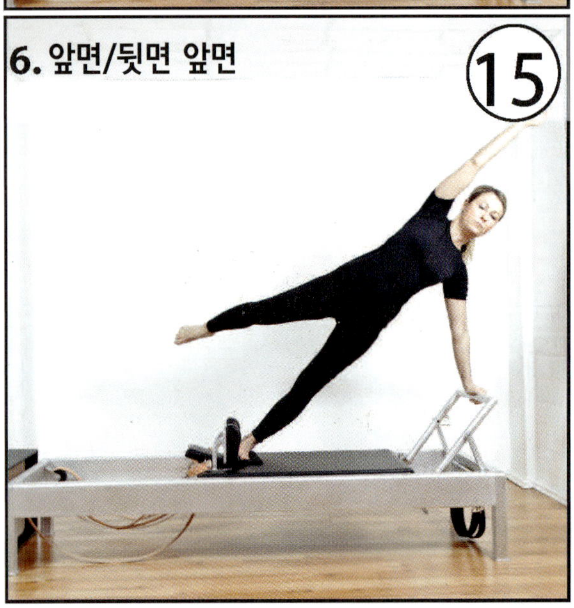

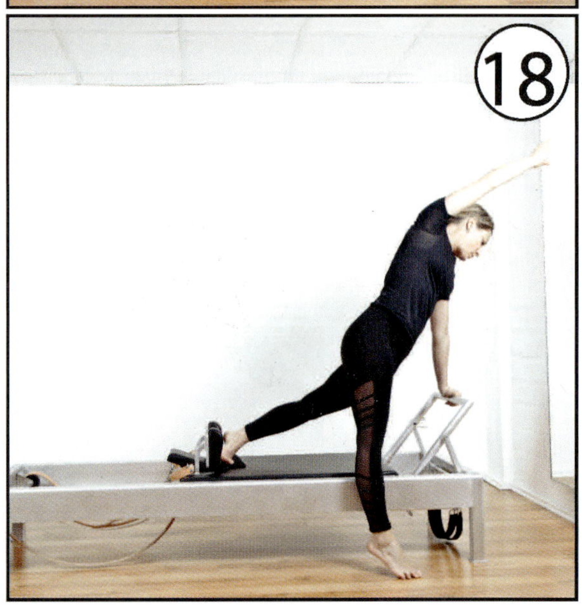

94. 스타 Star

4/5 (조셉 필라테스: "사이드 스트레치" & "프론트 & 백 밸런스" 2 exercises / 캐롤라 트리어: 컨트롤 스트레치)

일반적인 시작자세: 1-2 스프링, 풋바 위로

- *이 운동의 설명에는 풋바는 왼쪽, 숄더레스트는 오른쪽에 위치한다.*
- 리포머를 바라보며 옆으로 선다.
- 왼쪽 손바닥이 풋바 중앙에 위치할 수 있도록 올린다.
- 손 전체를 이용하여 풋바를 잡아준다.
- 손바닥이 제일 윗부분에 위치할 수 있도록 만들어줘서 손목이 최대한 꺾이지 않도록 만들어준다.
- 왼쪽 발을 몸과 가까운 숄더레스트 위에 사선으로 세워준다. 발 바깥쪽 부분은 캐리지 위에, 발 안쪽은 숄더레스트 앞에 세워준다.
- 오른쪽, 왼쪽 다리를 둘다 편다.
- 오른쪽 발 또한 같은 숄더레스트 위에 올려준다.
- 오른쪽 팔은 상체 위에 올려준다.
- 몸 전체는 머리부터 발끝까지 하나의 선으로 연결되게 한다.

운동 목적:

- 밸런스 트레이닝
- 몸을 잡아주는 측면 근육과 어깨 근육의 강화: 배바깥빗근, 배속빗근, 볼기근, 넙다리근막긴장근, 앞톱니근, 앞정강근, 긴종아리근, 넙다리두갈래근, 척추세움근, 허리네모근, 앞쪽과 중간 어깨세모근, 극상근, 위팔두갈래근, 넓은등근, 큰가슴근, 큰원근, 부리위팔근, 위팔세갈래근
- 넙다리곧은근의 스트레칭

94. 스타 Star

5/5 (조셉 필라테스: “사이드 스트레치” & "프론트 & 백 밸런스” 2 exercises / 캐롤라 트리어: 컨트롤 스트레치)

운동 실행: 한쪽 당 1세트

1. 사이드

사진 2: 캐리지를 밀어내면서 동시에 오른쪽 팔과 오른쪽 다리를 들어 올린다.
별을 만든다고 생각하며 운동을 진행한다.
사진 3: 캐리지를 다시 가져오고 팔과 다리도 밑으로 내린다.

2. 사이드

사진 4: 똑같이 움직임을 진행한다. 캐리지를 밀어내고 동시에 오른쪽 팔과 오른쪽 다리를 들어 올린다.
사진 5: 캐리지를 다시 가져오고 팔과 다리도 밑으로 내린다.

3. 프론트/프론트

사진 6: 캐리지를 밀어내고 동시에 오른쪽 팔과 오른쪽 다리를 앞으로 뻗는다.
사진 7: 캐리지를 다시 가져오고 팔과 다리 또한 다시 가져온다.

4. 프론트/백

사진 8: 캐리지를 밀어내고 동시에 오른쪽 팔은 앞으로 뻗고 오른쪽 다리를 뒤로 뻗는다.
사진 9: 캐리지를 다시 가져오고 팔과 다리를 다시 가져온다.

5. 프론트/프론트 사이드 백

사진 10: 캐리지는 최대한 스토퍼에 멈춰있다. 그런 후에 오른쪽 팔과 오른쪽 다리를 앞으로 보낸다.
사진 11-12: 오른쪽 팔을 귀 옆으로 가져오면서 다리로 큰 원을 그리며 위로 올려주며 뒤로 보낸다.
사진 13: 오른쪽 다리를 엉덩이 뒷쪽에서 구부린다.
사진 14: 팔과 다리를 다시 가져온다.

6. 프론트/백 사이드 프론트

사진 15-16: 캐리지는 최대한 스토퍼에 멈춰있다. 오른쪽 팔을 앞에서 귀 위로 보낼 때, 오른쪽 다리는 뒤에서 위로 보낸다.
사진 17-18: 다리로 큰 원을 그리며 위에서 앞으로 보내주고 캐리지에서 바로 내려온다.
반대쪽을 진행한다.

흔한 실수:

- 캐리지가 너무 많이 밀리는 것
- 무게 중심축을 잡아주고 있는 팔이 어깨로 가까워지는 것
- 몸이 하나의 선으로 이어지지 않는 것
- 몸이 곧은 정렬을 잃는 것
- 캐리지가 프론트/프론트 사이드 백과 프론트/백 사이드 프론트 동작을 진행할 때 움직이는 것

변형 또는 응용 동작:

- 이 운동과 익숙해지기 위함과 필요한 근육을 만들기 위해서 팔로 캐리지를 밀어냈다 가져왔다를 반복한다.

금기증/주의점:

- 손목, 팔꿈치, 어깨의 문제 또는 통증이 있는 경우에는 이 운동을 진행하지 않는다.

95. 사이드 스플릿 Side Splits

1/8

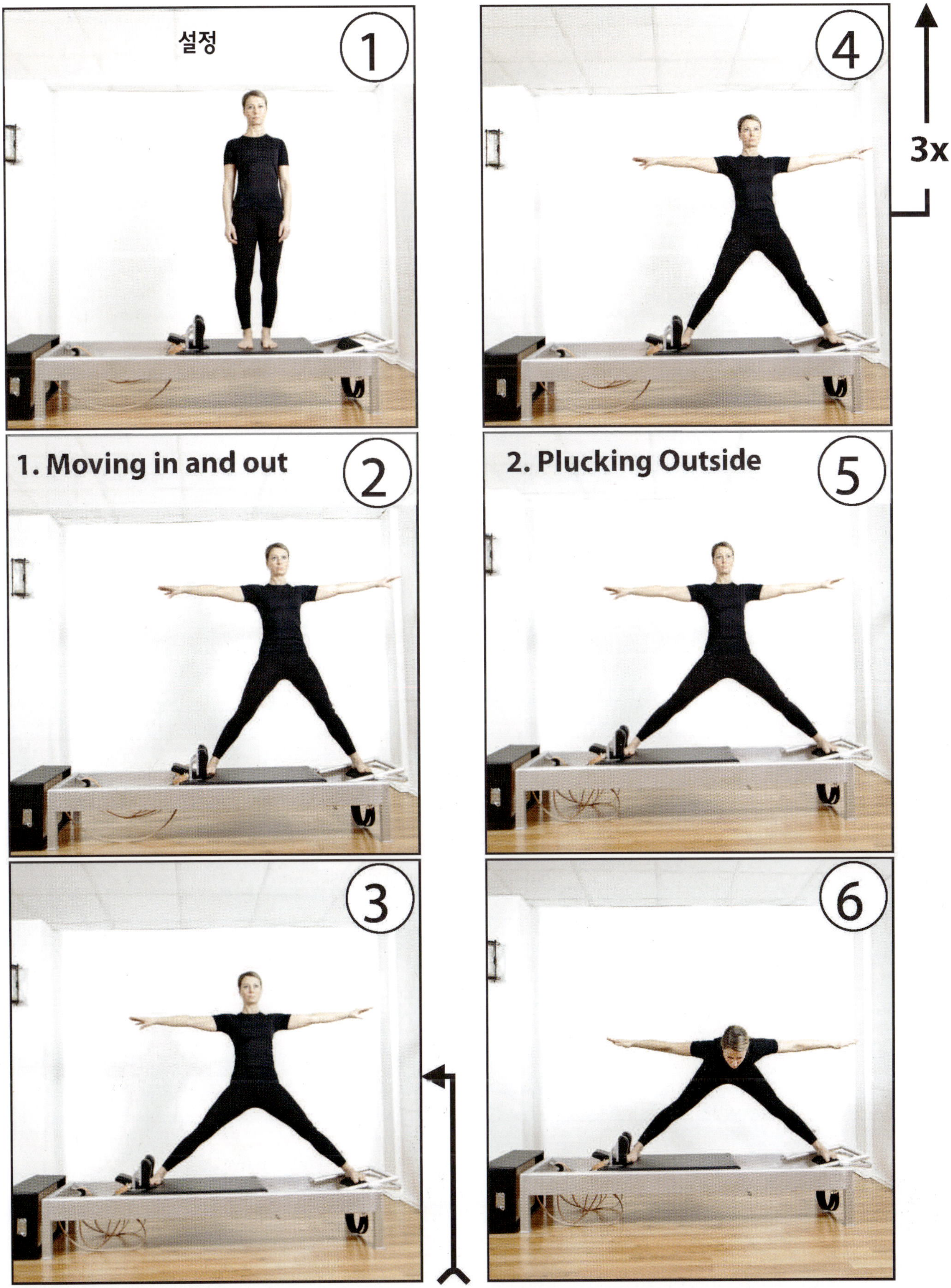

95. 사이드 스플릿 Side Splits

2/8

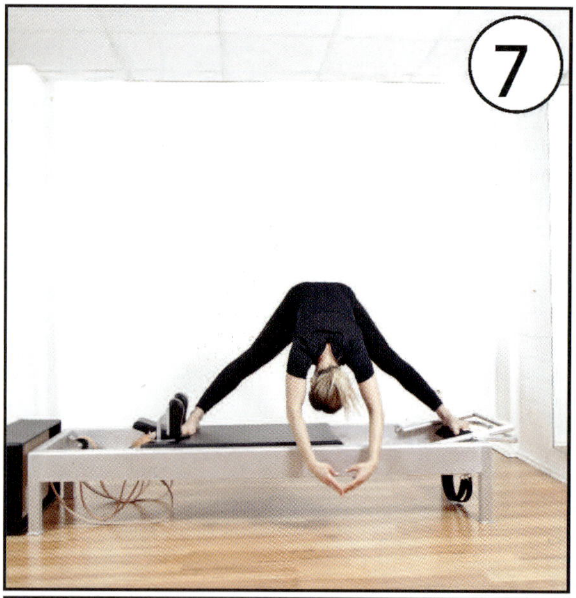

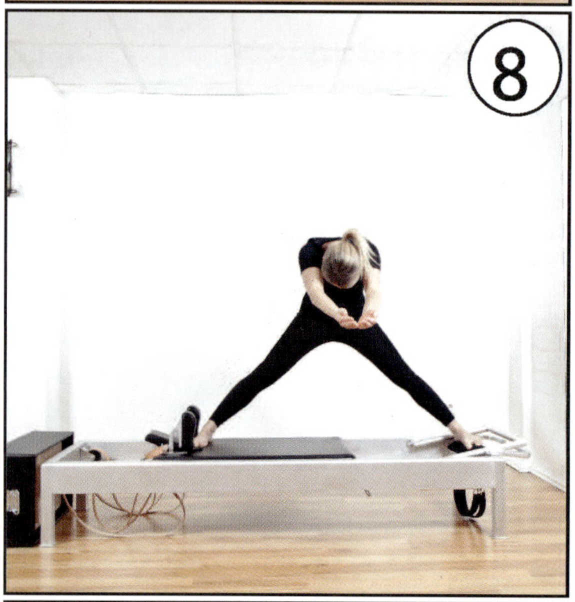

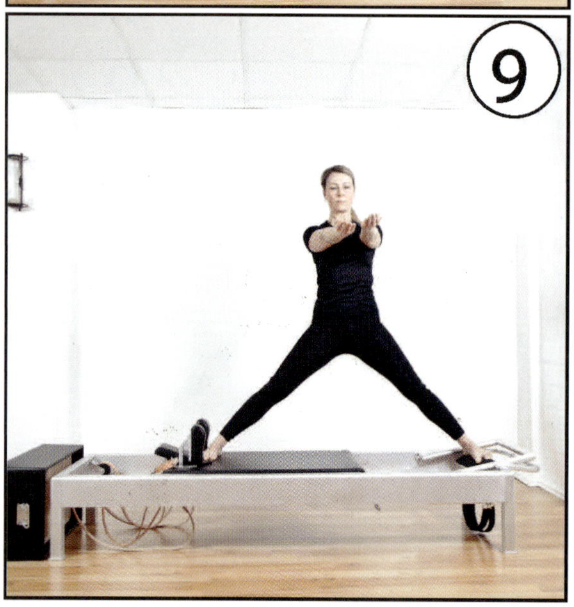

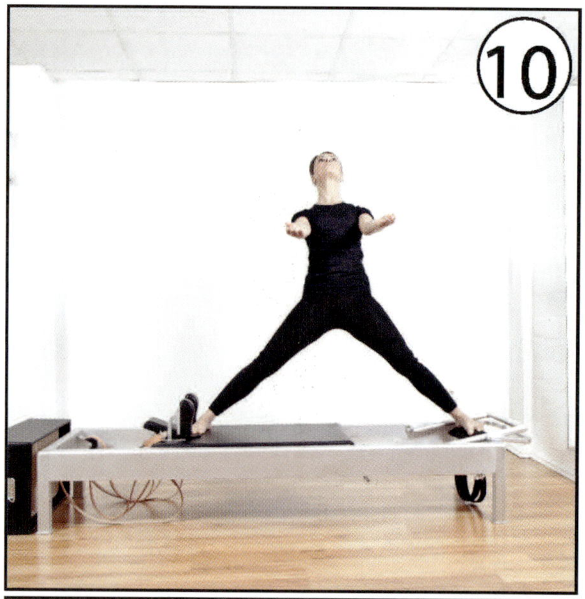

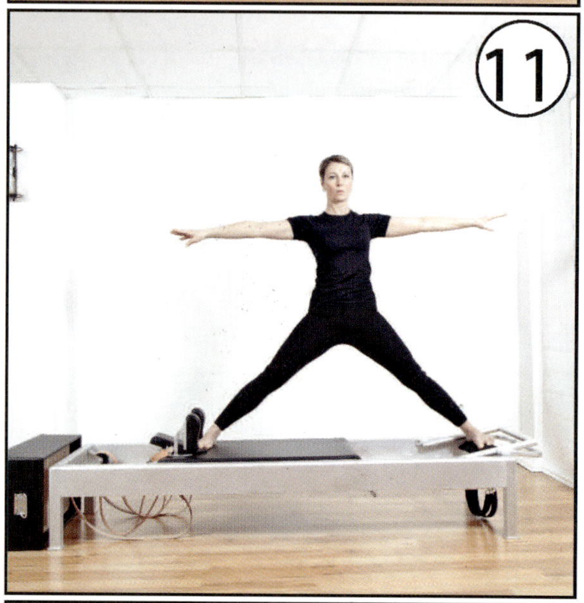

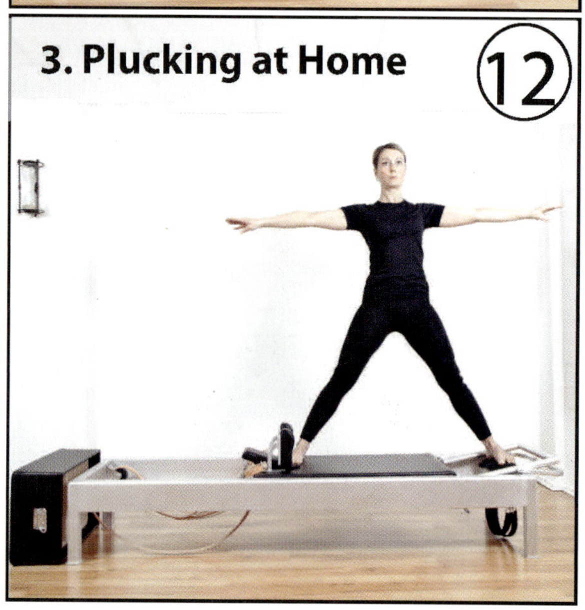

95. 사이드 스플릿 Side Splits

3/8

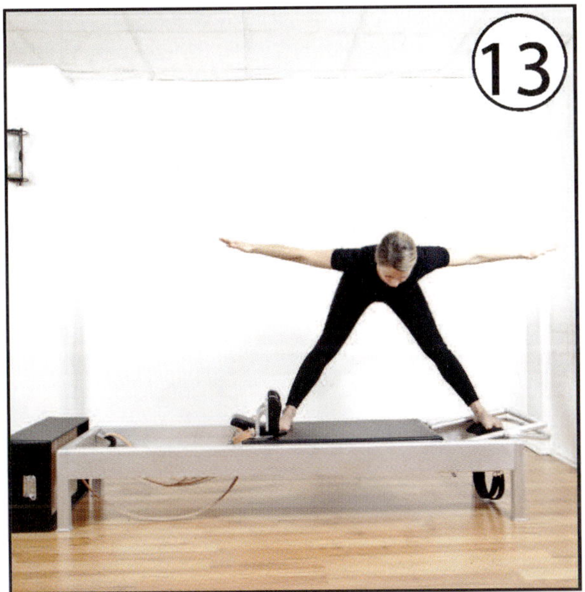

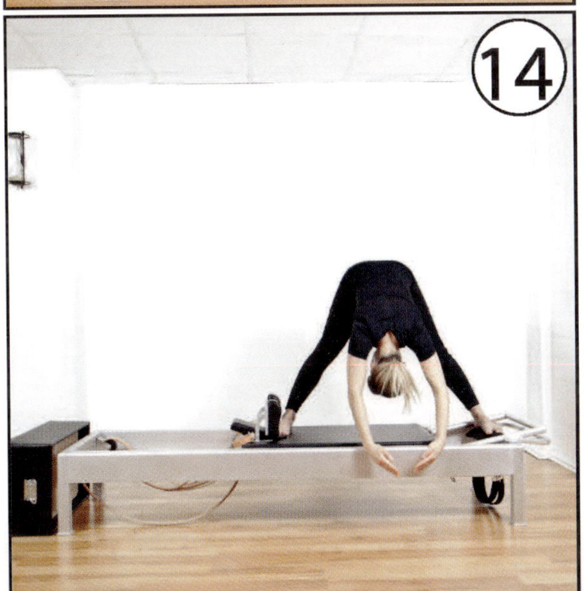

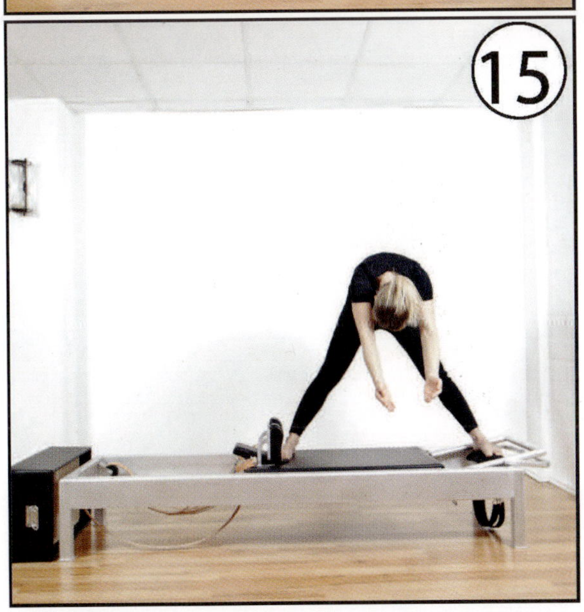

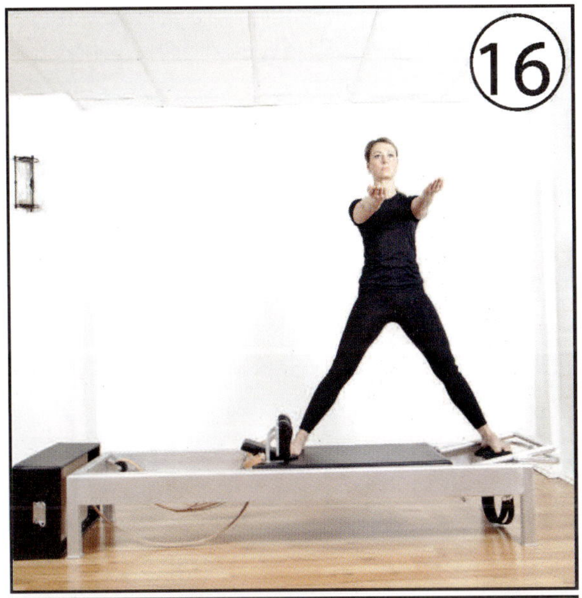

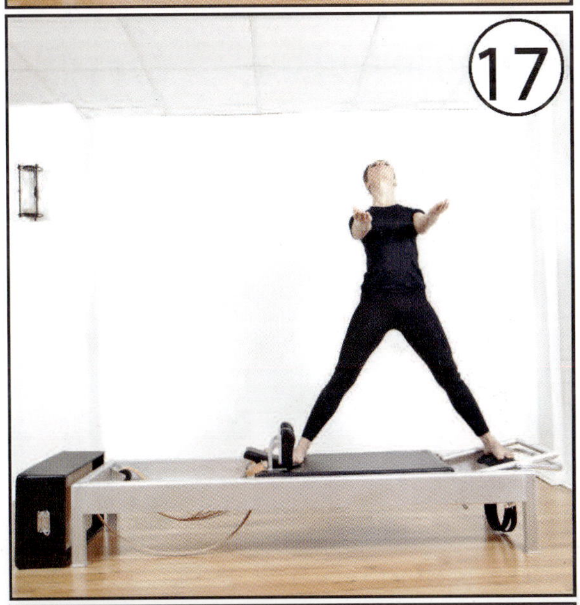

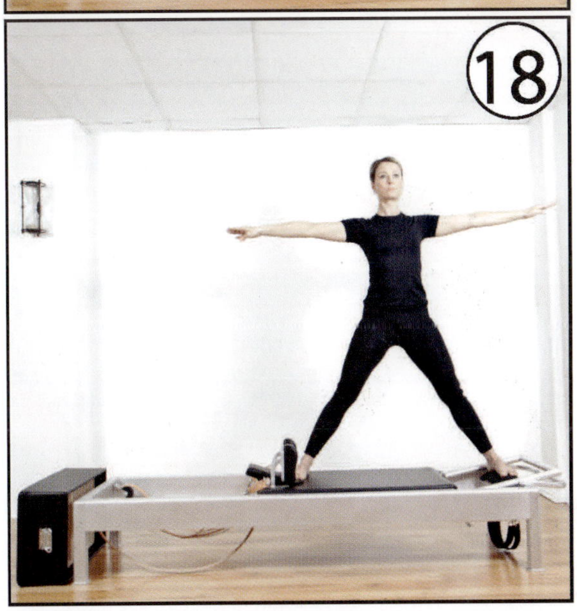

95. 사이드 스플릿 Side Splits

4/8

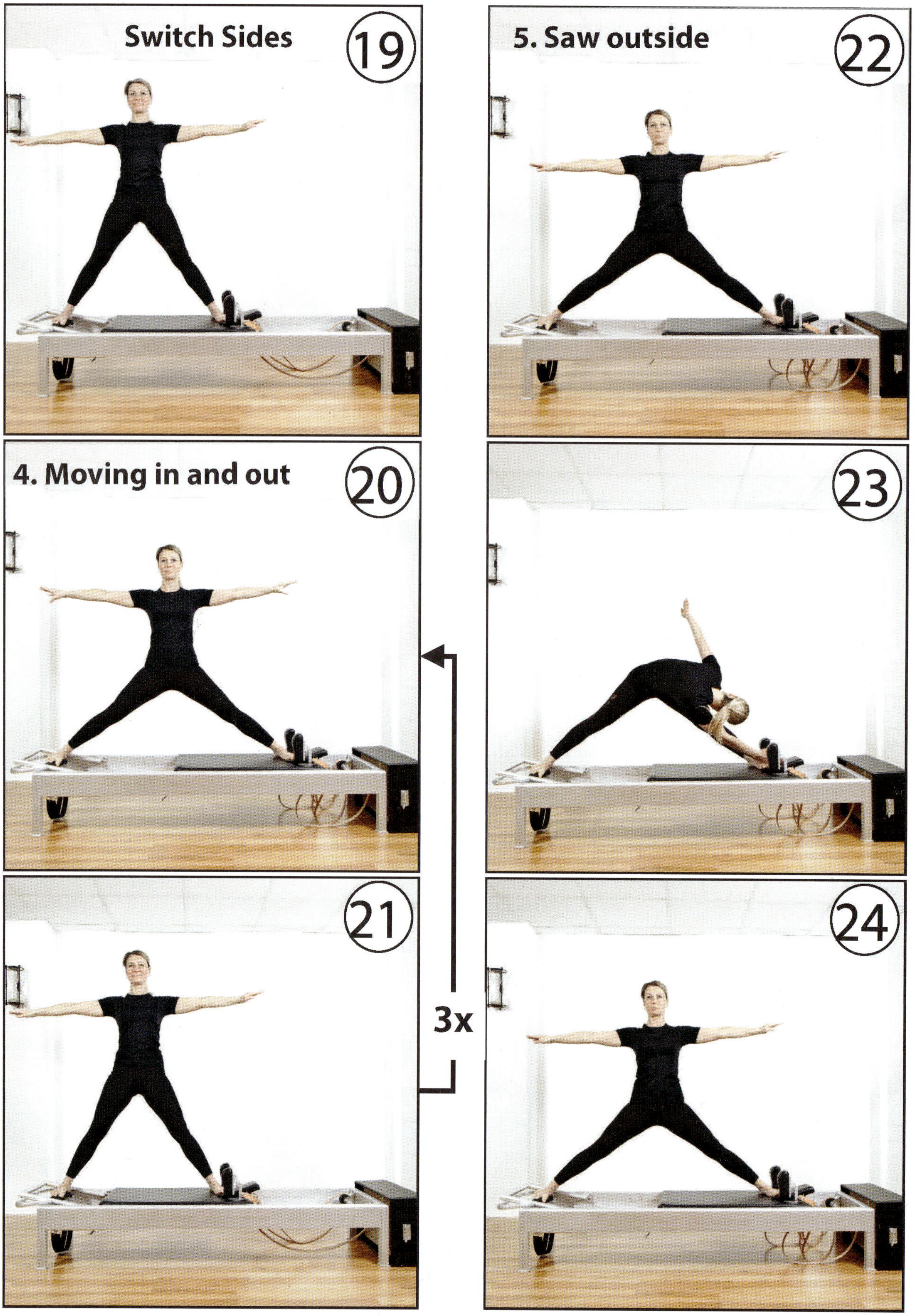

95. 사이드 스플릿 Side Splits

5/8

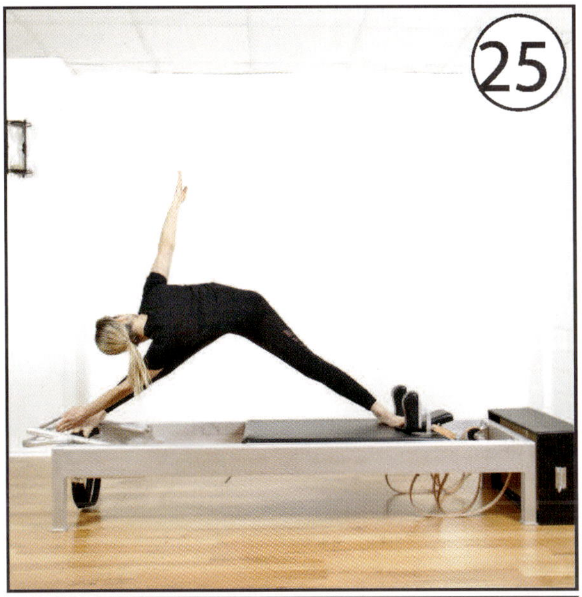

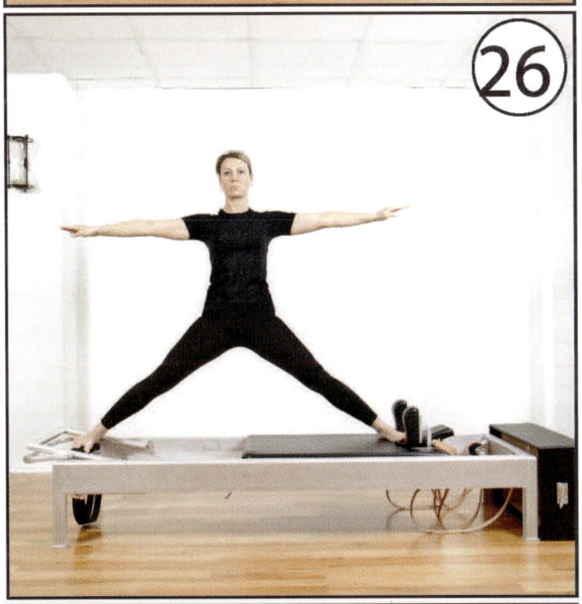

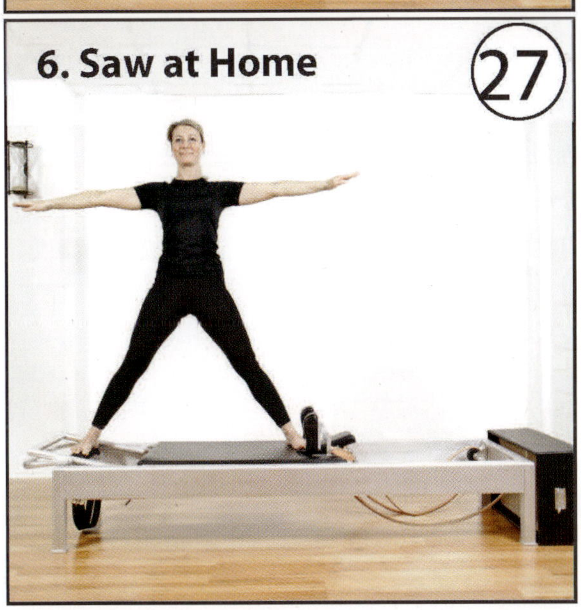

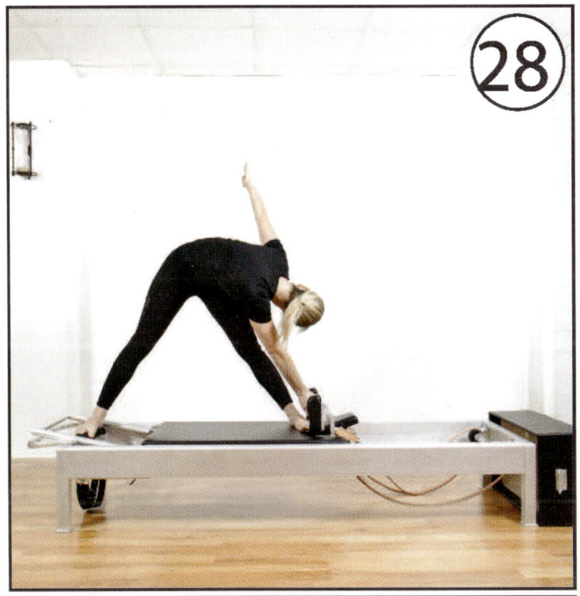

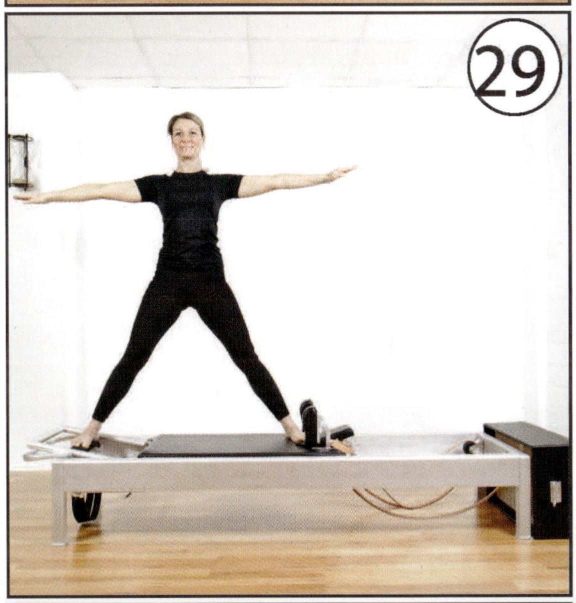

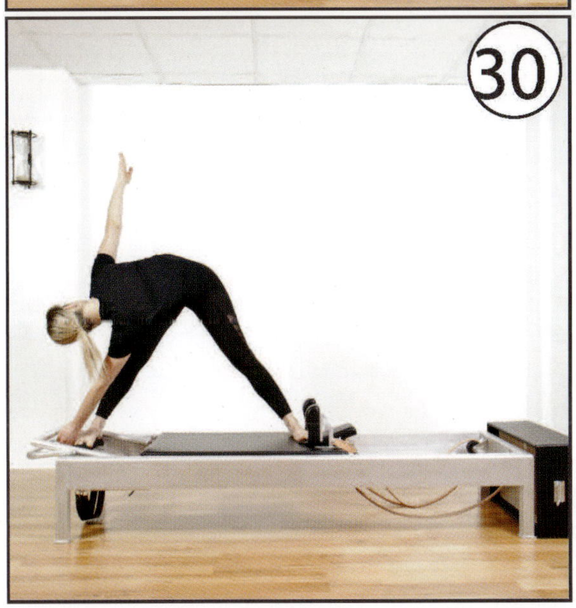

95. 사이드 스플릿 Side Splits

6/8

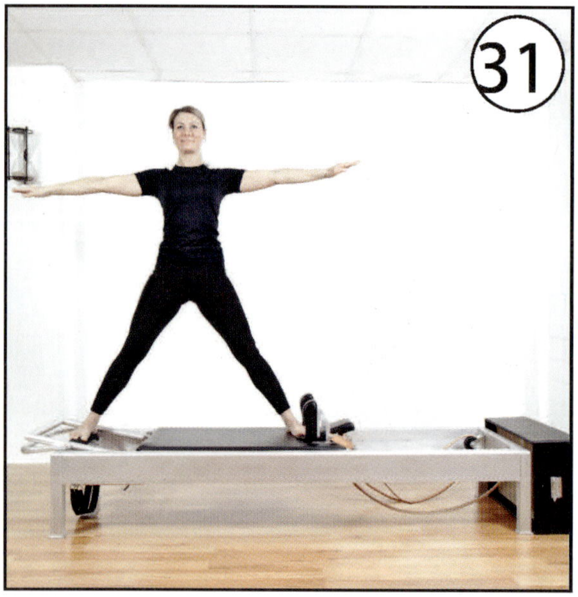

일반적인 시작자세: 0-2 스프링, 풋바 아래로, 미끄럼방지 패드를 끝부분에

- 스프링 2개를 거는 것이 일반적이다. 스프링을 하나만 걸어서 진행하는 것은 조금 더 어렵다. 스프링을 걸지 않고 진행하는 것은 수준이 훨씬 더 높으므로, 오랫동안 운동을 진행해온 사람 또는 트레이너의 지도 하에 진행해야 한다.
- 사진 안에 운동은 풋바가 왼쪽에 숄더레스트는 오른쪽에 위치한다.
- 미끄럼방지 패드는 최대한 풋바 밑 끝부분에 위치하게 올려준다.
- 캐리지를 움직이지 말고 조심스럽게 중앙으로 이동한다.
- 캐리지 중앙에 선다.
- 왼쪽 발은 캐리지 끝부분에 세운다.
- 오른쪽 발을 움직이면서 숄더레스트 쪽으로 발 - 발꿈치 - 발 앞꿈치 - 발뒤꿈치 - 발앞꿈치 이렇게 이동시키며 보낸다.
- 발은 평행을 유지한다.
- 팔은 양 옆으로 펴준다.

운동 목적:

- 스프링을 2개를 걸고 운동을 하는 경우에는 캐리지를 밀어낼 때 다리 바깥쪽 근육을 효과적으로 운동시킬 수 있다. 중간볼기근, 작은볼기근, 넙다리근막긴장근, 봉공근, 궁둥구멍근의 강화
- 스프링이 적으면 적을수록 캐리지를 다시 돌려 가져올 때 다리 안쪽 근육을 효과적으로 운동시킬 수 있다. 장내전근, 단내전근, 대내전근, 두덩근, 박근, 엉덩허리근의 강화
- 다리 안쪽 근육의 스트레칭: 장내전근, 단내전근, 대내전근, 두덩근, 박근, 엉덩허리근, 상체 후면의 스트레칭
- 쏘우(saw) 동작에서 복사근의 강화 및 스트레칭
- 척추의 가동화
- 조절력과 밸런스 트레이닝

95. 사이드 스플릿 Side Splits

7/8

운동 실행:

1. 밀어내고 가져오기

사진 2-3: 캐리지를 똑같은 속도로 밀어내는데, 이때 골반이 전방경사가 생기지 않도록 주의한다. 옆에서 봤을때 온몸이 하나의 선으로 이어져 있을 때까지만 밀어낸다. 스트레칭을 진행할 때 아픔의 정도가 0-10까지 일 때, 5 정도가 될 때까지만 운동을 진행한다.

사진 4: 캐리지는 다시 똑같은 속도로 가져오고, 잠시동안 멈춘다. 3회 반복을 진행한다.

2. 바깥쪽에서 꺾어주기

사진 5: 캐리지를 바깥쪽으로 똑같이 밀어내고 캐리지를 고정시킨다. 팔은 항상 옆으로 뻗어져 있다.

사진 6: 상체는 꼿꼿이 세운 상태로 바닥과 평행이 될 때까지 숙인다. 다리는 수직으로 뻗어져 있고, 캐리지는 움직이지 않는다.

사진 7: 상체를 둥글게 말면서 앞으로 보낼 수 있는 만큼 보낸다. 팔을 리포머 끝부분에서 붙여주고, 오른쪽과 왼쪽 손의 손가락은 서로 붙인다. 손으로 바닥에 있는 꽃을 꺾는다고 생각한다.

사진 8-9: 손에 꽃을 들었다고 생각한 채로 상체가 다 펴질 때까지 위로 올라온다. 양 팔은 바닥과 수평이 될 수 있도록 만들어준다. 손에 꽃은 계속 들고 있으며, 캐리지와 다리의 자세는 변함이 없다.

사진 10: 꽃을 누구에게 보여주듯 손바닥을 위로 보여주며, 상체를 뒤로 살짝 젖혀준다. 이때 머리부터 목, 가슴척추(흉추)까지 조절하며 꺾어준다. 골반은 그 위치를 유지하고, 앞으로 밀리지 않는다.

사진 11: 팔은 바깥쪽으로 다시 벌려주고, 다시 원 상태로 돌아온다.

사진 12: 캐리지는 똑같은 속도로 다시 가져온다. 캐리지는 스토퍼에 고정시킨다. 팔은 항상 옆으로 뻗어준다.

3. 안쪽에서 꺾어주기

사진 13-18: "홈으로" 플러킹 하는 것은 이전의 "바깥으로" 플러킹 하는 것과 완전 동일한 동작이지만 동작을 하는 동안 캐리지는 홈에 있어야 한다.

방향 바꾸기: 풋바는 오른쪽에 어깨 받침은 고객의 왼쪽에 있게 한다.

4. 밀어내고 가져오기

사진 20-21: 캐리지를 똑같은 속도로 밀어내는데, 이때 골반이 전방경사가 생기지 않도록 주의한다. 옆에서 봤을때 온몸이 하나의 선으로 이어져 있을 때까지만 밀어낸다. 캐리지는 다시 똑같은 속도로 가져오고, 잠시동안 멈춘다. 3회 반복을 진행한다.

5. 바깥쪽에서 쏘우 동작 진행

사진 22: 캐리지를 다시 전과 같이 밀어낸 후에 고정시킨다. 팔은 계속 옆으로 뻗어져 있다.

사진 23: 오른쪽 새끼손가락이 왼쪽 발을 스친다. 상체는 둥글게 말아준다. 다리는 수직을 유지하고 캐리지는 움직이지 않는다.

사진 24: 다시 돌아오면서 팔은 옆으로 뻗어준다. 캐리지는 움직이지 않고 바깥쪽에 멈춰있다.

사진 25: 왼쪽 새끼손가락이 오른쪽 발가락을 스친다. 상체를 둥글게 말아준다. 다리는 수직을 유지하고, 캐리지는 움직이지 않는다.

사진 26: 다시 돌아오면서 팔은 옆으로 뻗어준다. 캐리지는 움직이지 않고 바깥쪽에 멈춰있다.

사진 27: 캐리지는 똑같은 속도로 다시 가져온다. 캐리지는 스토퍼에 고정시킨다. 팔은 항상 옆으로 뻗어준다.

95. 사이드 스플릿 Side Splits
8/8

6. 안쪽에서 쏘우동작 진행

사진 28–31: "홈"에서 쏘우 동작은 "바깥에서" 하는 쏘우 동작과 완전 동일한 동작이지만 동작을 하는 동안 캐리지는 홈에 있어야 한다.

흔한 실수:

- 캐리지를 밀어낼 때 골반의 전방경사가 생기면서 척추가 꺾여지는 것
- 상체를 앞으로 숙일 때 골반이 뒤로 밀리는 것
- 캐리지가 조절되지 않으며 돌아오는 것
- 운동을 진행할 때 양 다리에 힘이 골고루 분포되지 않는 것. 캐리지 끝부분에 위치한 다리가 더 많이 운동되고, 자극을 더 많이 받게 되는 것

변형 또는 응용 동작:

- 초보자: "안과 밖으로 움직이기" 부분만 반복한다.
- "안과 밖으로 움직이기" 동작에서 안정성을 높이고 근육 파열 위험성을 줄이려면: 긴 막대(곤돌라 스틱이라고도 함) 하나를 잡고 바닥에 고정하여 안정성을 유지한다(조셉 필라테스가 사용한 변형).
- 발을 작은 'V'를 만들어 운동을 진행하는 것
- 운동을 조금 더 어렵게 만들어 진행을 하려면, 세 번째 반복을 진행하며, 꽂을 따는 동작을 캐리지를 밀어내면서 진행한다.
- 프레임에서 숄더 블록까지의 너비가 너무 넓으면 한 발은 프레임 위에, 다른 한 발은 캐리지에 두고 선다.
  캐리지에 있는 발 아래에 추가 고무 패드가 도움이 될 수 있다.
  또는 숏 박스를 숄더레스트에 대고 발을 놓을 수도 있다.

금기증/주의점:

- 스프링의 강도가 약하게 운동을 진행할 때, 빠르게 캐리지를 밀어내면 쥐가 날 수 있다.
- 캐리지를 다시 가져올 힘이 부족하면 다칠 위험이 있다.
- 앞으로 상체를 숙일 때, 중심을 잡지 못해서 넘어질 위험이 있다.
- 다리 안쪽 근육의 힘이 운동을 진행할 때 풀리면서 무릎에 무리를 주거나 어긋날 수 있다.

96. 프론트 스플릿 핸드 온 풋바 Front Splits Hands on Footbar

1/2

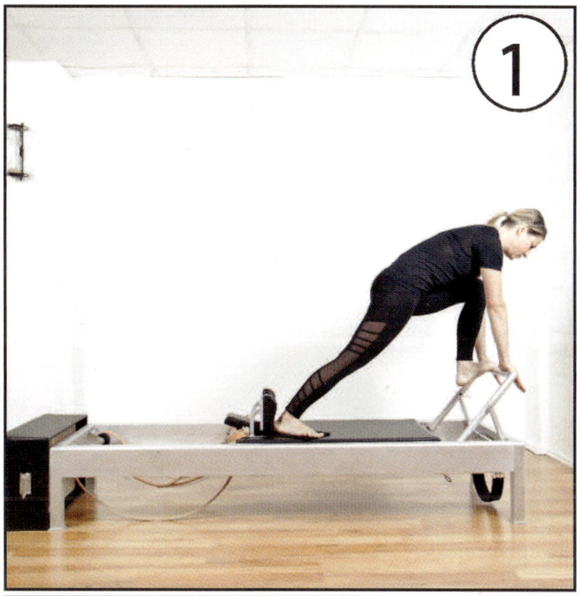

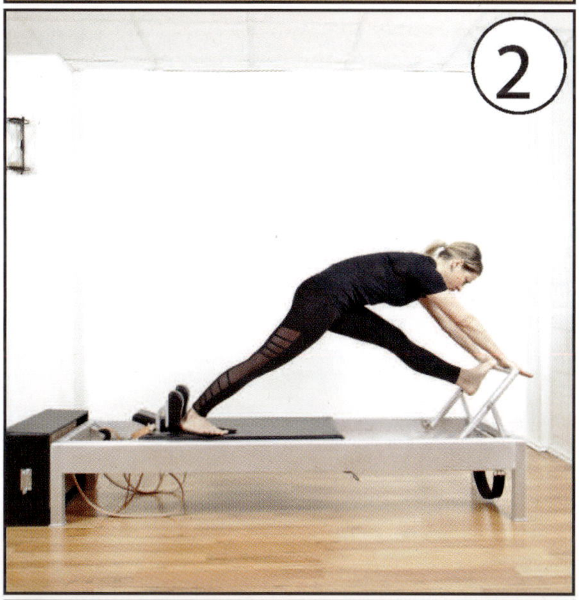

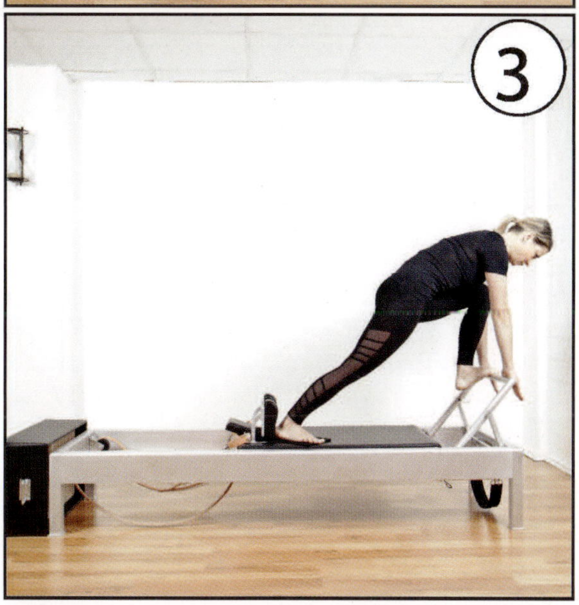

96. 프론트 스플릿 핸드 온 풋바 Front Splits Hands on Footbar 2/2

일반적인 시작자세: 1-2 스프링, 풋바 위로

- 캐리지 위에 선다.
- 풋바를 바라보며 오른쪽 발을 오른쪽 숄더레스트 가까이 살짝 바깥쪽으로 돌려주며 세운다.
- 손 또는 손가락이 풋바 위에 올라간다.
- 왼쪽 발의 발가락과 발바닥 사이가 손 또는 손가락 사이 안쪽에 세워진다.
- 발가락으로 풋바를 감싸준다.
- 오른쪽 다리를 펴주고, 왼쪽 다리는 구부려준다.
- 상체는 최대한 펴준다.

운동 목적:

- 깊이 위치한 고관절굴곡근과 다리 후면의 스트레칭

운동 실행:

뒷쪽 다리가 캐리지를 밀어주며 운동이 시작된다. 앞쪽 다리도 같이 펴준다.

골반의 높이는 최대한 유지한다. 캐리지는 뒤로 보낼 수 있는 만큼만 보낸다. 왼쪽다리도 스트레칭을 진행할 때 통증이 심하지 않다면 최대한 펴주려고 한다. 캐리지는 다시 끝까지 가져오고, 왼쪽 다리를 구부린다.
오른쪽 다리는 계속 펴져있다.

3에서 5회 반복을 한 후에 반대쪽을 진행한다.

흔한 실수:

- 운동 중 골반이 올라가거나 내려감
- 캐리지를 스토퍼쪽으로 가져올 때 살짝 부딪히지 않고, 통제되지 않으며 돌아오는 것
- 머리가 아래로 처지거나 반대로 목이 과도하게 펴진 상태에서 들어올려짐
- 골반이나 척추를 회전시켜 캐리지를 더 밀어냄

변형 또는 응용 동작:

- 숄더레스트에 뒷쪽 발을 반 들어 올려서 세운다. 발은 바깥쪽으로 돌리지 않는다.
- 풋바 대신 프레임에 발을 올린다.
- 닐링 발레 스트레치 시리즈 - 프론트 동작을 진행한다.

금기증/주의점:

- 근육 부상 및 염좌의 위험이 있음(특히, 적절한 스프링을 사용하지 않는 경우)

97. 프론트 스플릿 핸드 투 더 사이드 Front Splits Hands to the Side

1/2 (캐롤라 트리어: 스플릿)

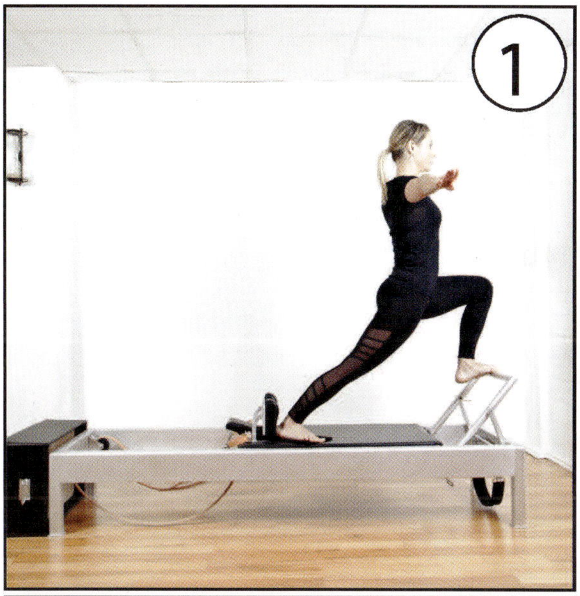

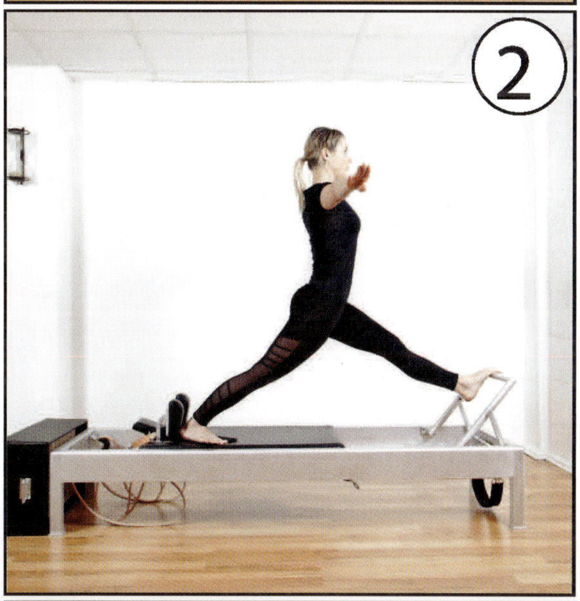

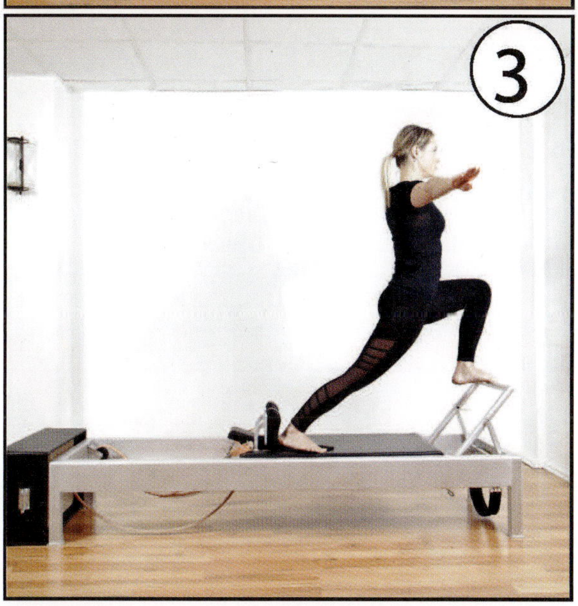

97. 프론트 스플릿 핸드 투 더 사이드 Front Splits Hands to the Side

2/2 (캐롤라 트리어: 스플릿)

일반적인 시작자세: 1-2 스프링, 풋바 위로

- 캐리지 위에 선다.
- 풋바를 바라보며 오른쪽 발을 오른쪽 숄더레스트 가까이 살짝 바깥쪽으로 돌려주며 세운다(약 45°).
- 왼쪽 발의 발가락과 발바닥 사이가 손 또는 손가락 사이 안쪽에 세워진다.
- 발가락으로 풋바를 감싸준다.
- 오른쪽 다리를 펴주고, 왼쪽 다리는 구부려준다.
- 상체는 최대한 곧게 한다.
- 팔은 옆으로 펴준다.

운동 목적:

- 깊이 위치한 고관절굴곡근과 다리 후면의 스트레칭
- 조절력과 밸런스 트레이닝

운동 실행:

뒷쪽 다리가 캐리지를 밀어주며 운동이 시작된다. 앞쪽 다리도 같이 펴준다.
골반의 높이는 최대한 유지한다. 캐리지는 뒤로 보낼 수 있는 만큼만 보낸다.
왼쪽다리도 스트레칭을 진행할 때 통증이 심하지 않다면 최대한 펴주려고 한다.
캐리지는 다시 끝까지 가져오고, 왼쪽 다리를 구부린다.
오른쪽 다리는 계속 펴져있다.

3에서 5회 반복을 한 후에 반대쪽을 진행한다.

흔한 실수:

- 운동 중 골반이 올라가거나 내려감
- 캐리지를 스토퍼쪽으로 가져올 때 살짝 부딪히지 않고, 통제되지 않으며 돌아오는 것
- 몸통이 곧게 세워지지 않음

변형 또는 응용 동작:

- 숄더레스트에 뒷쪽 발을 반 들어 올려서 세운다. 발은 바깥쪽으로 돌리지 않는다.
- 밸런스 트레이닝을 극대화시킨다.: 양 손을 머리 뒤로 가져와 구부린다.
- 밸런스 트레이닝을 극소화시킨다.: 곤돌라 스틱이라고 불리는 긴 막대기를 양 손으로 잡고 바닥을 지지한다.
- 풋바 대신 프레임에 발을 올린다.
- 널링 발레 스트레치 시리즈-프론트 동작을 진행한다.

금기증/주의점:

- 넘어질 수 있는 위험이 있으므로, 오래 운동을 진행한 사람 또는 파트너와 함께 운동을 진행한다.
- 근육 부상 및 염좌의 위험이 있음(특히, 적절한 스프링을 사용하지 않는 경우)

98. 러시안 스플릿 핸드 온 블럭 Russian Splits Hands on Block
(다른 이름: 로만 스플릿)

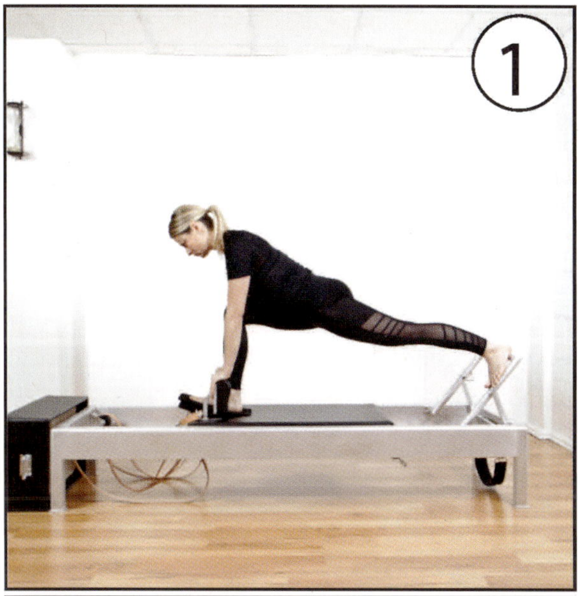

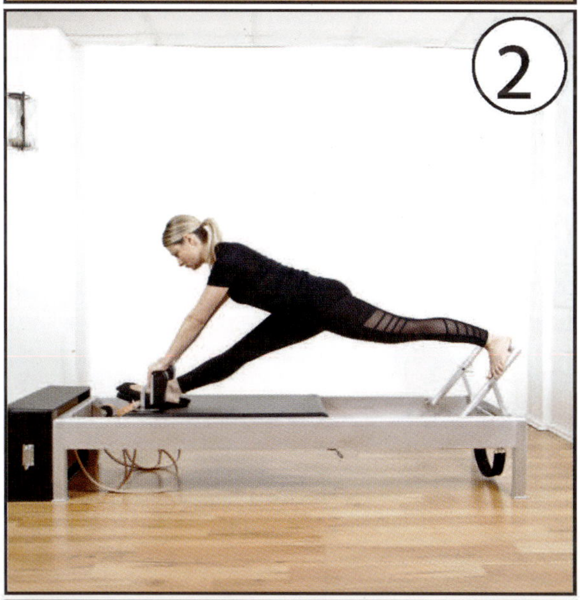

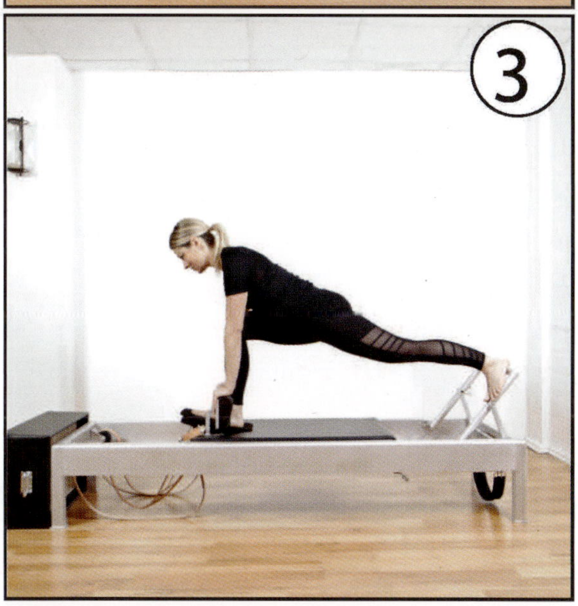

일반적인 시작자세: 1-2 스프링, 풋바 위로, 헤드레스트 위로, 미끄럼방지 패드를 헤드레스트 위에

- 양 손으로 숄더레스트를 감싼다.
- 헤드레스트를 2/3 올려준 후에 오른쪽 발을 올려준다. 발뒤꿈치는 캐리지 위에 올린다.
- 왼쪽 팔을 사선으로 풋바 끝부분 위에 올린다.
- 발뒤꿈치는 풋바 위에 올리고, 발바닥과 발가락은 바깥쪽 풋바 연결대에 올려준다.
- 오른쪽 무릎을 펴주며 캐리지를 최대한 밀어내준다.

운동 목적:

- 다리 후면의 스트레칭
- 다리 찢기의 준비운동

운동 실행: 한쪽 당 3-7회

오른쪽 다리를 폈다가 상체의 자세를 변경하지 않고 다시 구부린다.

3에서 7회 반복을 진행하고 캐리지를 다시 원상복귀하고 반대쪽을 진행한다.

흔한 실수:

- 골반이 운동을 진행할 때 위 아래로 움직여지는 것
- 무릎 앞쪽이 두 번째 발가락보다 앞으로 나감

변형 또는 응용 동작:

- 풋바가 캐리지보다 넓은 경우에는 발은 조금 더 안쪽에 위치하게 세워둔다. 발가락과 발은 풋바 위에 위치한다. 다리는 살짝 외전시킨다.
- 뒤에 있는 발을 풋바 대신 프레임에 올린다.

금기증/주의점:

- 스프링이 적은 경우에는 발이 풋바에서 미끄러져 내려갈 수 있다.

99. 러시안 스플릿 핸드 비하인드 헤드 Russian Splits Hands behind Head
(다른 이름: 로만 스플릿)

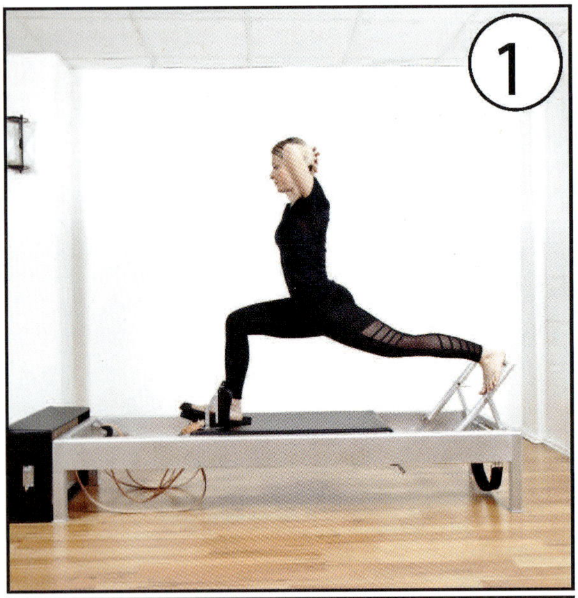

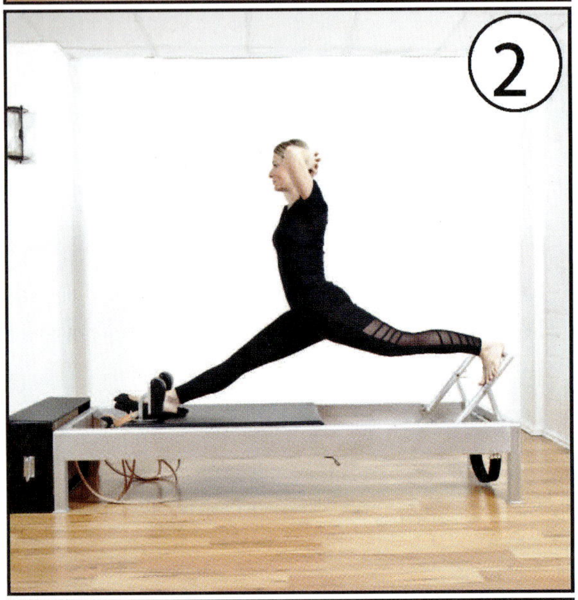

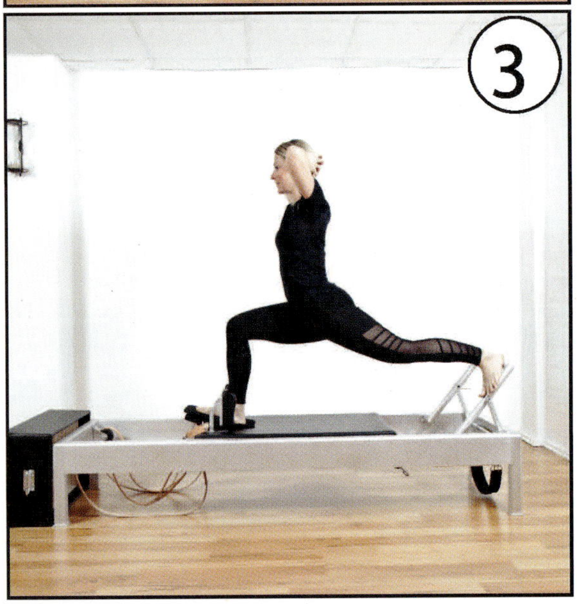

일반적인 시작자세: 1-2 스프링, 풋바 위로, 헤드레스트 위로, 미끄럼방지 패드를 헤드레스트 위에

- 양 손으로 숄더레스트를 감싼다.
- 헤드레스트를 2/3 올려준 후에 오른쪽 발을 올려준다. 발뒤꿈치는 캐리지 위에 올린다.
- 왼쪽 발을 사선으로 풋바 끝부분 위에 올린다.
- 발뒤꿈치는 풋바 위에 올리고, 발바닥과 발가락은 바깥쪽 풋바 연결대에 올려준다.
- 오른쪽 무릎을 펴주며 캐리지를 최대한 밀어내준다.
- 이제 상체를 최대한 위로 곧게 펴고 양손은 깍지를 껴서 머리 뒤에 둔다.

운동 목적:

- 다리 후면과 고관절굴곡근의 스트레칭
- 조절력과 밸런스 트레이닝
- 다리 찢기의 준비운동

운동 실행: 한쪽 당 3-7회

오른쪽 다리를 폈다가 상체의 자세를 변경하지 않고 다시 구부린다. 3에서 7회 반복을 진행하고 캐리지를 다시 원상복귀하고 반대쪽을 진행한다.

흔한 실수:

- 골반이 운동을 진행할 때 위 아래로 움직여지는 것
- 몸통이 똑바로 세워지지 않음
- 앞쪽 무릎이 두 번째 발가락보다 앞으로 나감

변형 또는 응용 동작:

- 풋바가 캐리지보다 넓은 경우에는 발은 조금 더 안쪽에 위치하게 세워둔다.
- 발가락과 발가락은 풋바 위에 위치한다. 다리는 살짝 외전시킨다.
- 밸런스 트레이닝을 조금 쉽게 하는 것.: 팔을 양옆으로 벌린다.
- 조금 더 쉽게하는 방법: 곤돌라 스틱이라고 불리는 긴 막대기를 양 손으로 잡고 바닥을 지지한다.
- 뒤에 있는 발을 풋바 대신 프레임에 올린다.

금기증/주의점:

- 스프링이 적은 경우에는 발이 풋바에서 미끄러져 내려갈 수 있다.

100. 풀 스플릿 Full Splits
(대체: 빅 스플릿)

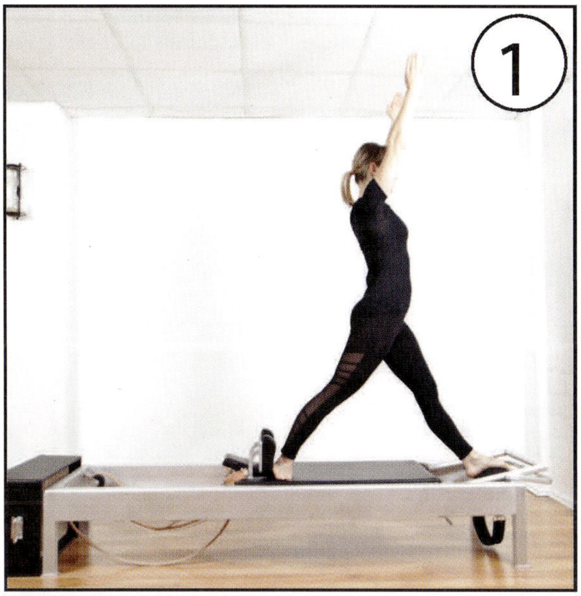

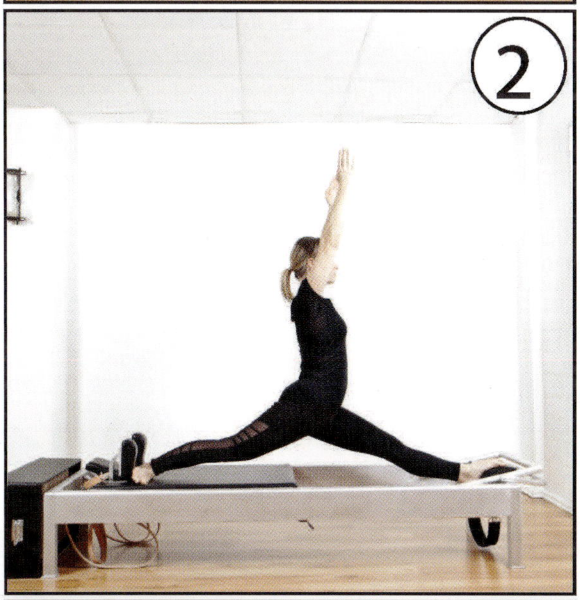

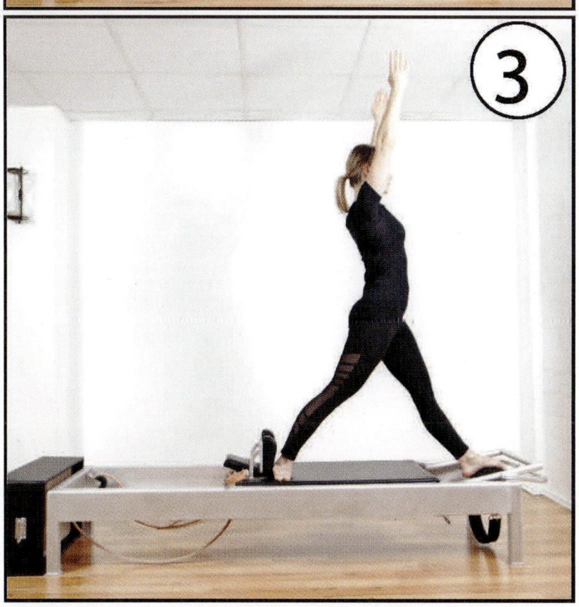

일반적인 시작자세: 1-2 스프링, 풋바 아래로

- *이 운동을 성공적으로 수행하려면 (개인의 힘과 체중과 관련하여) 올바른 스프링 설정이 필수적이다. 스프링이 너무 많이 걸려 있으면 캐리지가 밀리지 않고, 너무 적으면 캐리지를 다시 가져오지 못할 수 있다.*
- 오른쪽 발을 90°로 돌려주며 숄더레스트 앞에 세워준다.
- 왼쪽 발아치를 리포머 끝부분에 세워준다.
- 리포머 끝부분에 미끄럼방지 패드를 올려준다.
- 팔은 위로 뻗어준다.

운동 목적:

- 고관절굴곡근과 다리 후면의 스트레칭과 강화
- 조절력과 밸런스 트레이닝

운동 실행: 한쪽 당 1-3회

캐리지는 뒷다리로 시작해서 밀어내며 다리 스트레칭이 최대한 될 수 있도록 만들어준다. 골반은 이때 최대한 돌려지거나 말려지지 않게 한다.

1에서 3회 반복을 한 후에 반대쪽을 진행한다.

흔한 실수:

- 뒤쪽 다리의 골반이 너무 많이 돌아가는 것

변형 또는 응용 동작:

- 밸런스 트레이닝을 조금 쉽게 하는 것.: 팔을 양옆으로 벌린다.
- 뒷발의 위치를 평행으로 변경하고 뒤꿈치를 숄더레스트에 대고 반쯤 들어 올린다.
- 조금 더 쉽게하는 방법: 곤돌라 스틱이라고 불리는 긴 막대기를 양 손으로 잡고 바닥을 지지한다.

금기증/주의점:

- 스프링이 너무 적게 걸려있으면 캐리지를 가져오는 것이 힘들 수 있다.
- 유연성이 부족하다면 캐리지를 밀어낼 때 뒷무릎에 무리가 갈 수 있다.
- 한쪽으로 넘어질 수 있는 위험이 있다.

101. 더 사이드 웨이 싯팅 스트레치 The Side Way Sitting Stretch

1/2 (“더 사이드 웨이 싯팅 스트레치”는 캐롤라 트리어가 사용한 원래 이름임)

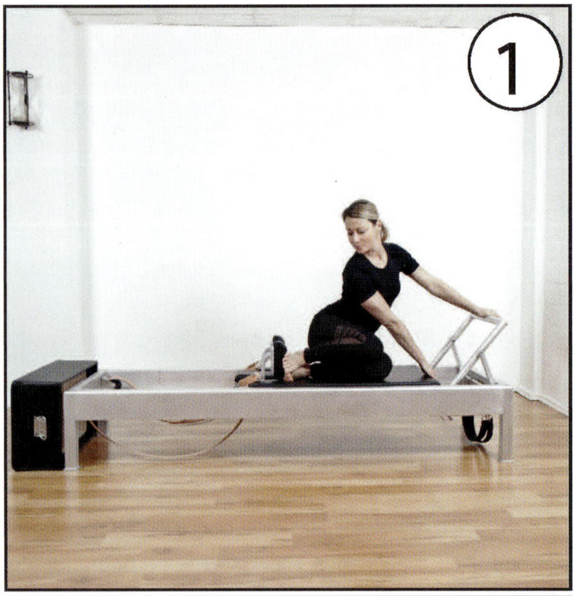

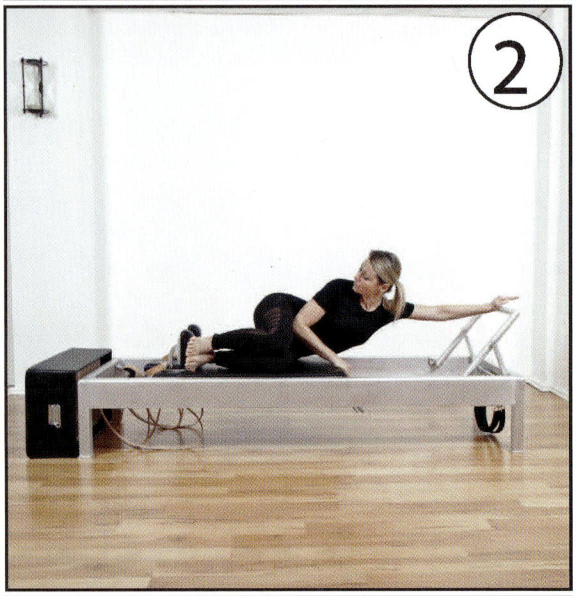

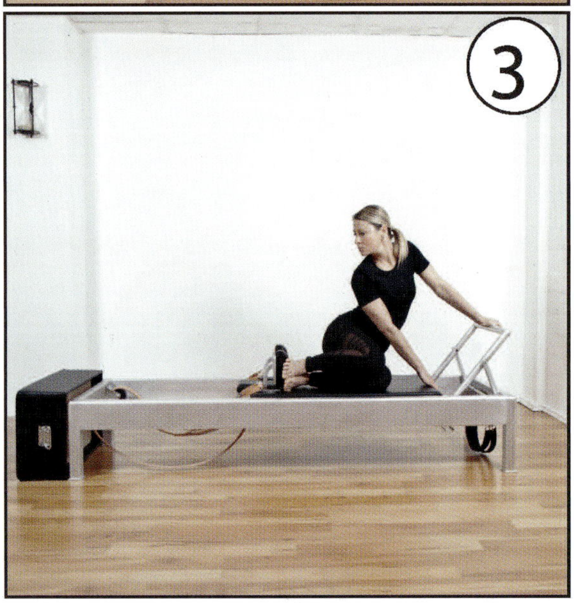

101. 더 사이드 웨이 싯팅 스트레치 The Side Way Sitting Stretch

2/2 ("더 사이드 웨이 싯팅 스트레치"는 캐롤라 트리어가 사용한 원래 이름임)

참고: 나는 이 운동을 조셉 필라테스의 학생 캐롤라 트리어의 사진 보관함에서 처음 발견했다. 얼마 후 나는 캐롤라 트리어의 제자인 드보라 레센에게 그 운동을 배웠다. 이 매뉴얼을 준비하면서 나는 조셉 필라테스의 오래된 사진 보관함을 조사했고 그가 이동형 리포머에서 이 운동을 실행하는 사진을 발견했다. 운동의 시작 자세는 캐롤라 트리어가 사용한 순서를 기반으로 했다.

일반적인 시작자세: 1-2,5 스프링, 풋바 위로

- 다리를 몸쪽으로 당긴 후에 리포머에 웅크려서 앉는다. 사진 속에 풋바는 왼쪽, 숄더레스트는 오른쪽에 위치한다.
- 발은 앞쪽 숄더레스트에 세워준다. 무릎은 서로 붙여주며 구부린다.
- 오른쪽 손으로 캐리지 앞쪽 부분을 잡아준다. 왼쪽 손은 풋바 위에 올리고, 몸이 하나의 선으로 이어질 수 있도록 만들어준다. 손바닥을 풋바 위에 손가락으로 편안하게 풋바를 감싼다. 손이 제일 윗 부분에 위치해서 손목이 꺾이지 않도록 만들어준다.
- 왼쪽 팔을 뻗어주고, 상체는 옆으로 굴곡을 주며 숄더레스트 쪽으로 기울어준다.
- 캐리지는 이때 조금 밀어져 있다.
- 머리는 최대한 오른쪽으로 돌려주고, 리포머 끝부분을 바라본다.

운동 목적:

- 앞톱니근, 속갈비사이근, 바깥갈비사이근의 스트레칭
- 큰가슴근, 작은가슴근, 넓은 등근, 등세모근의 강화
- 회전근의 안정화

운동 실행: 한쪽 당 3-5회

발로 눌러서 캐리지를 밀어낸다고 생각을 하며 밀어낸다. 이때 구부려져 있는 다리는 움직이지 않고 어깨로부터 힘이 나온다. 상체는 캐리지 쪽으로 가라앉는다. 다시 캐리지를 가져올 때, 어깨에 올라타도 된다고 생각을 한다. 어깨는 필라테스에서는 전형적이지 않지만, 귀쪽으로 당겨 올린다. 캐리지 끝을 잡고 있는 오른쪽 손이 왼쪽 어깨를 제어한 상태에서 상체는 숄더레스트 쪽으로 기울어진다. 이때 스트레칭이 이루어진다.

3에서 5회 반복한 후에 반대쪽을 진행한다.

흔한 실수:

- 리포머 끝을 바라보며 머리를 돌리는 것을 포기하는 것

변형 또는 응용 동작:

- 발이 앞쪽에 있을 때 불편함을 느끼면, 발을 뒤쪽 숄더레스트에 대항하여 세운다.

금기증/주의점:

- 골다공증으로 고통받는 경우 피해야 한다.

102. 러시안 스쿼트 Russian Squats
(조셉 필라테스: 밸런스-컨트롤 4)

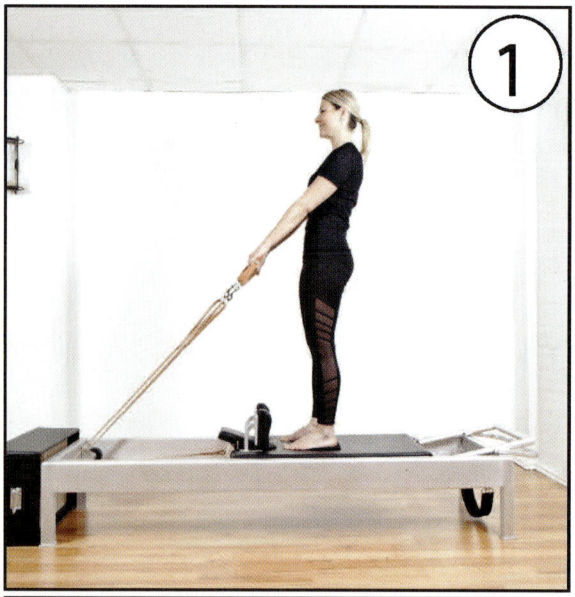

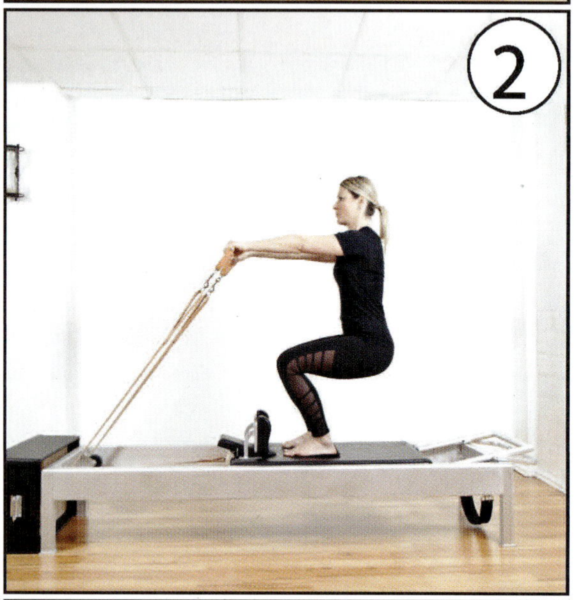

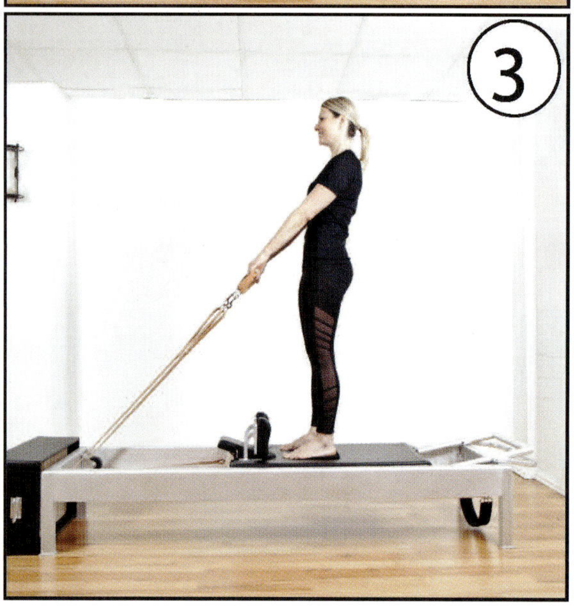

일반적인 시작자세: 4 스프링, 풋바 아래로

- 뒤를 바라보고 캐리지 위에 선다.
- 손에 핸들을 잡아준다.
- 팔이 펴져있고, 줄이 조금 팽팽할 만큼의 거리를 둔다.
- 스프링은 아직 열리지 않는다.
- 발은 평행을 유지한다.

운동 목적:

- 넙다리네갈래근의 강화
- 조절력과 밸런스 트레이닝

운동 실행: 한쪽 당 3-5회

곧게 펴진 허리를 유지하며 무릎을 구부리고, 동시에 팔을 들어준다. 최대한 깊게 앉아주는데, 이때 허리의 수평이 계속 유지되어야 하고, 발뒤꿈치는 들리지 않아야 하며, 무릎이 발가락보다 더 튀어나가지 않아야 한다. 다시 올라온다.

3에서 5회 반복을 한다.

흔한 실수:

- 무릎이 발가락보다 더 튀어나가는 것
- 발뒤꿈치가 들리는 것
- 뒤로 기대는 것
- 허리가 꼿꼿이 유지되지 않는 것

변형 또는 응용 동작:

- 이 운동이 캐리어에서 수행하기에 어렵게 느껴지거나 위험하다고 생각되면, 먼저 캐딜락에서 푸쉬-쓰루-바로 연습한 후, 암 스프링으로 수행한다.

금기증/주의점:

- 몸의 체중을 뒤로 싣게 되면서, 스프링이 열리게 된다. 이때 보통 움직임을 빠르게 진행하며 올라와서 중심을 잃을 수 있다.
- 깊은 스쿼트를 할 수 있으려면 무릎과 엉덩이가 충분히 튼튼해야 한다.

103. 스쿼트 위드 원 레그

1/2 (조셉 필라테스: 러시안–스트레치 2 / 캐롤라 트리어: 러시안 스트레치와 다리 / 등의 교정 저항성 조절)

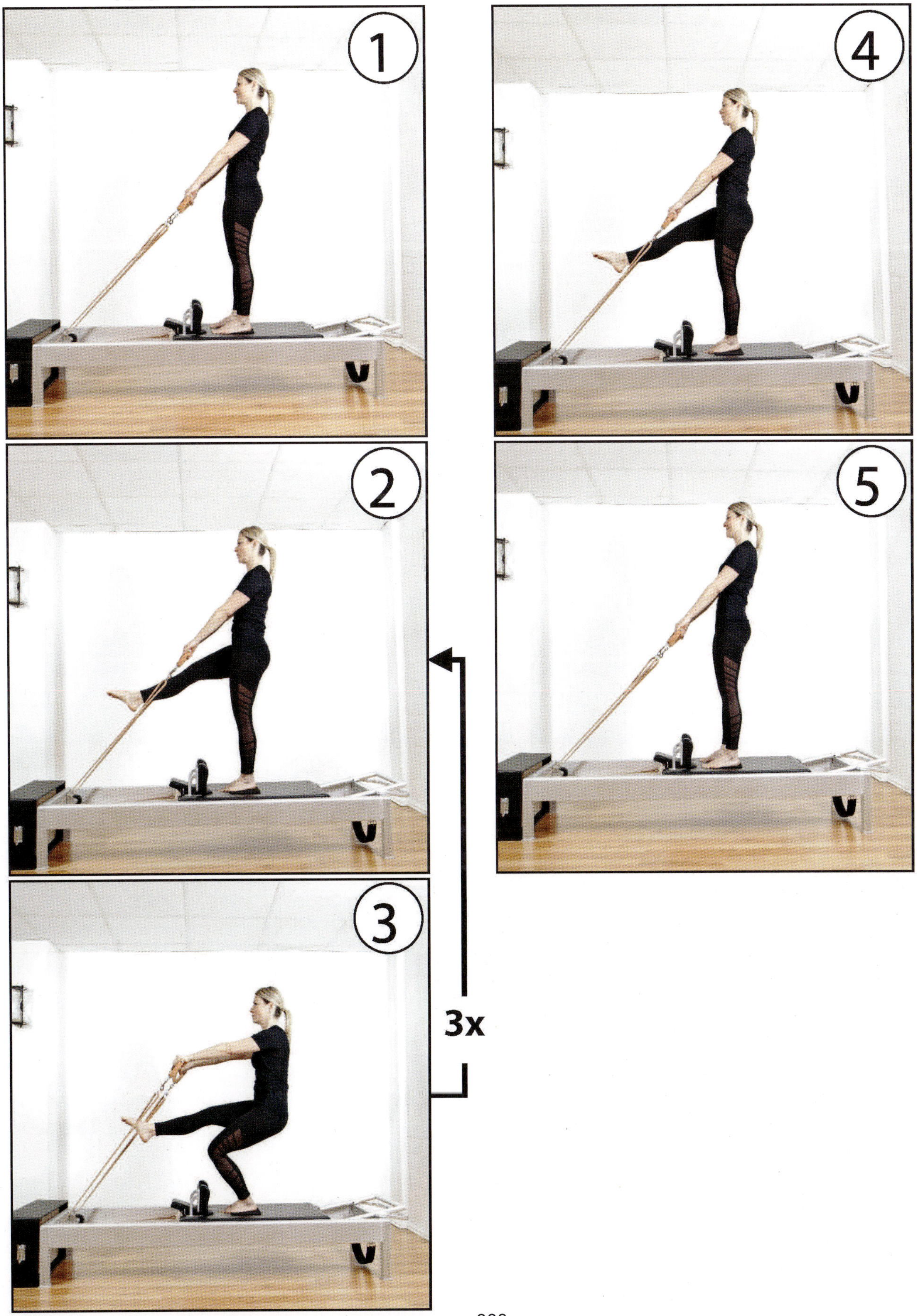

103. 스쿼트 위드 원 레그

2/2 (조셉 필라테스: 러시안-스트레치 2 / 캐롤라 트리어: 러시안 스트레치와 다리 / 등의 교정 저항성 조절)

참고: 캐롤라 트리어의 "러시안 스트레치"는 등을 둥글게 하여 수행하지만, "다리/등의 교정 저항성 조절"은 등을 똑바로 세우고 다리도 쭉 펴서 수행하므로 무릎도 굽히지 않는다.[1)]

일반적인 시작자세: 4 스프링, 풋바 아래로

- 뒤를 바라보고 캐리지 위에 선다.
- 손에 핸들을 잡아준다.
- 팔이 펴져있고, 줄이 조금 팽팽할 만큼의 거리를 둔다.
- 스프링은 아직 열리지 않는다.
- 발은 평행을 유지한다.
- 오른쪽 발을 살짝 외전시키며 들 수 있는 만큼 올린다. 이때 몸의 자세는 변형되지 않는다.

운동 목적:

- 넙다리네갈래근의 강화
- 조절력과 밸런스 트레이닝

운동 실행: 한쪽 당 3-5회

곧게 펴진 허리를 유지하며 무릎을 구부리고, 동시에 팔을 들어준다. 최대한 깊게 앉아주는데, 이때 허리의 수평이 계속 유지되어야 하고, 발뒤꿈치는 들리지 않아야 하며, 무릎이 발가락보다 더 튀어나가지 않아야 한다.

다시 올라온다.

3에서 5회 반복한 후 다리를 바꾼다.

흔한 실수:

- 발뒤꿈치가 들리는 것
- 들어진 다리가 운동을 진행할 때 가라앉는 것
- 무릎이 발가락보다 더 튀어나가는 것
- 허리가 꼿꼿이 유지되지 않는 것
- 서 있는 다리의 무릎이 정렬되지 않아 안이나 밖으로 돌아가 있다.

변형 또는 응용 동작:

- 이 운동에 익숙해지기 위해서 다리를 들어 올리며 펴지 않고, 발은 숄더레스트 앞에 세우고 발뒤꿈치를 들어 올린다. 체중은 점점 시간이 지나면서 싣는 것을 줄여준다.
- 조셉 필라테스의 "러시안-스트레치 1"을 진행한다. 이때 등을 둥글게 만들고 머리는 들어준다.
- 이 운동이 캐리어에서 수행하기에 어렵게 느껴지거나 위험하다고 생각되면, 먼저 캐딜락에서 푸쉬-쓰루-바로 연습한 후, 암 스프링으로 수행한다.

금기증/주의점:

- 몸의 체중을 뒤로 싣게 되면서, 스프링이 열리게 된다. 이때 보통 움직임을 빠르게 진행하며 올라와서 중심을 잃을 수 있다.
- 깊은 스쿼트를 할 수 있으려면 무릎과 엉덩이가 충분히 튼튼해야 한다.

---

1) R. 그루텐후이스: 캐롤라 트리어: 필라테스 스튜디오를 연 첫 여성 – 놀라운 여정의 초상 – 그녀의 매트와 리포머 운동 사진들(2020)

저자-라이너 그루텐후이스

About the Author Reiner Grootenhuis

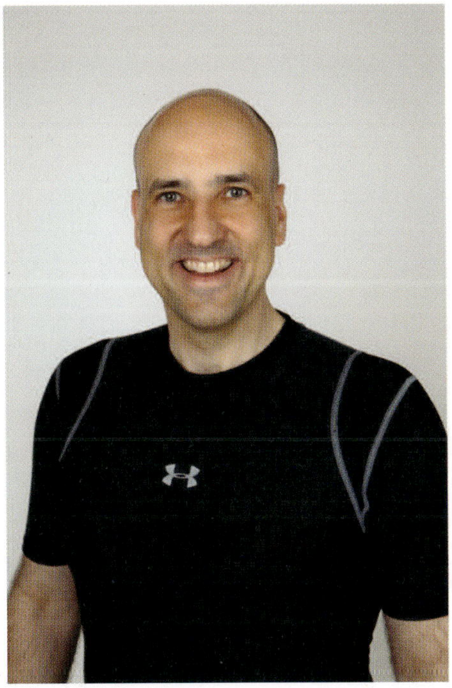

Reiner Grootenhuis는 심리학 학위를 받는 것 외에도, 남부 소림 수도원에서 윙춘의 치유와 무술을 연구했다. 그는 필라테스 교육기관 BASI (Body Arts & Science International)에서 필라테스 매트 및 기구 담당 필라테스 강사로 훈련을 마쳤다. 그는 전 세계에서 가장 큰 필라테스 포럼의 창립자이자 운영자이며 페이스북의 pilates-contrology-forum 페이지에는 12,000명 이상의 필라테스 강사가 가입되어 있다.

2011년 초 그는 토니스보스트에서 필라테스 파워 스튜디오를 열었다.

2012년부터 그는 자신의 스튜디오에 집중을 하기 시작했으며, 2014년부터는 필라테스 자격증 프로그램을 제공하고 있다. 같은 해 Kathy Corey에 의해 Joseph Pilates의 출생 도시에서 2년마다 열리는 필라테스 헤리티지 학회의 이사회에 임명되었다.

2015년에는 독일어로 된 운다 제어용 훈련 매뉴얼을 최초로 공개하였으며, 2016년에는 전 세계 최초로 암 체어에 관한 훈련 매뉴얼을 반간하였다.

2016년 1월부터 그는 Kathy Corey의 멘토 프로그램 내에서 이 메소드의 정교함을 연구하고 있다.

2018년 9월 그는 캐딜락 매뉴얼의 독일어 버전을 출판했다.

Reiner는 유일한 독일 필라테스 잡지 “Pilates-Das Magazin”와 필라테스 스타일의 잡지와 새로운 국제 필라테스 잡지 “Pilates4you”의 저자이다.

2017년 11월부터 그는 정기적으로 글을 쓰는 온라인 잡지 “Pilates Intel”의 필라테스 전문가이기도 하다.

Reiner는 국제 필라테스 영화 “Tribute to Joseph Pilates”에서 독일 필라테스의 유일한 교사였다.

2018년 9월부터 Reiner는 독일 필라테스 협회의 인증위원회 회원이다.

공동 저자-펠리시타스 루스

About the Co-Authors Felicitas Ruthe

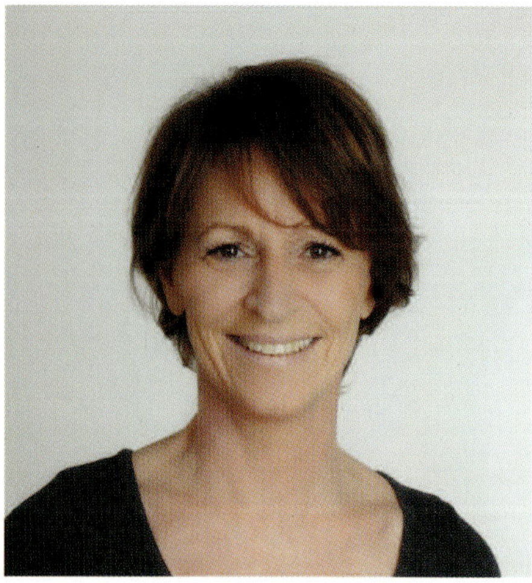

Felicitas는 작업치료사로서 업무의 일환으로 아폴터(수동지도를 통한 지적장애를 가진 아이들의 치료), 기초 자극, 펠덴크라이스와 백트레이닝 등의 분야에서 보바스 훈련과 추가 교육을 마쳤다.

Felicitas는 2012년 남편을 통해 필라테스를 경험하게 되었는데, 그녀는 필라테스-파워에서 필라테스 수업에 함께 참가했다.

자신의 긍정적인 경험으로 인해, 그녀는 2014년 3월에 필라테스-파워에서 필라테스 교육을 시작하기로 결정했고, 그녀는 2017년 4월에 성공적으로 마쳤다. 그녀의 논문은 골반기저근의 문제에 필라테스가 어떤 영향을 미치는지에 대해 다루고 있다.

그녀의 수업에 그녀는 작업 치료에서 얻은 기능적 지식과 필라테스 방법을 결합했다.

이 책은 그녀가 라이너와 함께 작업한 캐딜락 파트 1과 파트 2 이후로 두 번째 책이다. 다양한 변형과 운동의 정확성을 알게 해주며 배우게 된 이 작업에 대해 그녀는 매우 기뻐했다.

공동 저자-뮤리엘 피카드 델리스

About the Co-Author Murielle Pickard-Dellis

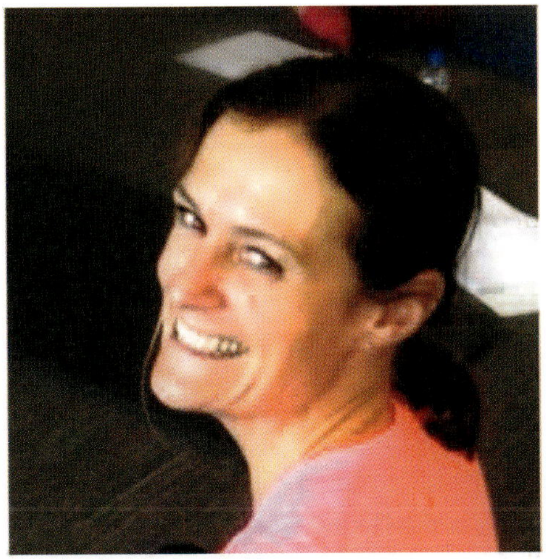

런던 금융시장과 파리의 명품 제품 분야에서 13년 동안 몸 담았던 나는 30대 후반에 스위스로 이사했고 어린 자녀들을 돌보기 위해 휴식 기간을 가져야 했다. 수년 동안 하이힐을 신고 사무실에서 일하며 두 번의 힘겨운 임신으로 몸은 망가질 대로 망가진 상태였다.

2007년 처음 필라테스를 시작하며 나는 새로운 철학과 새로운 삶의 방식에 눈 뜨게 되었다. 필라테스는 내 몸과 마음 그리고 나의 웰빙에 영향을 주었고 곧 나의 열정 그 자체가 되었다! 스위스에서 기초 훈련을 받고나서 미국에서도 필라테스 연구를 계속 이어갔다. 2016년 9월(조셉 필라테스와 캐롤라 트리어에게 직접 훈련받고 인증 받은) 롤리타 산 미구엘 강사의 감독 하에 2년 과정이었던 필라테스 마스터 멘토 프로그램을 완료했다. 2017년 6월, 나는 세계 최고이자 가장 영향력 있는 필라테스 관련 인물 중 한 사람으로 인정받는 캐티 코레이와 함께 대학원 교육을 위한 KCP 멘토 프로그램을 수료했다.

그 후 산전 및 산후 산모, 척추 이분증을 포함한 다양한 요통 환자들, 유방암 환자에게 (캐티 코레이가 샌디에고 병원에서 전문가들과 협업하여 개발한) 재활을 위한 필라테스 프로그램을 전문적으로 가르쳤다.

제네바 근처에 있는 스튜디오에서 개인과 소규모 그룹을 대상으로 필라테스를 가르쳤고, 지난 6년 동안 국제 및 올림픽 경기에서 스위스를 대표한 몇몇 선수를 포함하여 프로 수영 선수를 위한 필라테스 기반 훈련 프로그램을 가르쳤다.

공동 저자-수스 윌름스

About the Co-Author Suus Wilms

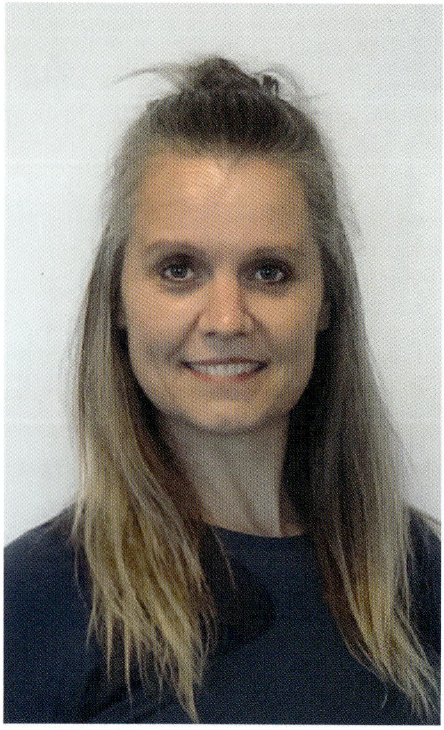

1990년 나는 에어로빅, 피트니스, 요가 강사를 시작했다. 필라테스는 90년대 후반부터 시작했고 그 후 필라테스 방법론에 매료되어 미국에서 폴스타 필라테스와 밸런스드 바디 대학에서 공부하고 런던의 필라테스 기관(마이클 킹, 누알라 쿰스)에서도 공부했다.

그 외에도 앨런 허드먼, 톤 부그트 & 마이클 프리츠케, 줄리안 리틀포드, 미셸 라슨, 엘리자베스 라캄, 메리 보웬, 캐티 코레이 등과 같은 세계적인 필라테스 교사들과 함께 일하고 훈련할 수 있는 특권을 가졌다.

2008년 필라테스 선배인 롤리타 산 미구엘과 함께 매우 집중적인 필라테스 마스터 멘토링 프로그램을 시작했고 2010년에 마쳤다. 그래서 네덜란드에서는 최초로 롤리타의 제자가 되었고, 차세대 필라테스 교사로 선정된 몇 안 되는 사람 중에 한 사람이 되었으며 마스터 멘토가 되었다.

그 후 밸런스드 바디 필라테스 교육, MOTR 및 보리 모듈(Bodhi modules) 전체를 가르칠 수 있는 자격을 얻게 되었다.

그 이후로 2010년 1월 현재까지 네덜란드에서는 유일한 밸런스드 바디 학부 강사이자 호스트 사이트이다.

나의 교육센터인 필라테스 유나이티드에서 (물리치료사를 위한) 코어얼라인, MOTR, (그룹 수업을 위한)BODHI 같은 특성화된 과정을 포함하여 (미래의) 강사들을 가르치고 훈련하는 모든 밸런스드 바디 과정과 필라테스 워크샵을 진행했다.

2016년 캐티 코레이의 마스터 멘토 프로그램 참가자 8명 중 한 명으로 선정되었고 그 후 계속해서 캐티 코레이와 함께 작업하고 훈련하고 있다.

캐티 코레이는 또한 그녀의 캐티 코레이 필라테스 교사 훈련의 교사/강사 팀에 나를 초대하기도 했다.

사진 모델 소개-헬레나 클림토바

About the Photo Models Biography Helena Klimtova

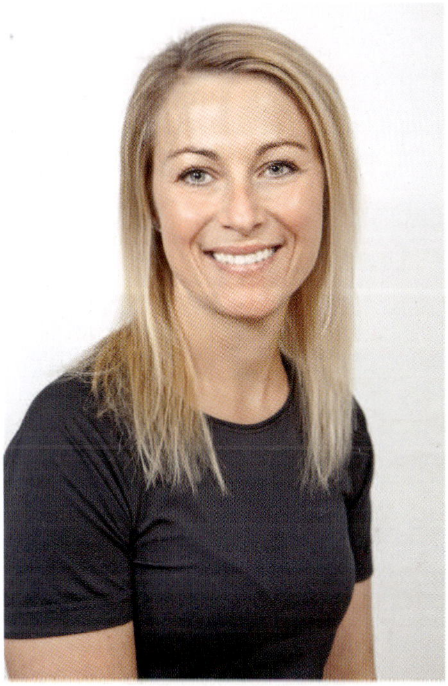

2015년 초에 필라테스를 시작했는데 필라테스-파워에서 필라테스를 공부하기로 결심했을 정도로 나를 매우 확신시켰다.

필라테스는 12년간의 체조와 리듬체조를 통해 얻은 민첩성과 유연성을 되찾게 해주었지만, 일과 두 아이의 출산으로 다시 잃게 되었다.

필라테스를 하는 동안, 나는 내 몸을 진정으로 통제하고 있다고 느낀다. 스키나 달리기와 같은 다른 스포츠를 할 때보다 훨씬 안전하다고 느낀다.

필라테스에 관해서 내가 좋아하는 것은 많은 가능성, 다른 장비, 많은 동작, 특히 동작의 수많은 응용이다(감사합니다 Reiner). 필라테스와 함께라면 훨씬 더 많은 것을 이룰 수 있다는 것을 알기 때문에 매일의 훈련을 고대하고 있다. 필라테스는 매우 "행복한 시간"이고, 나는 칼텐키르헨에 있는 나의 피트 필라테스 스튜디오에서 나의 고객들과 나누고 싶다.

니나 하이네만 소개

Biography Nina Heinemann

물리치료사/HP Phys., 이완치료사, 필라테스 및 요가 강사

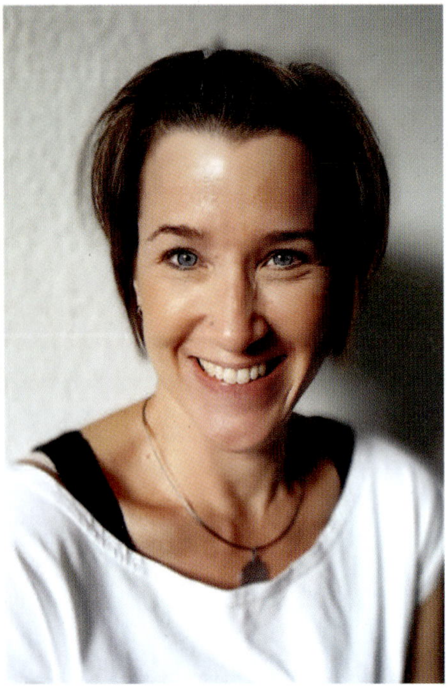

몸과 몸의 움직임은 그녀의 인생에 있어서 어렸을 때부터 큰 영향을 미쳤다. 오래전에 현대무용을 배웠을 때, 처음 필라테스 동작을 접하게 되었다. 그때 이 움직임의 영감을 받고, 그녀는 이 직업을 업으로 삼게 되었다.

물리치료사 자격시험을 마친 후에 그녀의 방식대로 환자들을 돌보기 시작했다.

2008년에 그녀는 필라테스 강사로 수업을 시작했다. 그녀는 2010년에 더 많이 배우기 위해서 요가를 접하였다.

요가를 위한 길과 몸, 영혼을 합치기 위해서 2014년에는 요가 직업학교를 다니기 시작했다.

그녀는 자신의 라팅엔, 린토프에 위치한 물리치료실에서 필라테스와 요가를 가르친다.

그녀의 목표는 몸의 대한 주의와 주변 환경에 대해 사람들이 인지하고, 새로운 움직임을 접하는 행복감을 그녀의 학생들에게 전하는 것이다.

캐트린 카일라우트 소개
Biography Katrin Caillault

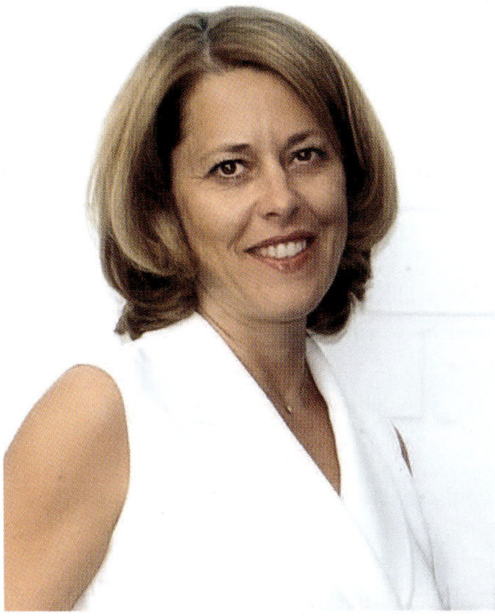

2012년에 외국에 오래 머물고 있었던 그녀는 산토니스로 이사를 오게 되었고, 운동을 할 곳을 찾았다.

그녀의 여동생은 필라테스에 대하여 많이 이야기를 해줬고, 그녀 또한 관심을 가지게 되었다. 2012년 여름에 라이너 필라테스 스튜디오를 접하게 되었다. 그녀는 필라테스를 타워운동으로 시작했고, 그 후에 리포머를 사용해 보았다. 이 운동들은 너무나 다양하여 그녀를 바로 즐겁게 만들었다. 그 후에 그녀는 매트 트레이닝을 알게되고, 그것을 사랑하게 되었다.

필라테스를 통해서 그녀는 그녀의 몸에 대해 더 잘 알게 되었고, 자세가 좋아졌다.

그녀는 일주일에 2번씩, 리포머 수업과 매트 수업에 참여를 한다.
이 시간은 그녀를 건강하게 만들어준다. 이 시간은 그녀에게만 집중할 수 있고, 잡생각을 없애준다.

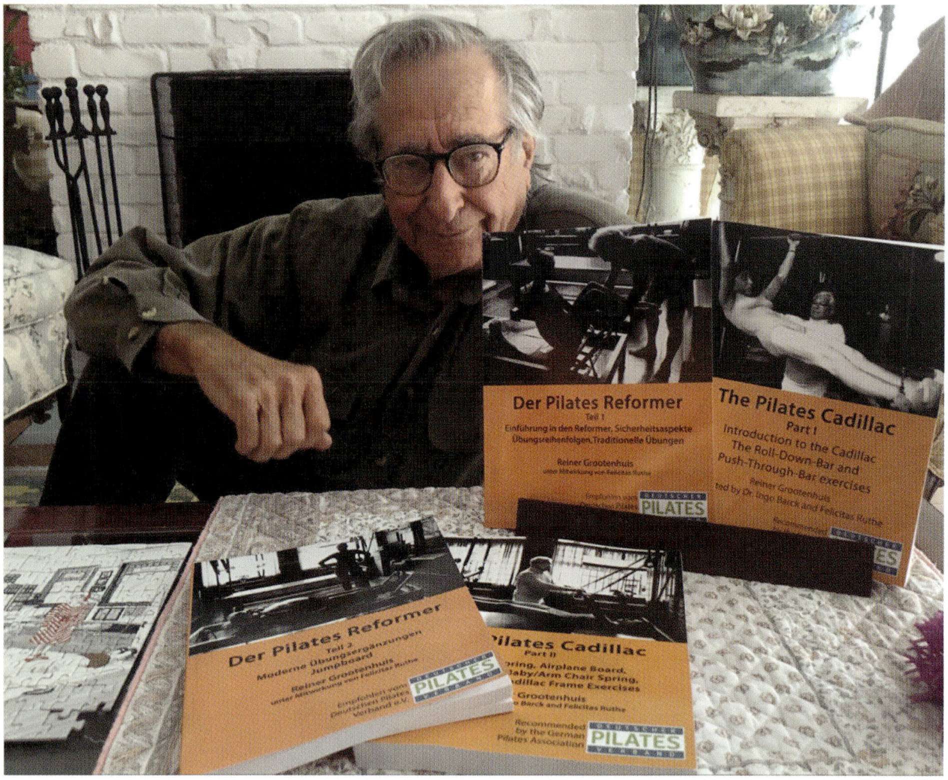

표지 사진 뒷 이야기

The story behind the cover photos

이 글은 I.C.라포포트(I.C.Rapoport)의 허가를 받아 그의 블로그 글을 수록한 것이다.[1]

조셉 필라테스와 함께한 날들

I.C.라포포트(I.C.Rapoport) 2016년 3월 14일

조 필라테스 - 평생을 이어온 과업

1961년 10월 4일

10월이 시작되었고, 우리는 날짜를 세었다. 함께할 날이 2주 남짓 남았기 때문이다. 이 기간이 길어질 것이라는 희망은 일찌감치 포기했다. 거기에다가 나는 민간인에서 군인으로의 전환이 최대한 고통스럽지 않도록 최대한 노력하는 중이었다. 하지만 사진을 찍는 동안에는 어떤 상황에 처해도 견딜 수 있다는 것을 항상 알고 있었다. 좀 이상할 수도 있지만 나는 군대에서 나의 훈련하는 모습을 사진으로 담아 LIFE 잡지에 실리기를 바라고 있었다. 입대하는 날인 10월 13일이 가까워졌고, 입대 전 마지막 날에 나는 메리와 함께 많은 시간을 보냈다.

그리고 스포츠 일러스트레이티드의 버디 블러드굳(Buddy Bloodgood)의 연락을 받았다.

“아직 입대 전인가요?” 수화기 너머로 그의 목소리가 또랑또랑하게 들렸다.

“10월 13일이 입대일이니 아직 입대 전이지요.” 내가 대답했다.

1) http://icrapoport.com/a-day-with-joseph-pilates/

"그렇다면 하루 정도는 일할 시간이 있겠군요? 내일, 바로 여기 맨하탄에서 하루 종일 해야 할 일이 있어요." 물론 시간은 있었다. 다가오는 이별에 대한 내 슬픔을 달래줄 수 있는 것이면 무엇이든지 할 수 있었다. 어떤 일이든 할 일이 있다는 것이 기뻤고, 무엇보다 돈이 필요했다. "알겠어요" 그는 계속했다. "56번가 옆 8번 거리 939번지로 가서 기자를 만나세요. 거기에 가면 조 필라테스라는 어르신이 계시는데 헬스 클럽 같은 곳에서 일하시는 분이시죠. 우리 프리랜서 작가 중 한 명이 치료를 받으러 그분을 찾아갔다가 그에 대한 기사를 쓰기 시작했어요. 가서 그 기사에 관한 사진을 촬영하면 됩니다. 무슨 벨트, 도르래, 스프링이 달린 고문 기계 같은 곳에 사람들을 올려 놓고 몸을 늘리고 줄이고 하는데 무슨 일인지는 하나님은 아시겠죠. 가서 야생적으로 보이게 사진을 찍어보라구요. 정말이지 야생적이라는 말 밖에는 할 말이 없군요."

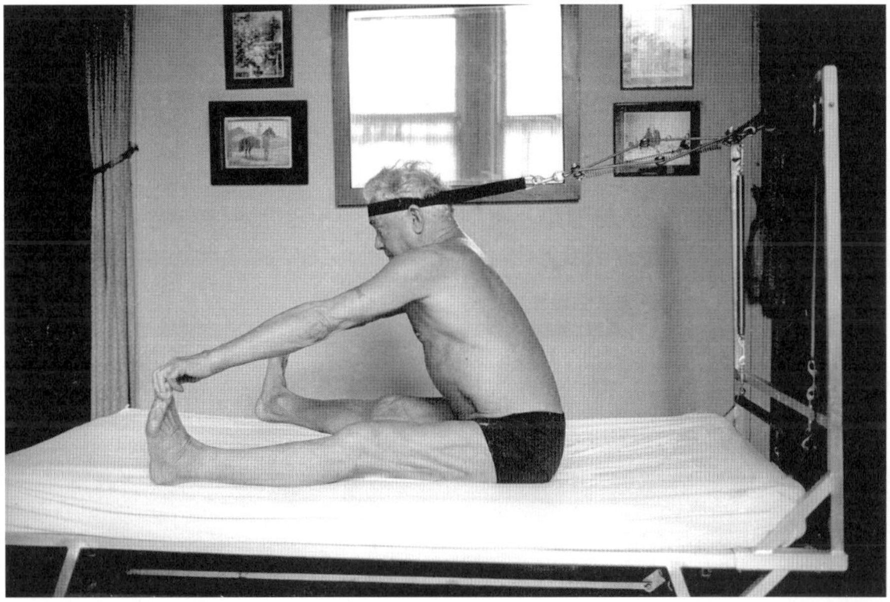

그래서 나는 8번가에 있는 조 필라테스의 체육관으로 갔다. 내가 현대의 종교 재판이 열릴 것만 같은 고문실에 들어섰다는 것을 깨닫는 데는 그리 오랜 시간이 걸리지 않았다. S.I 기자와 나는 조 필라테스가 나타나기를 기다리고 있었고, 검은 레오타드를 입은 날씬한 젊은 여성이 거꾸로 매달려 있는 것을 보았다. 그녀의 발은 "고문대" 같은 곳에 "묶여" 있었고 머리와 어깨는 아래로 향해 패드가 있는 침대에 눌려져 있었다. 그녀는 강철 스프링으로 측면 기둥에 연결되어 있는 나무 막대를 머리 위로 움켜 잡았다.

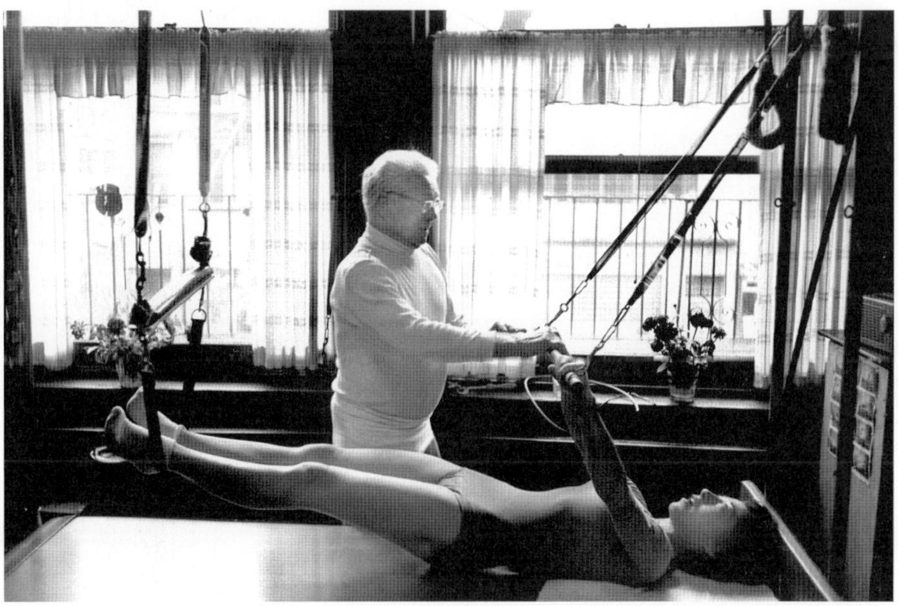

그녀는 가쁜 숨을 몰아쉬며 막대를 힘들게 당길 때마다 고군분투했다. 나는 그녀가 몇 번 더 반복한 후에 곧 무엇이든 자백할 것이라고 확신했다.

"이걸 돈을 내고 한다고?" 나는 속으로 생각했다.

내가 대답을 하기도 전에 커튼이 치워지고 거의 나체에 가까운 남자가 맨발에 검은색 팬티만 입은 채로 방으로 들어와 작은 흰색 수건으로 손을 닦았다.

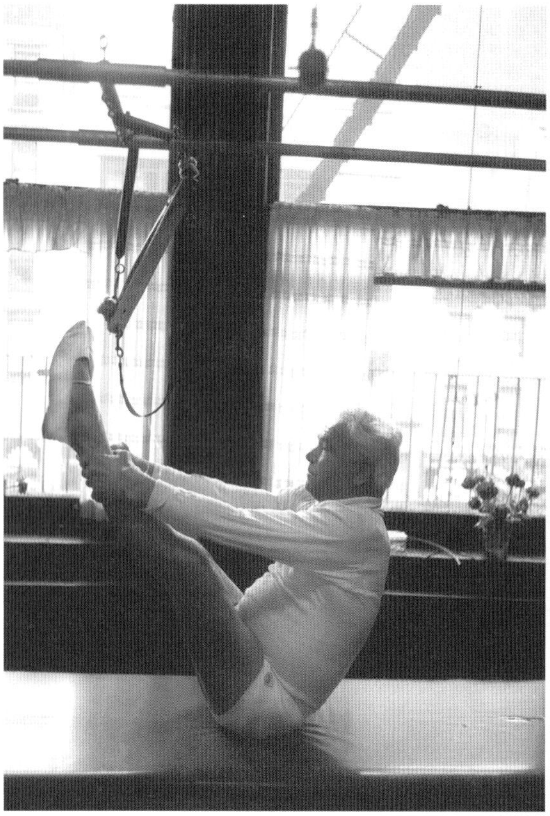

"조 필라테스입니다." 그가 웃으며 말했다. 80세 노인이라는 말은 들었지만 나보다 나이가 많아 보이긴 해도 내가 생각하는 80세 노인의 모습은 아니었다. 60세도 넘어 보이지 않은 모습이었다. 몸매만 보면 40대 중반 같아 보였다. 그의 나이를 알 수 있는 유일한 징후는 황금빛 갈색 피부의 잔주름 뿐이었다. 하지만 그 피부 아래에는 늙지 않은 근육이 있었고 철처럼 단단하며 팽팽하며 강력해 보였다. 사진촬영을 한 오후에 조는 엄지손가락 씨름 같은 진부한 힘겨루기로 나를 몰아붙였는데 갑작스레 내 손가락을 잡아서는 힘으로 누르는데 도무지 참을 수 없을 만큼 아팠다. 우리는 팔씨름도 했다. "그냥 나랑 함께 해봐요." 그는 부드럽게 북유럽 특유의 말투로 말했다. 뭘 하자는 것인지는 알 수 없었지만 나는 그렇게 하자고 했다. 대결은 아니었다. 그는 기구 위에 눕더니 자신의 배 위로 올라서라고 했다. 그리고는 배 근육만을 이용해서 내 몸을 들어 올렸다. 그 다음은 발가락에 손이 닿을 때까지 몸을 구부릴 수 있는지 물어봤다. 내가 하지 못하자 그는 손바닥이 바닥에 닿을 때까지 몸을 굽히더니 내게 눈을 찡긋하며 말했다. "내가 이걸 왜 할 수 있는지 알아요?" 그리고는 대답했다. "왜냐하면 나는 매일 훈련을 받고 있기 때문이예요. 서커스에 있을 때도 훈련을 받았고, 집에 있을 때도 훈련을 하죠. 그는 자신의 체육관을 가리켰다. "여기에서, 이 모든 것을 가지고, 당신도 바닥에 손을 댈 수 있어요."

내가 며칠 뒤에 군입대를 한다고 하자 조는 이른 아침 공기가 추울 때 나가면 좋을 것이라고 말했다. 그리고 리포머 기구의 스프링을 조정하는 동안(종교 재판처럼 보였던 운동에 대해 말하면서) 눈이 오면 맨 발로 눈 위를 뛰어다니는 것을 좋아한다고 말했다. "군대에 가면 한 번 해보세요." 그가 말했다. "눈 위에서 맨발로 뛰면 특공대원처럼 될 테니."

거칠고 야생적인 모습은 내가 기대했거나 바라는 모습이었다. 사실 내 목적을 위해서는 더 야생적일수록 좋다고 생각했다. 하지만 조는 버디의 선입견에 협조해 주지 않았다. 조는 좋은 사람이었다. 어떤 사진을 찍으려고 염두에 두고 있느냐는 질문에 "야생적이고 거칠어 보이는 사진"이라는 말은 도무지 할 수 없었다.

"그저 여기에서 평소에 하시던 대로 하시면 됩니다." 내가 대답했다. 그는 체육관 투어를 시켜주었고 흥미롭고 독창적인 기구에 대해 설명해주었다. 사용 방법도 직접 보여줬다. 나는 사진을 찍었고 그는 많은 이야기를 들려주었다. 독일에서 영국 적군 시민 캠프에 억류되어 있었던 시절에 대한 이야기였다. 그는 그 캠프에서 운동 방법을 개발했는데 동물들이 잠에서 깨어나면서 어떻게 스트레칭을 하는지 주의 깊게 관찰한 결과라고 했다. 결국 동물들에게는 운동 프로그램이라고 할 만한 것은 없지만 그들의 삶 자체가 운동 프로그램이라고 했다. 인간은 올바르지 않은 방법으로 서거나 앉아

있기 때문에 자연적인 상태를 피한다. 동물은 장애가 있거나 다치지 않는 한, 눕기, 앉기, 서기, 걷기, 뛰기만 있을 뿐이다. 사람들은 구부정한 자세로 걷기도 하고 발을 질질 끌며 걷기도 한다. 자연스럽게 걷지 않는 것이다. 사람들은 수백 가지 방법으로 걷는데 대부분은 잘못된 방식이다. 그는 우리에게 다시 자연스러워지는 법을 가르치고 이 모든 것을 바로잡기 위해 여기에 왔다고 강조했다.

조는 그의 제어 방법을 일상적으로 실행하면 사람들이 질병에 희생되는 것을 방지하는 데 도움이 될 것이라고 했고 나는 그에게 좀 더 자세히 말해달라고 요청했다. 몸을 여러 방향으로 늘리고 당기는 것이 어떻게 질병을 예방한다는 것인지 이해하기 어려웠다. 그러자 그는 어린아이에게 말하듯이 설명을 시작했다.

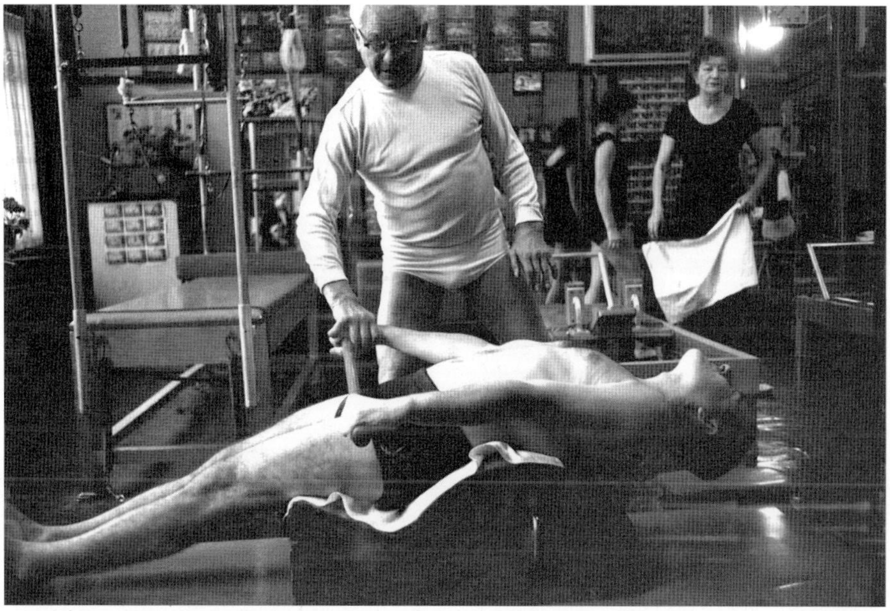

"우리 몸에는 소방관들이 여기 저기에 있어요." 그는 겨드랑이와 목, 허벅지를 가리키며 말했다. "그들은 몸에서 나는 불을 끄려고 대기하고 있지요. 그 불은 몸이 다쳤을 때 몸 안으로 들어오는 세균들이에요. 상처 같은 거 말이에요. 그러면 경보가 울리고 소방차는 문제가 있는 곳으로 달려가요. 이런 일이 우리 몸에서 항상 일어나죠. 하지만 일상의 아픔과 통증이 있을 때에도 소방관들은 항상 바쁘게 움직이고 있어요. 지금 거리를 걸어다니는 사람들은 한 번 보세요. 항상 얼마나 고통스럽게 걸어다니는지 말이에요. 소방관들이 얼마나 바쁠지 알겠지요? 그래서 제어 방법과 함께 하면 몸이 건강해지고 몸매도 좋아지며 소방관들은 소방서에서 조용히 지내면서 독감이나 기관지염처럼 나쁜 세균이 들어왔을 때 더 많이 출동해서 대처할 수 있어요."

나중에 나는 그의 초기 발명품 중 하나인 베드나지움(bednasium)의 사진을 찍고 싶다고 부탁했는데 이는 금속 프레임으로 된 침대 머리맡 판에 스프링이 부착된 일종의 병원 침대였다. 내가 바지에 넥타이를 맨 셔츠 차림으로 침대 위로 올라서자 조가 나를 가로막았다. 이 기구에서 운동을 하려면 그가 입고 있는 수영복 같은 트렁크를 입어야 한다는 것이다. 탈의실에 가보니 그런 운동복이 12벌 들어있는 상자가 있었다. 중간 사이즈 옷으로 가랑입고는 버디 블러드굳의 벽에 걸어 줄 사진의 포즈를 취했다. 50년 후 이 사진이 전 세계 수천 명의 사람들에게 공개될 것이라고는 꿈에도 생각하지 못했다.

사진 촬영 장소 Photoshoot Locations pilates-powers

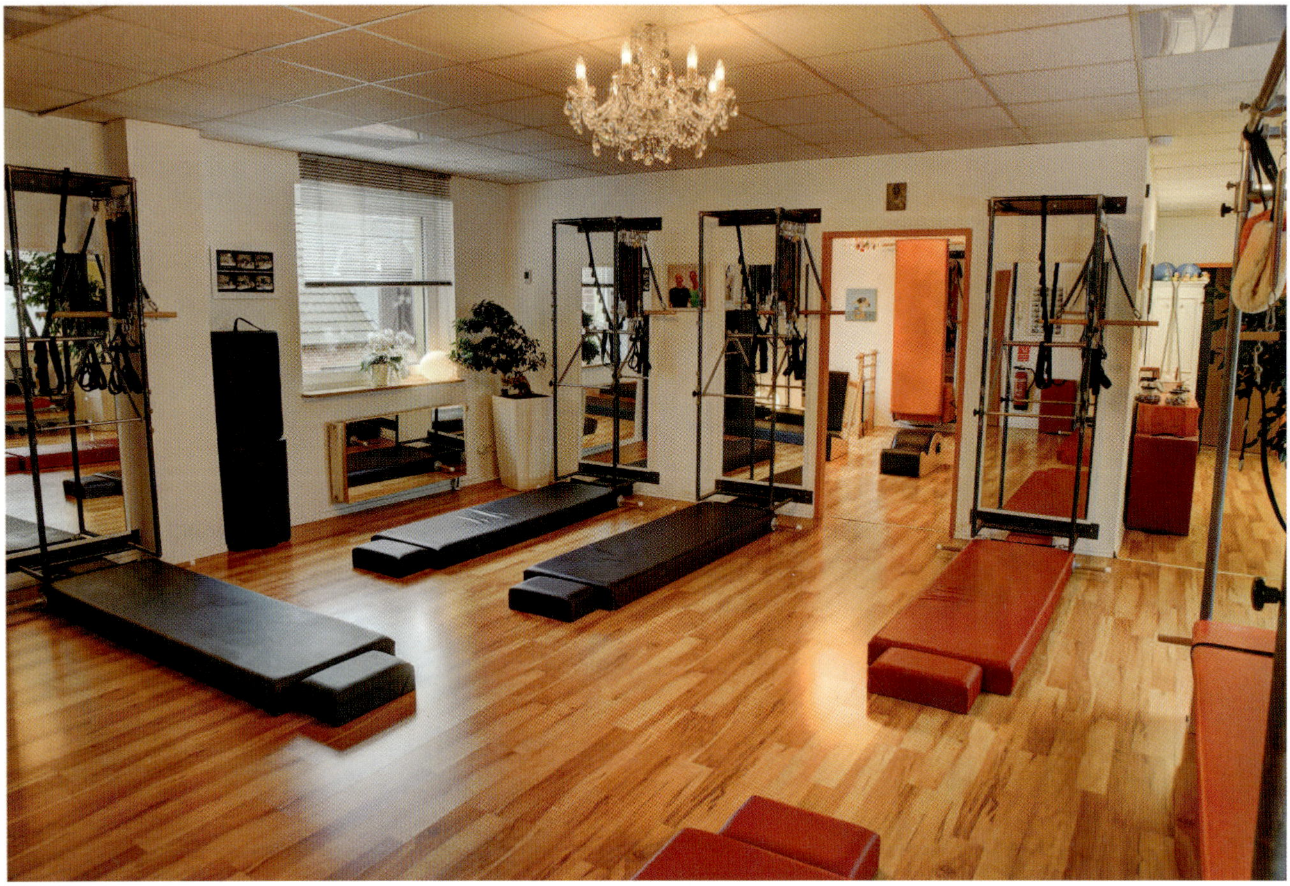

2012 Reiner Grootenhuis에 의해 설립된 이 스튜디오는 이 지역의 고객과 필라테스 강사 모두에게 빠르게 소문이 났다. 일주일에 거의 50시간의 필라테스 레슨과, 독일 필라테스 협회의 엄격한 기준에 따라 인증된 교육으로, 작은 필라테스 천국이라 할 수 있다.

Joseph Pilates가 만든 모든 필라테스 장비를 필라테스-파워에서 볼 수 있다. 또한, 다른 제조업체의 필라테스를 장비도 사용해 볼 수 있다. 서로 다른 장비를 사용하여 동일한 운동을 수행함으로써 각 제조업체의 장·단점을 신속하게 발견할 수 있다. 또한 필라테스-파워는 가장 광범위한 필라테스 도서관 중 하나를 가지고 있을 것이다.

오래된 관 공장에 위치한 이 방들은 고객들과 강사들이 높이 평가하는 높은 수준의 아늑함이 있다.

이 책에 사용된 리포머 Reformers used for this manual

밸런스드 바디 컨트롤로지 리포머

https://contrology.pilates.com/Reformer.html

밸런스드 바디, 특히 데이비드 리트만 국제 영업 이사, 독일 밸런스드 바디 유통업체 시셀(Sissel), 특히 젠스 프리벨 전무 이사에게 80" 컨트롤로지 리포머 프로토타입을 빌려준 데 대해 깊은 감사를 드린다.

필라테스 디자인(공식적으로는 바실의 필라테스 디자인)

https://www.pilatesdesigns.com/

이 83" 리포머는 일반적으로 타워가 장착되어 있으며 필라테스-파워에 있다. 원래 베를린에 있는 앨리스 토킹톤의 "컨트롤로지 기술(Art of Contrololology)" 스튜디오(현재는 운영하지 않음)에서 시작되었다.

'2장 현대 운동'에 나오는 운동들

Exercises in Part 2 Modern Exercise

Complements 1/2

1. 풋워크 토우즈 Footwork Toes
2. 풋워크 오픈 V 힐 Footwork Open V Heels
3. 풋워크 오픈 V 토우즈 Footwork Open V Toes
4. 풋워크 (한 다리) Footwork One Leg
5. 풋워크 - 종아리 스트레칭, 굽히기
   Footwork Calf Stretch Bend
6. 풋워크-발허리뼈 아치 Footwork Metatarsal Arch
7. 발레 콤비 Ballet Combi
8. 서서하는 풋워크(앞) / 캐시 코리
   Standing Footwork Front / Kathy Corey
9. 서서하는 풋워크(옆) / 캐시 코리
   Standing Footwork Side / Kathy Corey
10. 척추 스트레치 Spine Stretch
11. 롱박스로 수행하는 척추 웨이브
    Spinal Wave with Long Box
12. 롱박스로 수행하는 척추 사선 웨이브
    Spinal Wave Diagonal with Long Box
13. 4점 척추 웨이브 Quadruped Spinal Wave
14. 4점 쓰레딩 더 니들
    Quadruped Threading the Needle
15. 무릎 스트레치 쓰레딩 더 니들
    Kneestretch Threading the Needle
16. 아래 다리 들기 Lower Legs Lift
17. 오프닝 Openings
18. 확장된 프로그 Extended Frog
19. 한다리 프로그 & 서클 One Leg Frog & Circles
20. 스트랩에서 수행하는 할리우드 발-다리
    Hollywood Legs - Feet in Straps
21. 롱박스에서 수행하는 4점 운동
    Quadruped on Long Box
22. 라잉 암 시리즈 - 팔 스트레칭 위&아래
    Lying Arm Series - Arm Straight Up & Down
23. 라잉 암 시리즈 - 삼두근
    Lying Arm Series - Triceps
24. 라잉 암 시리즈 - 팔 돌리기
    Lying Arm Series - Arm Circles
25. 앙와위 암 엔젤스 Supine Arm Angels
26. 가슴 펴고 앉기 Sitting Chest Expansion
27. 교차 스트랩으로 팔 굽히고 뒤로 당기기 Bend Arm
    Pull Back with Crossed Straps
28. 팔꿈치는 옆으로, 손은 위로 향하여 앉기
    Sitting Elbows on Side, Hands facing up
29. 교차 스트랩으로 팔 교차하여 돌리기
    Cross Arm Rotation with Crossed Straps
30. 팔 들고 앉기 Sitting Arm Lifts
31. 앉아서 허그하기 Sitting Hug
32. 앉아서 팔의 절반으로 원 그리기
    Sitting Half Arm Circles
33. 앉아서 팔로 큰 원 그리기 Sitting Big Arm Circles
34. 앉아서 하는 쉐이빙 라운드 백
    Sitting Shaving Round Back
35. 넓적다리 스트레치로 굽혀 늘리기
    Flexion into Thigh Stretch into Extension
36. 다운 스트레치 변형 Down Stretch Variation
37. 풋바로 박스에서 수행하는 스완
    Swan on Box with Footbar
38. 스완 프렙 Swan Prep
39. 스쿠터 - 변형 Scooter - Variations
40. 어시스티드 하프 롤 다운 Assisted Half Roll Down
41. 한 다리를 들고 수행하는 어시스티드 하프 롤 다운
    Assisted Half Roll Down One Leg Lifted
42. 리버스 무릎 스트레치 Reverse Knee Stretch
43. 리버스 무릎 스트레치 - 사선
    Reverse Knee Stretch Oblique
44. 한 다리 티저 프렙 Teaser Prep One Leg
45. 티저 프렙 Teaser Prep
46. 스트랩으로 수행하는 복부 운동
    Abdominals in Straps

'2장 현대 운동'에 나오는 운동들

Exercises in Part 2 Modern Exercise

Complements 2/2

47. 스트랩으로 수행하는 복부 사선 운동
    Abdominals Obliques in Straps
48. 앉아서 회전하기 Sitting Rotation
49. 복부 조정 사선 Abdominals Rowing Obliques
50. 회전하며 옆으로 곧게 앉기
    Side Sit Ups with Rotation
51. 코끼리 프렙 / 캐시 코리
    Elephant Prep / Kathy Corey
52. 배 마사지 시리즈 – 라운드 위드 박스
    Stomach Massage Series – Round with Box
53. 배 마사지 시리즈 – 핸즈 백 위드 박스
    Stomach Massage Series - Hands Back with Box
54. 배 마사지 시리즈 – 리치 업 위드 박스
    Stomach Massage Series – Reach Up with Box
55. 배 마사지 시리즈 – 트위스트 위드 박스
    Stomach Massage Series – Twist with Box
56. 배 마사지 시리즈 – 라운드 투 스트레이트
    Stomach Massage Series – Round to Straight
57. 배 마사지 시리즈 – 라운드 투 스트레이트 힌지
    Stomach Massage Series - Round to Straight Hinge
58. 배 마사지 시리즈 – 라운드 투 스트레이트
    Stomach Massage Series – Round to Straight
59. 머메이드 (현대 앉기 자세)
    Mermaid (modern seating position)
60. 풋바에서 양손으로 수행하는 머메이드
    Mermaid both hands on Footbar
61. 머메이드(밀기) Mermaid (Pushing)
62. 이브 런지 Eves Lunge
63. 무릎꿇기 발레 스트레치 시리즈 – 앞
    Kneeling Ballet Stretches Series – Front
64. 무릎꿇기 발레 스트레치 시리즈 – 옆
    Kneeling Ballet Stretches Series – Side
65. 무릎꿇기 발레 스트레치 시리즈 – 뒤
    Kneeling Ballet Stretches Series – Back
66. 프런트 스플릿 변형 핸즈 온 풋바
    Front Splits Variations Hands on Footbar

점프 보드 운동 Jumpboard Exercises

점프 보드 소개 Introduction to the Jumpboard

1. 발 운동 Foot Exercise
2. 발꿈치 들고 작은 V 하기 Small V with lifted heels
3. 한 발로 뛰며 작은 V 하기
   Jumping in a Small V. with one leg
4. 발을 바꾸어 뛰며 작은 V 하기
   Jumping in a Small V. with Changes
5. 병렬 자세 – 한 다리 점프하기
   Parallel Position – One Leg Jumps
6. 병렬 자세 – 한 다리 점프하기 변형
   Parallel Position – One Leg Jumps Changes
7. 점프보드에서 발꿈치로 작은 V 하기
   Small V with Heels on Jumpboard
8. 3번 자세에서 점프하기 Jumping in 3rd Position
9. 3번 자세에서 점프하기 변형
   Jumping in 3rd Position with Changes
10. 5번 자세에서 점프하기 Jumping in 5th Position
11. 5번 자세에서 점프하기 변형
    Jumping in 5th Position with Changes
12. 한 다리 길게 올리기 – 한 다리 점프하기
    One Leg Extended Up – One Leg Jumps
13. 한 다리 길게 올리기 – 한 다리 가위 점프하기
    One Leg Extended Up – One Leg Jumps with Scissors
14. 사이드 스프릿 점프하기 Jumping Side Splits
15. 서서 점프하기 Jumping Standing Still